양안시기능 검사

엄정희 · 이혜정 · 김정희 · 김홍선 · 박혜정
성덕용 · 송윤영 · 신장철 · 황정희 공 역

도서출판 대학서림

저자 머리말

안경의 특수성에 비추어 볼 때, 안경원은 적정이윤을 확보함과 동시에 사회 공헌을 실현하며 계속 존속하는 고잉 컨선(going concern)이라고 할 수 있다. 안경은 단지 테와 렌즈를 조합하여 고객의 물질적 욕구를 충족시키는 것뿐 아니라, 쾌적한 시생활을 제공할 수 있는 정신적 욕구를 충족시키는 것이 더욱 중요한 문제로 대두된다. 이것은 '안경'에 대한 부가 가치를 어떻게 높일 수 있는 것인가?라는 문제로 귀추된다. 부가가치 중에는 쾌적한 판매 공간으로서의 점포력, 풍부한 상품구성, 눈과 안경에 대한 정보제공, 진심을 다한 서비스, 안경에 관한 풍부한 지식과 기술 등이 있으나, 특히 그 중에서 가장 중요한 것은 기술 요소가 될 것이다.

눈은 오감 중에서도 사물을 보기 위한 대단히 중요한 기능이다. 우리 안경사들은 원거리, 근거리 또는 원,근거리 모두 시력이 저하된 고객을 검사하여 잘 보이는 안경을 제공해 왔다. 그러나 고객에게 잘 보이는 안경을 제공하는 것만으로 우리들의 의무를 다 하였다고 할 수 있을까?

안경의 역할은 쾌적한 시생활을 제공하는 것이라고 할 수 있다. 이 쾌적함을 추구해 보면 궁극적으로 잘 보이고, 원·근의 판단, 스피드감, 거리감 등이 적절하게 이루어진다. 즉, 양안시기능이 원활하게 이루어질 수 있다. 이제까지 우리 안경사들은 '잘 보이는 안경'을 중심으로 생각해 왔으나, 이제부터는 일보 전진하여 양안시기능을 고려한 검사 즉, 양안시기능 검사를 할 필요가 있다.

이러한 의미로 이 책은 열심히 공부하는 독자 여러분들에게 미력하나마 도움이 되었으면 하는 바람으로 출판하였으며, 독자 여러분의 비판이나 의견을 보내주시면 겸허히 받아들일 것이다. 본서 집필에 즈음하여 선배 여러분의 수많은 우수한 저작으로부터 많은 가르침을 받은 것을 진심으로 감사하며, 끝으로 출판에 많은 도움을 주신 안경광학출판(주)의 美濃사장과 편집장이신 楫山씨께 진심으로 감사드리는 바이다.

和泉行男

역자 머리말

안경의 역할은 쾌적한 시생활을 제공하는 것이다. 쾌적한 시생활이란 단안시 기능뿐 아니라, 원활한 양안시 기능이 이루어짐을 의미한다. 양안시 기능이란 시각의 최고 단계로 시신경 중추와 연계된 고급 기능이다. 이제까지는 '잘 보이는 안경'을 만드는 데 주력했다면, 앞으로는 진일보하여 잘 보일 뿐 아니라 '편안한 시생활'을 영위할 수 있는 안경을 만들도록 노력하여야 할 것이다. 이러한 의미에서, 최근 대학에서는 양안시 교과목에 2학기 이상을 배정하여 쾌적한 안경을 처방할 수 있도록 교육하고 있으며, 2010년부터 변경된 국가고시에도 양안시 문항이 대폭 추가되었다.

이에 역자들은 양안시의 생리부터 검사 및 분석까지 전반적인 양안시 분야를 다룬 이 책을, 옵토메트리를 전공하는 학생뿐 아니라 현장에서 일하고 있는 안경사들에게도 적합하다고 생각되어 소개하고자 한다. 이 책은

제 1장 양안시 생리

제 2장 양안시기능 이상

제 3장 앙안시기능 검사

제 4장 외안근의 해부와 생리

제 5장 안구운동 검사

제 6장 조절과 폭주

제 7장 사시와 사위

제 8장 사시의 일반검사

제 9장 사위각 검사법

제 10장 안위측정법

제 11장 시기능의 분석

제 12장 동공반응, 시야, 각막곡률반경 측정까지 총 12장으로 구성되어 있으며, 한글

학술용어는 옵토메트리 용어사전과 안과학 학술용어집을 참조하였다.

이 책이 양안시를 배우는 학생이나 양안시에 관심있는 현장에서 일하는 안경사 여러분들의 이해를 돕고 실무에 적용할 수 있는 지식을 습득하는 데 유용하게 활용되기를 기대해 보며, 이 책의 번역을 허락해 주신 저자이신 和泉行男 선생님과 이 책이 출간될 수 있도록 긴 시간 동안 인내와 정성으로 많은 도움을 주신 대학서림 윤진영 회장님과 편집부 직원 여러분께도 깊이 감사드린다.

2011년 1월

역자 일동

Contents

Chapter 1 양안시의 생리

Chapter 2 양안시기능의 이상

Chapter 3 양안시기능 검사

Chapter 4 외안근의 해부와 생리

Chapter 1

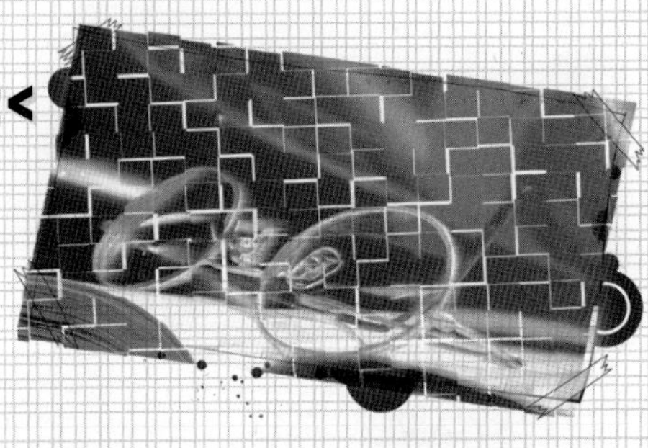

양안시의 생리

두 눈이 외계로부터 받아들인 상을 합하여 보는 것을 양안시라고 한다. 다시 말하면, 인간에게는 눈앞에 있는 물체가 두 개로 보이는 것을 싫어하는 본능이 있으므로 두 눈으로부터 외계의 상을 전달받게 되면 두 눈의 시각은 그것을 완전하게 일치시키려고 한다. 이것을 융합(fusion)이라고 하며 이것에 의해 만들어진 양안단일시를 양안시라고 한다.

두 눈의 망막에 맺힌 각각의 상은 양안시기능 즉, 융합이 되지 않으면 좌우안이 따로 보게 되어 두 개의 상으로 보이는 이중시(복시)로 나타난다. 이러한 이중상에 강약이 있다면 약한 쪽의 상은 억제(suppression)가 되고 강한 쪽만 의식된다. 두 상이 동등한 강도를 갖고 있다면 좌우 교차로 의식이 일어나게 되는데 이것을 시야투쟁(rivalry of visual fields)이라고 한다.

보이는 물체에 깊이와 부피가 있으면 두 눈의 망막에 맺히는 상이 약간 차이가 나게 되고 그 감각이 뇌에서 융합되어 물체의 깊이나 부피가 판별되어 입체감을 만들어낸다. 이것을 입체시(stereopsis)라고 한다.

01 양안시의 생리

1. 양안시야(Binocular Field of Vision)

1) 양안시야

인간의 단안 정상시야는 주시점을 통하는 수평선 및 수직선에 대하여 대칭이 아니다. 두 눈 각각의 단안시야에 의해 주시점, 수평선 및 수직선을 겹쳐 본다면 그림 1과 같은 양안시야로 나타낼 수 있다. 양안시의 중앙에는 두 눈 단안시야에서 겹쳐진 거의 원형에 가까운 부분(사선부분)이 있는데 양안시는 그 범위 안에서 일어나는 것이다.

그림 2에 나타난 것처럼 인간의 양안시야는 매우 넓으나, 두 눈이 각각 머리의 옆쪽에 있는 동물들은 양안시야의 겹쳐진 부분이 거의 없기 때문에 입체시가 좋지 않다.

| 그림 1 | 양안시야

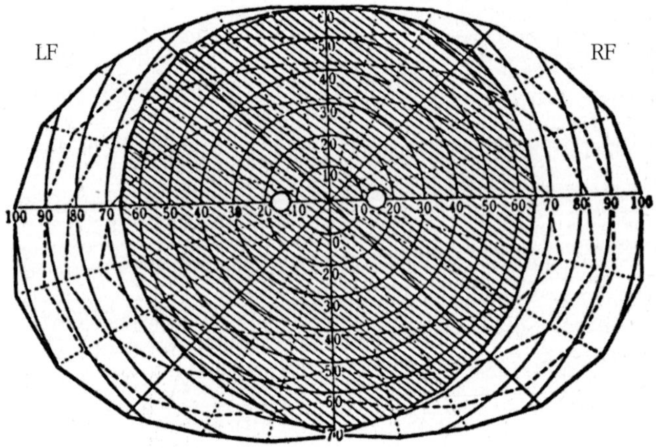

LF : 왼쪽 눈의 시야, RF : 오른쪽 눈의 시야, 사선 : 양안시 가능, ○ : 맹점

| 그림 2 | 각종 동물의 양안시 영역(Duke-Elder)

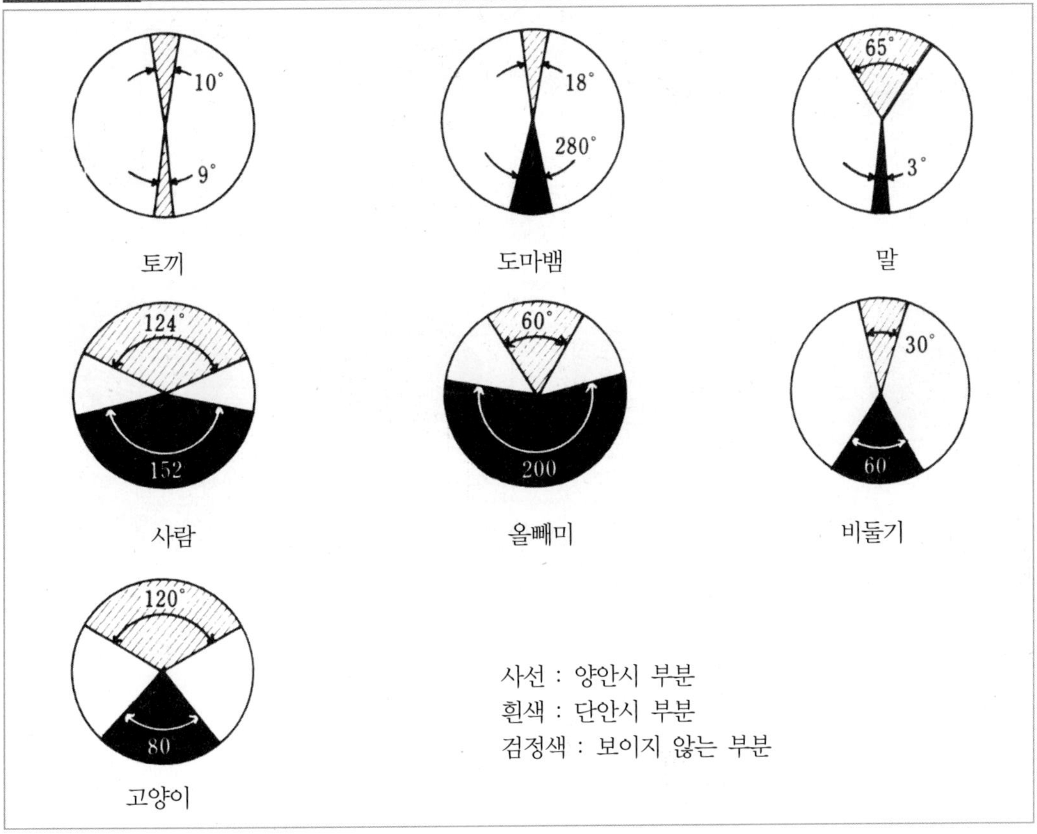

어떠한 원인으로 시야장애가 일어나면 실제로 어느 정도 지장이 있을지 알 수 있다. 양비측 반맹(binasal hemianopsia)은 양안시야에서 시야결손부는 없지만 양안시야의 겹쳐지는 부분이 없기 때문에 양안시가 될 수 없다. 양이측 반맹(bitemporal hemianopsia)은 양안시야의 겹쳐진 부분만 보이므로 더욱더 양안시가 될 수 없다. 그러나 동측반맹(homonymous hemianopsia)에서는 반맹부분의 시야는 거의 결손되어 있지만 양안시야의 겹쳐진 부분에서는 양안시가 가능하다.

| 그림 3 | 양비측 반맹

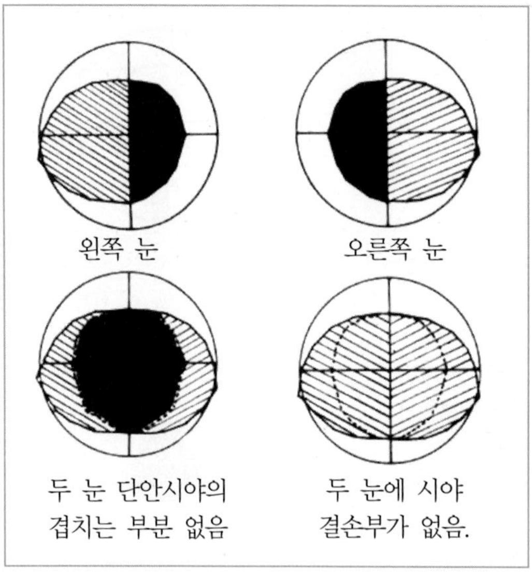

| 그림 4 | 양이측 반맹

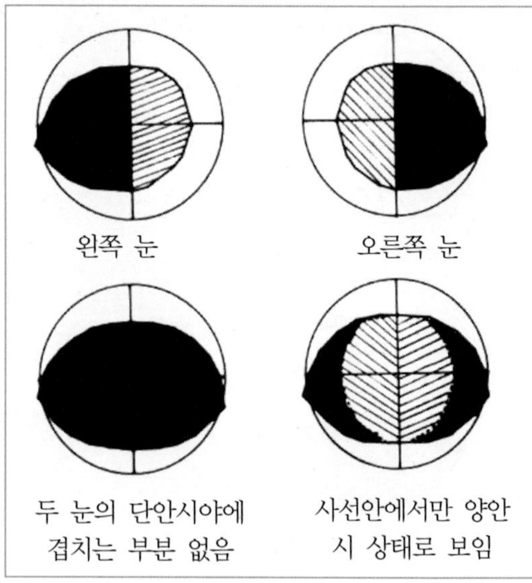

| 그림 5 | 동측 반맹

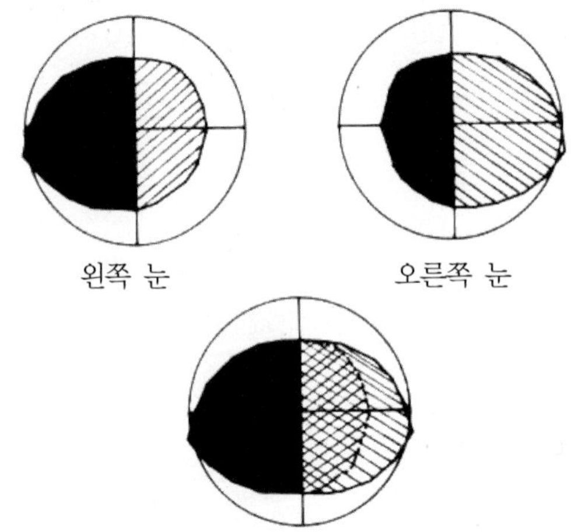

오른쪽 반이 두 눈으로 볼 때의 시야. 파선 안의 부분에서는 두 눈의 단안시야가 겹쳐지기 때문에 양안시가 가능하다.

2) 양안시의 장점

양안시의 장점은 다음과 같다.

■ 양안시가 가능한 시야 범위에서 일반적인 시력장애가 있을 때 다른 눈의 정상적인

상에 의해 그 장애를 대신할 수 있다.

- 양안시가 가능한 시야 범위에서 한쪽 눈의 시야에 결손이 있을 때 다른 쪽 눈의 시야 안에서 그 시야를 대신할 수 있다(그림 3~5)

  예를 들면, 주시점에서 약 15° 떨어진 코 쪽에 있는 맹점(blind spot)은 빛을 전혀 느끼지 못하지만 양안시 상태에서는 이것이 보이지 않는다는 것을 인지하지 못한다. 이는 양안시 상태에서는 두 눈의 맹점 부분이 서로 다른 쪽 눈의 상을 보완해 주고 있기 때문이다.

- 양안시야는 단안시야보다 넓다(그림 1). 따라서 한쪽 눈을 실명하면 시야가 좁아져 그 쪽의 물체는 발견할 수 없다.
- 양안시의 장점으로 가장 뛰어난 것은 원근감, 입체감, 거리감 등이 정확하게 나타난다는 점이다. 한쪽 눈이 실명되었다거나 양안시야의 겹쳐진 부분이 좁아지게 되면 입체시가 불가능해진다.

| 참고 |

여러 동물의 시야(그림 2 참조)

- 토끼 : 양안시 부분은 작지만 그 대신 360°파노라마시를 하고 있다. 이것은 약한 동물이기 때문에 외적으로부터 몸을 보호하기 위하여 주위 환경을 항상 의식하며 생활해야 할 필요성이 있기 때문이다.
- 말 : 말의 시각 시스템은 달릴 때 보기 위한 양안시와 토끼와 같이 주위 환경을 의식하기 위한 파노라마시 부분을 갖고 있다.
- 영장류(사람) : 영장류는 가장 넓은 양안시야를 갖고 있어 두 손과 두 눈의 공동 작업을 가능하게 하므로 매우 정밀한 작업을 할 수 있다.
- 올빼미 : 전방을 의식하지 않는 양안시야는 더욱 뛰어난 보호를 위한 눈으로서 효과가 있다.
- 비둘기 : 양안시가 가능한 시야는 좁지만 넓은 파노라마시가 가능하다.
- 고양이 : 고양이는 후방에 80°의 보이지 않는 부분이 있지만, 전안부에 붙은 양안은 포획을 위한 것이므로 넓은 양안시야를 갖고 있다.

2. 망막대응(Retinal Correspondence)

정상적인 양안시에서는 두 눈의 망막 황색원반(황반, macula lutea) 중심오목(중심와, 이하 중심오목으로 표기)은 공통적인 시방향을 가지고 있으며, 중심오목으로부터 망막 전체에 걸쳐있는 각 눈의 망막대응점도 두 눈에서 서로 공통적인 시방향을 갖고 있다.

| 그림 6 | 망막대응

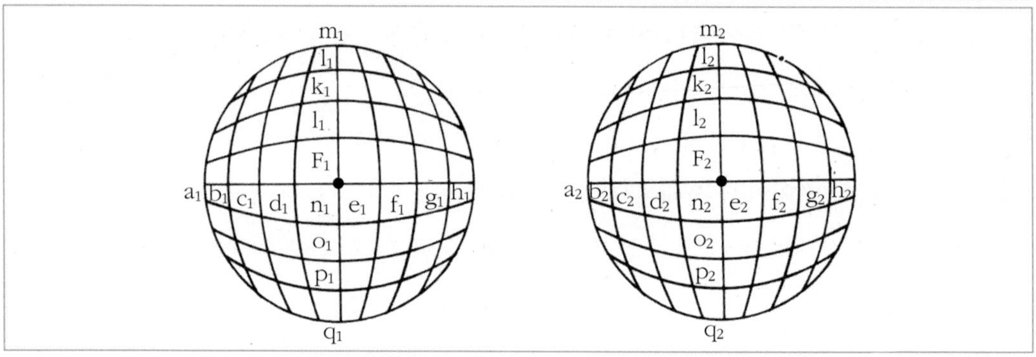

두 눈이 정면을 똑바로 쳐다보는 시선이 서로 평행하고 있을 때, 각 눈의 절점을 통과하는 동일한 간격의 수평·수직면을 갖는 양안 망막의 단면도는 그림 6과 같은 자오선과 비슷한 선이 나타나게 된다.

그림에서 F_1, F_2는 중심오목이며 $d_1 \cdot d_2$, $b_1 \cdot b_2$, $k_1 \cdot k_2$, $p_1 \cdot p_2$ 등은 F_1, F_2로부터 같은 거리에 있으므로 이것을 각각 대응점이라고 하며 이러한 대응점으로 투영되는 외부의 점은 양안단일시가 된다.

또 d_1과 b_2 또는 l_1과 k_2처럼 F_1, F_2에서 같은 거리에 있지 않은 점은 비대응점이라 한

| 그림 7 | 정상대응과 이상대응

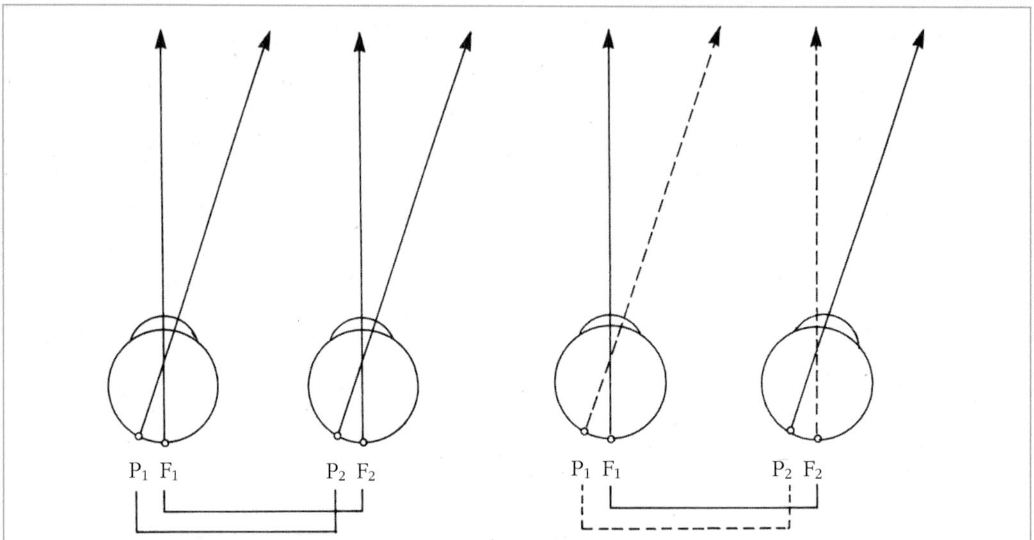

ⓐ 정상대응　　ⓑ 이상대응

다. 비대응점으로 투영되는 외부의 점은 복시(diplopia)로 느껴진다. 전자와 같이 두 눈의 중심오목을 중심으로 전개되는 대응관계를 정상대응(normal retinal correspondence)이라 하고 후자와 같이 한쪽 눈의 중심오목과 다른 쪽 눈의 중심오목 외의 한 점이 대응하는 경우를 이상대응(abnormal retinal correspondence)이라 한다.

정상적인 망막대응은 양안단일시의 기초가 된다.

3. 동시시(Simultaneous Vision)

동시시는 두 눈의 망막에서 뇌에 전달된 기호를 각 눈이 교대가 아닌 동시에 받아들이는 것을 의미한다. 즉, 두 눈의 망막으로 투영된 좌우의 상이 동시에 겹쳐져 인식되는 상태를 의미하므로 두 눈의 상에 대한 억제가 일어나지 않는 것이 동시시이다.

동시시는 대약시경을 이용하는 검사법의 예를 들면, 한쪽 눈에는 '자동차', 다른 쪽 눈에는 '차고'와 같은 이질(hetero)도형(융합을 일으키지 않는 도형)을 이용하여 검사한다. 도형의 크기에 따라 중심오목 동시시, 황색원반 동시시, 또는 주변 동시시가 구별되어 억

| 그림 8 | 동시시

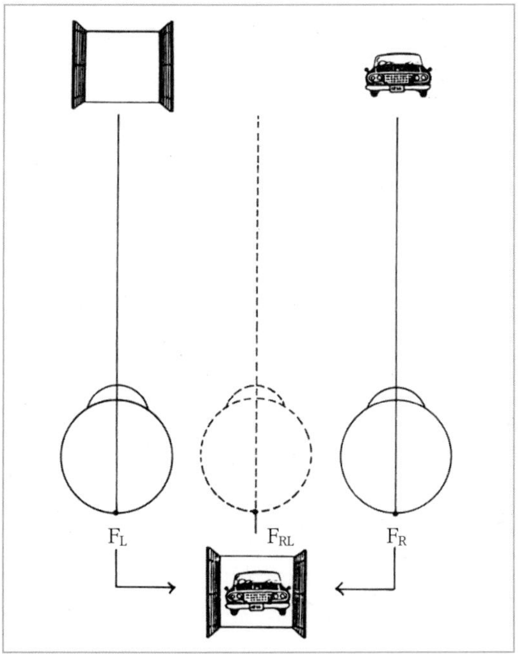

| 그림 9 | 융합

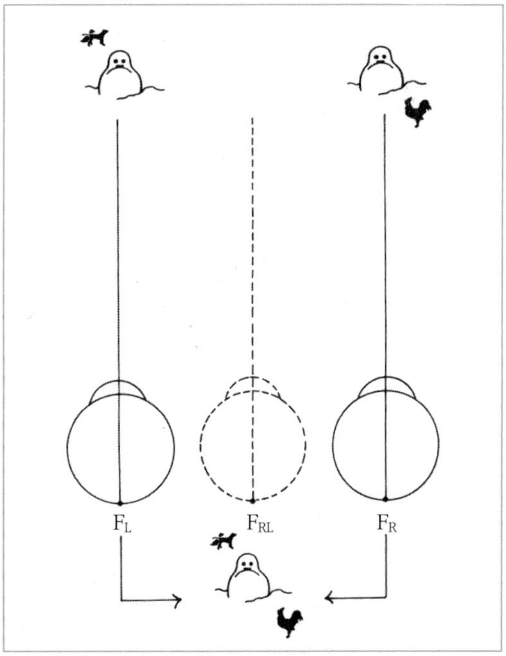

제와 대응의 상태가 판별된다(그림 8).

4. 융합(Fusion)

두 눈의 망막에 투영된 상을 하나로 단일시하는 기능을 융합이라 한다. 융합에는 두 눈의 망막 상을 융합하여 단일시하기 위한 감각성 융합(sensory fusion)과 감각성 융합을 가능하게 하기 위하여 두 눈의 안위를 조정하여 단일시를 유지하기 위한 운동성 융합(fusional movement)이 있다.

정상상태에서 융합은 같은 주시 목표에서 얻어지는 상에 의해 두 눈의 대응점이 자극받게 되면 감각성 융합이 일어난다. 그러나 융합은 두 눈으로부터의 자극이 똑같지 않고 유사하기만 해도 일어난다. 파눔(Panum) 융합감각권 내에서는 비대응점으로부터의 상을 융합하는 것도 가능하다(파눔 융합감각권에 대해서는 뒤에 설명한다).

두 눈의 망막 상이 일치하지 않음으로 인하여 자극되는 운동성 융합은 감각성 융합을 가능하게 하기 위한 눈알(안구)운동이다. 일상시에서 융합성 운동은 불수의(involuntary)운동으로서 무릎반사(슬개건반사, patellar tendon reflex)처럼 단순한 반사궁(reflex arc)을 기초로 해서 일어나는 것이 아니다. 융합성 운동은 피질로(cortical tract)를 포함하여 다소의 주의력도 요구된다. 어떤 사물을 볼 때 시선이 정확하게 주시 물체에 교차되지 않으면 주시 물체의 망막 상은 대응점이 어긋나게 된다. 이러한 어긋남은 반대방향으로 융합성 끌림운동을 자극한다. 예를 들면, 귀 쪽으로 어긋나 있으면 모음(내전)을, 코 쪽으로 어긋나 있으면 벌림(외전)을 일으켜 주시 물체의 상이 두 눈의 중심오목에 결상되면 이러한 끌림운동이 끝난다(그림 10, 11).

이러한 운동성 융합이 일어나지 않는다면 다른 시방향을 가진 두 눈의 망막 부위가 동일한 주시 물체에 의해 똑같이 자극되어 시공간에서 두 개의 다른 시방향으로 나타나 복시를 유발하게 된다. 그러므로 융합 운동은 복시를 피하기 위하여 두 눈의 망막 상을 합치는 운동이라고 할 수 있다.

운동성 융합의 표준값은 학자에 따라 약간의 차이가 있으나 일괄해서 나타내면 표 1과 같다.

| 그림 10 | 모음(내전) 운동

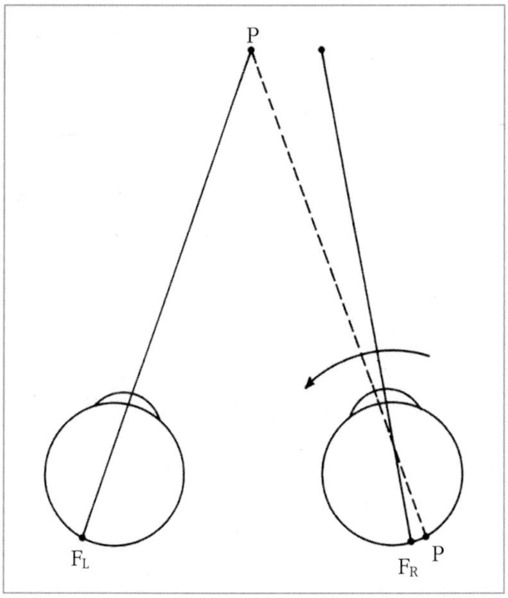

| 그림 11 | 벌림(외전) 운동

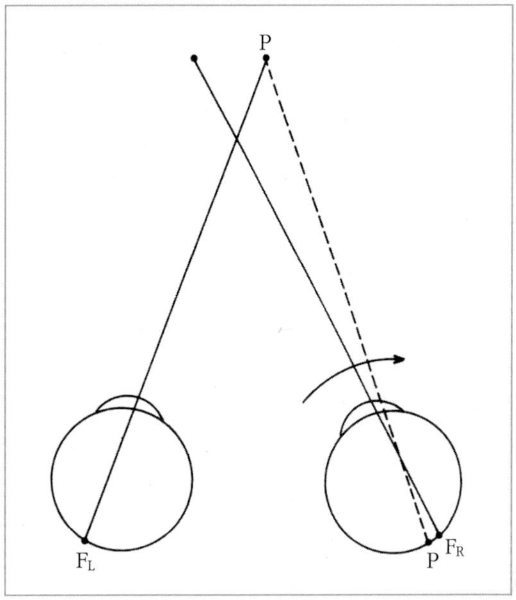

| 표 1 | 운동성 융합의 표준값

	검사 거리	융합성눈모음		융합성눈벌림		수직 융합 끌림운동	비 고
		분리점	회복점	분리점	회복점		
Parks	6 m	15Δ	12Δ	8Δ	6Δ	3~6Δ	비교 융합끌림
	1/3 m	20~25Δ	18~22Δ	12Δ	9Δ		
Costenbader	6 m	15Δ	12Δ	12~14Δ	8~10Δ		어린이의 비교 융합끌림
	1/3 m	28Δ	22~25Δ	12Δ	9Δ		
Duke-Elder		25~30Δ					절대 융합끌림
Lancaster		25~50Δ	분리점에서 2~4Δ				
시라이 (白井)		12.38°		2.93°			정상 성인 (synoptophore)
이노우에 (井上)	5 m	20~30Δ		5~8Δ		3~4Δ	비교 융합끌림
	1/3 m	30Δ이상		15~20Δ			

[주] • 절대 융합끌림 : 광원을 주시 목표로 사용하여 시력에 관계없이 양 중심오목 주시를 얻는다.
• 비교 융합끌림 : 작은 도형 및 문자를 주시 목표로 이용하여 조절이 작용한 시력을 양호하게 유지하는 동시에 필요한 융합성 끌림운동을 하여 양 중심오목 주시를 얻는다.
• 분리점(break point) : 융합이 더 이상 되지 않는 양 중심오목 주시의 한계점을 말한다.
• 회복점(recovery point) : 융합이 없어진 후 서서히 반대방향으로 양안단일시를 회복하는 위치를 말한다.

5. 호롭터(Horopter)

그림 12에서 두 눈의 시선이 주시점 F를 향하여 있다고 할 때, 주시선에서 가까운 쪽에 있는 점 A는 두 눈 모두 귀쪽 망막 부위인 a′에 상을 맺는다. 중심오목 f′보다 귀쪽에 결상되면 주시 물체보다 가깝다고 느끼는 감각 즉, 근치감을 갖게 되며 이 상이 중심오목에서 멀어질수록 근치감은 커진다. 반대로 주시점 F보다 먼 점 B는 두 눈 모두 코쪽 망막 부위인 b′에 상을 맺게 되며 주시물체보다 멀다는 감각 즉, 원치감을 느끼게 되고, 이 상이 중심오목으로부터 멀어질수록 원치감도 커진다.

그림 13과 같이 두 눈의 절점(K_R, K_L)과 점 F가 이루는 삼각형의 외접원 위의 물점 C가 있다고 가정하고 점 C가 두 눈의 망막에 결상되는 점을 C_1', C_2'라고 한다면, $\overline{f'C_1'}$과 $\overline{f'C_2'}$은 두 눈에서 서로 같은 거리, 같은 방향에 있으므로 점 C는 양안단일시가 되는 동시에 원치감 및 근치감이 완전히 없어지고 주시점 F와 같은 거리에 있는 것처럼 느껴진다. 이러한 조건을 갖춘 점의 자취를 K_RFK_L의 원주로 나타낼 수 있으며 이 원을 호롭터(Horopter)원이라 한다.

| 그림 12 | 근치감 및 원치감

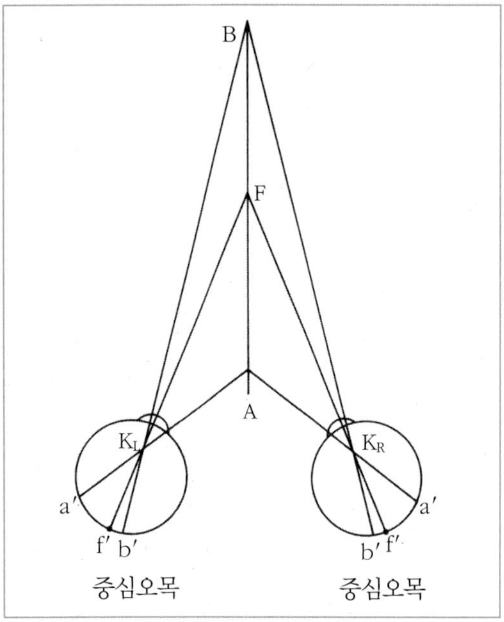

| 그림 13 | 호롭터 원

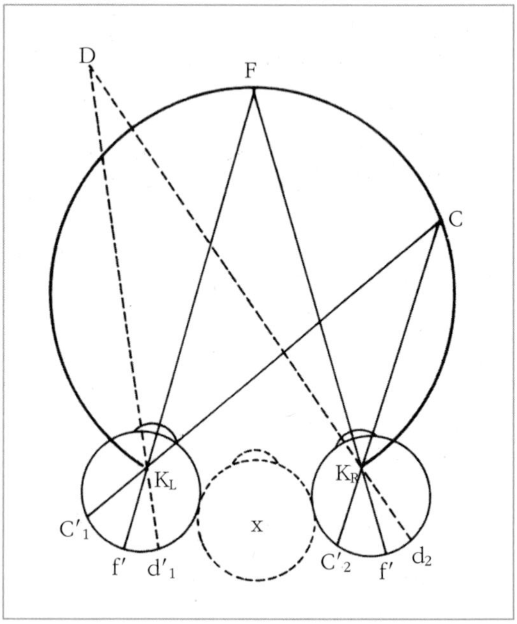

또한 원 바깥쪽 임의의 물점 D에 대한 상점 d_1', d_2'와 중심오목에 대한 관계를 생각해 본다면, 왼쪽 눈에서의 $\overline{f'd_1'}$는 분명하게 오른쪽 눈의 $\overline{f'd_2'}$ 보다 길기 때문에 점 D는 단일시되지 않는다. 그러나 실제로, 점 D가 호롭터 원에 가깝게 있을 경우에는 감각성 융합을 하게 되므로 두 눈에서 원치감과 근치감이 상쇄되고 오른쪽 눈의 원치감만 약간 남아 F점보다 약간은 멀다고 인식되는 것이다. 이와같은 비대응점에서의 단일시가 미세한 입체시를 일어나게 한다.

6. 대응(융합)감각권(Panum's Area)

호롭터 위에 있는 물점(두 눈의 대응점을 자극하는 점)만이 단일시 된다고 한다면 두 눈의 주시 조건이 매우 좁아질 것이다. 그림 14는 두 눈을 어떤 특정한 점에 주시시키고 시표를 주시점 부근으로 이동했을 때 단일상으로 보이는 영역과 이중상으로 보이는 영

| 그림 14 | 대응(융상)감각권

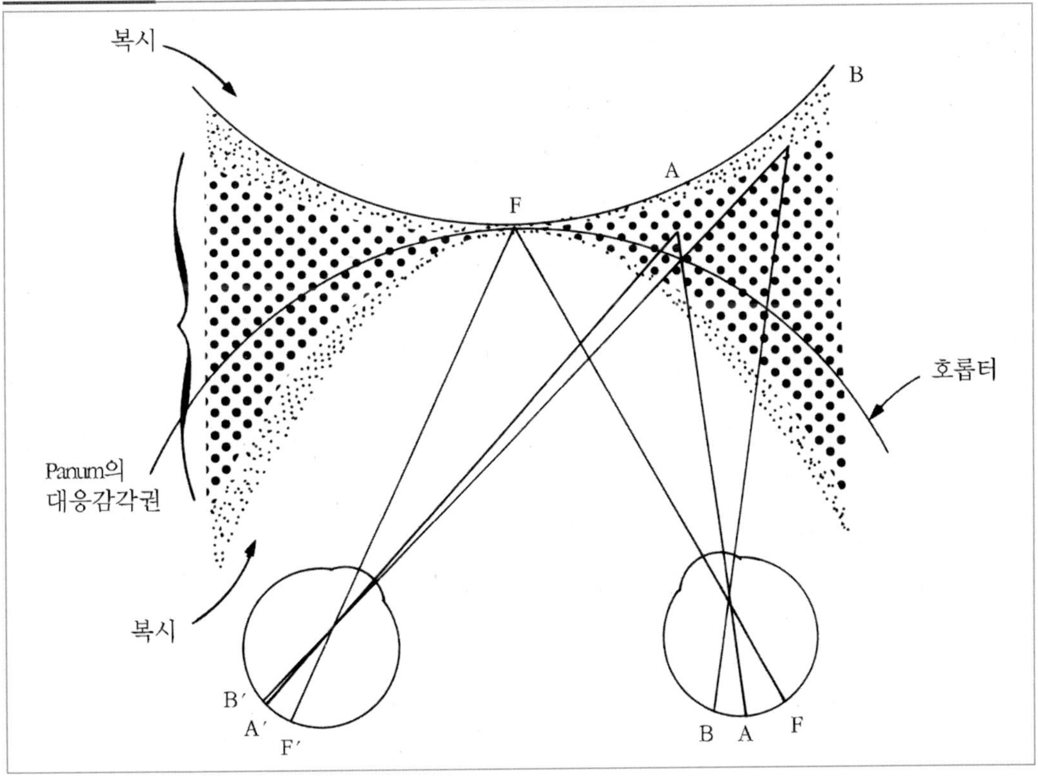

| 그림 15 | 파눔 영역(Jampolsky)

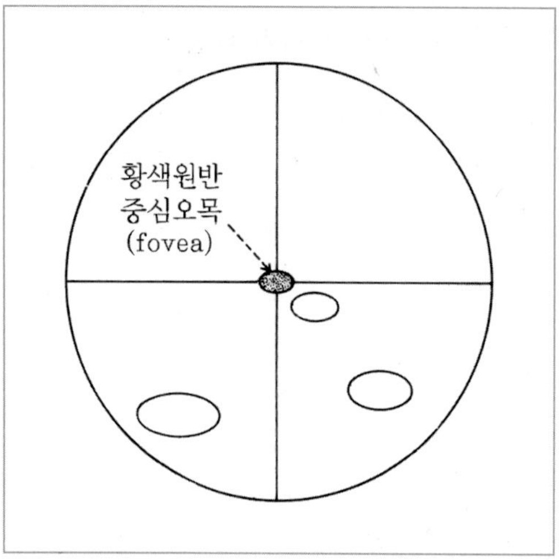

| 그림 16 | 대응감각권의 망막에서의 크기

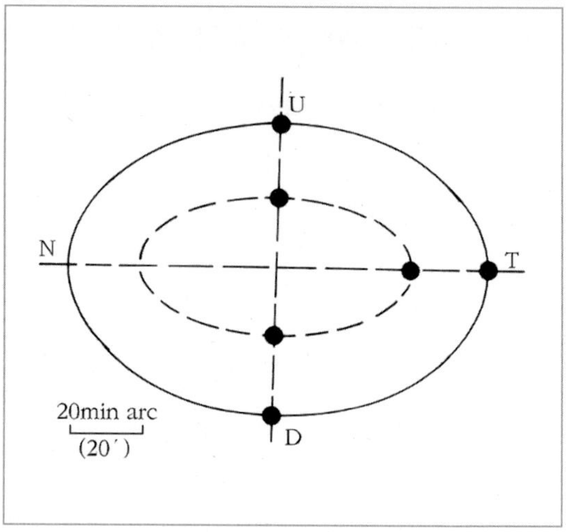

역의 측정 결과이다. 이처럼 비대응점으로 결상되어도 단일시되는 범위를 대응(융합)감각권이라 한다.

이 대응감각권은 주시점에서 가장 좁고 주변으로 갈수록 그 범위가 넓어진다. 망막에서는 황색원반 영역이 가장 좁고 주변부가 넓으며(그림 15), 그 범위는 세로방향보다 가로방향이 더 넓은 횡타원형으로 나타난다(그림 16).

대응감각권이 존재함에 따라 망막 비대응점의 상은 복시가 생기지 않고 일정한 범위에서 융합되며 다음과 같은 장점을 갖게 된다.

- 두 눈의 주시점이 다소 어긋남이 있어도 융합할 수 있다. 즉, 두 눈의 주시가 안정된다 : 눈은 주시미동(fixation fluctuation) 때문에 항상 시선을 움직이고 있으므로 대응점 결상이 가능하다. 만약 단일시 때문에 정확한 대응점 결상만 요구하게 된다면 두 눈이 주시하는 순간 이 주시이동으로 항상 복시를 동반하여 안정될 수 없을 것이다.
- 두 눈의 망막 상이 부등상이라도 어느 정도까지는 융합이 가능하다 : 난시(특히 사난시) 및 부등시에서는 두 눈의 망막 상에 형태나 크기의 차이가 일어나기 때문에 물체의 어떤 부분은 비대응 영역에 결상하게 되는데 이러한 부등상의 융합을 어느 정도까지는 가능하게 한다.
- 양안시차를 가진 상이 융합되어 입체시라는 새로운 감각이 생긴다 : 3차원 물체가 투영된 망막 상은 동공간거리 때문에 두 눈에서 약간 다른 모양으로 결상된다. 즉, 물체

의 어느 한 점을 선택하면 이 점은 망막의 비대응점으로 결상된다. 이와 같은 비대응점 결상으로 양안시차가 생기게 되고, 이러한 양안시차를 가진 상이 융합되어 입체감이 생긴다(그림 17).

| 그림 17 | 입체경

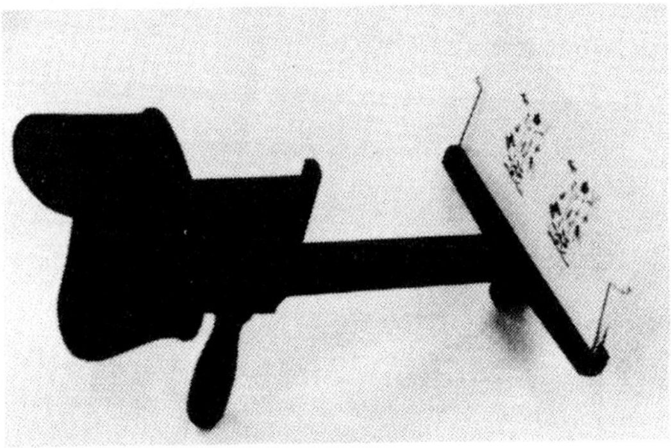

7. 중심(중심오목)융합과 주변융합

이중원과 점으로 된 시표를 두 눈에 각각 보여주면 정상대응에서는 융합되어 하나로 보이지만 시표가 좌우로 멀어지면 그 정도에 따라 순차적으로 a, b, c, d와 같이 보이며 시표가 움직이는 방향에 따라 안위도 눈모음(폭주)과 눈벌림(개산)이 된다. 융합성 눈벌림은 융합성 눈모음에 비하여 범위가 좁기 때문에 빨리 그 변화를 확인할 수 있다(그림 18). d는 처음 안위일 때를 나타내며 a, b, c는 융합과 복시가 함께 있는 것을 나타낸다.

이상에서

- 주변 시표가 융합되어도 중심융합이 있다고 할 수 없다.
- 중심융합이 일어나지 않아도 주변융합은 성립된다.
- 한쪽 눈에 중심오목 억제가 있으면 중심융합이 성립되는 것처럼 보이므로 반드시 동시시 유무를 확인하는 검사가 필요하다.

| 그림 18 | 중심융합과 주변융합

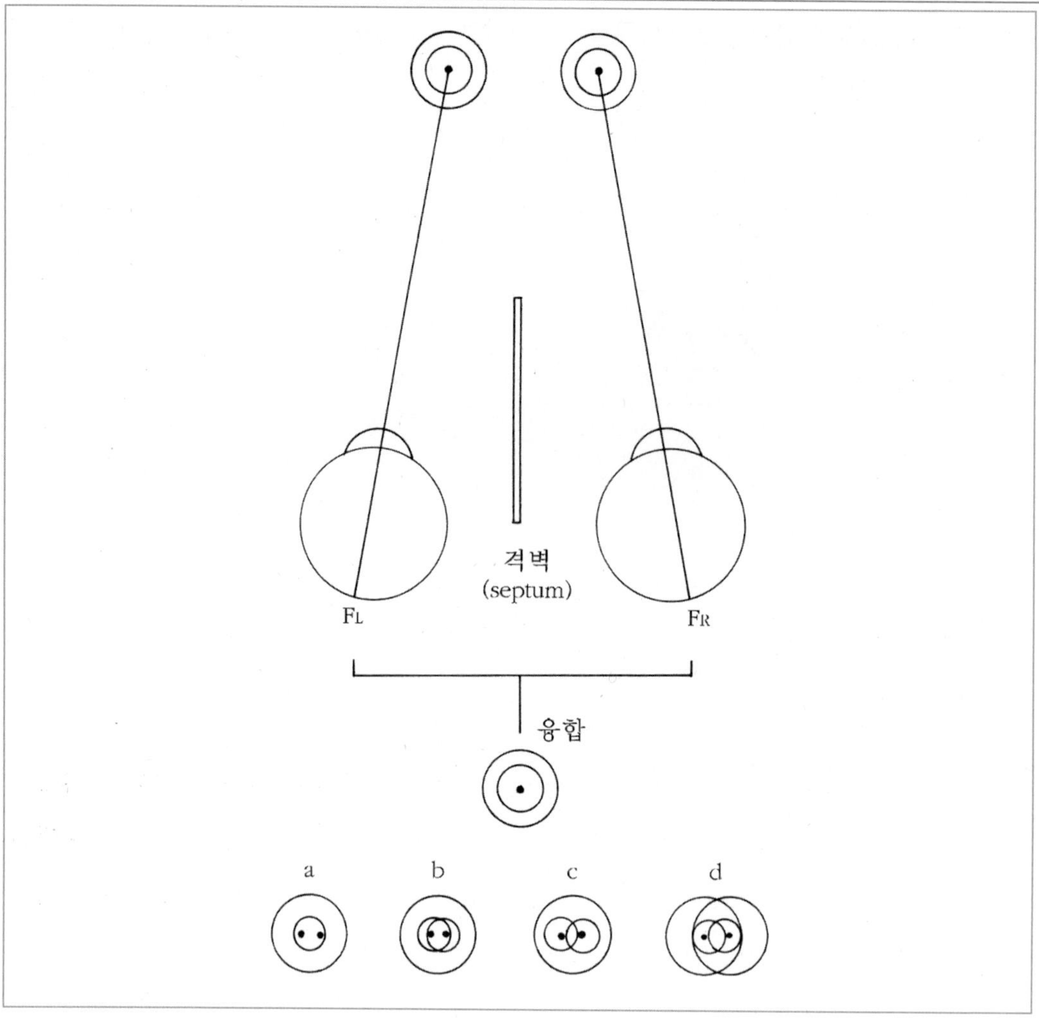

8. 억제(Suppression)와 시야투쟁(Rivalry of vision fields)

억제에는 감각성 억제와 운동성 억제가 있다. 예를 들면, 꿈을 꾸고 있는 아이에게 소리를 질러도 소리 자극이 억제되어 듣지 못하는 것은 감각성 억제이고, 황금충을 자극해도 움직이지 않는 것은 운동성 억제이다.

단안현미경으로 표본을 보고 종이에 옮겨 그려 보라고 할 때 익숙하지 않은 사람은 주시물체의 일부 상을 그리지 못하거나 시공간에서 양안단일시된 주시물체의 일부를 이중으로 그린다. 우리들은 이러한 생리적 복시를 이용하여 사물의 원근을 판단하며 생리적인 망막억제가 그 예이다. 생리적 복시는 주의해서 보면 자각되는 것으로 주변망막 상의 흐림 때문에 주의가 미치지 못하여 자각하지 못하게 된다.

사시의 양안시기능 이상은 이러한 억제를 통하여 전개된다. 사시에서 나타나는 억제는 생리적인 억제반사가 응용된 것이며 그 결과 병적이 된 것이다.

그림 19에서 두 눈의 망막대응 영역에 서로 다른(hetero) 상이 투영되면 융합이 일어나지 않아서 양안단일시에 장애가 생겨 어느 한 쪽의 망막 상이 억제되어 보이지 않게 된다.

이 현상은 두 눈에서의 망막 상의 겹쳐짐이 그대로 공간상으로 인식되지 않고 겹쳐진 영역에서 다른 쪽 시표를 일부 억제했기 때문에 나타나며, 이러한 억제는 안정된 상태가 되지 않고 시간과 함께 반대쪽 시표가 억제되기도 하여 마치 그 영역에서 투쟁이 일어나는 것처럼 보인다. 이와 같이 망막대응 영역으로부터 피질에 서로 허용되지 않는 정보가 보내진 결과 일어나는 시각현상을 시야투쟁이라 한다(그림 20). 편광검사(pola test)의 십자시표(cross target)는 시야투쟁을 피하기 위하여 십자의 중앙에 간격을 두고 있다(그림 21).

| 그림 19 | 윤곽선부분의 억제

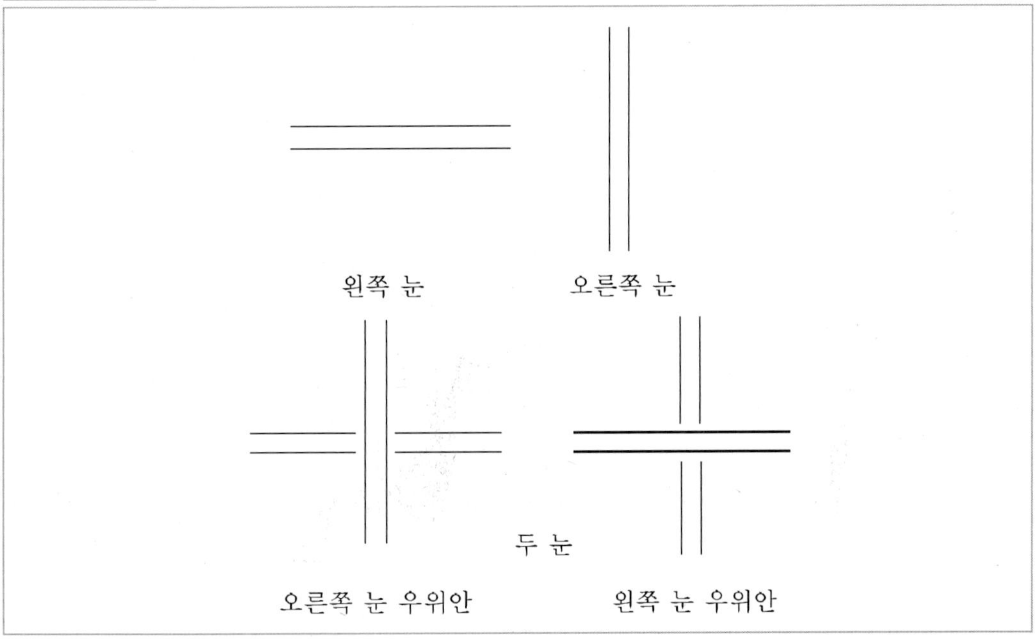

그림 22에 나타난 것처럼 양안시차(binocular parallax)를 가진 2매의 흑백시표를 입체경으로 보면 시표의 윤곽부가 빛나는 것처럼 보이는 양안광휘(binocular lustre) 현상이 일어난다. 이러한 현상은 도형에서 양안시차의 검출에 관계가 깊은 윤곽부분이, 잘못 인식된 대응점이나 잡음도형으로부터 방해받지 않기 때문이다.

| 그림 20 | 모자이크 모양의 시야투쟁

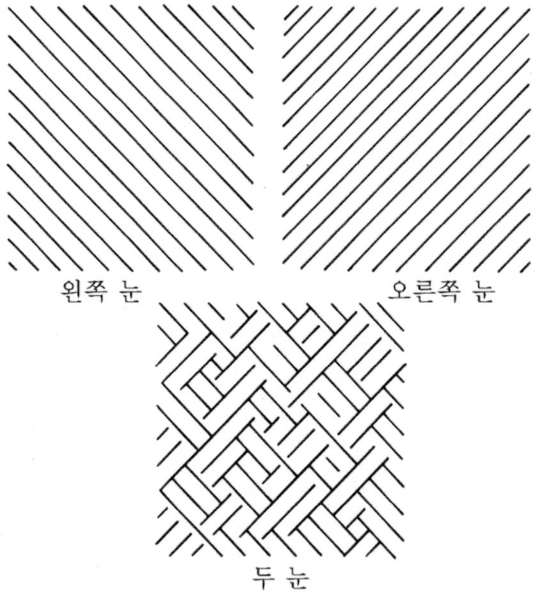

| 그림 21 | 편광검사에 사용되는 십자시표

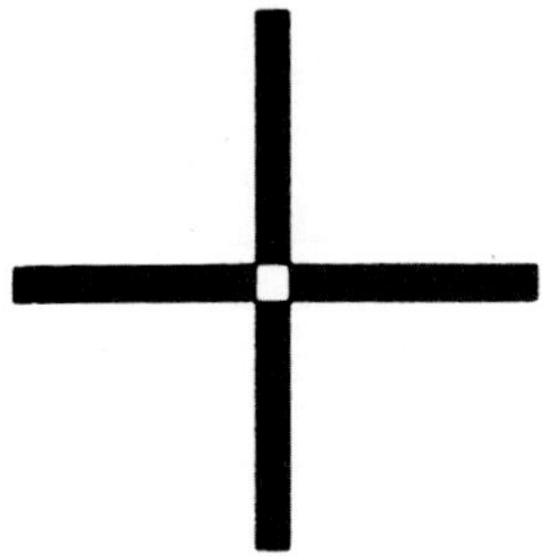

| 그림 22 | 양안광휘가 발생하는 시표

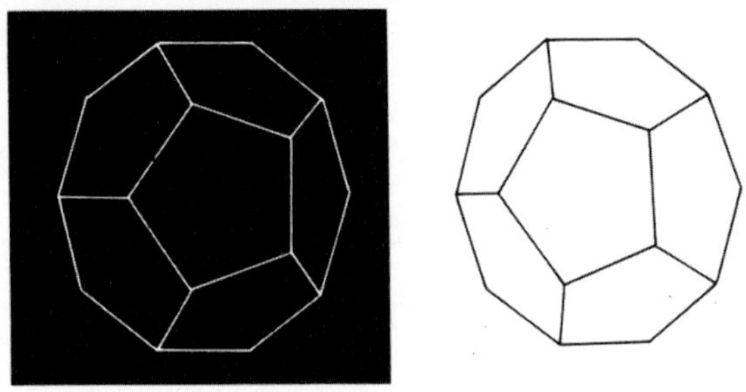

9. 심도지각(Depth Perception)

1) 심도지각

심도지각은 3차원 물체의 깊이나 부피를 인식하는 감각이다. 심도지각에는 입체감과 원근감이 있으며, 입체시는 3차원 물체가 입체적으로 보이는 것으로서 시차가 있는 두 눈 각각의 상이 융합되어 생기는 반면, 원근감은 그러한 융합이 파괴되어 시차가 생긴 결과로 일어나게 된다.

깊이나 부피의 인지 수단은 한 눈 또는 두 눈에 의한 경우가 있으며 한 눈에 의한 경우는 두 눈을 이용한 경우에 비하여 불완전하다. 한 눈에 의한 깊이의 인지 수단은 망막상의 크기, 빛과 그림자, 운동시차 등의 경험으로 대략적으로 아는 방법과 조절작용에 의한 방법이 있다. 조절은 근거리에 있는 물체를 명시하기 위하여 섬모체근(모양체근)의 수축 정도에 따라 긴장도가 변하기 때문에 근육의 장력 자극(impulse)이 중추에 닿아 그 감각을 인지하는 것으로 알려져 있다. 두 눈에 의한 깊이의 인지 수단으로는 눈모음 작용과 양안시차에 의한 방법이 있다. 눈모음 작용에 의한 방법은 눈모음에 의한 근육적 수단, 즉 두 눈이 공통의 주시점으로 향했을 때의 외안근의 작용이다. 이 작용은 두 눈과 주시점이 형성하는 각(눈모음각)에 관계하는 정보를 뇌에 전달하면 이 눈모음각(폭주각)이 주시점까지의 거리를 조절하는 수단이 된다. 그러나 눈모음에 의한 근육적 방법은 주시점 외에는 깊이에 관한 정보가 전혀 제공되지 않는다. 눈모음은 조절보다는 깊이 인지의 수단에 효과적인 방법이며 부정확한 정보는 전달하지 않는다. 양안시차에 의한 방법은 이러한 것에 비하면 매우 강한 깊이 인지 수단이라고 할 수 있다.

2) 입체시(Stereopsis)

3차원 물체의 망막 상은 동공간거리 때문에 두 눈에서 차이가 생기므로 3차원 물체의 한 점을 선택하면 그 점은 망막의 비대응점에 결상된다. 이 비대응점이 양안시차이며, 양안시차를 가진 상이 융합되어 입체시가 생기게 된다.

비대응점에 결상된 상이 융합되는 것은 파눔(Panum)의 융합감각권의 존재와 관계있다.

그림 23처럼 상자를 조금 기울여 왼쪽 눈을 가리고 오른쪽 눈만으로 보게 하는 것과

오른쪽 눈을 가리고 왼쪽 눈으로 보게 하였을 때 옆면의 폭이 다르게 보인다.

두 눈을 각각 살펴보면, 오른쪽과 왼쪽 눈으로 보이는 것의 차이에서 대응점이 어긋나 있는 것을 알 수 있다. 이러한 결과는 복시가 일어나는 대신에 입체시가 생기는 경우로 복시와 입체시 사이에는 밀접한 관계가 있음을 알 수 있다.

어느 범위까지 대응의 어긋남은 입체시와 원근감을 만들고 그 범위를 벗어나면 복시가 된다(그림 24).

| 그림 23 | 입체시

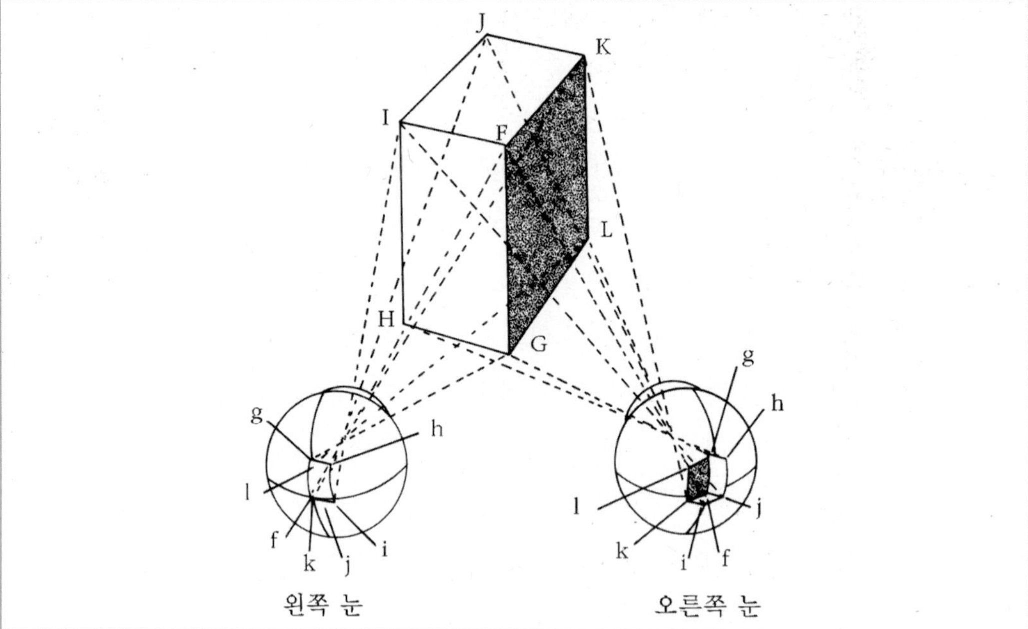

| 그림 24 | 입체시의 메카니즘(Adler)

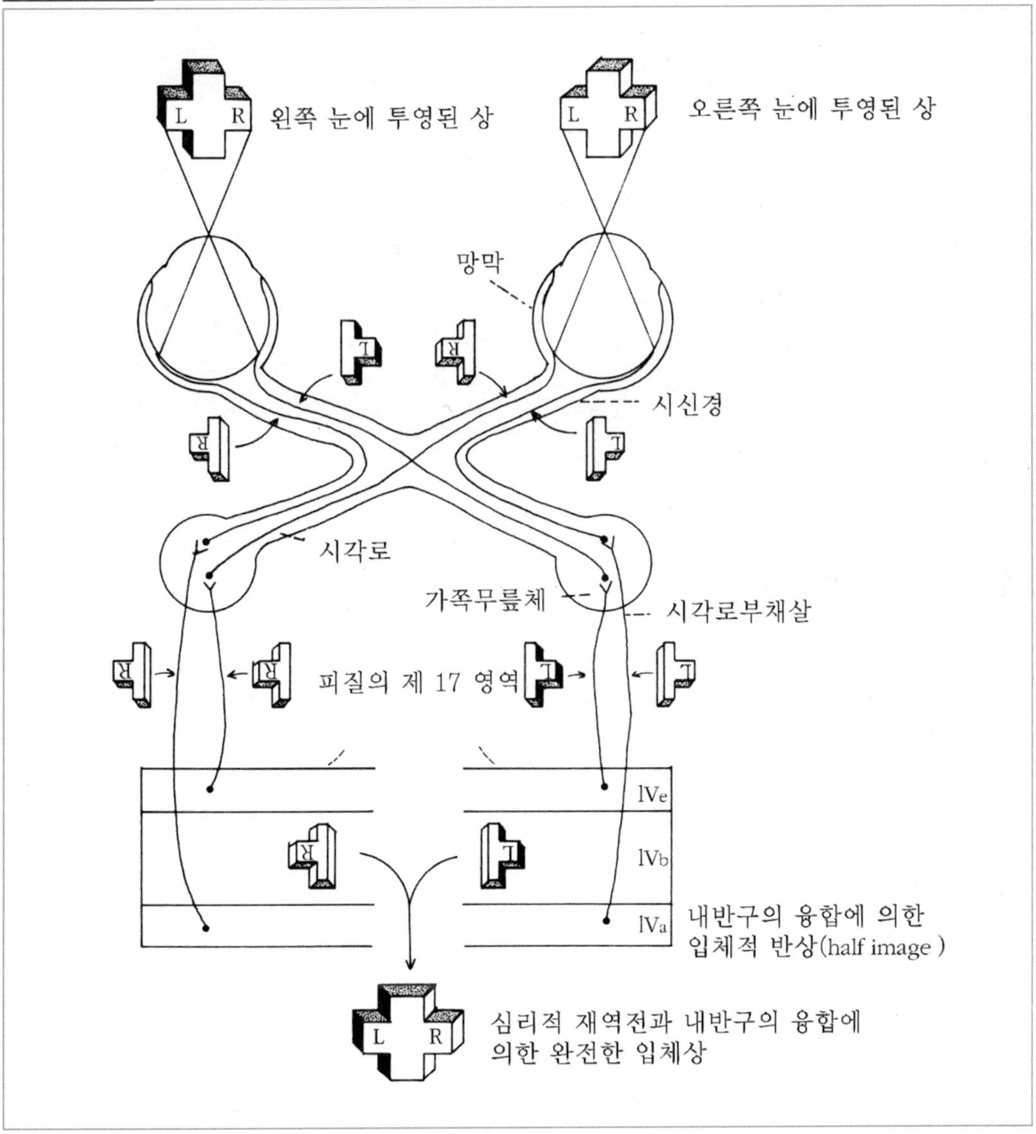

3) 입체경과 입체시

입체시의 원리를 입체경을 이용해서 설명하기로 한다. 어떤 물체를 일정한 거리에서 왼쪽 눈으로 볼 때와 오른쪽 눈으로 볼 때의 그림(그림 25)을 그리고, 이것을 각각 왼쪽 눈과 오른쪽 눈에 동시에 보이면 그 물체를 두 눈으로 동시에 보는 것과 같아진다. 즉, 평면 위에 묘사된 그림이 입체적으로 보이게 된다. 서로 다른 두 개의 그림을 두 눈이

| 그림 25 | 입체경에 사용하는 입체시용 도형

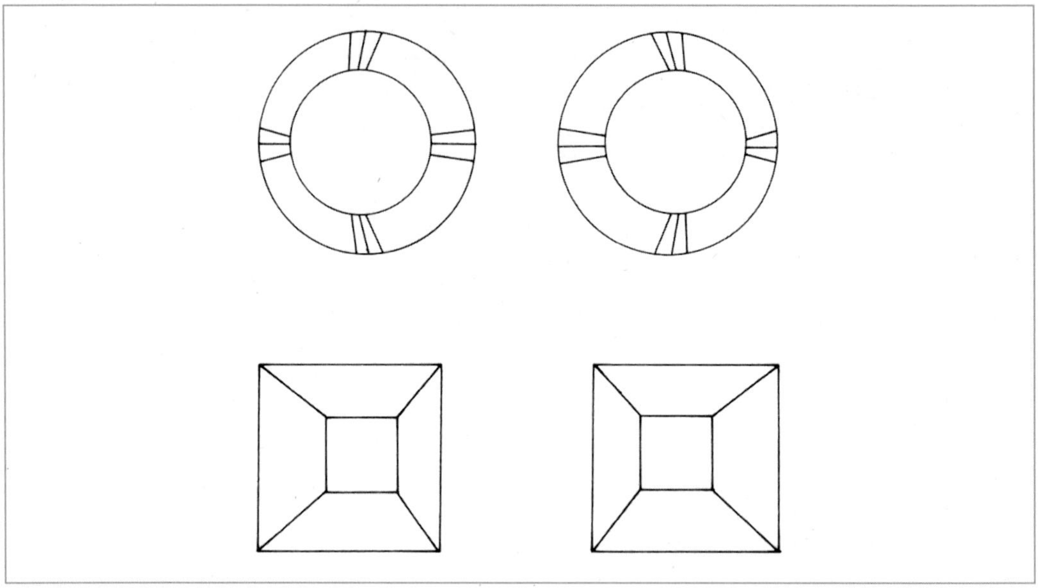

동시에 보는 위치가 되게 하는 장치는 프리즘의 굴절을 이용한 것과 렌즈의 반사를 이용한 것이 있으며 이것을 입체경(stereoscope)이라고 한다.

프리즘을 이용한 입체경의 원리도는 그림 26과 같다. 그림에서 왼쪽 눈 E에서 프리즘 P를 통과하여 도형 F를 보는 것과 동시에 오른쪽 눈 E′에서 프리즘 P′를 통과하여 도형 F′를 볼 때, F와 F′의 중심은 각각 투사된 F″에서 교차된다. 즉, F를 중심으로 한 그림과 F′를 중심으로 한 그림이 F″를 중심으로 융합되어 입체감을 느끼게 하는 것이다.

입체경에 의해 입체상이 보여지는 메카니즘(mechanism)을 더욱 쉽게 이해하기 위하여 거울을 이용한 입체경으로 설명해보자면, 그림 27에서 보이는 것처럼 오른쪽 눈과 왼쪽 눈은 함께 평행하는 두 개의 직선 a와 b를 나타낸 그림 F_L과 F_R에서 선 a와 선 b와의 거리가 오른쪽과 왼쪽에서 서로 다르다. 이 거리의 차이가 작을 경우에는 두 눈 망막에 투영된 선 a와 선 b의 상은 전방으로 투사되어 A 또는 B에서 합쳐진다. 즉, A의 위치에서 직선 a를 인식하고, A에서 오른쪽으로 A보다 멀리 있는 B의 위치에서 직선 b를 인식한다. 여기에서 이용된 도형은 평면도로 한 눈으로 보는 경우에 거리감을 인지할 수 있다는 근거는 거의 없지만 선 a와 선 b의 거리가 약간 차이가 있는 그림을 두 눈으로 동시에 본다면 입체적으로 보이게 될 것이다.

| 그림 26 | 프리즘을 이용한 입체경

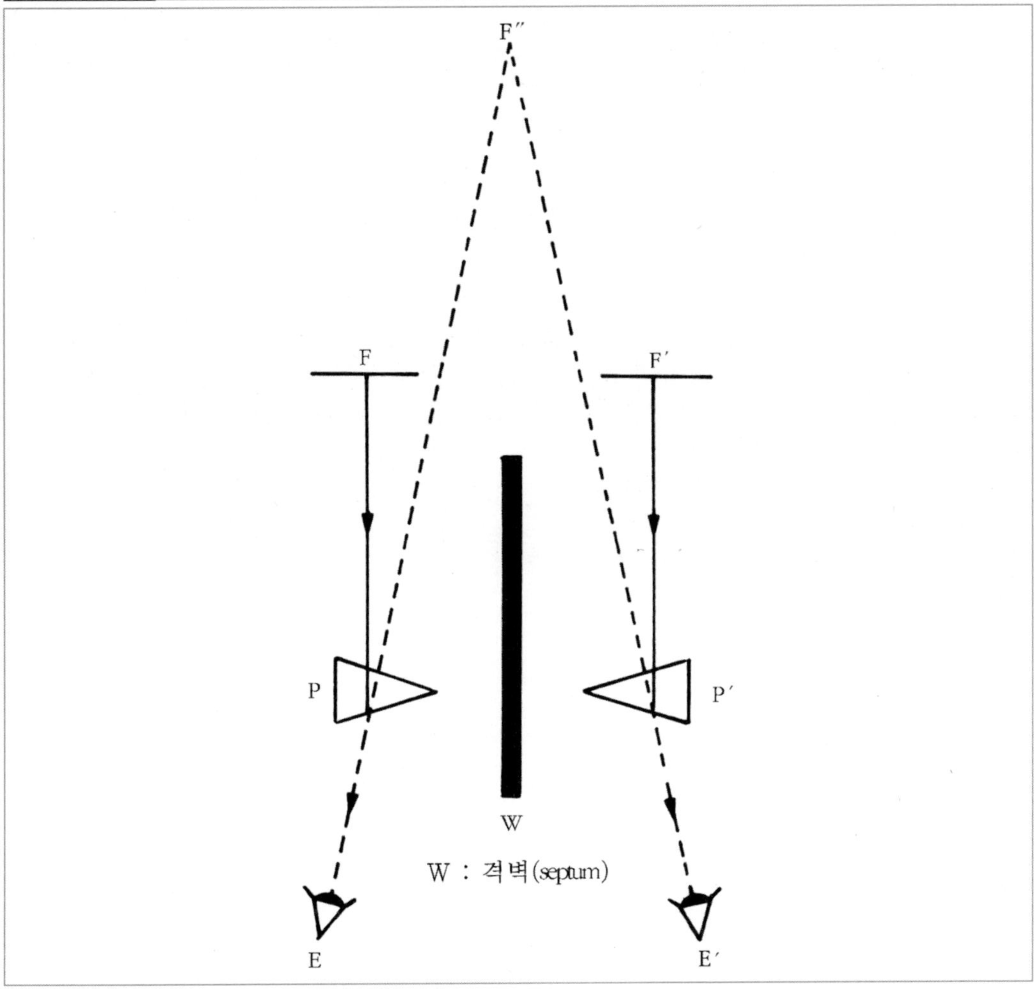

그러나 두 눈을 사용하여도 F_L과 F_R의 $\overline{ab}$ 간의 거리가 거의 같다면 입체시는 일어나지 않게 되므로 오른쪽과 왼쪽에서 본 형태가 약간 다른 것이 입체시를 생기게 하는 원인이라고 생각된다.

4) 양안시차(Binocular parallax)

두 눈의 시선이 어떤 한 점으로 모일 때, 이 점의 상은 두 눈의 망막에서 대응점인 황색원반 중심오목에 결상되므로 주시점보다 가까운 점이나 먼 점은 반드시 두 눈의 망막에서는 대응점이 아닌 곳에 결상하게 된다. 이 위치 차이의 크기는 일반적으로 각의 단위로

| 그림 27 | 거울을 이용한 입체시

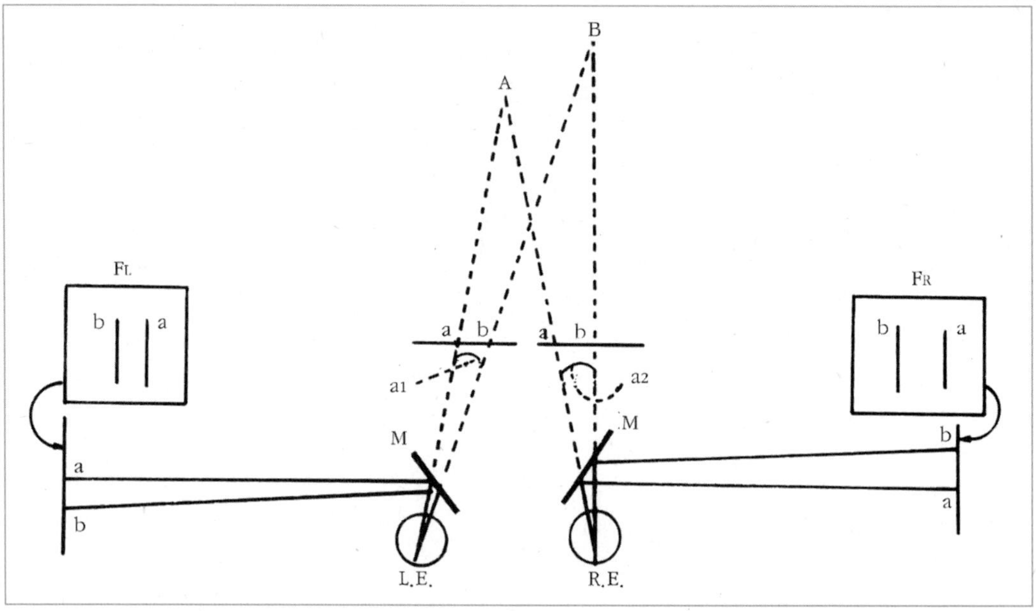

측정된다.

그림 28에서 눈앞에 있는 A와 이보다 약간 오른쪽으로 떨어진 B 위치에 각각 한 자루의 연필을 놓고 A 연필을 두 눈으로 주시한다면 그 상의 중심은 두 눈의 중심 와 a에 투영되고, B 연필의 상은 두 눈의 비대응점인 b에 투영된다. 이러한 경우 $\overline{ab}$ 사이의 거리 즉, a와 b가 절점에서 이루는 각은 오른쪽 눈이 왼쪽 눈보다 크다. 따라서 물체 B와 두 눈의 절점이 이루는 각 θ_2는 A가 만드는 각 θ_1보다 작다. 각 θ_1과 각 θ_2를 각각 A와 B의 양안시차라고 한다. 이 각의 차이는 두 눈의 시물체 상이 망막에서 결상되는 점들의 절대적 거리 차이에 비례한다. 따라서 일반적으로 B가 A보다 '가깝다' 또는 '멀다'라고 하는 것은 θ_2가 θ_1보다 '크다' 또는 '작다'에 의해 결정되는 것이다. 또한 A와 B의 거리 차이는 $\theta_1-\theta_2$의 값으로 결정된다.

| 그림 28 | 입체시차

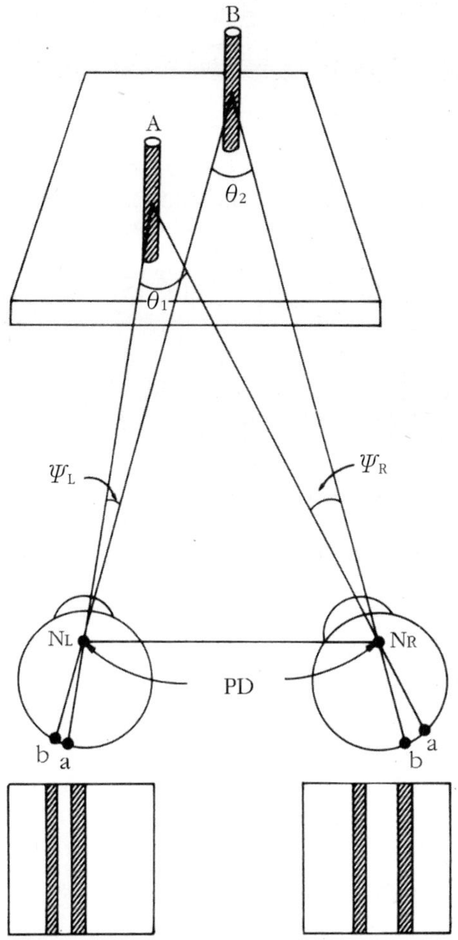

N_R, N_L : 오른쪽과 왼쪽 눈의 절점

N_R-N_L : 동공간거리

Ψ_R : A와 B가 오른쪽 눈의 절점 N_R에서 이루는 각

Ψ_L : A와 B가 왼쪽 눈의 절점 N_L에서 이루는 각

S : 절점에서 A 물체까지의 거리

dS : A와 B의 거리 차이

θ_1 : 물점 A와 좌우 절점이 이루는 각

θ_2 : 물점 B와 좌우 절점이 이루는 각

이 경우 A 연필의 상은 두 눈의 중심오목에 결상되기 때문에 하나로 보이지만 B 연필의 상은 비대응점에 결상되므로 파눔융합감각권 밖에 있을 경우에는 이중으로 보이게 된다.

이러한 A와 B의 원근을 식별할 수 있는 입체시차의 최소값 $d\theta\min$을 입체시력이라고 한다. 또한 $d\theta$는 공식 ①로 나타낼 수 있다.

$$d\theta = \frac{PD \cdot ds}{S^2} \quad \cdots\cdots ①$$

또 $d\theta = d\theta\min$일 때 피검사자가 원근을 식별할 수 있는 ds의 최소값 ds_{min}은 공식 ②로 계산할 수 있다.

$$ds = \frac{S^2 \cdot d\theta}{P \cdot D} \quad \cdots\cdots ②$$

예 1

자동차 운전면허시험에 사용되는 세막대 심도지각계는 눈앞 2.5 m 거리에 놓여진 세 개의 막대기둥 중에서 한 개가 일정한 속도로 움직일 때 양쪽 두 개 막대의 거리가 2 cm 이내로 들어올 경우 입체시력을 정상이라고 판정한다.
PD가 60 mm, 65 mm, 70 mm일 때 각각의 입체시력을 구하시오(그림 29).

풀이

- 공식 ①을 이용한다.
- 길이의 단위는 m로 통일한다.
- 각도의 단위는 라디안(radian)이므로 이것을 초로 바꾸면

  $180^\circ/\pi = 57.2958^\circ$

  $57.2958^\circ \times 3600 = 206{,}6265''$이다.
- PD 60 mm일 경우

$$d\theta = \frac{0.06 \times 0.02}{(2.5)^2} \times 206265 = 39.6''$$

- PD 65 mm일 경우

$$d\theta = \frac{0.065 \times 0.02}{(2.5)^2} \times 206265 = 42.9''$$

- PD 70 mm일 경우

$$d\theta = \frac{0.07 \times 0.02}{(2.5)^2} \times 206265 = 46.2''$$

| 그림 29 | 세막대 심도지각계(Three Needle Tester)

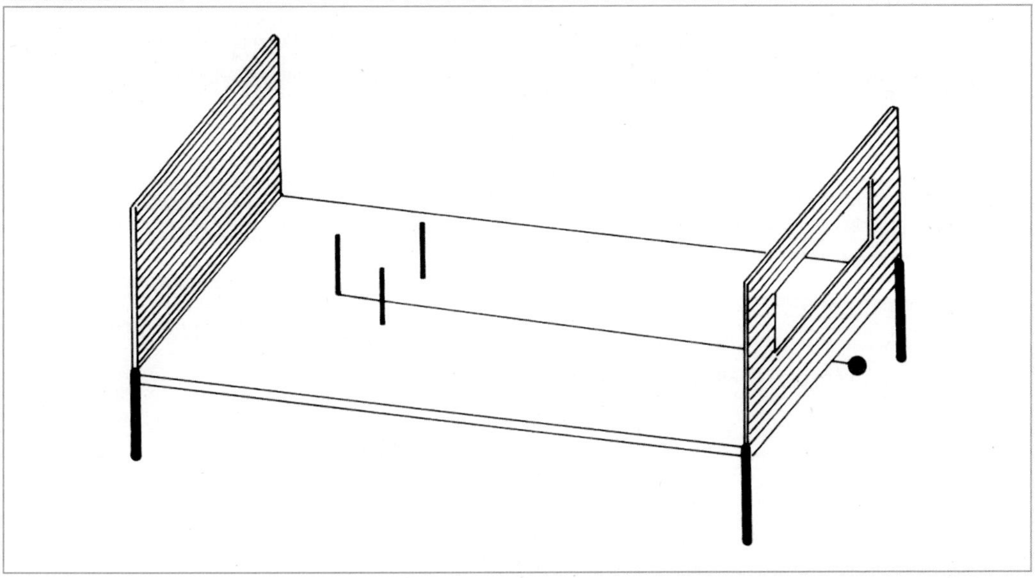

따라서 동공간거리가 좁은 사람이 넓은 사람에 비하여 동일한 원근감을 가지려면 좋은 입체시력이 요구된다.

| 예 2 |

눈앞 2.5 m의 거리에 세 개의 막대기둥이 있을 경우, 심시력이 10″인 사람에게서 원근감이 생기는 것은 중앙의 막대기둥을 몇 cm 움직였을 때인가?(단, PD는 60 mm이다)

풀이

- 공식 ②를 이용한다.
- $d\theta$는 라디안 단위이므로 공식을 이용하기 위해 10″는 206265로 나눈다.

$$ds = \frac{(2.5)^2 \times 10''}{0.06} \times \frac{1}{206265} = 0.00505 \fallingdotseq 5.1\ \text{mm}$$

중앙의 기둥이 양쪽 기둥에 비해 5.1 mm 앞뒤에 있을 때, 이 사람은 원근감이 생긴다.

B가 무한대에 있을 때 A와 B의 원근을 식별하기 위한 S의 최대값을 입체시거리라 하고, 이 입체시거리보다 가까이 있는 물점에 대해서는 입체감이 있다. 입체시거리를 헬렘홀츠는 240 m 이내, 베텔은 64~111 m라고 하였다.

| 참고 |

티트머스 입체시 검사(Titmus stereo test, 그림 30)의 원형 시표에는 입체시력이 표시되어 있다. P.D 65 mm인 사람이 원근감을 느끼는 최소거리를 앞의 공식을 이용하여 구해 보면 다음과 같다.

■ 계산식

$$ds = \frac{S^2 d\theta}{PD}$$

■ 예제

$$ds = \frac{(0.41)^2 \times 800}{0.065} \times \frac{1}{206265} = 0.01 = 10\ \text{mm}$$

| 그림 30 | Titmus 입체시 검사 시표

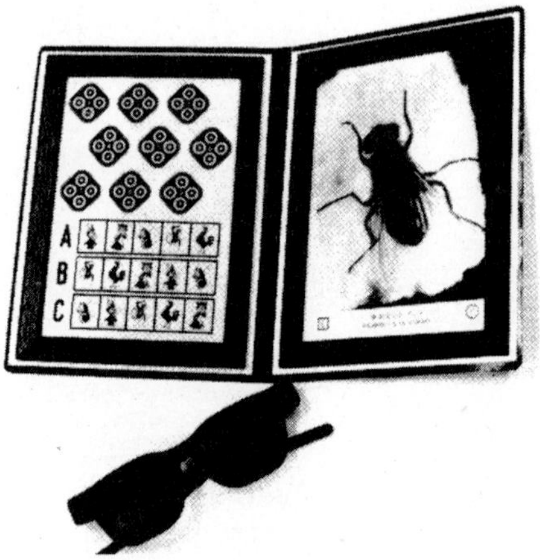

티트머스 입체시 검사의 시표에서 입체시력($d\theta$)과 원근감을 느끼는 최소거리(ds)에 관한 값은 다음과 같다.

test chart	$d\theta('')$	ds(mm)
No. 1	800	10
No. 2	400	5
No. 3	200	2.5
No. 4	140	1.8
No. 5	100	1.3
No. 6	80	1
No. 7	60	0.8
No. 8	50	0.6
No. 9	40	0.5

5) 입체시력의 정상값

양안시차 1′은 망막에서 6 ㎛의 위치 차이에 해당된다. 시력이 정상인 사람은 망막에서 1 ㎛(10″ 정도)의 위치 차이에 대응하는 시차로 원근감을 느낄 수 있다. 즉, 우리의 뇌는 가장 작은 직경 약 2 ㎛의 추체세포보다도 더 작은 시차도 정확하게 검출해 낼 수 있다는 의미이다.

많은 학자들이 입체시력의 정상값에 관해서 여러 가지 설을 주장하고 있으며 대표적인 것은 다음과 같다. 여러 가지 설을 종합해 볼 때 일반적인 정상값은 10∼40″라고 생각된다.

- 헬름홀쯔(Helmholtz) : 60.5″
- 풀프리히(Pulfrich) : 15″
- 헤링 호프만(Hering Hofman) : 11∼12″
- 부르돈(Burdon) : 5″
- 하이네(Heine) : 5.3″
- 크라이스(Kreis) : 3.3″
- 이네바(稻葉) : 2.1″
- 마쓰바야시(松林) : 1.98″

6) 동일 평면에서의 어긋남에 의한 입체시 기전

편광법 입체시 검사로 동일 평면에 있는 동질물체를 좌 · 우로 어긋나 있는 편광필터를

| 그림 31 | 편광법 입체시용 시표

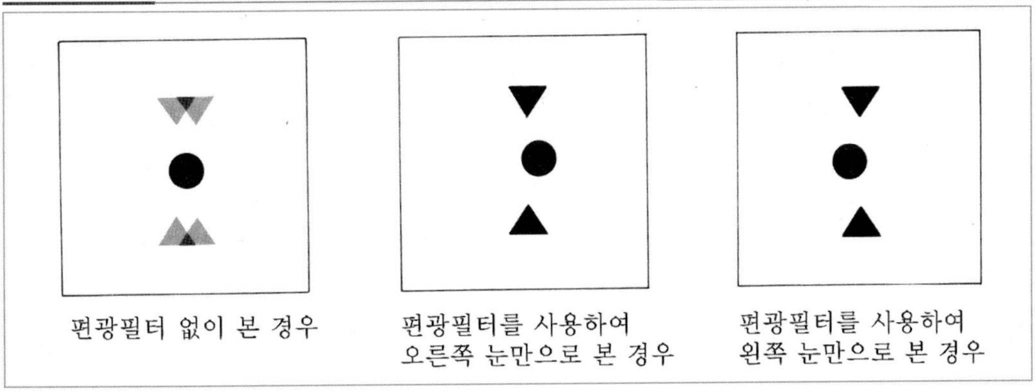

| 그림 32 | 입체시 (근치감)기전

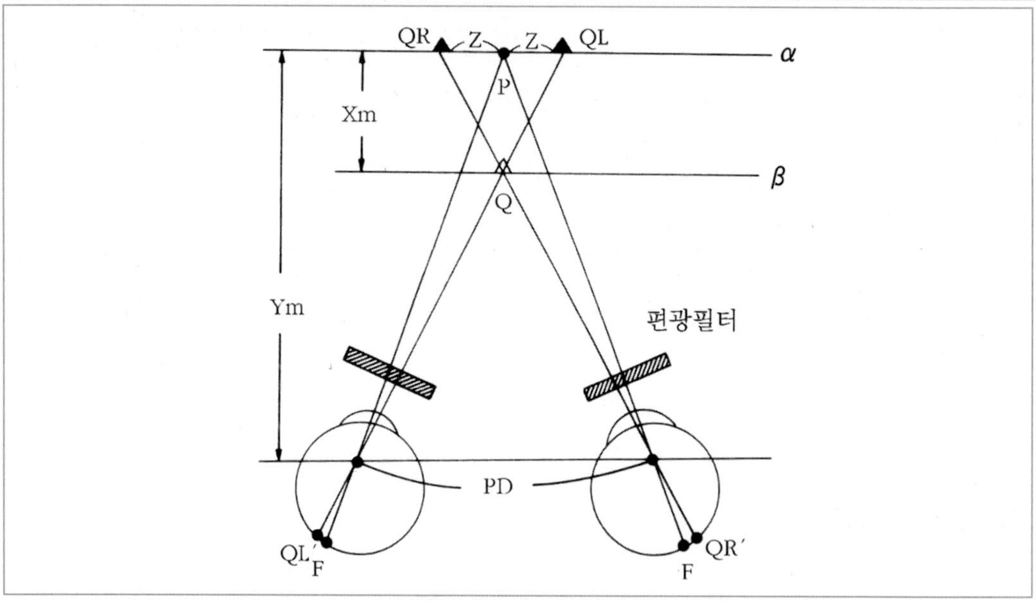

이용해서 양안으로 각각 보게 하였을 때 입체시가 어떻게 일어나는 가에 대해서 설명하려고 한다(그림 32). 그림 32의 P점과 동일 평면에 QR, QL을 표시하고, 편광필터로 오른쪽 눈에는 QR, 왼쪽 눈에는 QL만 보이게 한다면 QR과 QL의 간격이 적당할 때 QR과 QL의 결상점인 QR′와 QL′는 융합된 P와는 다른 원근감을 생기게 하여 상 Q의 위치에서 전방으로 떠올라 보이게 한다. 이때는 교차성이므로 Q는 P보다 가까운 위치로 지각된다(그림 33).

또 그림 34처럼 편광필터를 반전시켜 동측성으로 할 경우에 Q는 P보다 멀게 지각된다.

P의 후방 X m에 Q가 보이게 하려면 QR과 QL을 몇 cm 정도에 배치하는 것이 좋은가를 생각해 보자.

P까지의 거리를 Ym, P로부터 QR, QL까지의 거리를 Zm라고 한다면 다음과 같은 공식이 성립된다.

$$Z = \frac{X \cdot PD}{2(X+Y)} \quad \cdots\cdots ③$$

| 그림 33 | 입체시 원리도

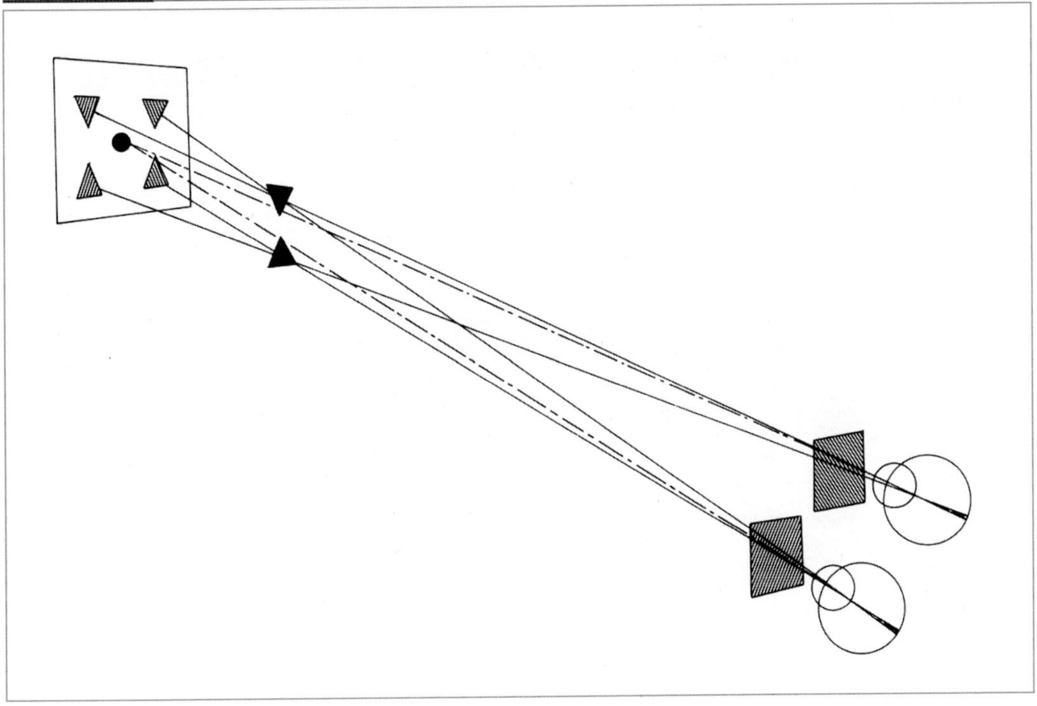

원치감 거리:

$$X = \frac{2ZY}{PD-2Z} \quad \cdots\cdots ④$$

근치감 거리:

$$X' = \frac{-2ZY}{PD+2Z} \quad \cdots\cdots ⑤$$

예를 들어, P.D. 65 mm, Y(P점을 포함한 관측면까지의 거리) = 5 m, X = 1 m일 때 P와 QR, P와 QL의 간격을 5.4 mm(QR과 QL 사이의 거리는 10.8 mm)로 하면 Q는 P의 후방 1 m의 위치에 보이게 된다.

$$Z = \frac{1\times0.065}{2(5+1)} = \frac{0.065}{2\times6} = 0.0054$$

또 P.D. = 65 mm, Y = 5 m, Z = 1 mm로 한다면

| 그림 34 | 입체시(원치감) 기전

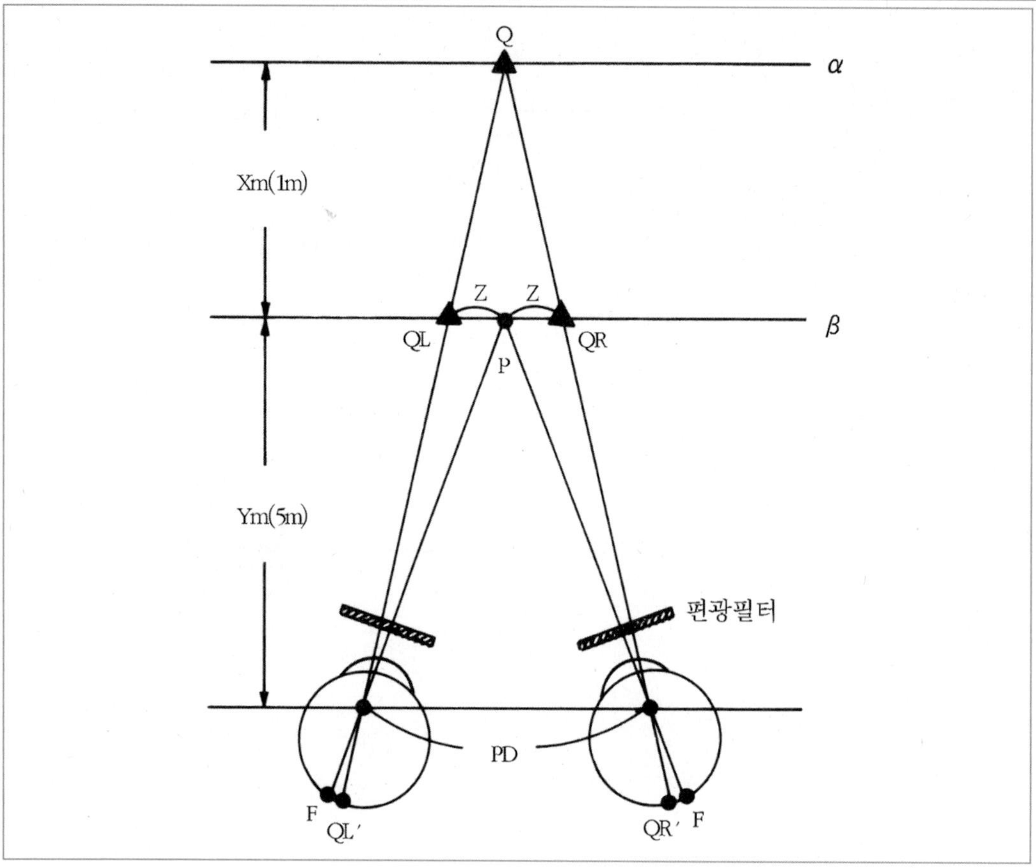

$$X = \frac{2\times0.001\times5}{0.0065-0.002} = 0.159\ \text{m}$$

가 되어 P.D. 65 mm인 사람이 P점을 포함한 관측면까지의 거리를 5 m로 하고 QR, QL을 각각 P점으로부터 1 mm 어긋나게 하면 Q점은 P점보다 15.9 cm 후방의 위치에 보이게 된다.

짜이스(Zeiss)의 편광법 제 1입체시검사(그림 31)는 좌우 20 mm 어긋나 있는데 이것의 원, 근치감 거리를 구해본다면 다음과 같다.

근치감 거리:

$X' = \dfrac{-2ZY}{PD+2Z}$에서 P.D. 65 mm, Z = 10 mm, Y = 5 mm이므로

$$X = \frac{2\times0.001\times5}{0.0065+2\times0.01}$$

$=-0.10/0.085$

$=-1.176$이 되어 삼각형은 원보다 약 1.18 m 앞쪽으로 떠올라 보인다.

원치감 거리 :

$X = \frac{2ZY}{PD-2Z}$ 로부터

$$X = \frac{2\times0.01\times5}{0.0065-2\times0.01} = \frac{0.10}{0.045}$$

$=2.222$ m가 되어 삼각형은 원보다 약 2.22 m 뒤쪽으로 들어가 보인다.

이 두 가지의 비교에서 근치감보다 원치감을 더 쉽게 느낄 수 있음을 알 수 있다.

이상의 설명을 종합해 보면 두 눈 망막대응 관계에 의해 다음과 같은 시기능의 전개가 이루어지며 이것이 곧 양안시임을 알 수 있다.

- 두 눈의 망막대응점에 있는 상은 동시시된다.
- 두 눈의 망막대응점에 있는 상은 융합되어 하나의 상으로 성립된다.
- 비대응점에 있는 망막 상은 같은 형태라도 동시시, 융합 모두 복시로 지각되며 이것이 원근감을 만든다.
- 단, 파눔융합감각권 내에서 비대응점에 있는 같은 형태 또는 비슷한 상은 융합된다.
- 입체시차에서 같은 비대응점에 의해 융합된 상은 입체시감각을 갖는다.

이와 같이 동시시가 되지 않으면 융합이나 입체시도 없다는 것을 알 수 있다. 그러므로 입체시는 양안시의 최고 단계라는 것을 이해할 수 있을 것이다.

10. 양안시 정보의 시각계

1) 망막의 구조

망막은 눈알벽(안구벽)의 가장 안쪽을 형성하는 두께 약 0.5 mm의 얇은 막으로, 카메라의 필름 감광면에 해당된다. 외면은 맥락막의 유리체막에 밀착되어 있고, 내면은 유리체에 닿아 있다. 뒷부분은 시각신경유두(시신경유두, optic disk)로 연결되어 시신경으로 이행

| 그림 34 | 망막의 층

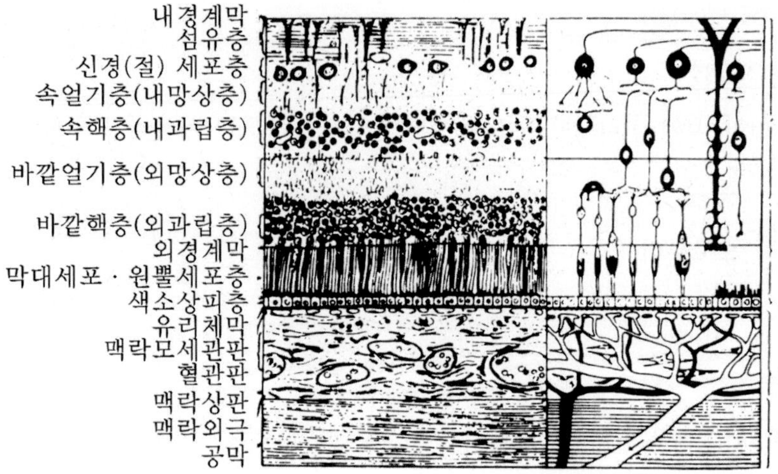

되고 앞부분은 거상연에서 섬모체(모양체)에 접촉되어 있으며 이 부분에서 망막은 갑자기 얇아진다.

눈알의 후극부에 직경 약 5 mm의 횡타원형 또는 원형의 반사가 보이고 그 가운데에는 다른 부분보다 어둡게 보이는 황색원반부(황반부)가 있으며 이 중앙부에는 더욱 더 원추형의 움푹 패인 중심오목이 있다. 검안경 검사에서 황색원반부에서는 윤상반사를, 중심오목에서는 중심반사를 볼 수 있다. 황색원반부에서 코 쪽으로 4 mm, 위쪽으로 1 mm에 직경 약 1.6 mm의 시신경섬유가 모여있는 시각신경유두가 있다.

망막 조직을 현미경으로 관찰해보면 그 구조가 매우 복잡하며 그 단면은 여러 층의 다양한 세포가 10층으로 나뉘어져 있다.

해부학적으로 망막의 층을 다음의 세개 층으로 구분할 수 있다.

- 망막색소상피층
- 망막신경상피층
- 망막신경절층(뇌층)

| 그림 35 | 망막 황색원반부의 구조

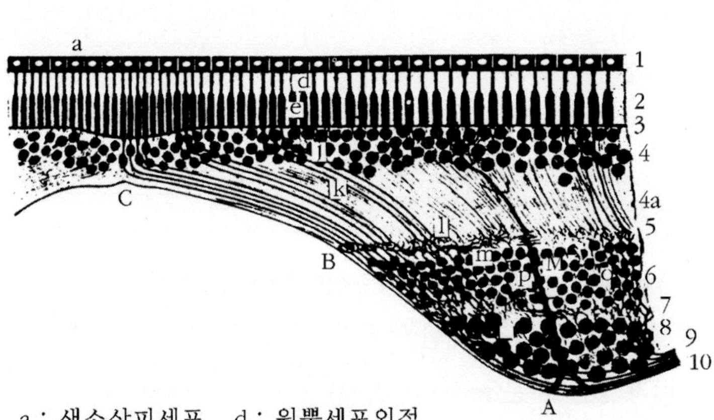

2) 망막의 각 영역

시각을 느끼고 받아들이는 일과 전달에 관여하는 망막은 중심영역(황색원반부)과 주변영역으로 구분된다.

(1) 중심영역의 구조

망막의 각 층은 그 사이에 망막혈관 등을 포함하고 있으며 완전히 투명한 조직은 아니다. 빛이 시세포에 전달되기까지는 이러한 불투명한 조직을 통과해야만 하고, 그렇지 않으면 그만큼(통과하지 않는 만큼) 감도가 떨어진다. 이를 해결하기 위하여 황색원반부는 특수한 구조로 되어 있다.

황색원반부의 구조적 특징은 시세포가 잘 발달되어 있다는 것이며 각 시세포는 하나씩 양극세포 및 신경절세포에 연결되어 있고, 광선 통로를 방해하는 시세포 이외의 층은 옆쪽으로 밀려나 있어 직접 시세포로 빛이 도달하도록 되어 있다.

(2) 중심오목

이 곳의 신경상피층은 가늘고 길게 늘어난 원뿔세포(추상체, cone cell)가 밀집되어 있으며 그 외의 과립층은 점차 두꺼워지는 경향이 있다. 여기에 연결된 바깥얼기층(외망상층)의 신경섬유가 두드러지게 경사져서 주행하여 속핵층(내과립층) 세포와 시냅스

(synapse)를 형성하기 때문에 중심오목은 바깥얼기층 이하의 층은 존재하지 않고 그곳에서 바깥쪽으로 향하여 얕은 오목한 부분이 만들어져 있다. 직경은 약 1,500 ㎛, 시각으로 약 5°에 해당한다.

중심오목바닥(중심와저, basal fovea)에 있는 중심소와(foveola, foveal pit)의 직경은 약 400 ㎛로 시각은 약 1°20′이다. 즉, 시선을 중심으로 양쪽으로 40′ 정도이다. 중심오목의 깊이는 약 240 ㎛이다.

중심오목은 가장 발달된 원뿔세포가 밀집되어 다른 신경층이 없는, 마치 시세포가 안저(fundus)에 노출된 것처럼 되어 있어 가장 예민한 시각을 느끼고 받아들이기에 적합하다. 막대세포(간상체, rod cell)가 없는 부분(rod-free area)은 중심소와에서 약간 바깥쪽까지 이어져 있으며, 직경 600 ㎛, 시각 2°의 범위에 있으며 이 부분은 무혈관 영역에 해당된다.

이 영역이 약 34,000개의 원뿔세포가 존재하는 이른바 중심시가 행해지는 곳이다(그림 36).

(3) 방중심오목(parafovia)과 황색원반부(macular)

방중심오목은 중심오목에서 약 1,250 ㎛(직경 2,500 ㎛), 황색원반부는 약 2,750 ㎛(직경 5,500 ㎛) 떨어져 있으며, 이 주변부에서는 원뿔세포의 밀도가 현저하게 감소하고 막대세포는 증가하므로 그림 37에 나타난 것처럼 시력은 급격히 낮아진다. 그림 38은 망막 영역의 구조와 위치를 수치로 나타낸 것이다.

| 그림 36 | 황색원반부 망막의 구조

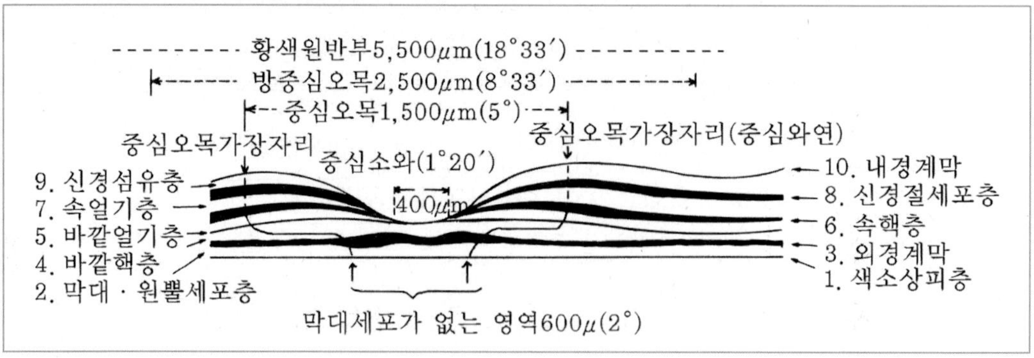

| 그림 37 | 망막 부위의 시력

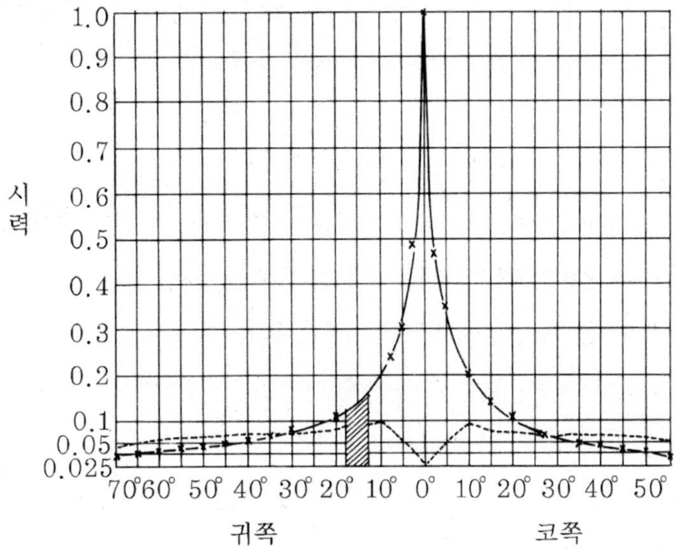

(중심시력과 주변시력. 중심시력을 1.0으로 하고 그 비율을 나타냈다. 점선은 암순응 경우)

| 그림 38 | 황색원반부의 구조와 위치의 scale diagram(오른쪽 눈)

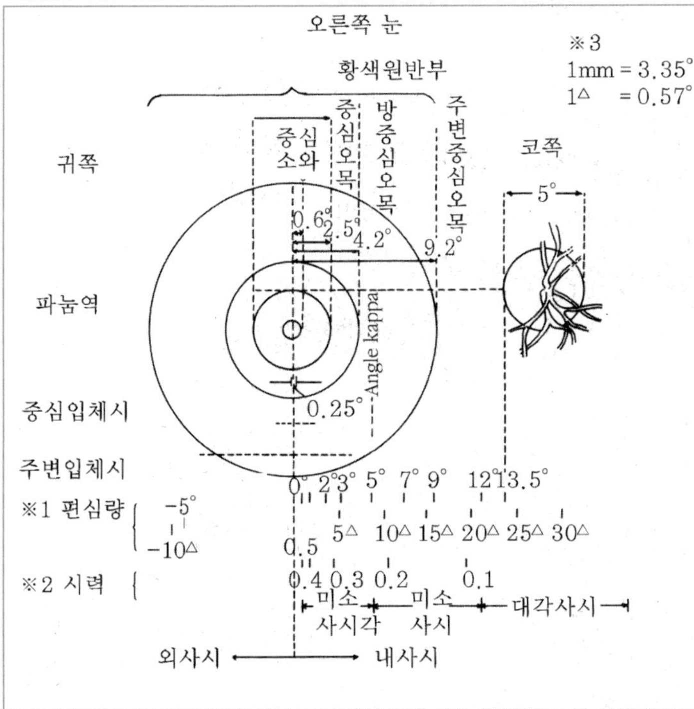

※3
1mm = 3.35°
1△ = 0.57°

※1 : 편심양은 중심소와에서의 k(kappa)각으로 표시한다

※2 : 시력은 주변시력을 의미한다

※3 : 1mm = 3.35° 라는 것은 망막의 1mm를 각으로 나타낸 것이다

※4 : 소수시력과 분수시력의 관계를 나타내고 있다

시력	
0.5	20/40
0.4	20/50
0.3	20/70
0.2	20/100
0.1	20/200

(4) 망막의 신경적 구조

망막을 신경계 연결면에서 본다면 바깥쪽에서부터 광수용체(시세포층), 양극세포층, 신경절세포층의 3층으로 구분한다. 시세포는 빛에너지를 전기적 에너지로 바꾸는 변환기(transformer)이다. 망막은 발생적으로 말하자면 뇌의 돌기부라는 뇌의 표면이 늘어나 빛을 감지하도록 만들어진 특수하게 분화된 부분이다.

사실, 수용기와 시신경 사이에는 전형적인 뇌세포가 있다. 즉, 각각의 시세포는 직접 그것에 연결된 것이 아니라 양극세포를 중재하는 신경절세포에 연결되어 그 축색돌기가 모여서 신경섬유가 된다. 또한 양극세포와 나란히 있는 수평세포 등의 중간세포층도 가지고 있다.

그림 39는 망막 안에서 신경세포가 어떤 범위내에서 결합하고 있으며 어떻게 복잡한 신경회로망을 구성하고 있는가를 나타낸 그림이다. 그 결합 모양과 생리적 기능을 완전히 이해할 수는 없지만, 이 회로망은 수용기의 출력인 임펄스를 크게 변용시킨다. 즉, 시각을 위한 어느 정도의 정보 처리는 이미 망막의 회로망에서 행해지고 있음을 알 수 있다.

시세포의 분포 상태와 신경 결합은 망막의 부위에 따라 다르다. 시세포는 약 1억 4천만개이며 원뿔세포는 약 700만, 막대세포는 1억 3천만 개로 원뿔세포의 수는 전체의 약 5 %에 불과하다.

| 그림 39 | 망막의 세포 구성도(neuron의 synapse 관계)

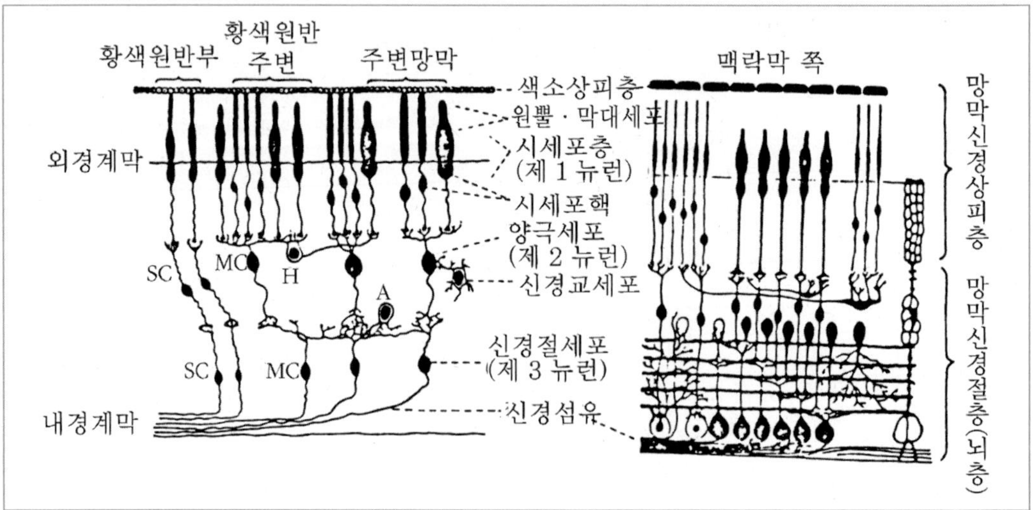

시신경섬유의 수는 약 100만 개로 시세포의 수에 비해서 매우 적으므로 1개의 시세포가 1개의 시신경섬유에 결합되는 것이 아니라 다수의 시세포가 1개의 시신경섬유에 수속됨을 알 수 있다.

일반적으로 1개의 시신경섬유를 받아들이는 시세포의 범위는 중심은 좁고 주변부는 넓다. 중심오목의 원뿔세포는 시신경섬유와 1대 1의 대응관계에 있지만, 주변부에서는 다수의 시세포와 한 개의 시신경섬유가 대응된다.

(5) 망막 신경섬유의 주행

시세포로부터 양극세포, 수평세포, 아마크린세포 등으로 이어진 신경섬유는 망막 안에서 끝나지만 망막의 신경절세포로부터 시작되는 신경섬유는 망막면을 지나 유두에 모인다. 여기에서는 무축삭(amacrine cell)이므로 이 신경섬유는 망막의 상피에서 투사되는 외계의 빛을 차단하기 어렵다.

그림 40에 나타난 것처럼 망막 중심오목과 이 부근에서 생긴 황색원반 신경섬유군은 각각 가장 짧은 거리를 주행하여 시각신경유두를 향하여 그 안쪽으로 들어가고, 주변 망막의 섬유군은 이것을 둘러싸고 규칙적으로 주행하여 시각신경유두의 위, 아래 및 코쪽의

| 그림 40 | 망막 면에서의 신경섬유 주행로

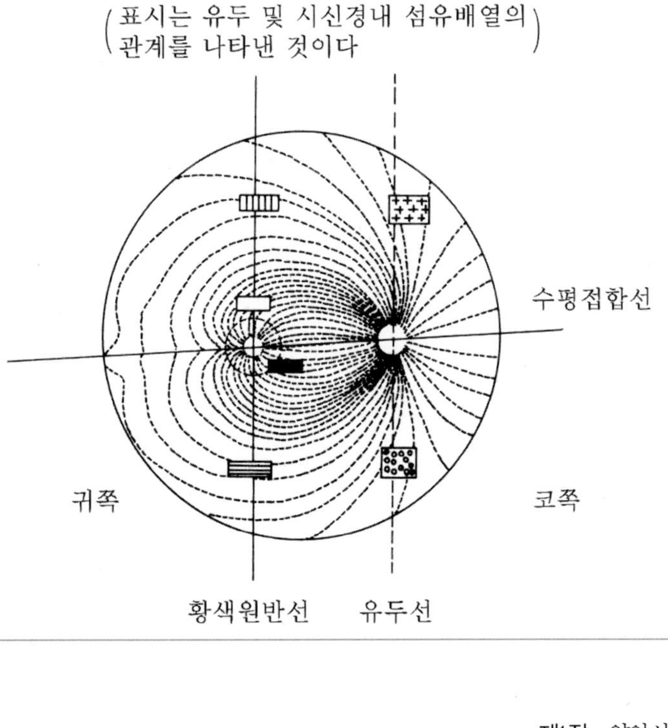

세방향에서 시각신경유두를 향해서 들어간다.

유두면에서는 망막 중심오목을 통하는 수평접합선보다 위쪽의 망막섬유군은 아래쪽 섬유군보다 위쪽에 위치하도록 진입한다. 망막 중심오목을 통하는 수직선을 황색원반선이라고 하고 이 황색원반선을 중심으로 코쪽 절반의 망막에서 발생된 섬유군은 반대쪽의 대뇌에 이어지는 교차성섬유이고, 귀쪽 절반의 망막섬유군은 같은 쪽 대뇌에 연결되는 비교차성섬유이다. 따라서 주시점을 통과하는 수직선으로 반분되는 시야의 오른쪽 절반은 왼쪽의 대뇌로, 왼쪽 절반의 시야는 오른쪽 대뇌로 각각 따로따로 투사되는 것이다.

(6) 두 눈 망막에서의 신경전달 기구

두 눈의 망막에 만들어진 물체의 상을 대뇌중추까지 보내는 신경로는 매우 복잡하다. 그 이유는 두 눈의 대응 위치에 들어온 정보를 상세하게 비교할 수 있는 메커니즘을 만들기 때문이다. 예를 들면, 그림 41의 점 R은 왼쪽 눈에서는 망막 중심오목에서 귀쪽으로, 오른쪽 눈에서는 코쪽으로 결상된다. 앞서 말한 바와 같이 왼쪽 눈으로부터의 정보는 시신경, 시각교차(시교차)를 통과하여 시각로(시색)를 경유하여 왼쪽의 가쪽무릎체(외측슬상체)에 전달된다. 한편 오른쪽 눈으로부터의 정보는 시각교차 부분에서 교차하여 반대편의 가쪽무릎체에 전달된 후 각각의 시각로부채살(시방선)을 통하여 대뇌뒤통수엽(대뇌후두엽)의 시각중추에 전달된다.

이와 같이 두 눈의 시신경이 반분교차하여 미세한 두 눈의 정보를 비교할 수 있게 된다. 양안시야에서 설명한 바와 같이 이러한 반분교차는 양안시기능이 발달한 동물에서 볼 수 있다.

그러나 이와 같은 반분교차계 때문에 양안시에서 문제가 발생할 수 있다. 예를 들면, 그림 41에서 주시점 F를 통과하는 정중앙선 위의 점 F′의 정보 전달 경로이다. 주시점 F의 경우, 두 눈 중심오목 주변의 신경속은 왼쪽과 오른쪽의 대뇌반구에 중복해서 보내지고 있으므로 매우 정밀한 정보의 비교를 가능하게 한다. 그러나 점 F′는 그림에 나타난 것처럼 왼쪽과 오른쪽의 대뇌반구에 각각 투영된다. 여기에서는 두 눈의 정보 비교가 불가능하기 때문에 이것을 보완하기 위하여 대뇌반구를 이어주는 신경로인 뇌량(callosum)이 존재한다. 이 뇌량부는 두 반구(hemisphere)의 정보를 교환하는 것 뿐 아니라 다른 중추기능과도 관계가 있으므로 이것에 장애(끊어짐 등)가 생기면 정가운데 선 위의 위치 관계 판단이 곤란해지거나, 도형과 그 의미를 대응시킬 수 없게 되기도 한다.

❘ 참고 ❘

두 눈의 신경섬유가 교차하는 이유를 다음과 같이 설명할 수 있다. 두 눈을 가진 동물에서는 그림 42-(a)처럼 신경섬유가 교차하지 않으면 시각령으로 투영된 상은 시야에서 왼쪽과 오른쪽이 반대로 배치되기 때문에 안보이는 부분이 생긴다. 특히 수평방향으로 움직이는 물체를 볼 때에 더욱 그렇다. 그러나 (b)처럼 교차되면 이러한 현상은 생기지 않는다. 사람처럼 두 눈의 공통시야가 큰 경우에는 두 눈에서 시각령에 투영된 상이 같은 방향을 갖도록 겹쳐지기 때문이다.

| 그림 41 | 양안시의 메카니즘

(점 아래를 주시할 때 두 눈의 정보 전달 경로)

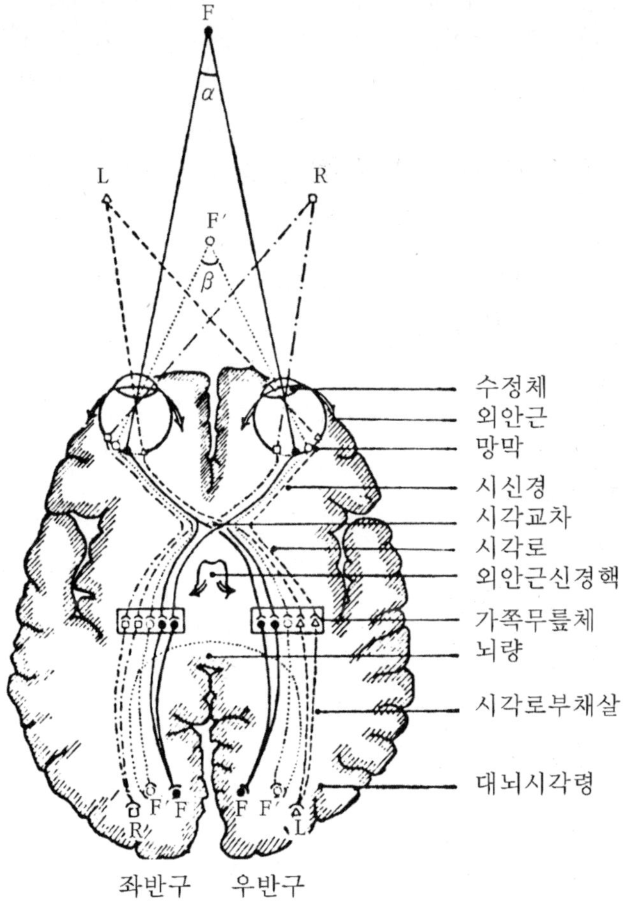

| 그림 42 | 시각교차(시신경교차)

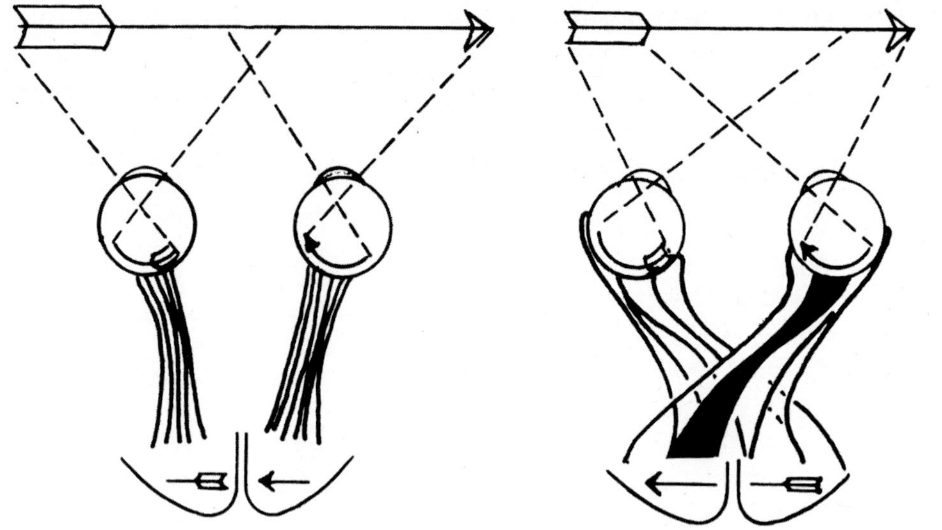

(a) 비교차 (b) 교차

11. 양안시의 필요 조건

양안시에 필요한 조건은 양안시의 수준을 어디에 두느냐에 따라 많은 차이가 있다. 앞에서 설명한 바와 같이 정상인의 입체시는 약 30″이지만 '일본 약시 사시학회 치유 기준(1978)'의 사시 치유 기준에는 '치유된 입체시가 60″ 미만이면 정상대응'이라고 규정되어 있다. 일반적으로 성인의 입체시가 67″ 미만이면 두 눈의 중심오목에 의한 정상적인 양안시가 있으며 중심융합이 있다고 인정되므로 일상생활에 문제가 없는 양안시의 단계는 입체시 60″로 알려져 있다.

양안시를 하기 위해서는 다음과 같은 조건이 필요하다.

- 양안시의 시력이 0.4 이상일 것
- 두 눈의 시력에 큰 차이가 없을 것.
- 두 눈의 망막에 각각 같은 상이 결상될 것.
- 두 눈에 적당한 중심주시가 있을 것.
- 두 눈의 눈알운동이 정상적으로 행해지고 있을 것.

- 두 눈의 시야가 넓은 범위에 겹쳐지고 있을 것.
- 두 눈의 망막이 생리적인 대응점을 갖고 있을 것.
- 융합을 일으키는 반사가 정상적으로 행해지고 있을 것.
- 시각교차에 따른 시신경섬유의 교차가 반분교차일 것.

물론 이러한 조건이 전부 만족되지 않더라도 수준이 낮은 양안시는 가능하다.

12. 양안시의 발달

신생아는 망막대응은 가능하지만 두 눈의 공동작용이 없기 때문에 각각의 독립된 감각기관으로 움직이고 주시가 되지 않으므로 양안시는 불가능하다. 중심오목은 생후 3개월이 되면 두 눈에서 완성되어 주시반사를 하게 된다. 생후 6개월이 지나면 융합반사, 조절 및 눈모음반사가 일어나며, 물체의 상이 두 눈의 중심오목에 결상되어 단일시할 때 가장 선

| 표 2 | 나이에 따른 시기능의 발달

나 이	해부학적 발달	기능적 발달
신 생 아	눈알전후경 : 17.5 mm 동공거리 : 45 mm 눈확(안와)축의 각도 : 50° 중등도 원시, 입각 : 10°까지	자세반사 존재 주시방향 한 눈 주시
2~3주		한 눈 주시의 눈알운동
6~8주		두 눈 주시, 동공운동의 출현
3개월		의식적 주시
3~5개월	중심오목 발달 완성	평활한 공동운동, 눈모음이 나타남, 융합운동, 양호한 조절
6개월		안정된 눈모음
1세		양호한 융합운동
1~1.5세	섬모근 발달	조절, 눈모음의 연결
6~7세	원시의 한계	
성 인	눈알전후경 : 24 mm 동공거리 : 58~66 mm 눈확축의 각도 : 45° 정시, 입각 : 3~5°	

명한 상이 선택되는 것을 배우면서 발달하게 되어 생후 1년이 되면 양안시가 가능해지고 그 후에도 발달을 계속하여 6세경에 완성되는 것으로 알려져 있다.

양안시 기능의 완성 이전에 사시, 눈꺼풀처짐증(안검하수), 기질적 질환에 의한 시력장애가 있으면 정상적인 양안시의 발달은 방해를 받게 된다.

Bredemeyer는 눈의 해부학적, 기능적 발달 과정을 표 2와 같이 나타내었다. 신생아의 시력은 시운동성 눈떨림(optokinetic nystagmus)을 이용한 타각적 시력 측정 등의 결과에 의하면 종전에 발표된 것보다 좋고 발달도 빠르다는 것을 알 수 있다(그림 43).

| 그림 43 | 유아(infant)의 시력 발달 곡선(Ruskell)

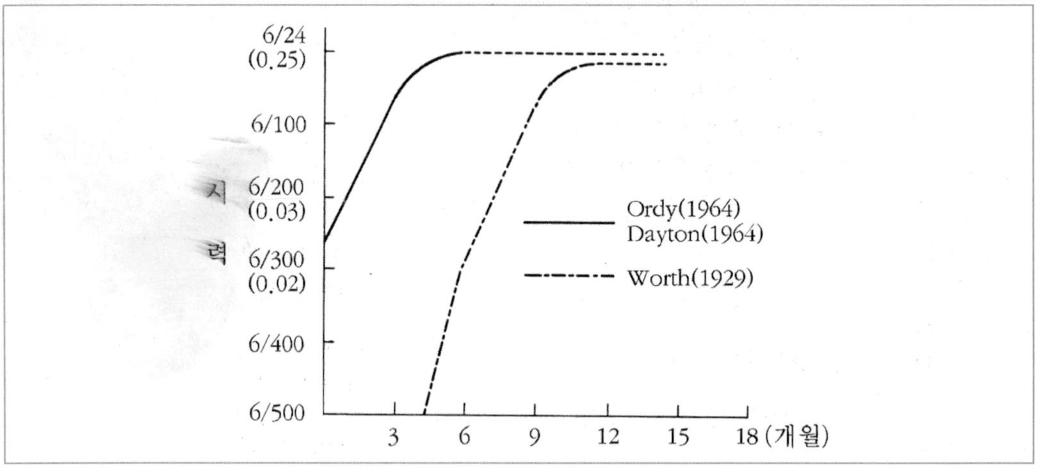

Chapter 2

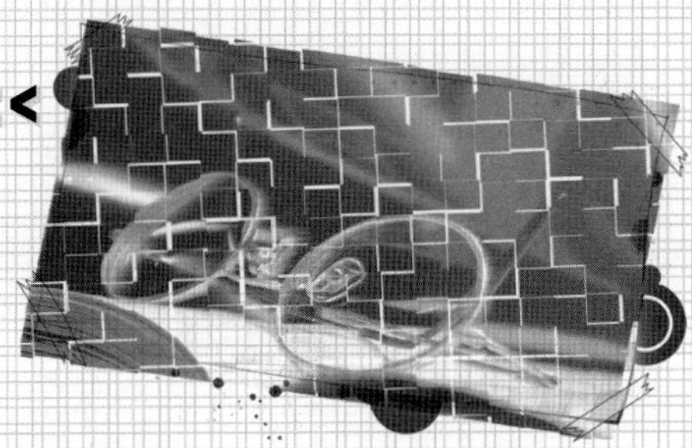

양안시기능의 이상

정상적으로 양안의 시력이 완성된 후 안위 이상이 생겼을 경우, 주시하고 있는 물체가 두개로 보이는 복시(diplopia)와 주시하고 있는 물체에 편위안(deviating eye)으로 보는 물체가 겹쳐져 보이는 혼란시(confusion)의 문제가 생긴다.

복시는 주시 물체의 상이 편위안 망막의 비대칭점에 결상되기 때문이며, 혼란시는 두 눈 중심오목(중심와)의 동시시에 의한 복시이다. 복시와 혼란시는 특히 안근마비(마비성 사시) 때에 문제가 된다.

01 복시(Diplopia)

복시는 안근마비의 주된 증상으로 동일한 물체가 두 개로 보이는 현상이다. 정위안(orthophoria)에서의 망막 상은 황색원반(황반) 중심오목에 결상되는데 비해 편위안에서는 황색원반부(황반부) 이외의 부위에 결상된다. 정위안으로 보는 상을 명료한 진상(실상, true image)이라 하고, 편위안에서 중심오목 이외의 부분으로 보는 상은 명료하지 못하므로 가상(false image)이라 한다.

안위의 어긋남으로 인해서 눈알(안구)이 외사시 상태가 되었을 때는 교차성복시

(crossed diplopia)가, 내사시 상태에서는 동측성 복시(homonomous diplopia)가 일어난다. 이 현상을 그림으로 설명하면 다음과 같다.

양안시의 경우, 두 눈의 망막은 각각 대응점(corresponding point)을 갖고 있기 때문에 대뇌는 두 눈의 대응점으로부터의 자극을 하나로 지각한다. 두 눈의 중간에서 기능상으로 움직이는 하나의 눈을 가정할 수 있는데 이 눈을 중복안(cycolpean eye)이라 한다. 즉, 두 눈의 망막대응점(retinal corresponding point)으로부터 전달되는 두개의 감각 자극을 가상적인 중복안 망막 위의 한 점에 합성하여 한 개의 상으로 생각할 수 있을 뿐 아니라, 중복안 망막 위에 한 점으로 결상된 상은 그 점으로부터 절점(nodal point)을 통과하여 외계로 향한 선을 따라서 투사되어 지각된다.

| 그림 44a | 오른쪽 눈 가쪽곧은근(외직근) 마비에 의한 내사시에서의 동측성 복시

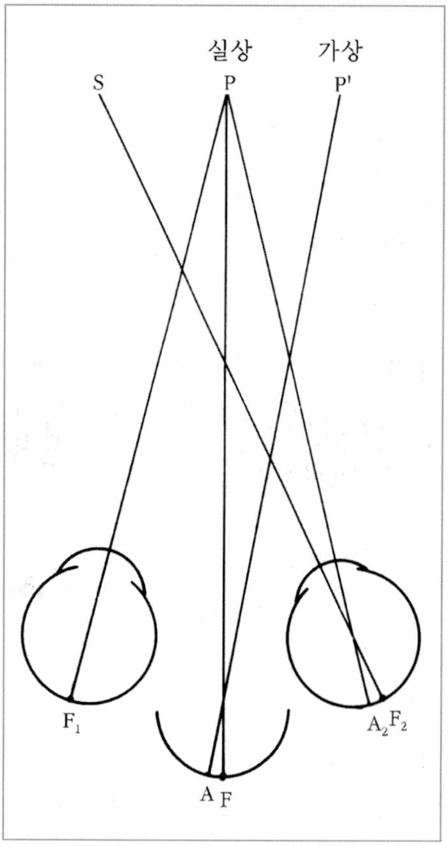

| 그림 44b | 오른쪽 눈 안쪽곧은근(내직근) 마비에 의한 외사시에서의 교차성복시

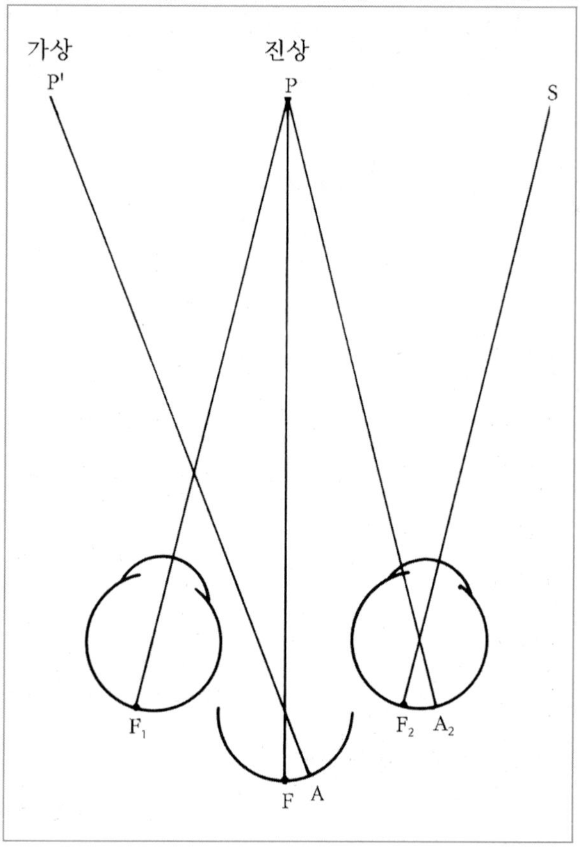

그림 44-a에서 알 수 있듯이 F_1, F_2는 각각 오른쪽 눈 및 왼쪽 눈의 중심오목이며 중앙의 반원은 중복안이다. 예를 들면, 오른쪽 눈의 가쪽곧은근(외직근) 마비로 오른쪽 눈이 내사(eso-deviation)하고 있다면 외계의 한 점 P는 왼쪽 눈에서는 중심오목 F_1에 결상되지만 오른쪽 눈에서는 주시선의 안쪽인 A_2에 결상된다. 이것을 중복안으로 생각해 본다면 P는 왼쪽 눈에서는 F에 결상되지만, 오른쪽 눈에서는 A($\overline{F_2S}$와 $\overline{A_2P}$가 이루는 각과 같은 각으로 $\overline{PF}$로부터 왼쪽으로 치우친 점)에 결상된다. 따라서 오른쪽 눈의 A_2에 투영된 P는 중복안에서는 A에서 절점을 지나 바깥쪽으로 투사된 선 $\overline{AP'}$의 방향으로 지각된다. 이는 마비된 오른쪽 눈과 같은 방향으로 가상이 중복되는 복시를 느끼게 되므로 동측성복시라 한다. 같은 설명으로 안쪽곧은근(내직근) 마비로 외사(exo-deviation)하는 경우는 그림 44-b에서와 같이 마비된 눈의 반대쪽에 가상이 생겨 복시를 일으키므로 교차성복시라 한다.

수직근 마비의 경우에는 수직 방향으로 상이 2개 생기는 수직 복시가 생긴다. 오른쪽 눈 아래곧은근(하직근) 마비로 오른쪽 눈이 올림(상전, supraduction)이 되면 그림 45에서와 같이 올림된 오른쪽 눈의 가상은 진상의 아래쪽에 생긴다.

이상에서와 같이 복시는 마비안의 편위 방향과는 반대로 나타난다. 편위의 정도가 크

| 그림 45 | 오른쪽 눈 아래곧은근 마비에 의한 올림 때의 수직 복시

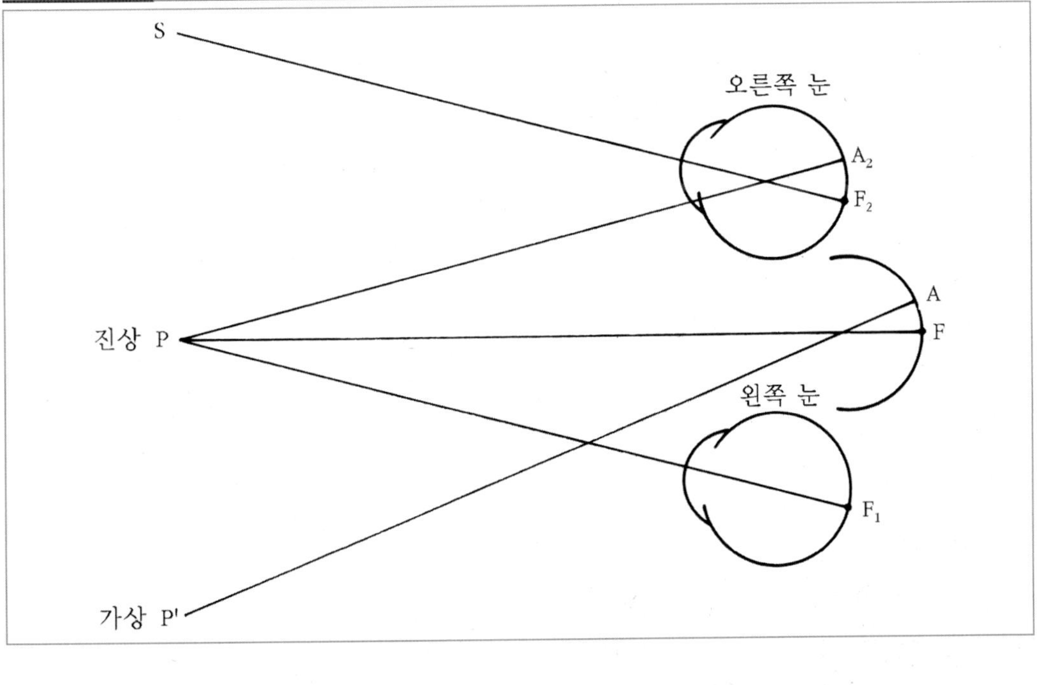

면 클수록 진상과 가상과의 거리가 멀어지는데, 편위의 정도가 가볍고 복시의 간격이 작을 경우에는 두 눈의 융합력으로 눈알의 편위를 보정하여 복시를 잠복성으로 만드는 경우도 있다. 그러나 수직 방향의 복시는 융합력으로 극복하기가 어려우므로 쉽게 자각된다. 복시는 피검자에게 큰 고통을 주며 이러한 복시가 나타남으로서 자기 눈의 이상을 느낄 수 있다. 복시에 의한 고통은 대부분 마비가 발생하는 초기에 나타난다. 특히 수직 방향의 복시는 회선 요소 때문에 안정피로를 매우 쉽게 느끼며 현기증, 메스꺼움, 구토 등 여러 신경 증상을 유발한다.

02 혼란시(Confusion)

혼란시가 문제되는 것은 대부분 안근마비가 있는 경우이다. 안근마비가 있어 정위안의 중심오목이 주시 목표의 중앙을 보고 있을 때는 대응점인 마비안의 중심오목에서는 주시안 시야 주변부의 다른 물체가 보이게 된다. 그러나 뇌는 마비안이 편위되어 있다는 것을 알지 못하므로 마비안의 중심오목도 중앙의 주시 목표를 보고 있는 것으로 생각한다. 마비안의 중심오목으로부터 받아들여진 감각은 주시 목표가 실제로 바로 앞에 있다고 느끼게 되어 두 눈의 양안 중심오목으로부터 감지된 두 주시 목표의 상이 겹쳐져 보이게 된다. 이러한 현상을 혼란시라고 한다(그림 46).

| 그림 46 | 오른쪽 눈 가쪽곧은근 마비에 의한 혼란시

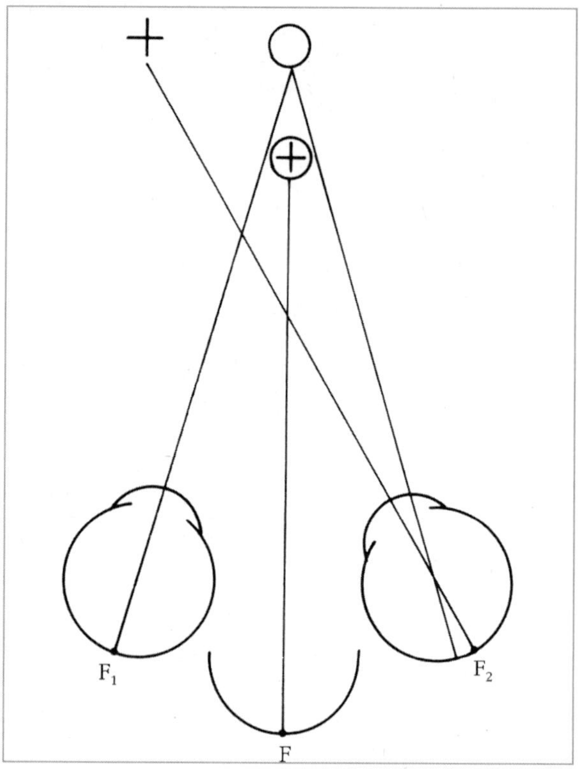

복시와 혼란시를 줄이는 방법으로는 사시안을 가려서 주시안의 상을 알

아낸 후 진상에 주의를 집중시키기도 하고 얼굴을 회전하거나 머리를 기울이는 방법 등이 있지만 문제가 되는 것은 억제(suppression)와 이상대응(abnomal retinal correspondance)이다.

03 복시의 억제

억제는 생리적 기능의 하나인데, 사시에서 볼 수 있는 억제는 양안시의 경우에만 나타나는 현상으로 주시안 중심오목의 반응에 대한 사시안의 시각에 대한 반응이다.

억제도 생리적인 것과 마찬가지로 필요에 의해 나타나는 반응 즉, 사시안 망막 위의 결상 자극에 대하여 고차 중추가 피질성의 지각 거부를 하여 사시안의 중심오목에 결상된 물체의 상을 의식하지 못하게 하는 현상이다. 사시에서는 복시와 혼란시를 없애는 수단이 된다.

예를 들면, 그림 47에 나타난 것처럼 내사시는 동일한 주시 목표를 한쪽 눈에서는 중심오목에, 다른 쪽 눈에서는 중심오목주변의 복시점(P, diplopia point)에 결상된다. 왼쪽 눈의 중심오목과 오른쪽 눈의 중심오목주변부 복시점 P는 정상대응이 있는 한 시방향이 다르기 때문에 각각의 상은 공간에 있는 두 개의 다른 영역으로 투영되어 복시가 생긴다. 또 두 눈의 중심오목에는 두 개의 다른 주시 목표

| 그림 47 | 오른쪽 눈 내사시(정상대응)

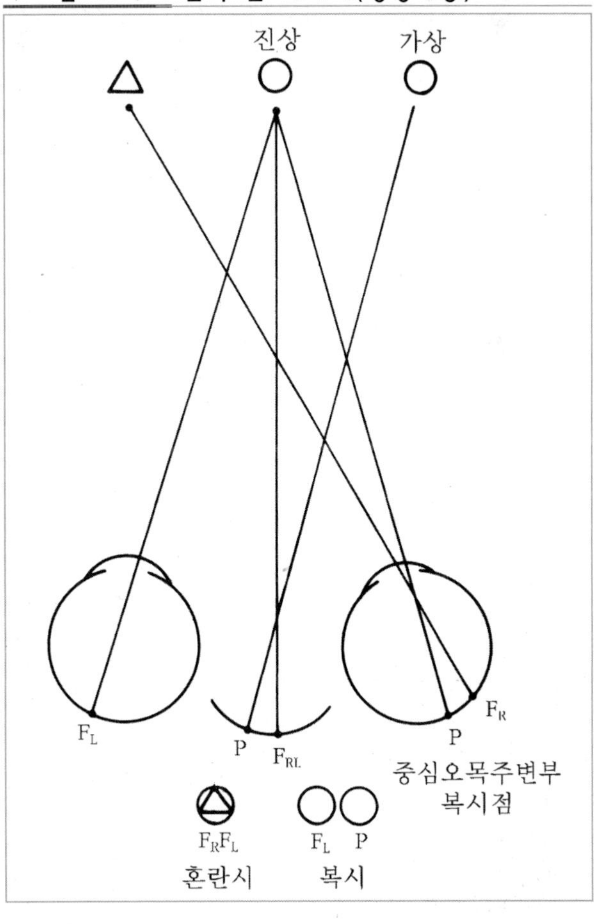

가 결상되므로 공간의 같은 장소에 두 개의 상이 투영되어 혼란시가 된다.

이러한 복시와 혼란시를 없애고 외계의 주시 물체 상을 하나로 만드는 것이 억제이다.

주변부 복시인 경우는 억제가 그다지 필요하지 않지만, 주시하고 있는 물체의 복상이 중심오목 영역에 가까울 때 그 처리가 문제되므로 억제의 범위는 일반적으로 사시안의 중심오목주변부(perifovea)와 중심오목 근처(parafovea)에 존재하게 된다. 즉, 중심오목주변부 복시점(P)을 억제하여 복시를 없애고 중심오목을 억제하여 혼란시가 생기지 않게 된다.

사시안에서 보이는 억제의 발생 부위, 깊이, 범위 등은 사시안인 사람의 연령, 사시의 종류, 발병된 기간 등에 따라 다르다.

적색필터검사(red filter test)에서 주시안에 적색필터를 대고 두 눈으로 시표를 보게 하면 각 눈에서의 상을 구별할 수 있으므로 억제가 없어지고 복시가 생기는 경우가 종종 있다.

억제는 유년기에는 빠르게 넓은 범위에서 생기지만 성인이 되면 발생되기 어렵다.

억제는 교대성 사시(alternative strabismus)나 사시 발생 초기에는 일시적으로 생기지만, 한 눈 사시에서는 지속적이고 습관성으로 되어 결국에는 주시안에서의 억제가 일어나지 않게 되며 단안시도 얻을 수 없게 된다.

04 이상망막대응(Abnormal Retinal Correspondence A.R.C)

우리가 물체를 주시하면 그 상은 중심오목에 결상되고 주시 물체가 시선 방향에 있음을 알게 되어 중심오목 외의 부위에 결상되는 주위의 물체에 의해 주시 물체와의 상호 위치 관계를 판단할 수 있게 된다. 이와 같이 망막은 그 부위를 자극하는 외계 물체의 방향을 판단하는 능력이 있는데 이 방향을 망막의 시방향(visual direction) 또는 공간가(spatial value)라 하고, 두 눈의 망막에서 시방향이 같은 점을 망막대응점(retinal corresponding point)이라 한다. 이상망막대응(abnormal retinal correspondence)은 양안시가 가능한 사시에서 복시를 피하기 위해서 사시안에서의 중심오목 외의 부위가 주시안의 중심오목과 대응점을 이루어 같은 방향감을 갖거나 두 눈의 중심오목이 서로 다른 시방향을 갖는 것을 말한다. 이러한 자극이 오랫동안 지속되면 사시안의 중심오목 외의 부위는 방향감이 바뀌어지게 되고 그곳에 맺힌 상은 사시안에서 정면에 있는 물체로부터 온다고 느끼게 된다. 대부분 정위안을 가리고 사시안으로 물체를 주시하게 하면 중심오목으로 주시하지만 드물게는 이상망막대응이 있는 부위로 주시하는 경우가 있는데(중심외 주시, eccentric fixation), 이때 사시를 수술로 교정하여 정위(orthophoria)가 된 상태에서 물체가 양안의 중심오목에 결상되면 오히려 복시를 호소하게 된다(paradoxical diplopia, 역설 복시).

교대 사시에서는 이상망막대응이 발생되지 않는다.

사시의 감각성 적응에는 억제와 이상대응이 있다. 사시안에서의 중심오목주변부 복시점(P)과 주시안의 중심오목이 대응하게 되면 복시는 일어나지 않으며 둘 사이의 이상은 있지만 양안시는 성립된다.

이상대응의 조건으로는 다음과 같은 것을 들 수 있다.

① 두 눈의 중심오목이 대응하지 않는다.

② 주시안의 중심오목과 사시안의 중심오목주변부 복시점(P)이 대응한다.

위의 두 가지 조건이 만족되어야 하지만 ① 또는 ②만의 조건으로도 이상대응이 된다.

1. 억제와 이상대응

억제는 망막대응이 정상이든 비정상이든 나타난다. 정상대응에서의 억제는 이상대응의 과정이며, 억제가 일어나고 있는 동안 정상의 방향값은 없어진다. 중심오목주변부 복시점(P)과 중심오목의 망막 방향값이 정상일 때 억제가 일어난다.

억제와 이상망막대응은 두 눈 망막 부위의 기능 차이에 따라 발생한다. 주시안의 중심오목에 대응하는 사시안의 망막 부위에는 억제가 발생되고, 주시안의 주변부 망막과 같은 상을 받아들이는 사시안의 망막 부위는 이상망막대응이 나타난다.

弓削은 이상대응이 성립되려면 이론적으로는 억제가 필요하지 않다고 설명하고 있다. 즉, 이상대응은 생리학적 과정으로 주시안 중심오목과 편위안의 중심오목주변부 복시점(P)에 대한 이상자극 상태에 의해 일어나는 것이며, 이상자극 상태의 과정에서 정상대응을 없애고 두 눈에 새로운 대응관계를 만드는 것이라고 하였다.

稻富는 정상대응에서 이상대응에 이르는 억제의 단계를 정상대응→복시→억제→주변부로부터의 융합→이상대응 성립→중심부 억제의 순으로 설명하였다.

사시안의 주변부에서는 느슨한 대응에 적응하는 새로운 대응이 성립하지만 중심부에서는 대응의 정밀함을 요하기 때문에 억제가 일어난다.

2. 이상대응의 분류

정상대응은 두 눈의 중심오목을 중심으로 전개되는 대응관계를 말하는데 사시가 있어도 정상대응은 있다고 본다. 예를 들면, 오른쪽 눈 20△의 외사시는 주시 목표의 상이 오른쪽 눈의 중심오목에서 귀쪽의 중심오목주변부 복시점(P)에 맺힌다(그림 48).

이러한 예를 대약시경으로 검사하면, 정상대응에서는 타각적 사시각의 측정을 위하여 두 눈의 중심오목에 가해진 도형 자극이 겹쳐 보이지만 이상대응에서는 따로 따로 보이게 된다(그림 49).

| 그림 48 | 오른쪽 눈 외사시

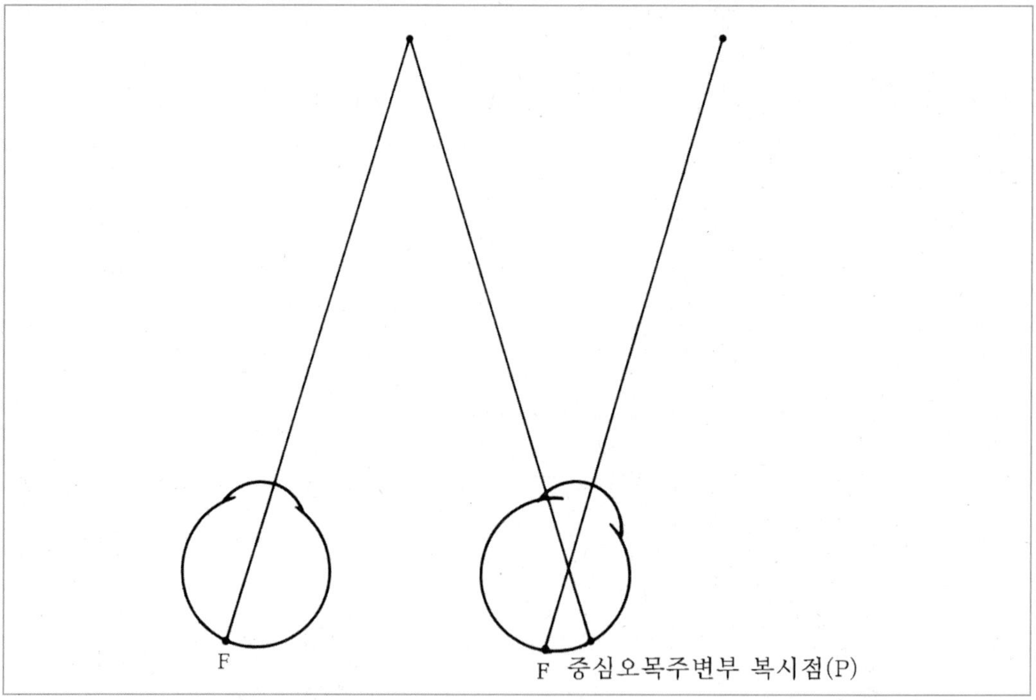

| 그림 49 | 정상대응 외사시

(타각적 사시각과 자각적 사시각은 거의 일치한다)

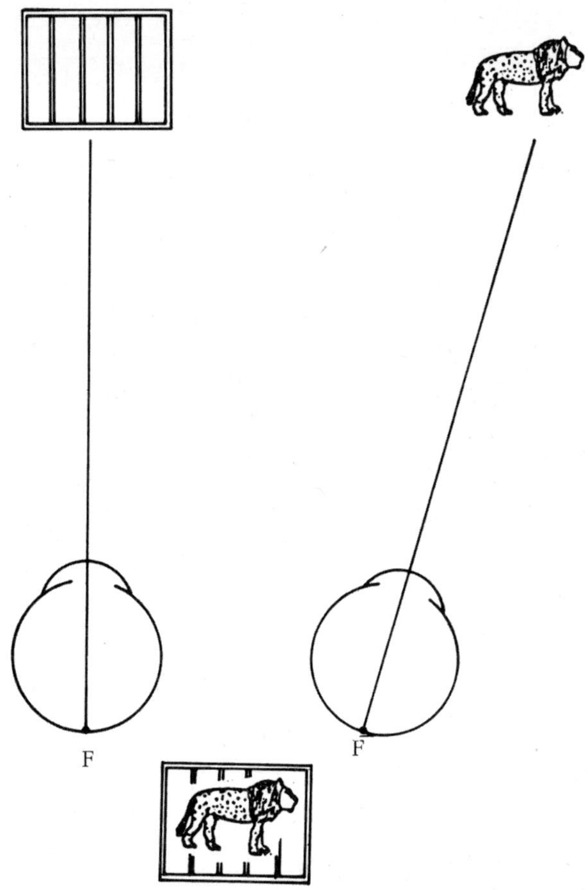

이상대응을 하고 있으면 주시안 중심오목의 시방향선과 사시안의 중심오목주변부 복시점(P)의 시방향선은 목표점에서 교차하게 된다. 즉, 기능적(자각적)으로 사시는 해소된다고 생각할 수 있는 것이다. 대약시경 검사에서는 두 눈에 부여된 도형은 0°에서 겹쳐지게 되며 이때의 자각적 사시각은 0°인데 이것을 조화성 이상대응(harmonious ARC)이라 한다. 타각적 사시각과 자각적 사시각의 차이를 이상각(abnormal angle)이라고 하며 조화성 이상대응에서는 이상각과 타각적 사시각이 같다(그림 50).

이상각 = 타각적 사시각 − 자각적 사시각

| 그림 50 | 조화성 이상대응

(오른쪽 눈 외사시에서 왼쪽 눈의 중심오목과
오른쪽 눈의 중심오목주변부 복시점(P)이 대응한다)

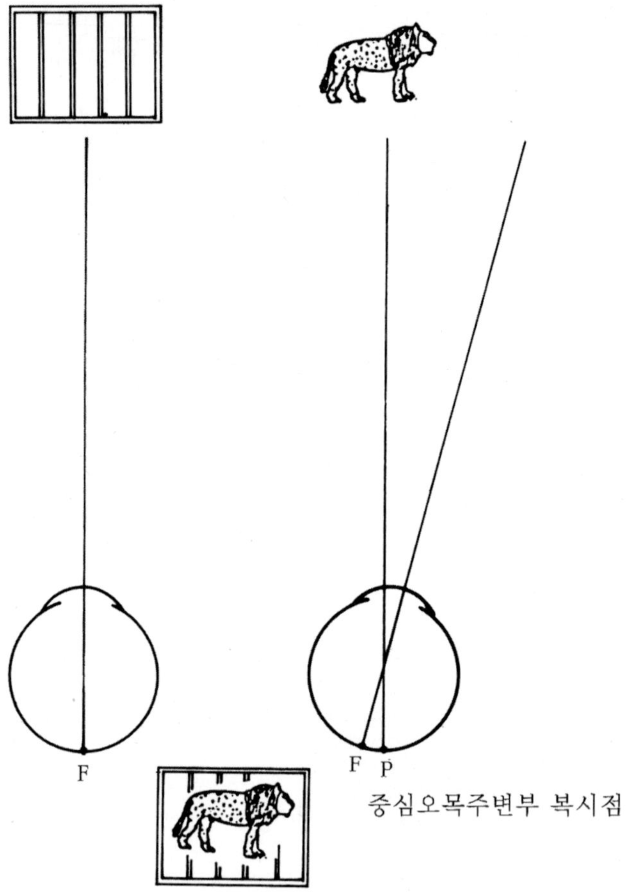

▌예 ▌

0°에서 양쪽 슬라이드 그림을 겹치게 할 수 있는 피검자의 타각적 사시각이 $-20°$라고 한다면 피검자의 이상각과 타각적 사시각은 같으므로 타각적 사시각 = $-20°$, 자각적 사시각 = 0°, 이상각 = $-20° - 0° = -20°$가 되므로 조화성 이상대응이 된다.

그러나 피검자에 따라 중심오목주변부 복시점(P)의 시방향을 바꾸어 놓는 것이 불완전할 경우에는 이상각이 사시각보다 작다. 즉 0°에서는 두 눈에 가해진 도형 자극이 겹쳐지지 않고 타각적 사시각과 0° 사이에서 겹쳐진다. 이것을 부조화성 이상대응(unharmonious

| 그림 51 | 부조화성 이상대응

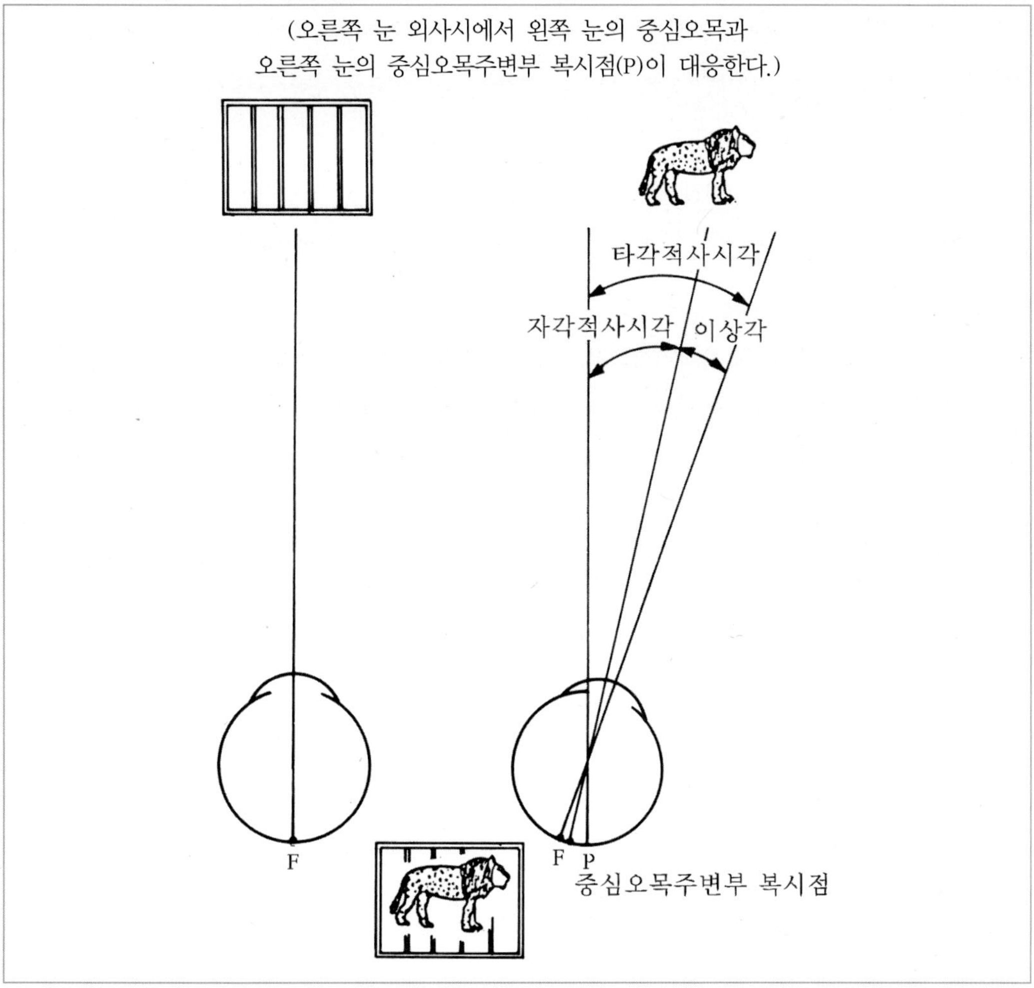

ARC)이라 한다(그림 51).

예

타각적 사시각 = −20°, 자각적 사시각 = −11°, 이상각 = (−20°)−(−11°) = −9°가 되므로 부조화성 이상대응이 된다.

조화성 이상대응은 정상대응에 비하여 안정성 있는 고정된 양안시 기전은 아니다. 만일 조화성 이상대응이 두 눈의 망막에서 점 대(versus) 점의 고정된 관계에 있다면 양안단일시를 유지하기 위해서는 매우 정확한 운동성 융합이 필요하다. 편위도는 모든 향안위와 주시거리에서 두 눈의 이상대응점에 주시 물체의 결상을 유지해야 하기 때문에 반드시 항상성이 유지되어야만 한다. 만일 그렇지 않을 때에는 복시를 피하기 위하여 편위도가 변할 때마다 억제가 일어나야만 한다. 망막이상대응을 기초로 양안단일시를 얻을 가능성은 편위도의 변화와 함께 이상대응점도 변하는 것에 달려있다.

따라서 정상 양안시에 비해 조화성 이상대응에서 얻어진 양안단일시는 질이 낮다. 이는 해부학적 또는 생리학적으로 보아도 중심오목주변부 복시점(P)에 있는 정보는 주시안의 중심오목에 있는 정보에 비하여 정확함이 결여된 저차원의 정보가 된다. 이와 같이 두 눈에서 질적으로 동일하지 않은 정보의 융합은 정상적인 중심오목 융합의 경우보다 양안시를 잘 할 수 없다. 입체시 역시 같은 이유에서 좋지 않다.

栗屋은 망막대응의 상태를 대약시경에 의한 사시각의 값에 따라 다음과 같이 분류했다.

- 자각적 사시각 = 타각적 사시각±4△ → 정상대응
- 자각적 사시각 = 0°±3△ → 조화성 이상대응
- 자각적 사시각이 타각적 사시각보다 4△ 작고, 0°보다 3△ 클 때 → 부조화성 이상대응

이상각의 안정성은 안정된 결과를 나타내는 경우와 검사 때마다 변하는 예가 있으며 전자의 이상도는 깊고, 후자는 얕다

이밖의 이상반응으로는 이중대응(double correspondence)과 대응결여(lack of correspondence)가 있다.

05 융합 발달의 장애

융합과 융합 발달의 장애 인자로는 억제, 이상대응, 부등상시, 부등시, 약시 등을 들 수 있다. 융합 능력 유무, 융합 영역 범위 등은 임상적으로 중요한 문제이다. 예를 들면, 융합 능력이 결여되어 있는 경우에 억제 치료 또는 교정 수술을 한다면 극복 곤란한 복시를 일으킬 수 있기 때문이다.

융합의 정상적인 발달을 위해서는 두 눈의 시력이 정상적으로 발달할 것, 부등시와 부등상시가 없을 것, 억제와 이상대응이 없는 정위를 갖고 이를 유지하기 위한 반사계가 균

형을 이루어 발달해 있을 것 등이다.

Duke-Elder에 따르면 생후 5~6주 사이에 공동성 주시반사가 발달하기 시작하여 생후 6개월이 되면 눈모음(폭주)이, 생후 1년이면 융합반사가 나타난다고 했다.

융합의 발달에 관한 경험적인 사실은 다음과 같이 알려져 있다.

- 사시의 발병이 어릴 때인 경우, 발병에서 치료 시작까지의 방치기간이 길어지면 융합의 발달 또는 회복이 어렵다.
- 수직 편위를 합병하고 있는 경우, 수평 편위만의 경우보다 융합의 발달 또는 회복이 어렵다.

Chapter 3

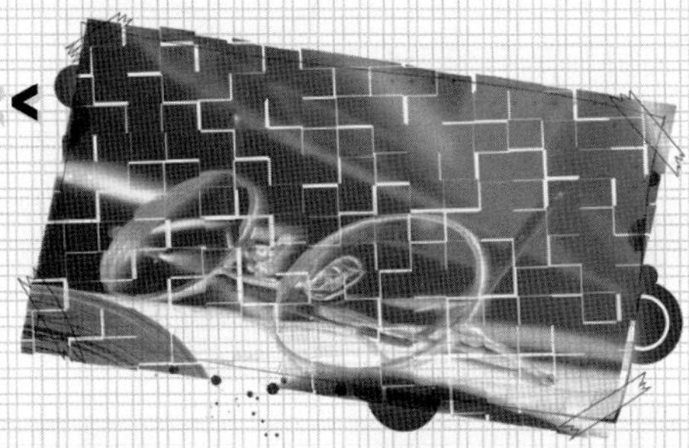

양안시기능 검사

양안시기능은 양안단일시하는 것을 의미하며 동시시, 융합 및 입체시로 나눌 수 있다.

또한, 양안시기능은 황색원반부(황반부)와 망막 주변부에서 감각 기능이 다르기 때문에 중심 양안단일시 기능과 주변 양안단일시 기능으로 나누어 생각해 볼 수 있다.

중심 양안단일시 기능은 두 눈의 망막이 정상대응이고 융합과 정밀한 입체시가 가능한 상태이며, 주변 양안단일시 기능은 주변 망막의 융합이 가능한 상태를 의미한다.

중심 양안단일시 기능은 주변 양안단일시 기능이 있어도 존재하지 않을 수 있지만, 주변 양안단일시 기능은 단독으로도 존재한다. 그러나, 중심 양안단일시 기능이 있을 때는 반드시 주변 양안단일시 기능도 있다.

동시시는 두 눈의 망막대응점에 다른 도형이 투영되어 뇌에 전달된 상의 신호를 각각 교대로 수용하는 것이 아니라 동시에 인식하는 기능으로 한 눈이 억제되지 않고 다른 그림을 겹쳐서 볼 수 있는 능력을 말한다.

융합은 두 눈 망막의 대응감각권에 투영된 각각의 상을 완전히 하나로 겹쳐서 단일시할 수 있는 기능으로서 파눔영역(Panum's area) 내에 한정되어 있다. 파눔영역은 망막 주변부가 중심부보다 넓고, 중심오목에서는 매우 좁다.

입체시는 중심오목에서는 좋지만 주변부에서는 입체시차가 크지 않아 입체시 감각이 생기지 않는다. 중심 양안단일시 기능이 있으면 평균 30″이내의 입체시차를 인식할 수 있지만, 주변 양안단일시 기능으로는 60″이하는 없고 평균 약 200″의 입체시차 밖에 인식하지 못하므로 입체시 검사로 안위어긋남이 없는 두 눈의 황색원반부가 정상대응으로 기능하고 있는지를 판단할 수 있다.

01 억제 검사

억제의 유무를 검사하기 위해서는 두 눈의 망막 상을 구별해서 검사해야 한다. 검사 내용으로는 억제의 정도, 억제의 깊이 및 억제의 범위(억제 암점)가 있다.

- 바골리니 선조유리 검사(Bagolini's Striated Glass Test)
- 4△ Base Out Test(4△ BOT)
- 위상차 하플로스코프(Phase Difference Haploscope, PDH)
- 워쓰 4등 검사(Worth 4 Dot Test, Berens 3색 검사)
- 대약시경(Synoptophore)
- 풀프리히 효과(Pulfrich effect)
- 마독스봉 검사(Maddox rod test)
- 네가티브 잔상 검사(Negative after image test)
- 편광검사(Pola test)

02 융합 검사

융합은 두 눈에 투영된 상을 하나로 결합하여 보는 기능으로서 감각성 융합(sensory fusion)과 운동성 융합(motor fusion)이 있다. 융합의 존재를 보기 위해서는 먼저 융합폭의 검출이 필요하다.

- 대약시경
- 위상차 하플로스코프
- 로터리 프리즘(Rotary Prism)

03 망막대응 검사

망막대응 검사는 대부분이 자각적 검사이다.

망막대응 검사에 앞서 한 눈의 주시가 중심주시인지 편심주시인지를 아는 것은 여러 가지 대응검사에서 얻어진 성적을 평가하기 위해서는 반드시 선행되어야 할 요소이다.

망막대응 검사는 일상시와 떨어져 있는 정도에 따라 차이가 있다. 즉, 일상시 상태와 떨어진 검사 조건(암실, 반암실 등)에서 측정한 결과는 정상대응이 많이 나타나고, 일상시에 가까운 상태에서는 이상대응의 결과가 많다. 따라서 이상으로 나타난 검사법이 일상시와 떨어진 상태에서의 결과라면 그만큼 망막대응 이상이 심하다고 할 수 있다. 일상시에 가까운 검사법부터 차례로 나열하면 다음과 같다.

- 바골리니 선조 유리 검사
- 위상차 하플로스코프
- 대약시경
- 워쓰 4등 검사
- 네가티브 잔상 검사(Negative after image test)
- 잔상전송검사(After image transfer test)

04 입체시 검사

입체시는 양안시기능 중에서도 고차원의 기능으로 입체시를 측정함으로서 양안시기능의 상태를 알 수 있다. 검사법에는 다음과 같은 것이 있다.

- 티트무스 입체검사(Titmus Stereo Test)
- 무작위점 입체도(Randam Dots Setreogram)
- 위상차 하플로스코프
- 편광검사
- 대약시경

■ 핀 · 고리검사(Ring & Hook Test)

05 워쓰 4등 검사(Worth 4 dot test)

이 검사의 목적은 양안시에 따르는 주변부 융합의 기능 즉, 융합 유무, 억제, 우위안 및 복시 상태를 검사하는데 있다.

검사법은 반암실이나 밝은 곳에서 행하지만 있는 그대로 일상시에 가까운 상태에서 검사하는 것이 가장 중요하며 바골리니 검사나 편광검사에 비해서 일상시 상태와 떨어진 상태에서의 검사법이라고 할 수 있다.

검사기는 그림 52에서와 같이 4개의 광점(적색 1, 녹색 2, 흰색 1)으로 되어 있고 피검자는 적록안경을 통하여 이 4개의 광점을 본다.

녹색과 적색은 서로 보색관계이므로 적녹안경의 빨간색 렌즈를 통하여 광점을 보면 녹색의 광점은 보이지 않고, 반대로 녹색 렌즈를 통해서 광점을 보면 적색 광점은 보이지 않게 되어 있으므로 오른쪽 눈에 적색 렌즈, 왼쪽 눈에 녹색 렌즈를 착용하여 한쪽 눈만으로 보게 하면, 오른쪽 눈으로는 적색 광점이 2개, 왼쪽 눈으로는 녹색 광점이 3개 보이게 된다. 양안시 상태에서 두 눈이 융합하고 있다면 위쪽은 적색, 오른쪽과 왼쪽은 녹색, 아래쪽에는 백색 광원이 보인다. 그러나 아래쪽 원은 오른쪽 눈이 우위안(dominant eye)이면 적색으로, 왼쪽 눈이 우위안이면 녹색으로, 두 눈의 균형이 잡혀 있다면 적색과 녹색이 교대로 보이거나 또는 백색으로 보인다(그림 53).

| 그림 52 | 워쓰 4등 검사

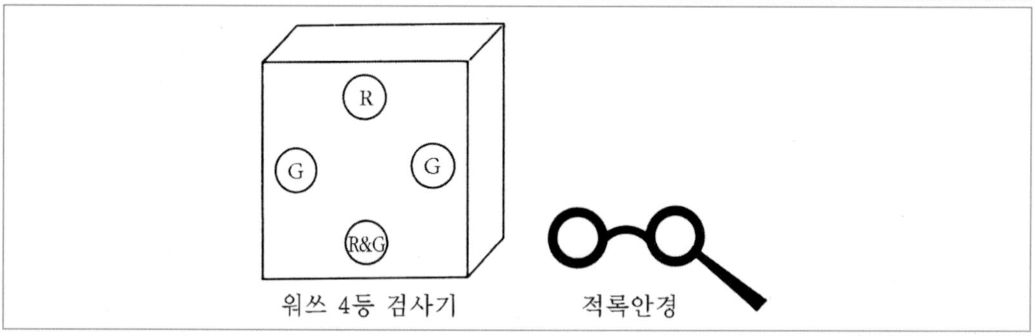

| 그림 53 | Worth 4 dot test : 정상대응 또는 조화성 이상대응

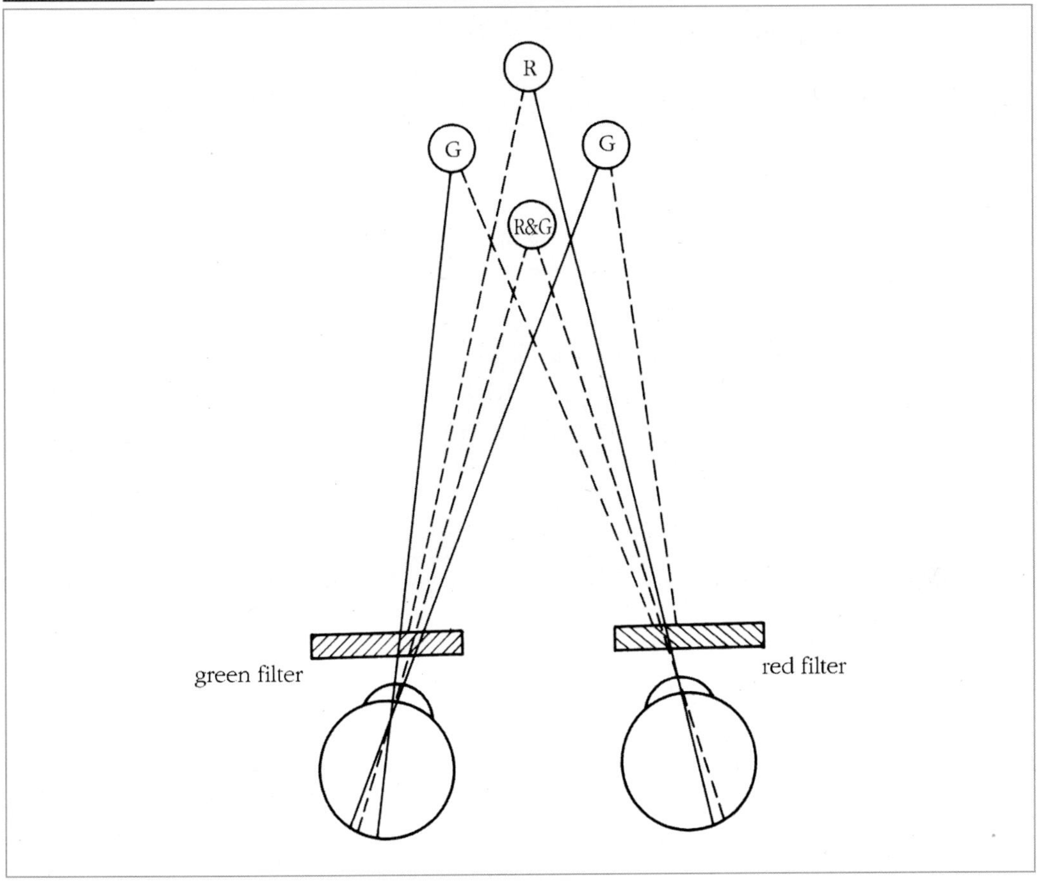

그러나 우위의 차이가 별로 없을 때는 보통 녹색필터를 착용한 눈이 억제되기 쉬운 경향이 있기 때문에 적색으로 보이게 된다. 따라서 우위안의 결정에는 적녹 안경의 좌우를 바꾸어서 재검사해 보는 것도 중요하다.

검사 결과는 다음과 같이 판단한다.

- 광점이 4개 보인다 : 정상대응 또는 조화성 이상대응(그림 53)
- 녹색의 광점이 3개 보인다 : 오른쪽 눈 억제(그림 54a).
- 적색의 광점이 2개 보인다 : 왼쪽 눈 억제(그림 54b).
- 적색의 광점이 2개, 녹색의 광점이 3개 동시에 보인다 : 복시 상태를 나타내고 있다. 이때에는 그 위치 관계를 묻는다(그림 54c).
- 녹색의 광점과 적색의 광점이 교대로 보인다 : 교대성 억제.

워쓰 4등 검사기 크기는 그림 55에 나타냈으며, 5 m에서 4개의 광점이 보이는 경우는 시각이 1°47′으로 양중심오목 주시가 있는 것을 의미한다.

| 그림 54 | 워쓰 4등 검사

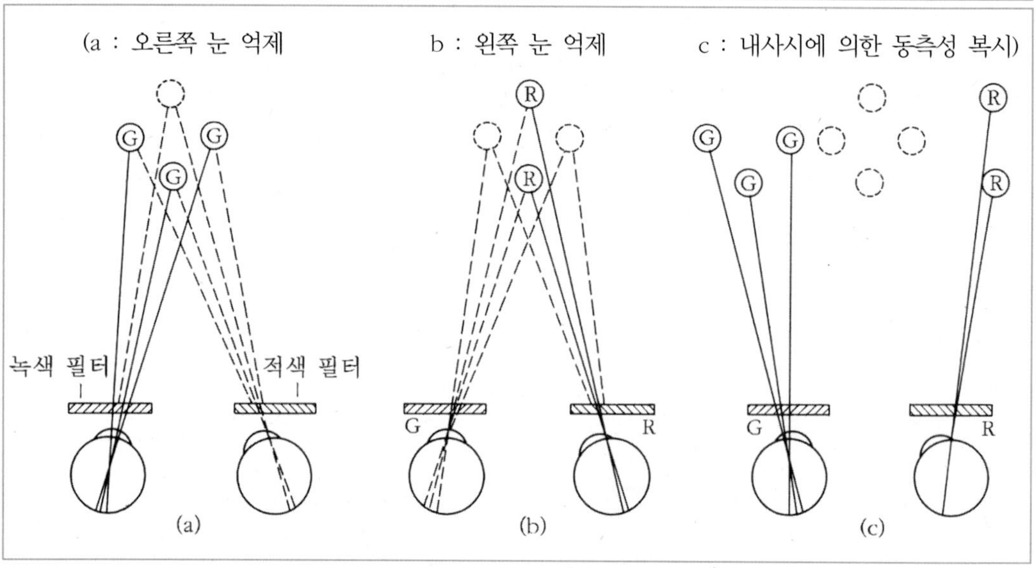

| 그림 55 | 워쓰 4등 검사기의 크기와 시각

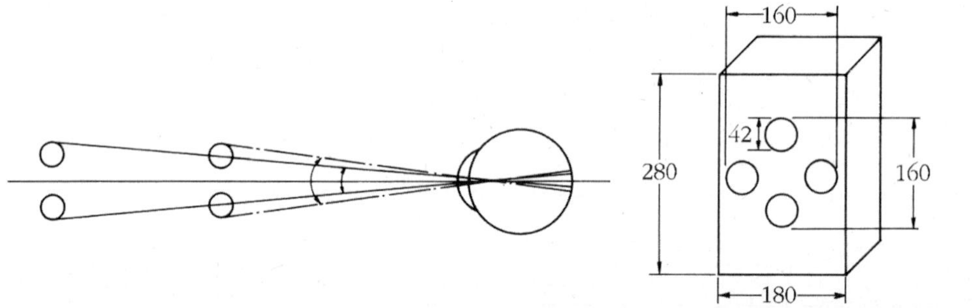

워쓰 4등 검사기의 크기	5 m에서의 시각	3 m에서의 시각	2 m에서의 시각
외경의 세로 직경	3° 07′	5° 11′	7° 47′
외경의 가로 직경	2° 00′	3° 20′	5° 00′
위쪽 원의 외경에서 아래쪽 원의 외경까지 160 mm	1° 47′	2° 58′	4° 27′
왼쪽 원의 외경에서 오른쪽 원의 외경까지 160 mm	1° 47′	2° 58′	4° 27′
원의 직경 42 mm	28′	47′	1° 10′

시력이 나쁜 경우와 조절성 내사시 등에서는 반드시 교정 안경을 착용시키고 검사한다.

중심억제암점이 있는 경우 피검자의 한 쪽 눈에서는 광점이 보이지 않으므로 적색 2개 또는 녹색 3개의 광점을 인식한다. 피검자를 워쓰 4등 검사기에 접근시키면 투영각이 커지게 되고, 이것이 중심억제암점 보다 커지게 되면 주변 융합에 의한 4개의 광점을 인식할 수 있게 된다.

이와 같이 5 m에서 억제가 나타나면 주변부 억제 유무를 확인해 보는 것이 중요하다. 또 비슷한 제품으로는 그림 56과 같은 Berene의 3색 검사기가 있는데 이것은 워쓰 4등 검사기를 유아용으로 만든 것으로서 적색의 인형, 녹색의 상(image)과 백색의 동그라미로 구성된 휴대용 검사기이다.

| 그림 56 | Berens 3색 검사기

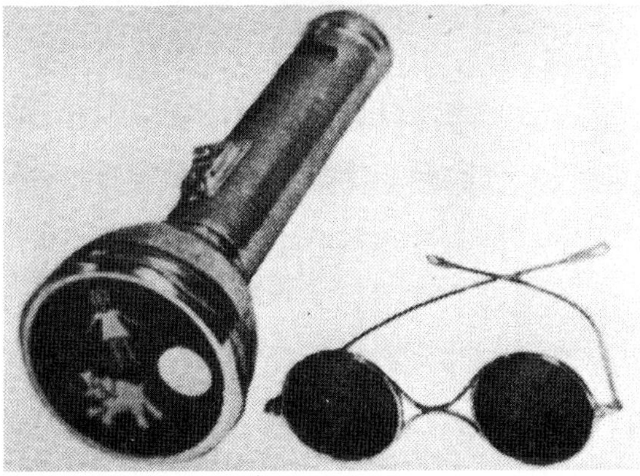

06 4△ Base Out Test(4△ BOT)

4△ Base Out Test는 작은 억제 암점과 양중심오목 융합 유무를 검사할 목적으로 사용한다. 미소각 사시 등의 매우 작은 억제암점(1~2°) 검사에 유용한 검사법이다.

검사 방법은 원거리(약 5 m)에 있는 주시 목표를 두눈으로 주시하도록 하고 오른쪽 눈에 4△ 기저외방의 프리즘을 착용시켰을 때 두 눈의 움직임을 관찰한다(그림 57).

| 그림 57 | 4△ Base Out test 프리즘

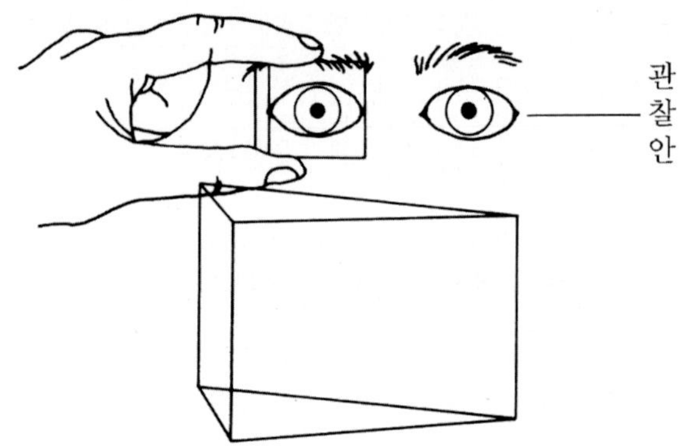

프리즘을 착용한 눈에서는 주시 목표의 상이 중심오목 보다 4△만큼 귀쪽 방향으로 어긋나게 되어 그 눈은 중심오목 주시를 하기 위하여 반사적으로 모음(내전, adduction)을 하게 되고, Hering의 법칙에 따라 왼쪽 눈은 동시에 벌림(외전, abduction)을 하게 된다. 즉, 두 눈의 왼쪽 향운동이 일어나게 되어 복시를 느끼게 되므로 순간적으로 왼쪽 눈의 융합성 안끌림운동이 나타나 주시 목표의 상은 양중심오목에 투영되고 복시는 없어진다. 이러한 반응은 정상이며 음성(negative)이라 한다(그림 58).

| 그림 58 | 정상안(억제암점 없음)

(정상안인 왼쪽 눈에서는 일단 벌림을 한 후 융합성 안끌림운동을 하게 된다.)

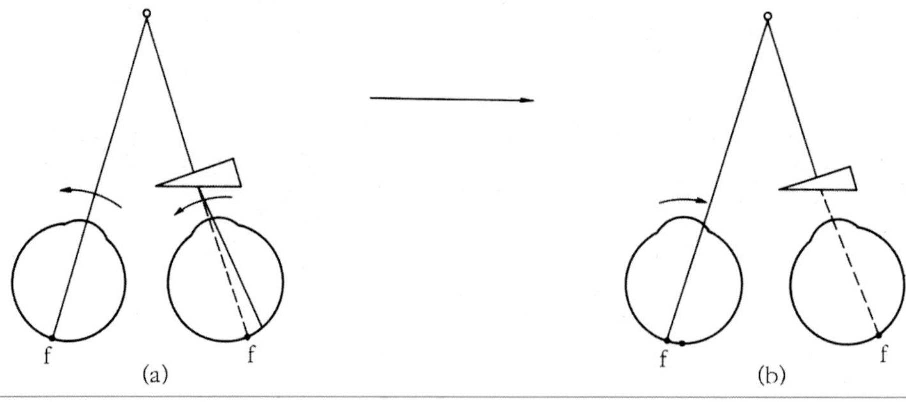

| 참고 |

헤링(Hering)의 법칙 : 예를 들면, 두 눈이 오른쪽을 보았을 때 오른쪽 눈의 가쪽곧은근(외직근)과 왼쪽 눈의 안쪽곧은근(내직근)은 눈알(안구)운동 중추에서 같은 양의 신경 충격을 받는다. 즉, 중추에서 눈알운동을 위하여 보내지는 신경 충격량은 그 방향에 의해 수축하는 근에서와 다른 쪽 눈의 공액근에 전달되는 양은 같다고 하는 것을 헤링의 법칙이라 한다.

| 그림 59 | 왼쪽 눈 억제암점(오른쪽 눈 프리즘 착용)

(왼쪽 눈에 중심오목 암점이 있기 때문에 오른쪽 눈에 프리즘을 착용했을 때 왼쪽 눈은 일단 벌림을 하지만 융합성 안끌림운동은 일어나지 않는다.)

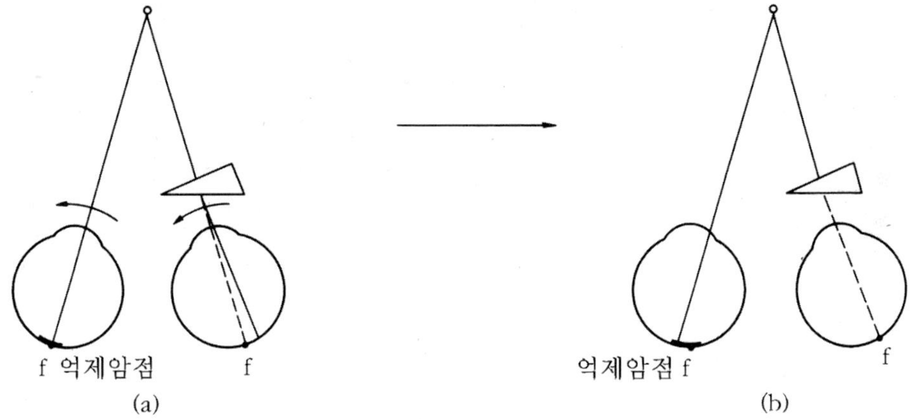

만약 왼쪽 눈의 중심오목 영역에 4△ 이상의 억제 암점이 있으면 왼쪽 눈이 벌림을 하여 주시 목표의 상이 귀쪽 방향으로 어긋나도 암점 안에 있어 복시를 느끼지 못하므로 융합 운동은 일어나지 않는다(그림 59).

또 이 상태에서 왼쪽 눈에 기저외방의 프리즘을 착용시키면 왼쪽 눈의 주시 목표 상이 귀쪽으로 어긋나도 억제 암점 안에 있으므로 복시를 자각할 수 없기 때문에 두 눈 모두 움직임이 없다(그림 60).

이러한 반응은 정상에서는 나타나지 않으며 양성(positive)이라 한다.

이와 같이 한쪽 눈에 프리즘을 착용했을 때, 복시가 생기지 않은 다른쪽 눈은 벌림을 한 후 융합성 안끌림이 일어나기도 하고, 오른쪽 눈만 코쪽으로 이동하기도 한다. 두 눈이 전혀 움직이지 않는 것은 정상에서는 나타나지 않는 현상으로 중심오목 부근에 억제암점의 존재를 생각할 수 있다. 이 검사는 각각의 눈에 행하여 어느 쪽 눈에 억제암점이 없는

| 그림 60 | 왼쪽 눈 억제암점(왼쪽 눈에 프리즘 착용)

(왼쪽 눈에 억제암점이 있는 경우, 왼쪽 눈에 프리즘을 대어도 움직임이 없다.)

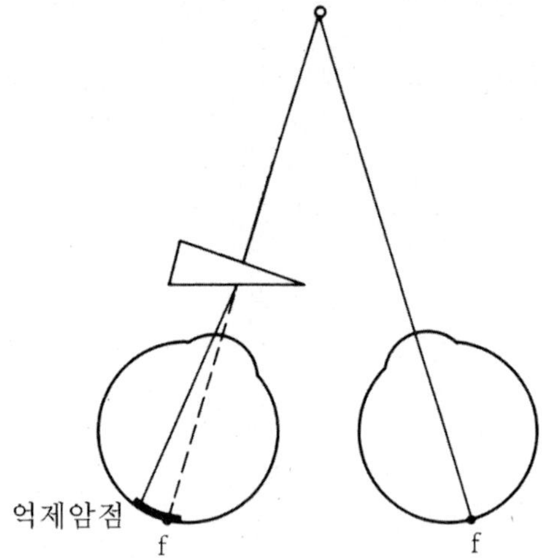

지를 확실하게 아는 것이 중요하다. 순간적인 움직임을 보는 것이므로 관찰을 주의깊게 하지 않으면 판단하기 어렵다. 때로는 정상적인 피검자에게서도 혼동하기 쉬운 반응이 나타나는 경우가 있으므로 주의가 필요하다. 일반적으로 내사시에는 4△을 기저외방으로, 외사시에는 기저내방으로 한쪽 눈에 착용시켜서 두 눈의 움직임을 관찰한다.

07 풀푸리히 효과(Pulfrich effect)

광범위한 양안시(억제) 검사법으로 풀푸리히의 진자 효과(Pulfrich's oscillatory effect)가 있다. 이것은 1922년 독일의 물리학자 Carl Pulfrich의 이름을 따서 불리워진 것이다.

이것은 착시를 일으키기 위하여 평면의 궤도 위에 좌・우로 흔들리는 진자를 이용하여 검사를 한다(그림 61).

1 m 정도의 실 한쪽 끝을 고정시키고 다른쪽 끝에는 추를 달고 흔든다. 피검자는 진자 앞에 서서 한쪽 눈에 짙은 필터를 착용하고 두 눈으로 진자를 관찰한다.

한쪽 눈만으로 관찰하면 진자의 끝은 정확하게 평면을 좌우로 흔들거리고 있는 것처럼 보이지만 한쪽 눈에 필터를 착용하고 두 눈으로 관찰하면 진자의 끝은 타원 궤도를 그리

| 그림 61 | 풀푸리히의 진자 효과

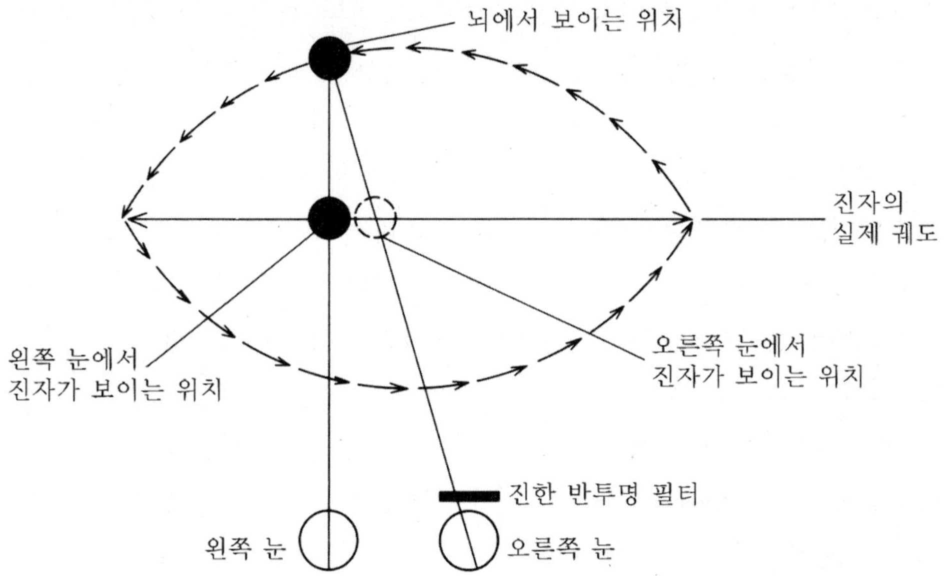

풀푸리히의 효과에서 진자는 실제로는 평면 위를 움직이고 있지만,
짙은 필터를 한쪽 눈에 착용시키면 타원형 궤도를 그리며 흔들리는 것처럼 보인다.

며 흔들거리는 것처럼 보인다.

피검자의 오른쪽 눈에 필터를 착용하면, 진자가 왼쪽에서 오른쪽으로 움직일 때에는 피검자로부터 멀어지는 것처럼 보이고, 필터를 왼쪽 눈으로 바꾸어 착용하면 타원으로 보이는 움직임의 방향도 반대로 된다. 이러한 착각의 크기(타원의 정도)는 관찰 거리가 길어질수록 필터의 농도가 짙어질수록 커진다.

풀푸리히 효과는 필터를 착용한 눈은 착용하지 않은 눈보다 반응 시간이 느리다는 것이다. 왼쪽 눈과 오른쪽 눈의 망막 상이 뇌의 고차 레벨(higher level)에 전달될 때 이러한 반응의 차이는 양안시차와 실제로 같은 차이를 발생시킨다. 진자가 시야의 수평방향으로 움직일 때, 각 눈 망막 위에서의 순간적인 진자의 위치는 같지만 필터를 착용한 눈에서 대뇌에 전달되는 신호는 필터를 착용하지 않은 눈에 대응하는 신호보다 늦게 전달된다. 따라서 뇌의 레벨에서는 시차가 생기게 되고 일반적으로 뇌는 이 시차를 입체감을 나타내는 시차의 경우와 같게 해석하게 된다.

08 바골리니 선조유리 검사(Bagolini Striated Glass Test)

이 검사의 목적은 일상시에 가장 가까운 환경에서 주로 망막대응 상태를 정성적으로 검사하는데 있다. 이 검사의 특징은 다음과 같다.

- 일상시의 환경에 매우 가까운 상태로 검사가 가능하기 때문에 검사 결과에 대한 신뢰성이 높다.
- 검사 방법이 간단하여 정성적으로는 4세 이상, 정량적으로는 5~6세 이상이면 신뢰성이 있다.
- 검사 중에 피검자의 안위를 쉽게 관찰할 수 있다.
- 검사거리를 간단하게 변화시킬 수 있어 원거리 및 근거리를 볼 때의 양안시기능 검사가 가능하다.
- 가격이 저렴하고 조작이 쉽다.

검사 기구의 구조는 그림 62와 같이 평면유리에 오른쪽에는 45°, 왼쪽에는 135°에 가늘고 평행한 여러 개의 선으로 홈이 파인 것으로 이 유리를 통하여 주시점인 점광원을 보면 유리의 선과 직각 방향으로 선조가 보이게 된다. 정위(orthophoria)에 정상대응이라면 점광원은 융합되어 중앙에 하나의 점으로 보이고 선조광은 교차해서 보인다.

이 검사의 원리는 마독스봉과 같지만 투명하므로 일상시에 가까운 환경에서 검사를 할 수 있다.

사용 방법은 선조를 선명하게 볼 수 있도록 굴절이상은 완전히 교정하고 점광원은 밝고 작은 것으로 사용한다. 광원 주위의 배경은 선조가 확실하게 보이도록 하기 위하여 흰색이거나 너무 밝지 않아야 한다. 또 시야 내에는 발광체를 두지 않는 것도 중요하다. 검사는 반암실 상태에서 행하고 선조가 확실히 보이는 암점의 범위를 검사할 수 있도록 하는 것도 필요하다. 점광원이 어떻게 보이는가는 그림 63과 비교하여 판단할 수 있다.

| 그림 62 | 바골리니 선조유리 검사(SG 검사)

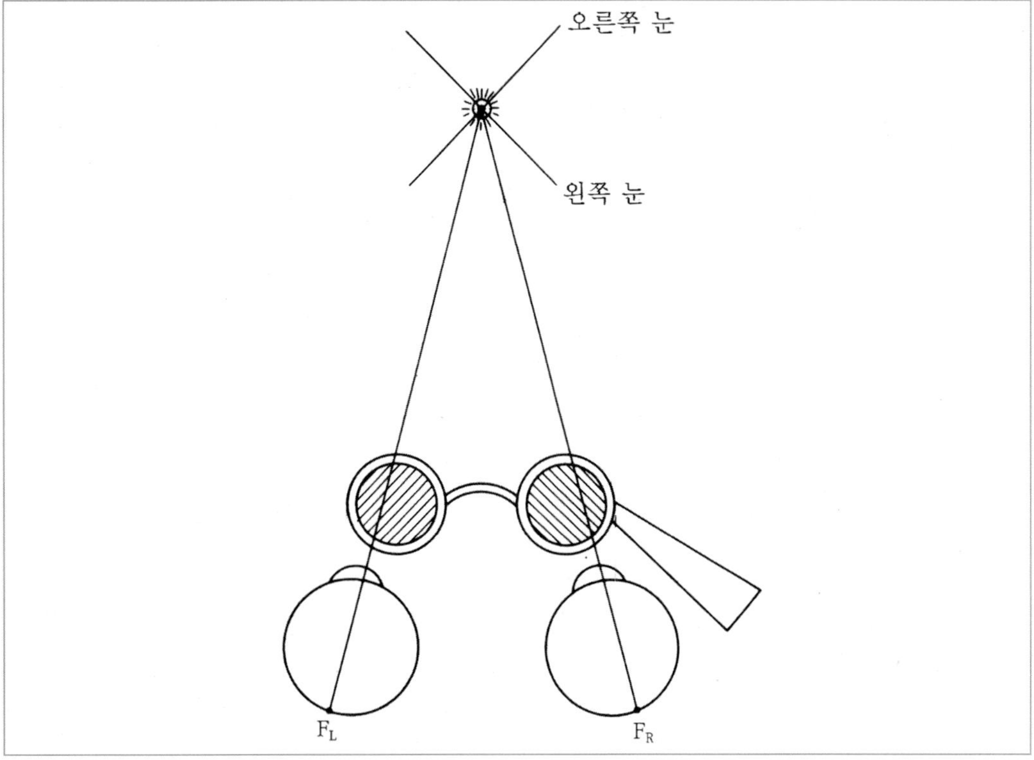

또 이 검사에서 반드시 주의해야 하는 것은 피검자의 안위에서 얻은 결과는 그때의 안위에 의해 다른 의미를 가지므로 검사 도중에도 안위를 관찰해야 한다.

안위를 검사하는 정성적인 방법으로는 가림-벗김법(cover-uncover test)이 있으며 정량적으로는 프리즘 교대가림법(alternate prism cover test)이 있다.

근거리와 원거리를 볼 때의 망막대응을 검사하기 위해서는 점광원을 피검자의 눈앞 33 cm와 5 m 거리에 두고 검사한다.

검사결과는 다음과 같이 판정한다.

■A : **두 선조광의 교점에서 하나의 점광원이 보이는 경우**

두 눈에 보여진 점광원이 겹쳐져 있음을 나타낸다. 자각적 사시각이 0°인 것을 의미하는 것으로 정위일 때는 정상대응을 나타내고 현성 사시가 있으면 조화성 이상대응을 나타낸다. 이때의 어긋난 안위검사는 가림-벗김법이 좋다.

■B : **두 선조광의 교점에 점광원이 있고 한쪽의 선조광이 점광원 주위에서 결손되어**

| 그림 63 | 바골리니 선조유리 검사

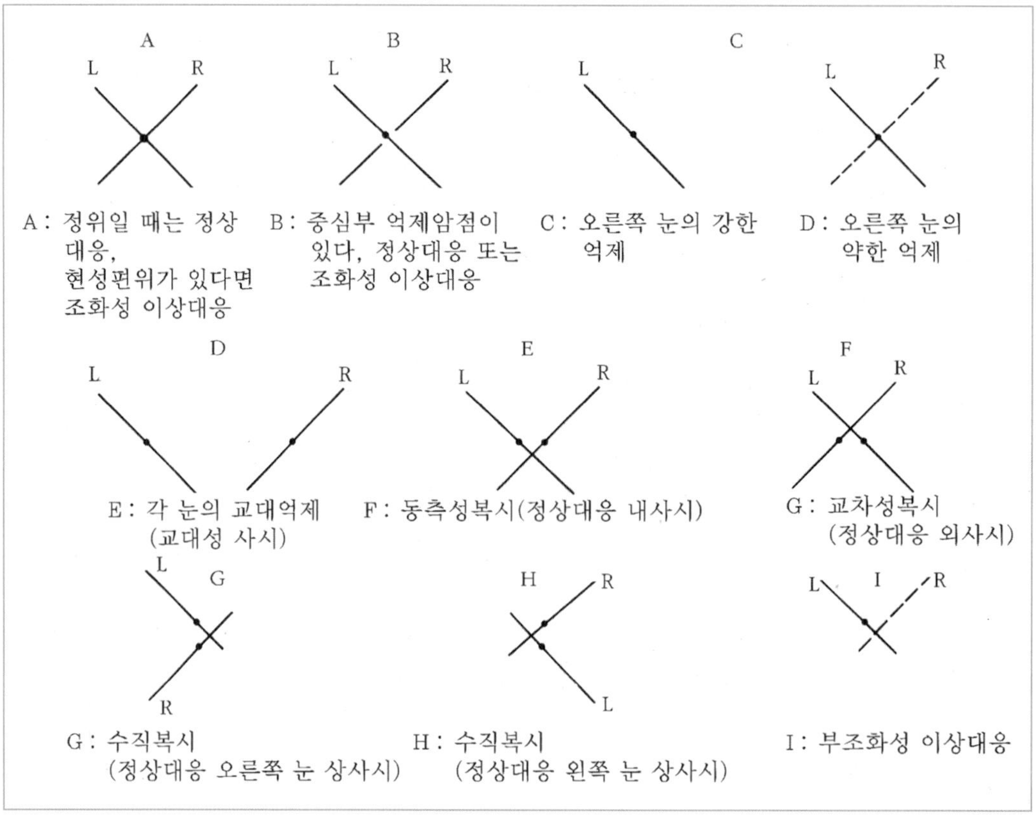

있는 경우

중심 융합이 결여되어 있는 정위의 정상대응에서는 피검자의 황색원반부가 억제되기 때문에 피검자가 보는 선조는 약 3° 정도 결손이 생기게 된다. 조화성 이상대응에 억제 암점이 있는 경우에서도 같은 모양으로 보이는데, 이때는 선조의 결손 범위가 더 커진다. 이때의 점광원은 주시안에 보여진 것이며 마비안에서는 억제 암점 때문에 광원이 보이지 않는다.

■ C : **점광원과 한 쪽의 선조광만 보일 경우**

사시안이 강하게 억제되어 있을 때는 주시안의 선조만 보인다. 또 한쪽의 선조가 완전히 없어지고 나머지 선조가 연하게 보일 경우에는 약한 억제를 의미한다.

■ D : **두 선조광 위에 하나의 점광원이 교대로 보일 경우**

두 눈이 교대로 억제하는 것을 나타낸다. 교대성 사시로 볼 수 있다.

■E : **두 선조광의 교점보다 위쪽에 두 개의 점광원이 보일 경우**

동측성 복시를 나타내는 것으로 두 점광원 사이의 거리는 자각적 사시각을 의미한다. 정상대응의 내사시인 경우에 보여지는 것으로 안위를 교정하면 A처럼 보인다.

■ F : **두 선조광의 교점보다 아래쪽에 두 개의 점광원이 보일 경우**

교차성 복시를 나타내는 것으로 정상대응의 외사시일 때 이와 같이 보인다.

■G : **두 선조광의 교점보다 왼쪽으로 두 개의 점광원이 보일 경우**

수직 복시를 나타내며 정상대응 오른쪽 눈 상사시인 경우 이와 같이 보인다.

■H : **두 선조광의 교점보다 오른쪽으로 두 개의 점광원이 보일 경우**

수직 복시를 나타내며 정상대응 왼쪽 눈 상사시인 경우에 볼 수 있다.

■I : **한쪽의 선조광은 광원을 통하여 확실히 알 수 있지만 다른 쪽은 광원보다 떨어져 교차하며 선조광의 일부가 결손되어 있는 경우**

부조화성 이상대응으로 억제 암점이 있는 경우이다. 프리즘으로 안위를 교정해도 광원은 선조광의 교차부에는 없고 사시안의 선조광은 억제 때문에 연하게 보인다.

본 검사에 의해 자각적 사시각의 양을 측정하려면 피검자 앞에 탄젠트스케일을 놓고 중앙의 광원이 보이면 눈금을 그대로 이용하여 양적으로 측정할 수 있다. 또 프리즘을 피검자의 눈앞에 착용하여 A와 같게 되는 프리즘 양을 사시각으로 하는 방법도 이용된다.

09 잔상검사법(After image test)

잔상법은 가장 간단한 망막대응 또는 억제 검사 방법으로 널리 이용되고 있다. 그러나 6세 이하의 어린이들에게는 이해나 해석이 곤란하므로 사용하지 않는다.

잔상법은 가장 선명한 잔상을 얻게 되는 전광 잔상장치를 사용하여야 한다(그림 64).

일반적으로 행해지는 방법은 한 눈씩 가린 후 오른쪽 눈에는 수직 잔상을, 왼쪽 눈에는 수평 잔상을 만든 후 암실로 들어가 눈을 감게 하면 양성 잔상이 보이게 되고, 흰색 벽을 향하여 눈을 뜨면 음성 잔상이 보이게 된다. 각 눈에 각각 부여된 두개의 잔상이 어떠한

| 그림 64 | 전광 잔상장치

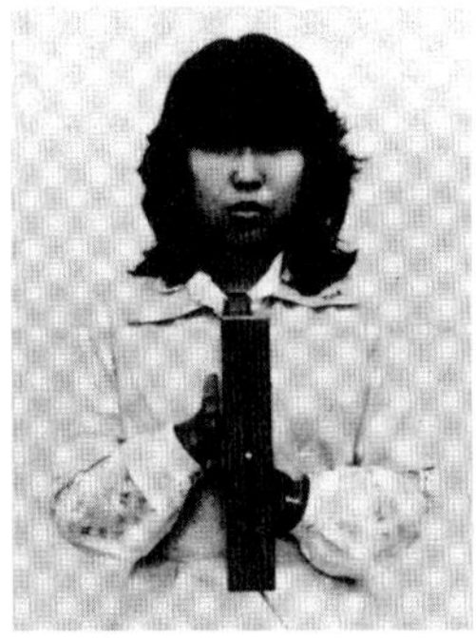

관계로 자각되는가를 피검자에게 그림으로 그리게 한다. 만약 어느 곳이 보이지 않는다고 답하면 그 눈에 억제가 있는 것을 알 수 있다(그림 65).

검사결과는 다음과 같이 판단한다.

- 정확한 좌·우의 상이 십자(+)로 보일 때는 정상대응이다. 단, 편심점에서 주시할 때 얻어진 잔상이 십자를 나타낼 때에는 조화성 이상대응이므로 빛을 비출 때

| 그림 65 | 잔상검사법에 의한 각종 망막대응의 잔상 패턴

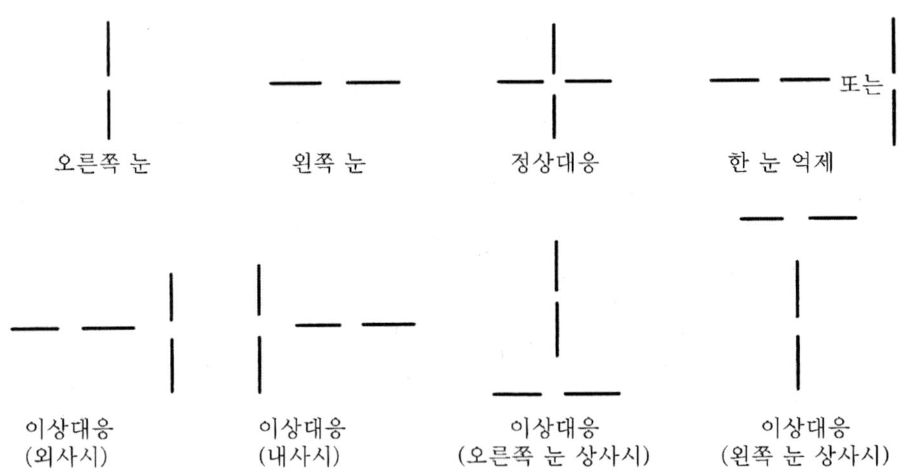

| 그림 66 | 정상대응

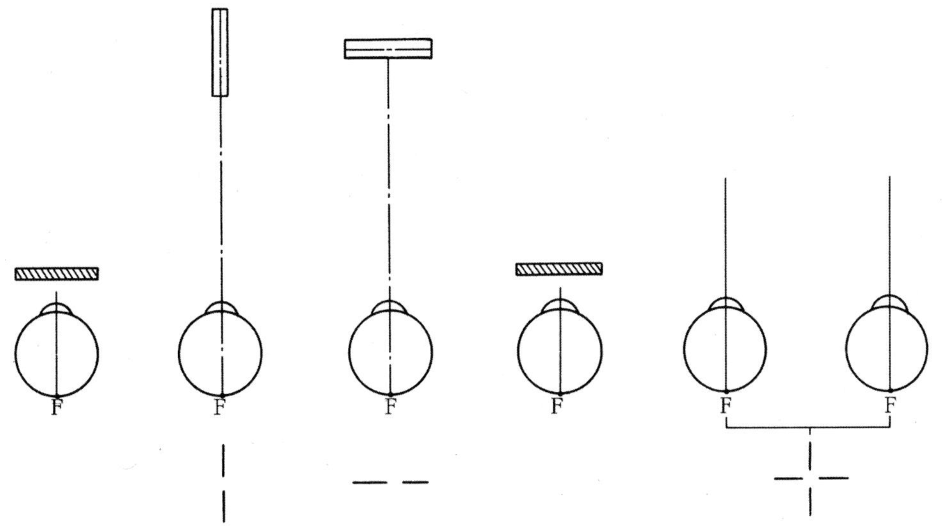

(a) 오른쪽 눈 수직잔상　　(b) 왼쪽 눈 수평잔상　　(c) 양안시 잔상

| 그림 67 | 조화성 이상대응

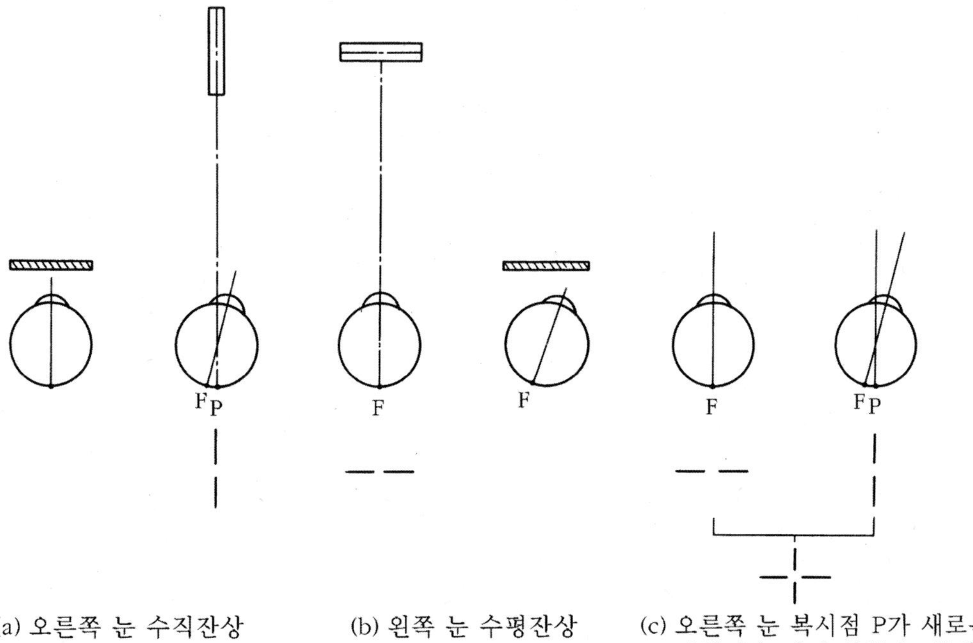

(a) 오른쪽 눈 수직잔상　　(b) 왼쪽 눈 수평잔상　　(c) 오른쪽 눈 복시점 P가 새로운 방향감을 얻어 왼쪽 눈 중심오목과 대응관계를 갖게 되어 정확한 십자(+)상이 얻어진다

| 그림 68 | 정상대응 외사시 : 왼쪽 눈 주시안

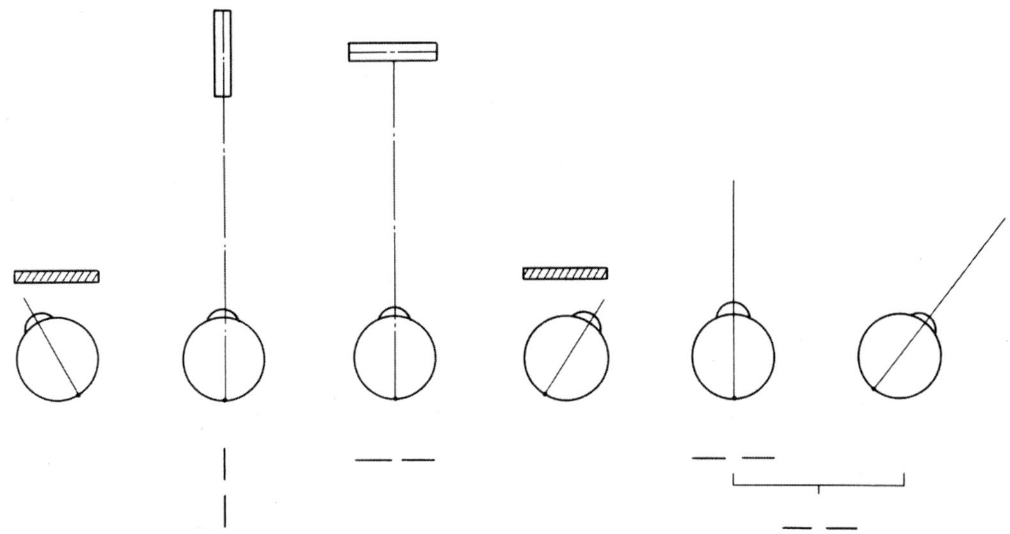

(a) 오른쪽 눈 수직잔상 (b) 왼쪽 눈 수평잔상 (c) 양안시 상태에서는 오른쪽 눈의 상은 억제되어 있다.

정확한 제 1 안위에서 중심오목 주시를 하고 있는지를 확인하는 것이 중요하다(그림 66, 67 및 68).

- 양쪽의 상이 어긋나 있을 때는 이상대응을 나타낸 것이다. 이상대응에 의한 잔상의 어긋남은 수평 또는 수직 방향으로 일어나며 내사시에는 교차성으로, 외사시에는 동측성으로 분리된다.

이상대응이 있는 경우에는 양쪽 잔상의 어긋남 정도가 이상각에 해당되며, 잔상을 탄젠트스케일에 투영시키면 이상각을 측정할 수 있다. 이상각이 타각적 사시각과 일치하면 조화성 이상대응이고 일치하지 않으면 부조화성 이상대응이다(그림 69).

| 그림 69 | 부조화성 이상대응

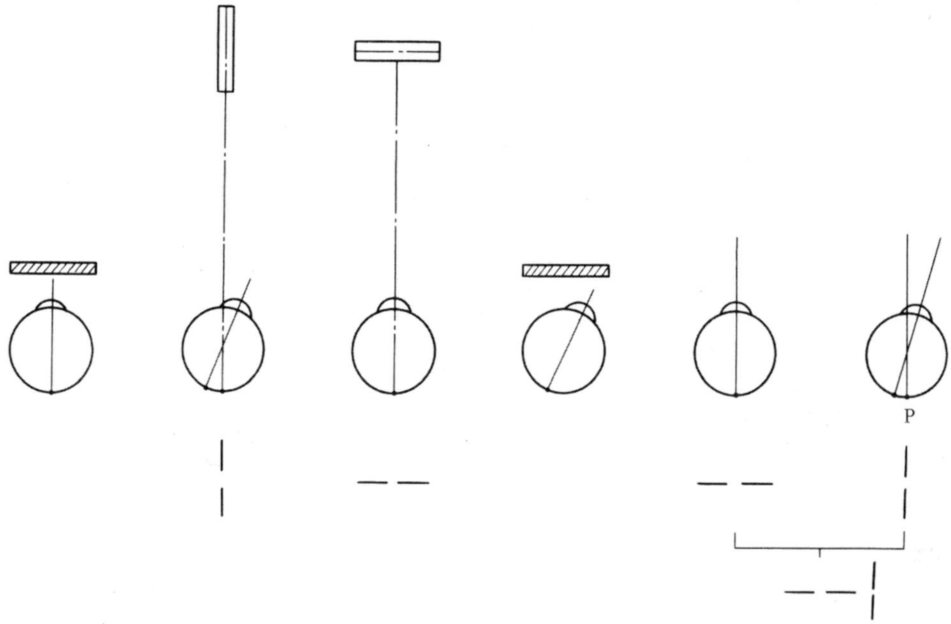

(a) 오른쪽 눈 수직잔상

(b) 왼쪽 눈 수평잔상

(c) 오른쪽 눈의 복시점 P에서 정확한 방향감을 얻고 있지 않기 때문에 동측성으로 어긋나서 십자(+)상이 되지 않는다.

10 잔상 전송검사(Image transfer test)

Coodinator의 회전편광필터와 무적색필터를 통하여 광원을 보면 황색원반부 신경섬유의 방사성 주행의 편광성에 의해 주시점과는 관계없이 해부학상의 중심오목에 일치되어 중심이 묶여진 Haidinger Brushes가 보여진다(그림 70).

사시안을 가리고 주시안에 수직 잔상을 보이고, 가렸던 사시안으로 coodinator를 보게 하였을 때 잔상이 잘려져 Haidinger brushes가 존재하면 양중심오목 대응의 존재를 나타내므로 정상대응으로 볼 수 있고 어긋나 있으면 이상대응이다(그림 71).

| 그림 70 | coordinator

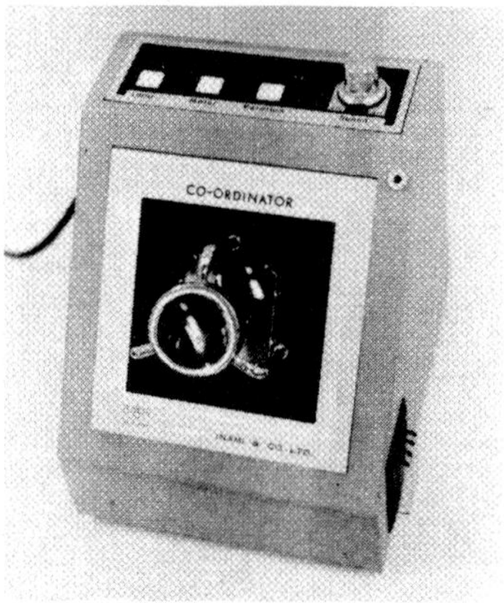

| 그림 71 | 잔상 전송검사

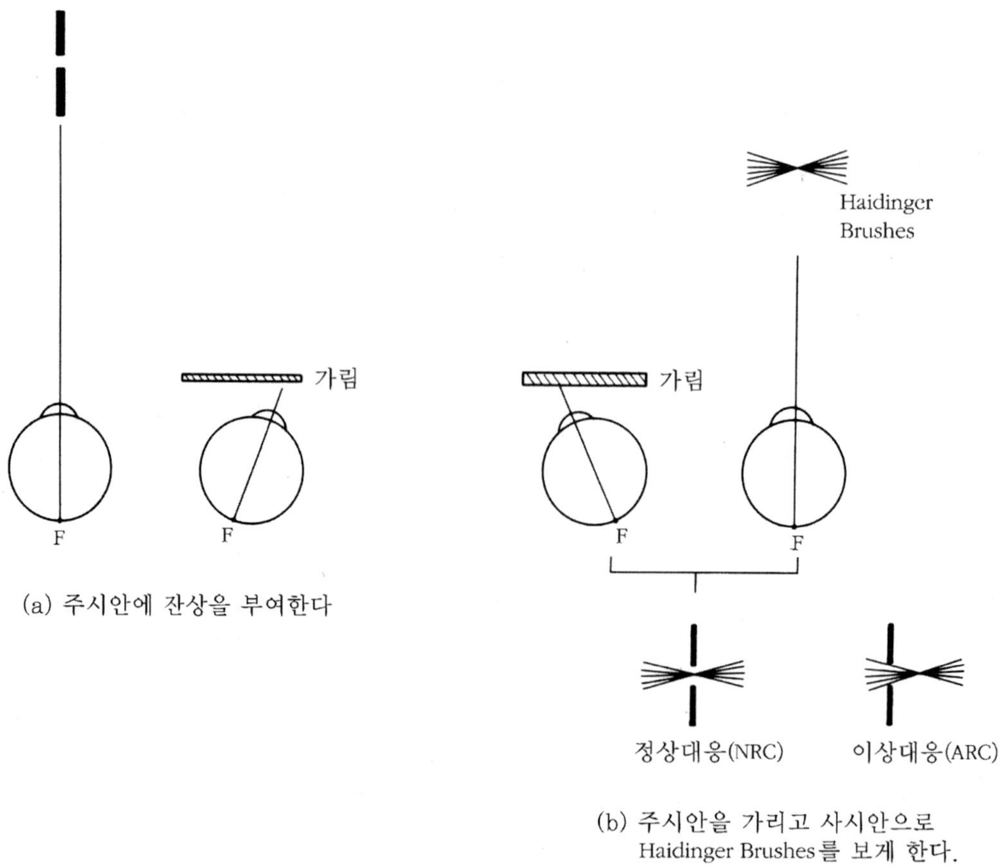

11 입체시검사(Stereo test)

입체시검사로 쉽게 근거리에서의 입체시를 측정할 수 있다. 입체시검사의 시표는 두 눈의 상을 분리시켜 시차가 있는 그림으로 구성되어 있으며, 정상안이 이것을 보게 되면 입체적으로 보인다. 이 검사에서는 두 눈의 분리에 편광렌즈를 사용하는 방법(Titmus사의 입체시검사)과 적록안경을 사용하는 방법(Lameris사의 TNO 입체시검사)이 있다.

1. 티트무스 입체시검사(Titmus stereo test)

이 검사의 목적은 일상시 상태에서 두 눈에 융합과 입체시가 얻어지고 있는지의 여부와 그 정도를 정량적으로 측정하기 위함이다. 이 검사는 다른 복잡한 안위검사는 할 수 없지만 유소아에게도 간단하게 할 수 있는 검사로는 매우 우수하다.

Titmus사의 입체시검사는 편광필터로 분리된 오른쪽과 왼쪽 눈앞에 각각의 입체시차를 가진 세 종류의 도형(파리, 동물 및 원)을 보게 한다. 파리는 날개가 떠있는 것처럼, 동물은 다섯 마리의 도형 중에서 한 마리가 떠 있는 것처럼, 그리고 원은 네 개의 원 가운데 하나가 떠 있는 것처럼 보이도록 시차를 갖게 만들어져 있다. 이러한 도형을 편광안경을 착용하고 보면 그 입체시차에 해당되는 정도만큼 입체적으로 볼 수 있다(그림 72).

| 그림 72 | 티트무스 파리검사

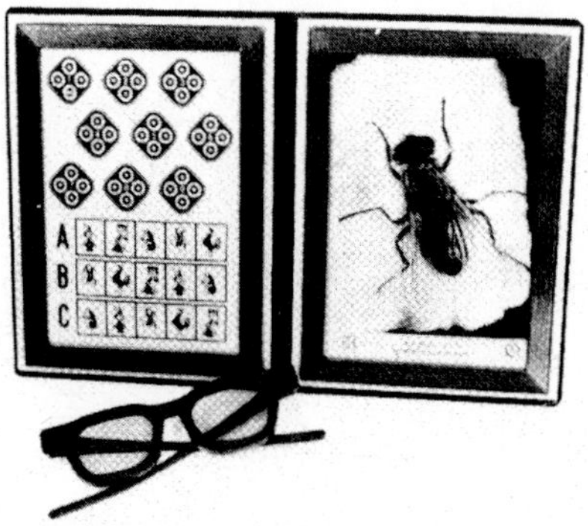

| 그림 73 | Circle test에 의한 입체시의 원리

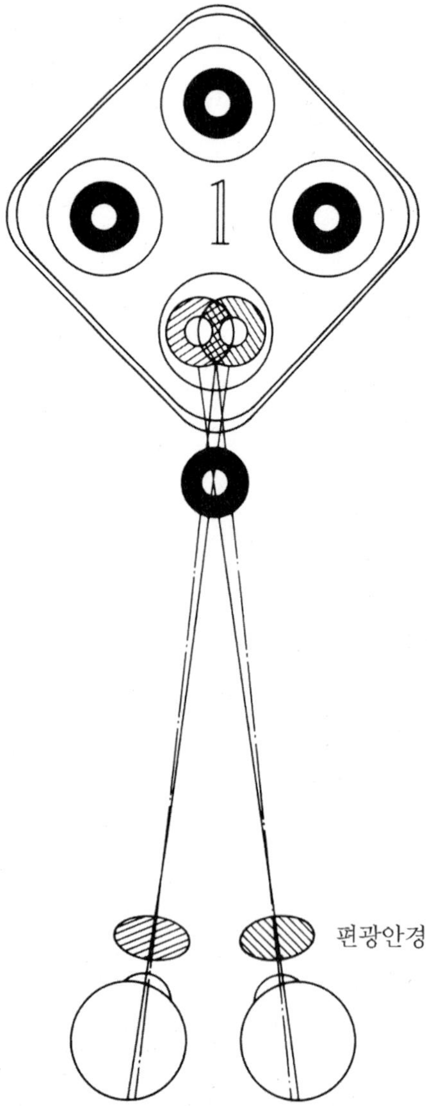

그림 73은 circle test 중의 하나를 확대한 그림으로 편광축을 직교시킨 동질도형을 좌·우에 두고 두 눈 앞에 그 눈에 보이는 도형과 직교하는 편광축을 가진 편광안경을 착용하고 도형을 보았을 때, 각 눈의 중심오목 대응점에 파눔역 내의 시차를 갖는 도형이 있다면 융합되어져 입체시를 하게 된다.

표 3은 각 도형의 입체시력을 나타낸 표이다. 파리는 큰 입체시를 나타낸 것으로 정량성은 없지만 4,000″의 입체시력이 있다면 떠올라 보인다. 동물이나 원은 표 3에 보이는 바와 같이 정량적으로 점점 입체시력이 작아지고 있다. 양중심오목 융합이 있으면 40″의 입체시력만 있어도 9번까지 바르게 응답할 수 있다.

표 3의 오른쪽은 각 시표의 입체시력에 의한 입체시 지각의 최소거리를 계산한 것으로, 파리는 지면으로부터 5~6 cm 위치로 떠올라 보이고, 원은 7번 이상에서도 떠올라 보인다면 입체시는 양호하다고 판정할 수 있다.

| 표 3 | 각 도형의 입체시력

STEREOTEST–CIRCLES			PD 65 mm
Test	Correct Answer	입체시력(″)	최소거리(ds)
1	Bottom	800	10 mm
2	Left	400	5
3	Bottom	200	2.5
4	Top	140	1.8
5	Top	100	1.3
6	Left	80	1
7	Right	60	0.8
8	Left	50	0.6
9	Right	40	0.5
STEREOTEST–ANIMALS			
Test	Correct Answer	입체시력(″)	최소거리(ds)
A	Cat	400	5 mm
B	Rabbit	200	2.5
C	Monkey	100	1.3

파리 아래에 있는 (R)과 (L)은, (R)은 오른쪽 눈에만, (L)은 왼쪽 눈에만 보이게 되어 있으므로 동시시의 유무 판정에 이용되며 한 눈이 억제 되었거나 교대시 하고 있으면 두 문자는 동시에 보이지 않아 입체시는 없다.

실제 검사법은 피검자에게 편광안경을 착용시켜 입체시표를 눈앞 16 inch(약 40 cm)의 거리에 두고 파리를 보여 날개를 엄지와 검지로 잡게 하였을 때, 입체시가 있으면 지면 위 5~6 cm에서 잡지만 입체시가 없으면 지면을 잡는다. 검사거리를 멀게 하면 떠올라 보이는 거리는 높아지나 파리의 몸과 날개가 분리되거나 부자연스럽게 보인다.

'판정 불능'의 경우는 파리의 아래쪽에 있는 (R)과 (L)이 동시에 보이는지의 유무를 확인해 보아야 한다.

다음으로 동물을 보이고 A, B, C 각 줄에 있는 5마리의 동물 가운데 떠올라 보이는 것을 답하게 한다.

또 원을 보이고 1번부터 차례로 떠올라 보이는 것을 답하게 한다.

원 및 동물 도형에서는 보통 정상안이라면 전부를 바르게 답할 수 있다. 판정은 파리로 입체시의 유무 및 떠올라 보이는 거리를, 원 및 동물은 정답 수 또는 입체시력으로 나타낸다. 안위의 이상이 있으면 올바르게 답할 수 없을 것이라고 생각되지만 간헐성 외사시에서는 전부를 답하는 경우도 많다. 또한, 입체시가 있어도 한 눈 또는 두 눈의 시력이 좋지 않으면 파리검사가 불가능한 경우가 있고 입체시가 없는 경우에도 바르게 답하는 경우도 있다. 세 종류의 도형별로 정답의 수를 기록한다.

예 1

fly : (+) 또는 (−)
animal : (2/3)
circle : (8/9)

또 입체시 지각의 최소거리 계산식은 다음과 같다.

$$ds = \frac{S^2 \times d\theta}{P \cdot D}$$

S : 검사거리
$d\theta$: 입체시력
PD : 동공간거리
ds : 입체시지각 최소거리

$$ds = \frac{(0.40)^2 \times 800}{0.065} \times \frac{1}{206,266}$$

$$= 0.01$$

$$= 10 \text{ mm}$$

2. 무작위점 입체도(Randam dot stereogram)

1959년 벨 연구소의 Bela Julesz에 의해 개발된 무작위점 입체도는 그림 74에 나타나 있듯이 이시하라(Ishihara) 색맹표처럼 도형이 점으로 구성되어 있으며, 무작위적으로 산재된 점으로 구성된 동일한 도형이 대칭으로 되어있다. 또한, 어느 영역으로 시차를 주기 위해서 그 영역의 점 전부가 한쪽의 도형은 왼쪽으로, 다른 한쪽의 도형은 오른쪽으로 약간 어긋나게 만들어져 있다.

| 그림 74 | 무작위점 입체도

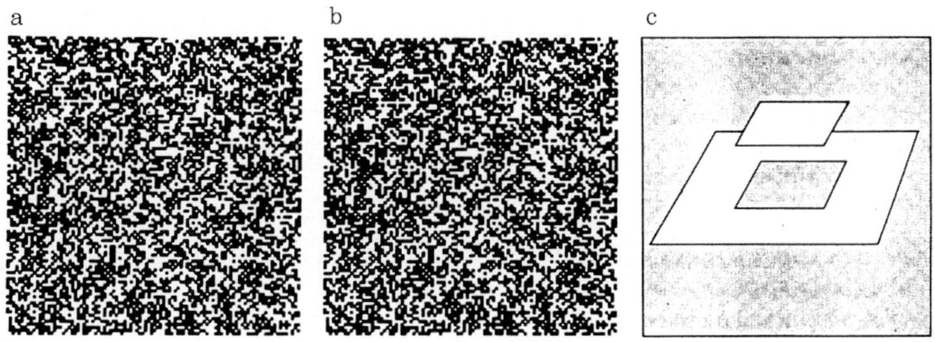

입체도의 오른쪽과 왼쪽 부분(a, b)은 양안시차를 갖기 때문에 중앙의 정방형의 점을 왼쪽 그림에서는 오른쪽 방향으로, 오른쪽 그림에서는 왼쪽 방향으로 어긋나게 놓으면 중앙의 도형은 앞으로 떠올라 보이게 된다.

| 그림 75 | TNO 입체시검사

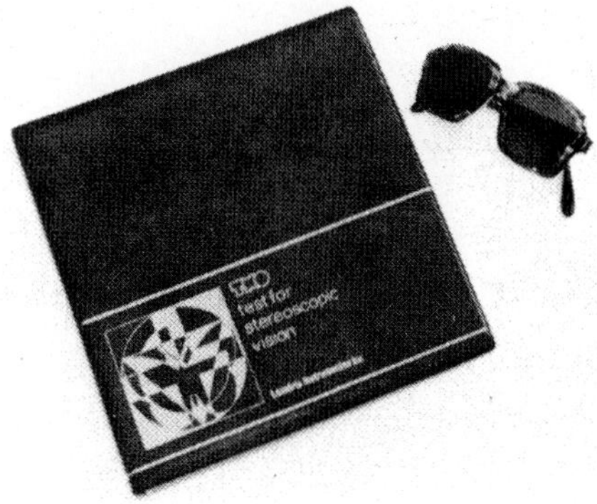

두 개의 도형을 오른쪽과 왼쪽 각각의 눈으로 관찰하면 어긋난 영역과 그렇지 않은 영역과는 두 눈에 부여된 상의 시차가 생기기 때문에 깊이가 다른 면이 있는 것처럼 보인다. 한쪽 눈만으로는 균일하게 흩어져 있는 하나의 평면으로만 보인다(그림 74).

좌・우의 도형을 각각의 눈에 분리해서 제시하는 간단한 방법으로 개발되어 널리 보급되어 있는 것으로는 Lameris사의 TNO 입체시검사가 있다(그림 75). 이것은 적록안경을 착용하고 한쪽은 녹색으로, 다른 쪽은 그것에 겹쳐 적색으로 인쇄한 합성도형으로 검사하는 방법이다. 적색필터를 통하여 보면 녹색 점은 검게 보이고 적색 점은 보이지 않게 되어 눈에는 입체도의 녹색부분만 보이게 되고, 반대로 녹색 필터를 통해서 보면 적색 부분만 보이게 된다. 그리고 어느 영역만을 약간만 어긋나게 만들어 놓으면 각 눈의 중심오목 대응점이 파눔역에 있으면서 어긋남이 있으면 융합된 깊이감을 생기게 한다.

검사 방법으로는 40 cm 거리에 시선과 직각으로 검사표를 두고, 오른쪽 눈에 녹색 필터, 왼쪽 눈에 적색필터의 적록안경을 착용한 상태에서 검사를 한다.

■ Plate Ⅰ :

나비가 두 마리 있는데, 한 마리는 한 눈으로도 보이지만 한 마리는 오른쪽 끝에 숨겨져 있어 양안시를 하지 않으면 보이지 않는다(그림 76). 나비의 수와 보이는 위치를 답하게 한다.

| 그림 76 | Plate Ⅰ

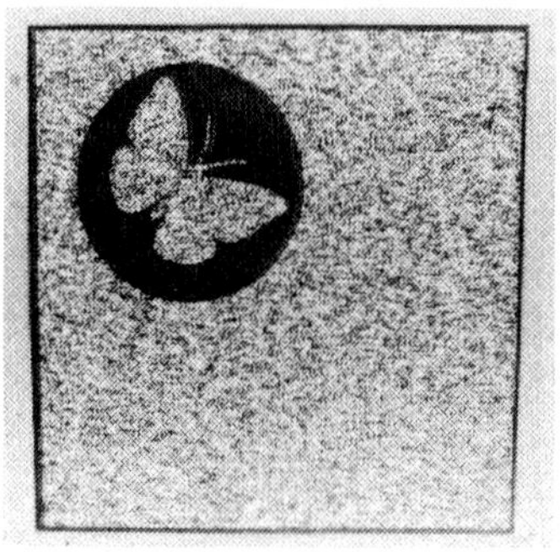

■ Plate Ⅱ :

크기가 다른 4개의 원을 보인다. 위쪽의 왼쪽 원과 아래쪽의 오른쪽의 원은 한 눈으로도 보이지만 두 눈으로 보면 떠올라 있는 것처럼 보인다. 위쪽의 오른쪽 원과 아래쪽의 왼쪽 원은 양안시 상태에서 떠올라 보인다(그림 77). 가장 큰 원과 작은 원을 답하게 한다.

| 그림 77 | Plate Ⅱ

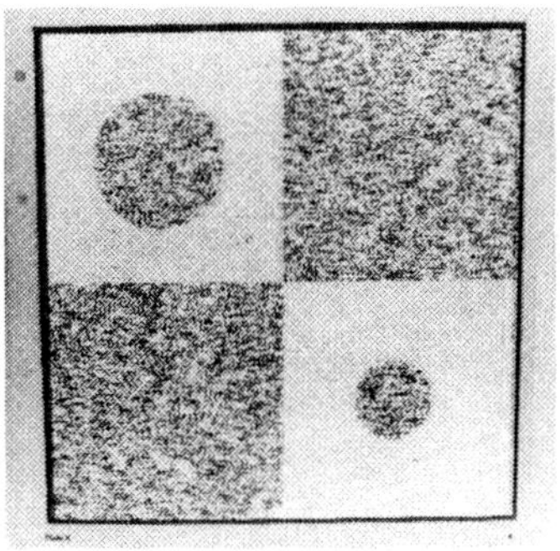

■ Plate Ⅲ :

중앙의 십자(+)는 한 눈으로도 보이지만 원, 삼각형, 네모 및 마름모 모양의 4개의 다른 도형은 숨겨져 있으며, 양안시 상태에서만 중앙의 십자(+)를 포함한 5개의 도형이 전부 동일 평면 위에 떠 있는 것으로 보인다(그림 78). 도형이 어느 위치에 있는지를 답하게 한다.

Plate Ⅰ · Ⅱ · Ⅲ는 모두 1,980″의 입체시력을 갖고 있기 때문에 약 2.5 cm 떠올라 보인다.

| 그림 78 | Plate Ⅲ

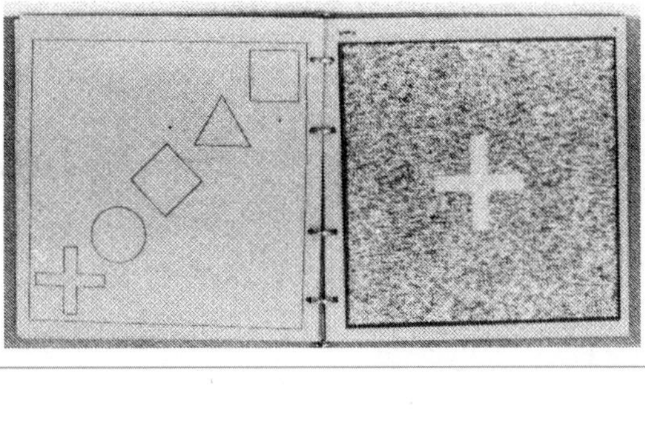

■ Plate Ⅳ :

억제 검사로 중앙의 작은 원 양쪽 옆에 큰 원이 보인다. 중앙의 원은 두 눈으로 볼 수 있으며, 오른쪽 원은 오른쪽 눈에만, 왼쪽 원은 왼쪽 눈에만 보이므로 정상안이라면 양안시 상태에서 세 개의 원을 인식할 수 있다(그림 79). 원이 두 개만 보일 경우에는 원이 어느 쪽에 있는가에 따라 억제안을 알 수 있다.

| 그림 79 | Plate Ⅳ

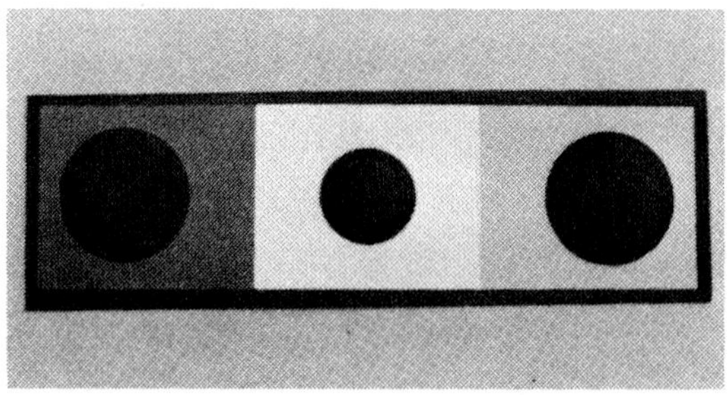

■ Plate Ⅴ, Ⅵ, Ⅶ :

원의 일부가 결손된 부채꼴 모양으로 되어져 있으므로 부채꼴의 잘려진 부분의 방향을 답하게 한다(그림 80). Plate Ⅴ는 480″와 280″, Ⅵ은 120″와 60″, Ⅶ은 30″와 15″의 입체시력으로 되어있다. plate Ⅶ은 정밀도가 높은 양안시를 갖고 있는 사람이 아니면 판단하기 어렵다(표 4).

| 그림 80 | Plate Ⅴ, Ⅵ, Ⅶ

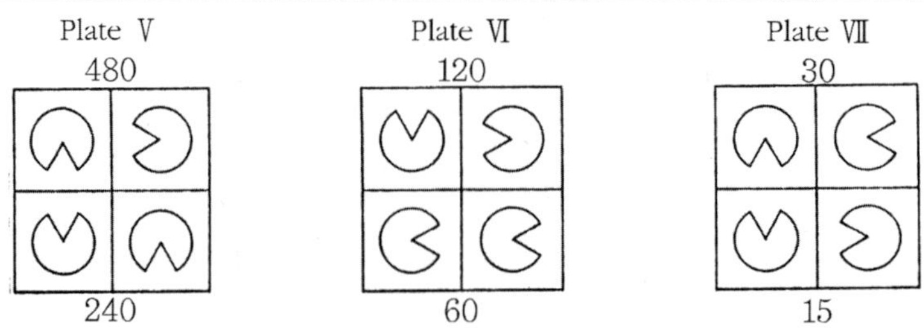

| 표 4 | 입체시력에 의해 떠올라 보이는 정도

도형	입체시력	PD 65 mm 입체시지각 최소거리
Plate Ⅴ	480″	6 mm
	240″	3 mm
Plate Ⅵ	120″	1.5 mm
	60″	0.8 mm
Plate Ⅶ	30″	0.4 mm
	15″	0.2 mm

TNO 입체시검사는 이해가 쉽고 응답이 간단하여 객관성이 있다는 점이 우수하며 검사 결과를 신뢰할 수 있다. 그러나 plate와 눈을 정확한 위치에 두지 않으면 한 눈으로도 알 수 있으므로 주의해야 한다. 또 plate를 아래, 위 서로 반대로 하거나 적색과 녹색 렌즈를 반대로 하면 입체감이 반대로 된다.

검사 결과의 기록 방법은 다음과 같다.

Plate Ⅰ, Ⅱ, Ⅲ, Ⅳ : (+) 또는 (−)

Plate Ⅴ, Ⅵ, Ⅶ : (+) 또는 (−), 위 (+) 또는 아래 (−)

TNO 입체시검사는 7매의 plate로 구성되어 있으며, plate Ⅰ · Ⅱ · Ⅲ는 스크리닝(screening)검사로 입체시의 유무, Ⅳ는 억제의 유무와 억제안의 검출 그리고 Ⅴ · Ⅵ · Ⅶ은 입체시력을 측정하는데 사용한다.

| 참고 |

Julesz는 입체시 지각이 성립되기까지의 과정을 그림 81과 같은 경로로 설명했다.

■ 가정 1 :

한 눈만의 정보, 특히 신호 정보를 검출하기 위한 패턴(pattern) 인식 기구가 존재하고, 그 후에 두 눈의 정보가 합성되어 입체시가 성립한다.

R.M.F → R.P.R → S

L.M.F → L.R.R → S

■ 가정 2 :

두 눈의 정보가 먼저 합성된 후 패턴 인식 기구가 작동하고 양안시차 성분이 검출되어 입체시가 성립된다.

R.M.F → B.F → B.P.R → S

L.M.F → B.F → F.P.R → S

■ 가정 3 :

가정 1과 2와의 공동작용에 의해 입체시가 성립된다.

| 그림 81 | 입체감이 성립되는 과정(Julesz)

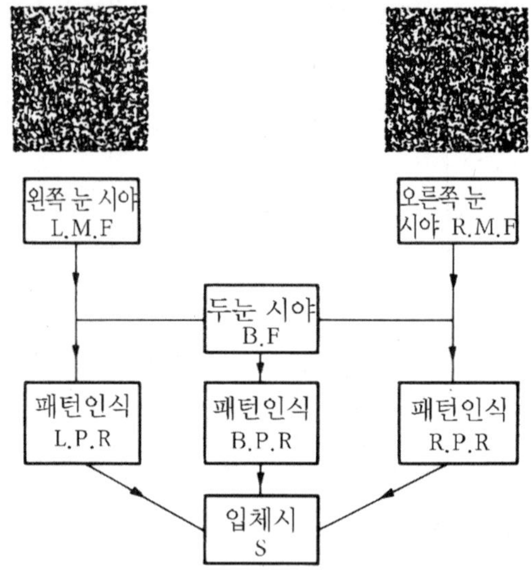

3. 고리 · 핀검사(Ring & Hook test)

금속으로 된 핀 끝에 직경 1~2 cm의 고리를 피검자 앞에 두고 피검자는 핀을 들고 가느다란 철사를 고리의 가운데로 통과시키도록 한다. 엄밀한 입체시검사라고는 할 수 없지만 시력이 나빠도 사용할 수 있는 실용적 정성적 검사법이다(그림 82 및 83). 검사는 한 눈으로도 할 수 있지만 어린이는 하기 어렵다.

두 눈으로는 처음부터 가능하다는 것에 의미가 있다.

30 cm의 거리에서 직경 1 cm와 2 cm의 고리를 통과시키는데 필요한 입체시력을 계산해 보면 다음과 같다.

$$d\theta = \frac{P.D. \cdot d\theta}{S^2}$$

S : 눈앞에서 고리까지의 거리
ds : 고리의 직경
PD : 동공거리

고리가 1 cm 일때

$$d\theta = \frac{0.06 \times 0.01}{(0.3)^2} \times 206,265$$

$$= 1375''$$

$$= 22.9'$$

고리가 2 cm 일때

$$d\theta = \frac{0.06 \times 0.02}{(0.3)^2} \times 206,265$$

$$= 2750''$$

$$= 45.8'$$

이 검사는 정밀한 입체시 검사법이라고는 할 수 없다.

| 그림 82 | 고리의 크기(고리 · 핀검사)

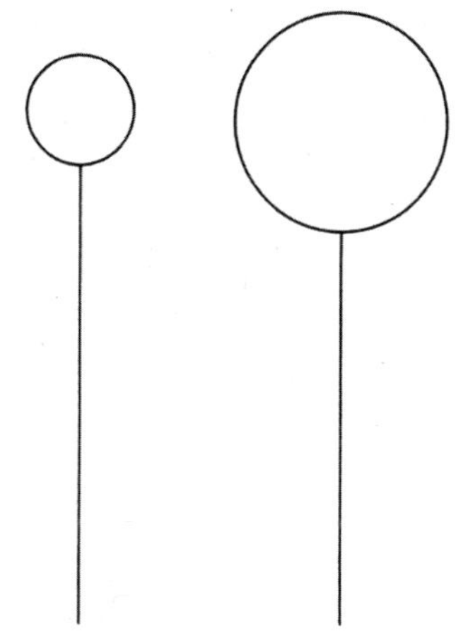

| 그림 83 | 고리 · 핀검사

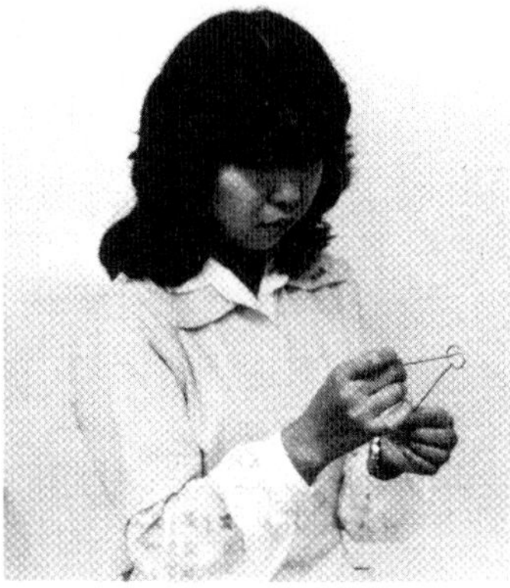

※ 비저스코프(Visuscope)에 의한 한 눈의 주시상태 검사

약시의 진단에서 한 눈의 주시를 정확하게 판단하는 것은 매우 중요한 일이다. 이는 치료와 예후와도 밀접한 관계가 있다. 한 눈 주시상태 검사로 일반적으로 사용되는 검사법은 비저스코프에 의한 안저의 직접관찰법이다. 이는 충분히 동공확대(산동)시킨 후 제 1 안위에서 안저를 볼 수 있도록 우선 낮은 조도에서부터 검사하는 것이 바람직하다. 눈부심이 지나치면 주시가 불안정하게 되며, 또 동공수축(축동)이 일어나 안저가 보이는 것을 방해하여 위치 정하기가 곤란해질 수 있으므로 주의할 필요가 있다.

1) 타각적 검사법

피검자에게 비저스코프의 십자(+)시표 중심을 보도록 한 후 검사자는 주시하고 있는 것을 확인하여 그 중심의 상이 안저의 어느 곳에 투영되는지를 보고 주시 상태를 판정한다. 중심오목에 십자시표의 중심이 겹쳐 있다면 중심주시(central fixation) 이고, 그 이외의 위치에 있다면 편심주시(decentral fixation)이다. 망막 위에서의 위치에 따라 방중심오목주시(parafoval fixation), 방황색원반주시(paramacular fixation), 주변주시(peripheral fixation) 및 주시부정(indeterminate fixation)으로 분류할 수 있다(그림 84).

| 그림 84 | 주시상태의 위치에 따른 분류

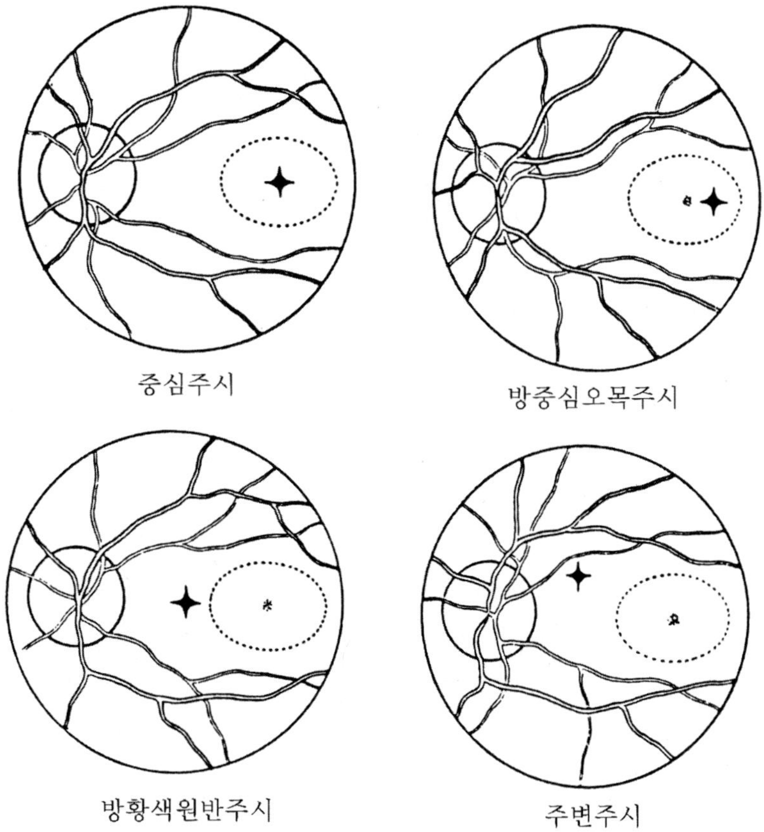

중심주시에서도 충분히 주의하지 않으면 약간의 미세한 움직임(fluctuation)이 일어나는데, 중심외 주시에서는 매우 불안정하여 한 점을 주시점으로 하여 정확히 결정하는 것이 어려우나 미세한 움직임의 중심을 주시점으로 하는 것 외에 다른 방법이 없다. 피검자에게 주시를 지시할 때 각각의 위치에서 주시가 지속적으로 정지하고 있는지의 여부에 따라, 지극히 안정되어 있는 것을 steady(움직임이 없다), 불안정한 것은 unsteady, 어떤 영역에서나 불규칙한 움직임을 나타내는 것을 waving(하늘하늘 흔들린다) 그리고 규칙적으로 정확하게 수평으로 흔들리는 것을 nystagmoid(유사눈떨림)이라 하며 각각의 상태를 기록해 두는 것이 좋다.

또 비저스코프 시표 중앙의 동심원 시표에서 한 눈금은 0.5°이기 때문에 눈금의 어긋남에 따라 편심의 정도를 알 수 있다(그림 85).

| 그림 85 | 비저스코프에 의한 주시 검사법

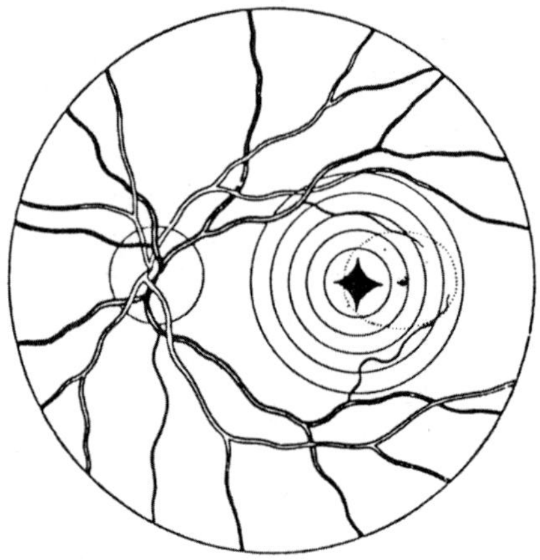

2) 자각적 검사법

피검안의 중심오목에 십자시표가 겹쳐지도록 투영하고 피검자에게 그 위치를 답하도록 한다. 정확하게 정면에 보인다고 대답하면 중심오목 주시를 하고 있다고 판정할 수 있다. 중심에 없을 때는 주시하도록 지시했을 때의 눈 움직임을 본다. 중심오목에 투영했을 때 시표가 보이지 않는다면 중심 암점이나 중심오목 억제가 있다.

일반적으로 타각적 검사법을 더 많이 사용하고 있으며, 한쪽 눈씩 두 눈을 검사하는 경우가 많다.

※ 검안경에 의한 안저검사법

- 피검자의 오른쪽 눈을 검사할 때에는 검사자의 오른쪽 손으로 검안경을 들고 검사자의 오른쪽 눈으로 검사를 해야 한다
- 인지(second finger)를 휠(wheel)의 가장자리에 대고 천천히 회전시킬 수 있도록 하고 나머지 손가락으로 손잡이를 잡는다(그림 86).

| 그림 86 | 검안경을 잡는 법

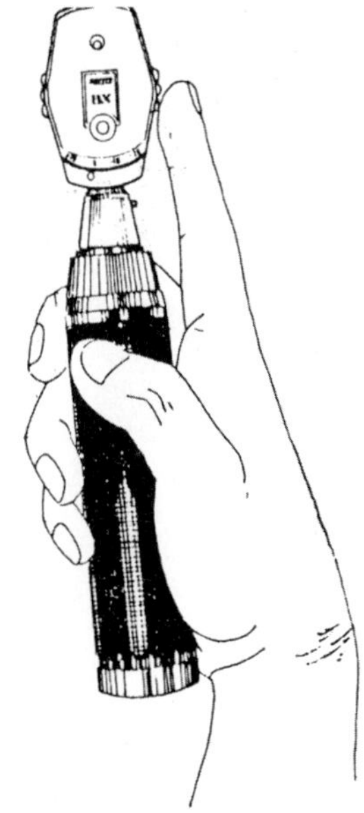

- 검안경의 구멍을 통하여 원거리에 있는 것이 확실하게 보이도록 휠을 돌려 검사자의 시력을 교정한다.
- 피검자를 어두운 쪽으로 향하도록 하고 원거리에 있는 한 곳을 주시하게 하여 검사할 눈이 안정되도록 한다.
- 오른쪽 눈을 검사할 때에는 검사자는 피검자의 오른쪽 약 15 cm 거리에서 동공에 빛을 입사시키면서 천천히 피검사자에게 다가가 검안경을 피검자의 얼굴에 대고 피검자의 얼굴을 들여다 보는 것처럼 한다.
- 동공에 빛을 입사시키고(안저에서의 붉은 반사광이 동공에 보인다) 검사자는 검안경을 피검자의 얼굴에 더 가까이 약 2~3 cm까지 대고 안저의 상이 보이게 한다(그림 87).
- 안저 상의 초점이 흐릴 때에는 휠을 돌려 초점을 맞춘다.
- 안저의 여러 곳을 검사할 때에는 검안경을 얼굴에 대고 움직이는 것이 좋다.

| 그림 87 | 검안경 안저검사

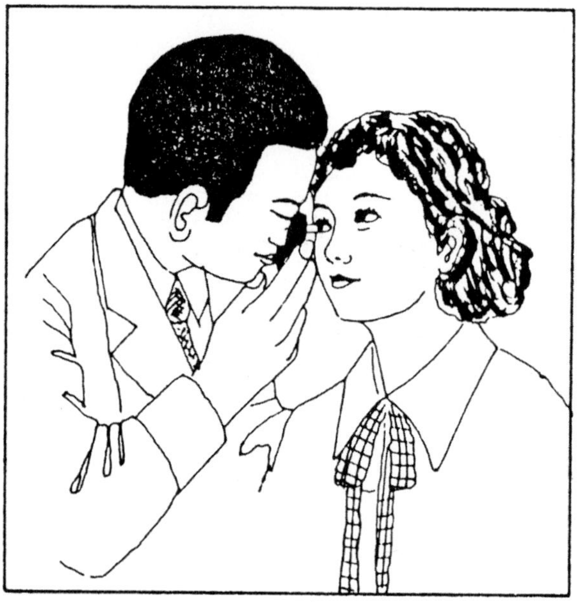

Chapter 4

외안근의 해부와 생리

눈알(안구)내의 근육인 동공조임근(동공괄약근), 동공확대근(동공산대근) 및 섬모체근(모양체근)을 내안근이라고 하며, 눈알 밖에서 눈알운동을 담당하는 근육을 외안근이라 한다. 외안근은 4개의 곧은근(직근, ractus muscle－안쪽곧은근(내직근), 가쪽곧은근(외직근), 위곧은근(상직근), 아래곧은근(하직근))과, 2개의 빗근(사근, oblique muscle－위빗근(상사

| 그림 88 | 외안근

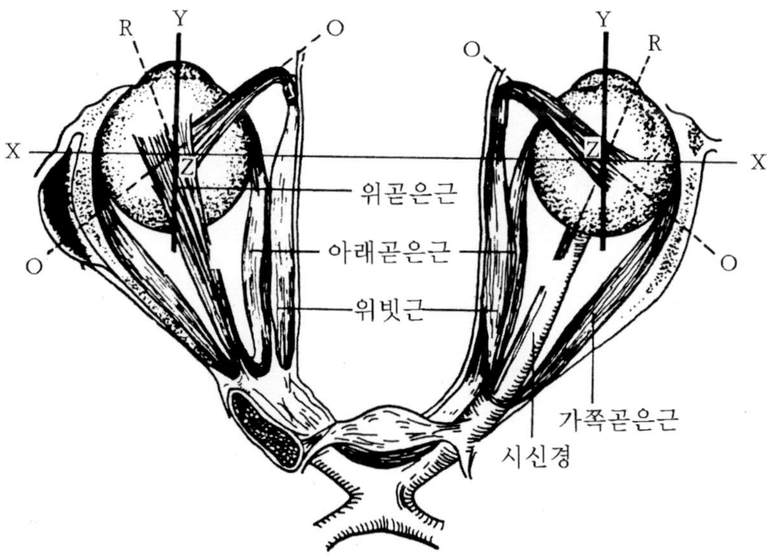

근), 아래빗근(하사근))으로 구성되어 있다(그림 88).

01 외안근의 해부

1. 안쪽곧은근(내직근, medial rectus)

두 눈의 안쪽곧은근은 눈확꼭지(안와첨)의 시신경구멍(시신경공)을 에워싸고 있는 공통 힘줄고리(총건륜)에서 나와 각각 대칭으로 코쪽의 눈확(안와)벽을 눈알의 수평자오선을 따라 각막가장자리(각막윤부)에서 5.5 mm 떨어져 있는 눈알에 닿으며 건(tendon)은 짧아서 3.7 mm 정도이다.

안쪽곧은근은 눈알의 모음(내전) 및 눈모음(폭주) 운동을 하는 근육이며 안근 가운데 가장 크고 가쪽곧은근보다 작용도 강하다. 눈알이 제 1 안위에 있을 때 이 근의 수축에 의해 눈알은 모음(adduction)을 하지만 올림(상전, supraduction) 상태일 때에는 더 올림시키고, 내림(하전, infraduction) 상태에 있을 때는 더 내림시키는 보조작용을 한다(그림 89).

| 그림 89 | 직근의 건(tendon) 길이 및 각막가장자리 간의 거리

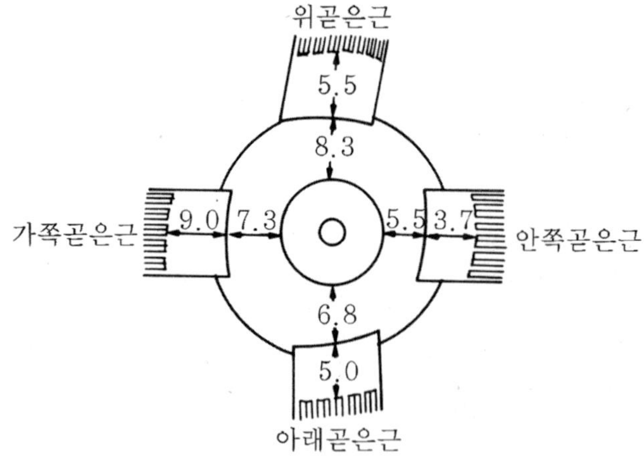

2. 가쪽곧은근(외직근, lateral rectus)

두 눈의 가쪽곧은근은 공통힘줄고리에서 나와 눈알의 수평자오선을 따라 각막가장자리에서 7.3 mm 떨어져 있는 눈알에 닿는다. 건(tendon)은 비교적 길고 얇으며 길이와 넓이는 약 9 mm이다. 눈알이 제 1 안위에 있을 때, 이 근이 수축하면 눈알은 벌림(외전, abduction)을 하지만 눈알이 올림상태에 있을 때는 더 올림하게 하고, 내림하고 있을 때는 더 내림시키는 보조작용을 한다.

3. 위곧은근(상직근, superior rectus)

공통힘줄고리에서 나와 눈확(안와)의 윗벽 가까이에서 대부분은 위눈꺼풀올림근(상안검거근)으로 덮여져 있으며, 시선에 대해 약 23° 위・바깥쪽(상외방)으로 주행하여 각막가장자리에서 약 8.3 mm 떨어진 눈알에 닿는다. 이 근이 수축할 때 눈알이 제 1 안위에 있으면 눈알은 올림과 모음을 하며, 눈알의 상극(superior pole)이 안쪽으로 회선(intorsion, 내회선)한다.

또 눈알이 중앙선에 대해 67° 모음을 하고 있으면 눈알은 주로 안쪽으로 회선하고 모음만 강하게 할 뿐이다. 그러나 실제로 이러한 상태는 관찰되지 않는다. 눈알이 수평으로 23° 벌림을 하고 있으면 눈알은 올림만 한다(그림 90).

| 그림 90 | 위곧은근의 주행과 눈알과의 관계(오른쪽 눈)

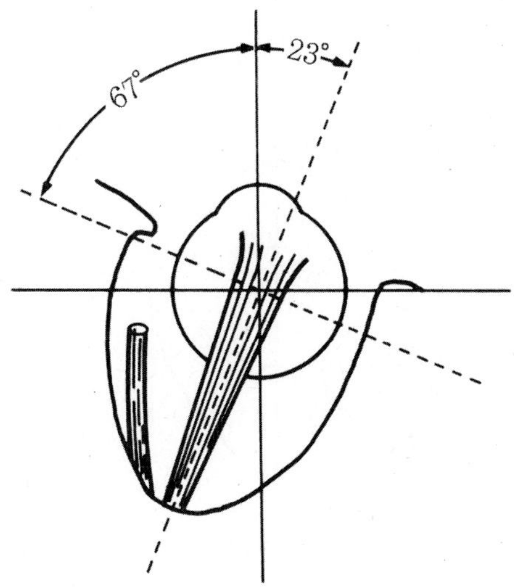

4. 아래곧은근(하직근, inferior rectus)

공통힘줄고리에서 나온 위곧은근과 평행하게 시선과 약 23°의 경사각을 갖고 눈확의 아래 벽에 가깝게 주행하여 각막가장자리에서 6.8 mm 떨어져 있는 눈알에 닿는다.

눈알이 제 1 안위에 있을 때 이 근이 수축하면 눈알은 내림과 모음을 하고, 상극(superior pole)을 바깥쪽으로 회선시키는 외회선(extorsion) 작용도 한다. 또 눈알이 수평으로 23° 벌림을 하고 있으면 눈알은 내림만 하고, 수평으로 67° 모음을 하고 있으면 주로 바깥쪽으로 회선을 일으켜 모음만 약간 강하게 한다.

5. 위빗근(상시근, superior oblique)

4개의 곧은근(직근)과 함께 공통힘줄고리에서 나와 눈확의 위・코쪽(상비방) 벽을 따라 주행하여 위·안쪽(상내방) 눈확가장자리(안와연)의 약간 안쪽에 있는 도르래(활차)를 돌면서 방향을 바꾸어 정중앙면에 대하여 약 51°의 각을 이루어 뒤・바깥쪽(후외방) 약간 아래쪽으로 방향을 바꾸어 위곧은근 아래를 교차하며 빠져나가 눈알 적도부의 뒤쪽에서 눈알에 닿는다. 도르래 이후부터는 건으로 이행하고 있어 건부(tendon)라고 한다. 눈알이 제

| 그림 91 | 위빗근의 주행과 눈알과의 관계(오른쪽 눈)

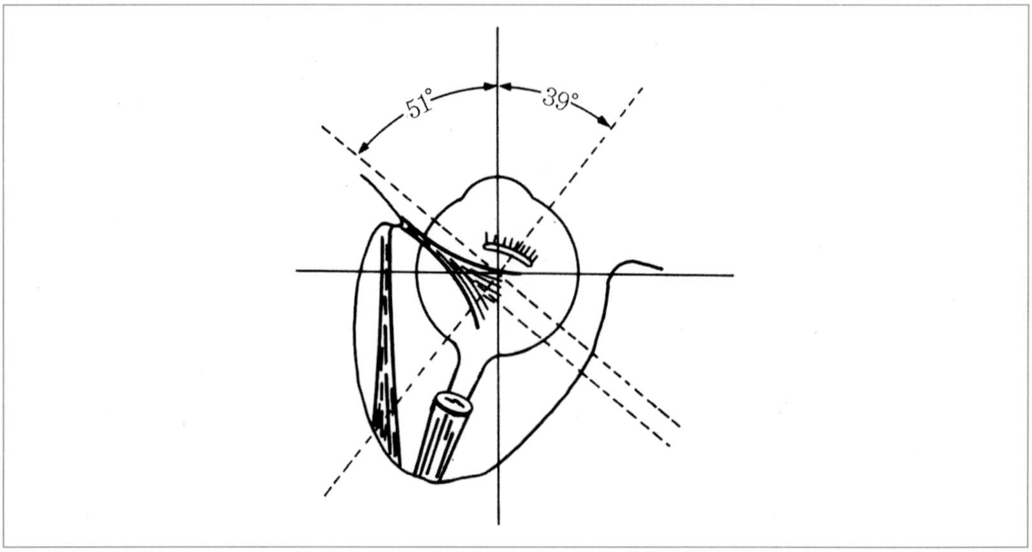

1 안위에 있을 때 이 근이 수축하면 눈알은 내림과 벌림을 하며 안쪽으로 회선(intorsion, 내회선)한다. 그러나 눈알이 약 39° 벌림을 하고 있으면 안쪽으로 회선하는 것이 주가 되어 벌림이 약간 강해진다. 눈알이 51° 모음을 하고 있을 때에는 눈알의 내림만 강하게 일어난다(그림 91).

6. 아래빗근(하사근, inferior oblique)

이 근은 다른 다섯 개의 근과는 달리 아래쪽 눈확의 안쪽 끝인 코눈물관(비루관)의 시작 부분에서 나와서 아래곧은근의 아래 부분에서 아래곧은근과 교차하며 빠져나가 위빗근의 건과 각각 평행하게 뒤쪽으로 주행하여 약간 위쪽으로 향하여 눈알의 바깥쪽에서 적도부의 뒤쪽에 닿는다.

눈알이 제 1 안위에 있을 때 이 근이 수축하면 올림과 모음을 하며 바깥쪽으로 회선한다. 그러나 눈알이 약 39° 벌림을 하고 있을 때는 바깥쪽으로 회선만 일어나고, 51° 모음을 하고 있을 때는 눈알의 올림만 강하게 일어난다.

외안근과 지배신경과의 관계는 다음과 같다.

- 위곧은근, 아래곧은근, 안쪽곧은근, 아래빗근 ·· 눈돌림신경(동안신경, 제 Ⅲ 뇌신경)
- 위빗근 ············ 도르래신경(활차신경, 제 Ⅳ 뇌신경)
- 가쪽곧은근 ············ 가돌림신경(외전신경, 제 Ⅵ 뇌신경)

| 그림 92 | 외안근의 작용 모형도(Marquez, 오른쪽 눈을 앞에서 보았을 때의 그림)

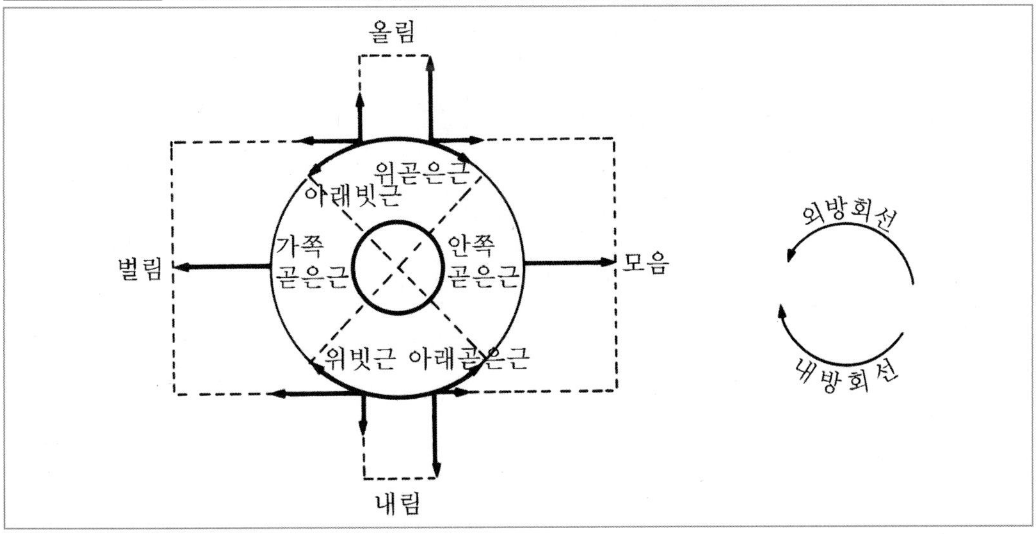

이 밖에 눈돌림신경의 상지(upper branch)는 위곧은근과 함께 위눈꺼풀올림근(상안검거근)을 지배하고, 눈돌림신경 중에서 부교감신경은 섬모체근(조절) 및 동공조임근(동공수축)을 지배한다.

7. 근막(fascia)계

외안근은 안근 근막으로 둘러싸여 있다. 이 근막은 눈알피막 또는 테논(Tenon)막과 연결하는 결합조직막으로서 안근 전체를 싸고 있다.

또 체크인대(check ligament)는 근막에서 파생된 섬유성 막으로, 근막의 바깥면에서 눈확벽을 향하여 주행하고 있다. 체크인대의 작용은 안근의 과잉작용을 제한하는 것으로 안쪽곧은근과 가쪽곧은근에 동반하는 체크인대가 가장 잘 발달되어 있다(그림 93).

| 그림 93 | 눈확 안쪽의 수평 단면에 있는 여러 조직

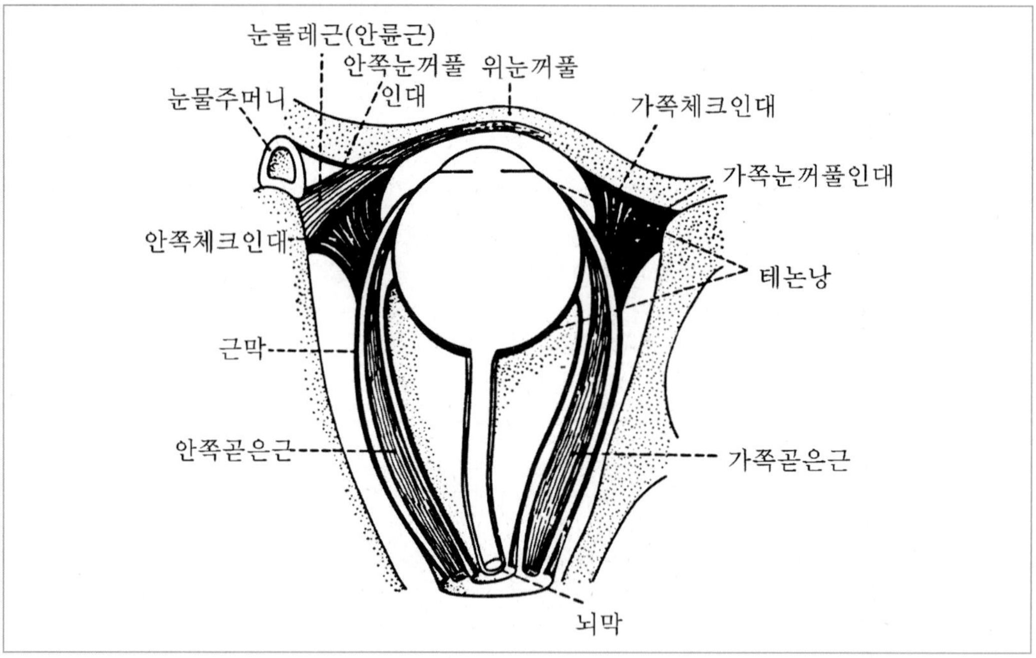

02 외안근의 지배신경

눈알운동의 종류에 따라 그 신경지배는 다르지만 그림 94에서 나타나 있는 경로로 되어 있다.

1. 눈돌림신경(동안신경, oculomotor nerve)

중간뇌(중뇌, midbrain) 수도(aquaduct)의 아래 부분에, 제 3 뇌실바닥에서 사구체(glomerulus) 위둔덕(상구, superior colliculus) 높이에 걸쳐진 V자형으로 배열된 주핵(mainnuclei)과 그 중앙에 있는 E-W핵(Edinger-Westphal nucleus)과 한 개의 펠리아핵(Perlia's nucleus)으로 되어 있다.

E-W핵은 주핵으로의 연결섬유도 되지만 이 핵의 자극으로 동공수축(축동, miosis)이 되므로 부교감신경의 동공수축핵이 되는 것과 동시에 조절핵일 수도 있을 것으로 생각되고 있다. 눈모음, 조절 및 동공수축은 근거리를 볼 때 동시에 일어나는 것임에도 불구하고

| 그림 94 | 눈알운동의 신경지배 구조

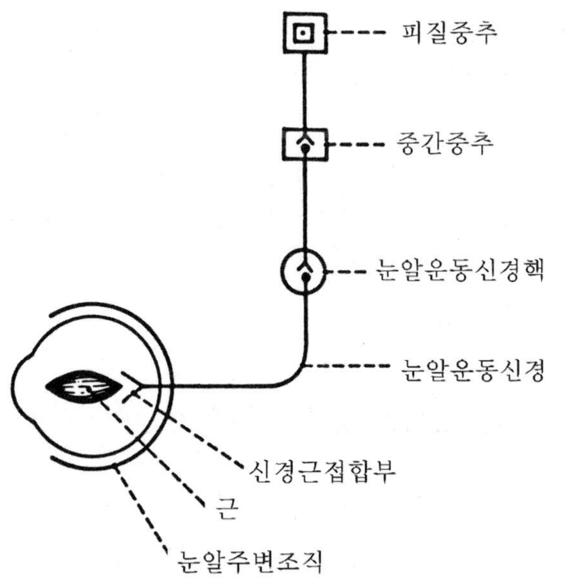

중추간의 연결은 명확하게 판명되지 않고 있다.

2. 도르래신경(활차신경, trochlear nerve)

핵은 눈돌림신경핵의 뒷부분 끝에 접하고, 사구체(corpra quadrigemina)의 위둔덕과 아래둔덕(하구, inferior colliculus) 경계 높이에서 오른쪽 눈과 왼쪽 눈에 각각 1개씩 있다.

근섬유는 중간뇌 수도의 바깥쪽으로 향하고 전수회백질(periaqueductal gray matter) 앞끝에서 반대쪽(contralateral side)으로 교차하여 후교(posterior pons)와 관자엽(측두엽, temporal lobe) 사이에서 뇌줄기(뇌간, brain stem)를 나와 연합비와 대뇌다리(대뇌각, cerebal pendunclе)를 돌아 후상돌기의 뒤쪽에서 해면정맥굴(해면동, cavernous)로 들어가 눈돌림신경의 바깥·아래쪽(외하방)을 앞질러 위눈확틈새(상안와열)를 통하여 눈확으로 들어가 윗벽에서 약간 앞·안쪽(전내방)으로 나가 위빗근에 분포한다. 그러므로 오른쪽 신경핵에서 나온 섬유는 왼쪽 위빗근으로 들어가고, 왼쪽 신경핵에서 나온 섬유는 오른쪽 위빗근으로 들어간다.

| 그림 95 | 눈돌림신경핵의 모형(Bernheimer)

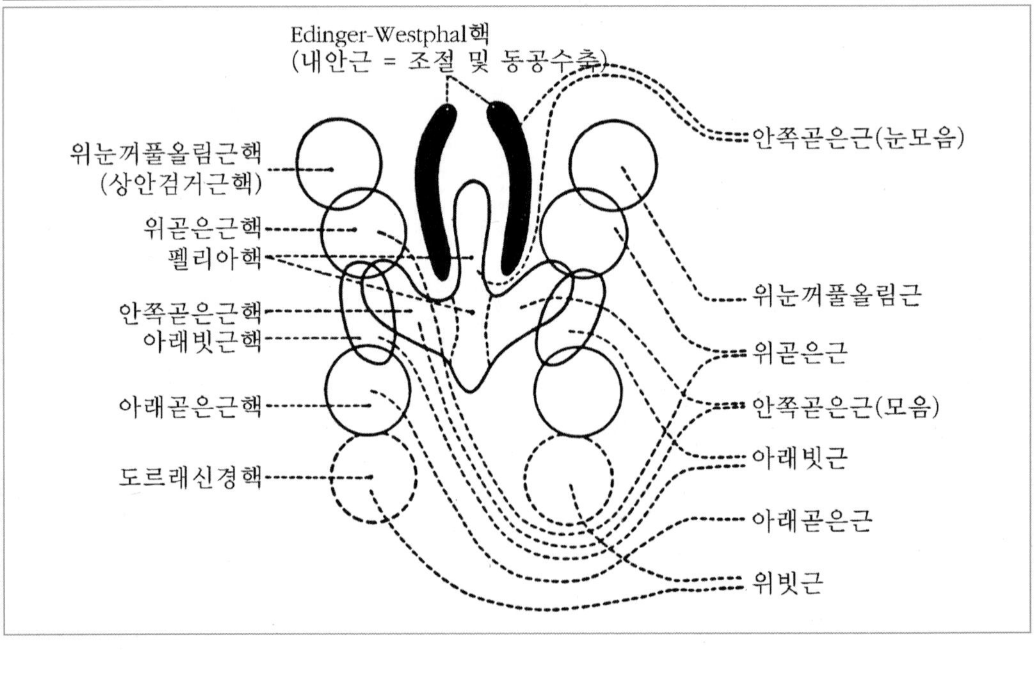

| 그림 96 | 뇌줄기부에 있는 제 3, 4, 6 및 8 신경핵과 주변의 연결로

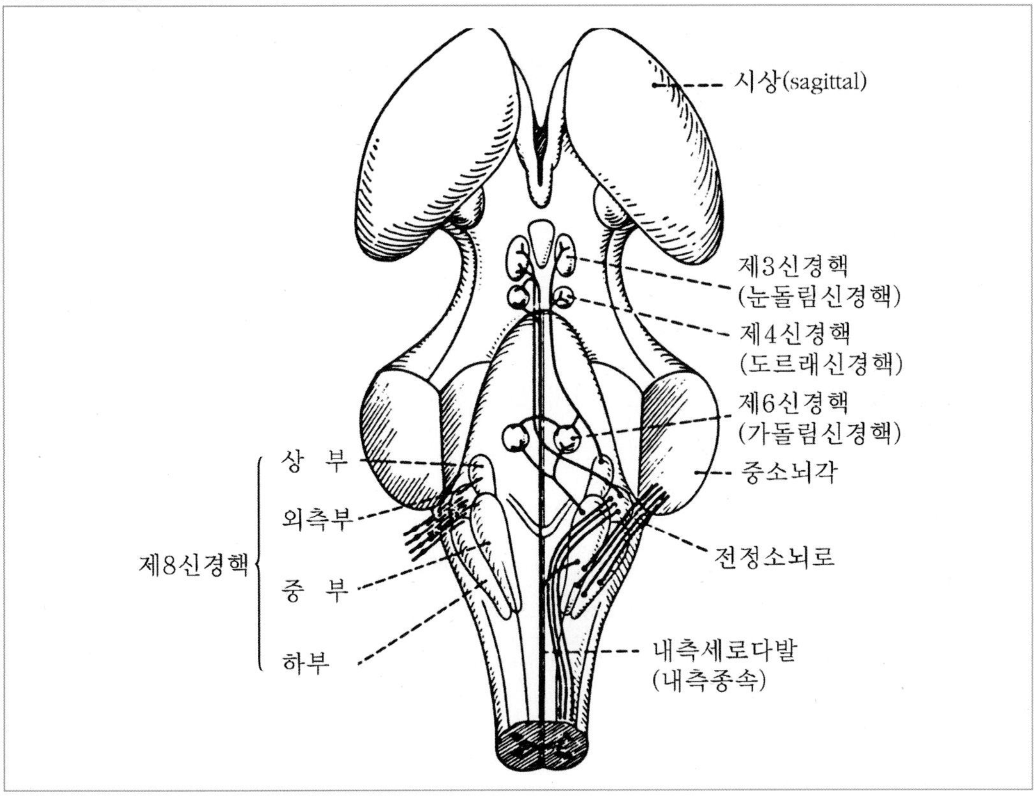

3. 가돌림신경(외전신경, abducent nerve)

핵은 제 4 뇌실바닥 중앙의 정중앙면 양쪽에 있으며 얼굴신경계고리(안면신경계고리, loops of internal genu of the facial nerve) 안에 위치하고, 얼굴신경의 섬유로 둘러싸인 핵의 중앙 옆쪽에는 내측세로다발(내측종속, medial longitudinal fasciculus)이 있다.

근섬유(root fiber)는 교부시개(tectal), 추체로(pyramidal tract)의 바깥쪽을 지나 다리뇌(뇌교, pons)와 연수 사이에서 뇌줄기를 떠나 한 개의 신경에 합해지고 교차하면서 뇌바닥(뇌저)을 길게 지나 나비뼈(접형골, sphenoid bone) 바깥쪽에서 급하게 굽어져 경뇌막을 빠져나가 속목동맥(내경동맥)의 바깥쪽에서 해면정맥굴 안으로 들어가 윗눈확(상안와)에서 눈확 안의 가쪽곧은근 내면 약간 앞을 지나 가쪽곧은근에 분포한다.

4. 대뇌 피질중추

1) 이마엽(전두엽, Frontal lobe)의 피질중추

이마엽의 제 2 전두회 후부 영역인 Brodmann의 제 8 α , β , δ 영역에 피질중추가 있다. 이마엽 중추는 우리들의 의지에 의해 눈알의 수의운동(voluntary movement) 충격을 하부 중추에 전달하지만 시각의 자극에 의한 충격은 전달하지 않는다. 이곳에서의 신경섬유는 추체로와 함께 속섬유막(내포, internal capsule)을 통해 기저핵 사이를 지나 뇌줄기에 들어간다.

중간뇌에서는 추체로를 멀리 교차하여 안뜰신경핵(전정신경핵, vestibular nucleus)에 도달한다. 여기에서 나온 섬유는 다리뇌(pons)에 있는 수평운동의 중간중추에 닿는다. 이 중추는 가돌림신경핵 가까이에 있다고 생각되며, 같은쪽 가돌림신경핵 및 반대쪽 안쪽곧은근핵이 중간중추로부터의 자극을 내측세로다발(fasciculus)에 개입시켜 받아들인다.

내측세로다발은 눈알과 머리, 목, 전신운동과의 조정을 담당하며 이에 의해 눈알의 수의운동, 안근이 긴장하는 자세반사가 작용하게 된다.

| 그림 97 | 시운동 중추와 연결로

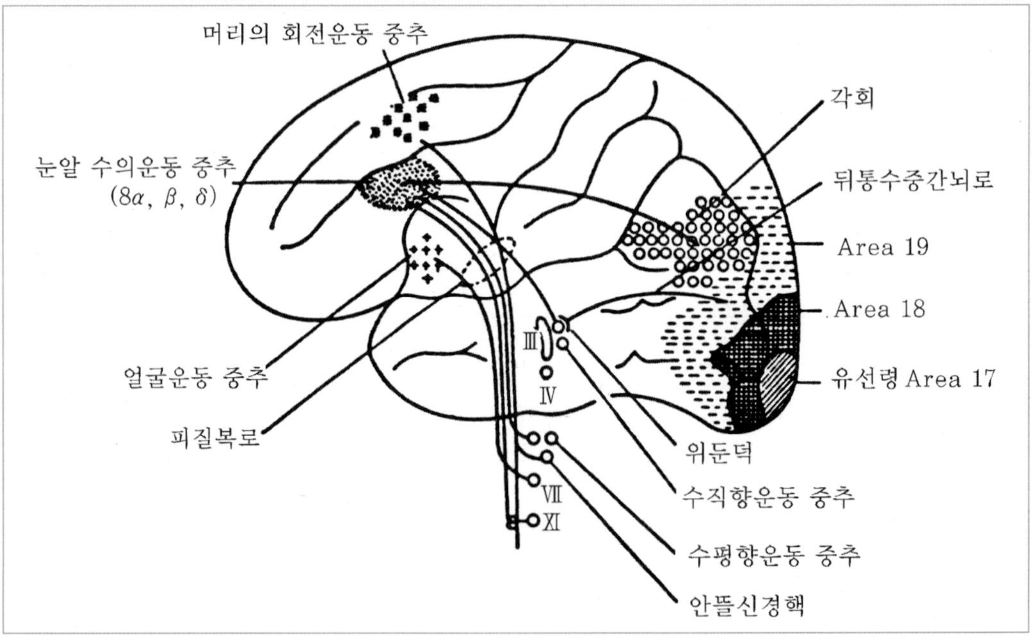

2) 뒤통수엽(후두엽, occipital lobe)의 피질중추

뒤통수엽(occipital lobe)에도 눈알운동의 중질중추가 있다는 것이 알려져 있는데 Foerster에 의하면 제 19 영역에 있다고 한다.

뒤통수엽의 눈알운동 중추는 뒤통수엽의 시각기능과 밀접한 관계가 있다. 운동하고 있는 물체를 눈으로 따라 움직이는 운동(추종운동), 시야의 주변에 있는 물체를 망막 중심오목에 포착하려고 하는 운동(수의 주시운동), 눈모음 운동, 융합 운동 등의 시각적 운동과 밀접한 관계가 있는 눈알운동을 담당하고 있다.

03 눈알운동의 생리

1. 눈알의 변위운동

눈알피막으로 싸여 있는 눈알은 눈확지방으로 둘러싸여 4개 곧은근(직근)의 긴장에 의해 유지되고 있다. 4개의 직근이 눈알을 뒤쪽으로 당기는 힘은 2개의 빗근(사근)이 눈알을 앞쪽으로 당기는 힘과 길항된다. 이 때문에 눈알은 그 위치에서 평형을 유지하므로 변위(displacement)는 사실상 일어나지 않는다고 생각해도 무방하다.

2. 눈알의 좌표계와 안위

눈알운동은 본질적으로는 눈알의 회전운동이다. 이 회전운동은 눈알 내의 한 점인 회선점을 중심으로 행해진다. 회선점은 정시안에서는 대략 각막정점보다 뒤쪽 약 13.5~14 mm에 있다. 눈이 직전방을 주시하고 있는 위치에서 회선점을 포함한 앞이마평행면을 생각한다면 이 면은 대개 눈의 적도면과 일치한다. 이것을 리스팅면(Listing plane)이라 한다.

그림 98에서 리스팅면의 회선점을 통한 수평축(X축) 및 그것에 직교하는 수직축(Z축)을 설정하고, 회선점을 통하여 이 면에 수직인 전후축(Y축)을 생각해 보면 하나의 눈알에 대한 직각좌표계로 나타낼 수 있는데 이것을 휘크(Fick)좌표계라 한다.

머리를 수직으로 유지하고 두 눈의 시선이 직전방을 향하고 있을 때, 두 눈의 시선은 평행하는 동시에 두 눈의 각막 자오선도 똑바로 수직으로 평행하고 있다. 이와 같이 직전방을 향하는 눈알의 위치를 제 1 안위라고 한다. 눈알은 휘크좌표계의 세 축(X, Y, Z축)을 도는 회전운동을 할 수 있으며 리스팅면에 있는 수직축(Z축) 및 수평축(X축)의 회전운동을 눈알의 주운동이라고 한다. 그리고 이러한 눈알의 위치, 즉 시선이 위・아래쪽 또는 오른쪽・왼쪽으로 향하고 있는 위치를 제 2 안위라고 한다.

또 제 1 안위로부터 비스듬한 방향, 예를 들면 오른쪽・위쪽 방향으로 눈알운동을 할 수 있는데 이와 같이 눈알의 시선이 비스듬한 위치를 제 3 안위라고 한다.

| 그림 98 | 눈알과 좌표도

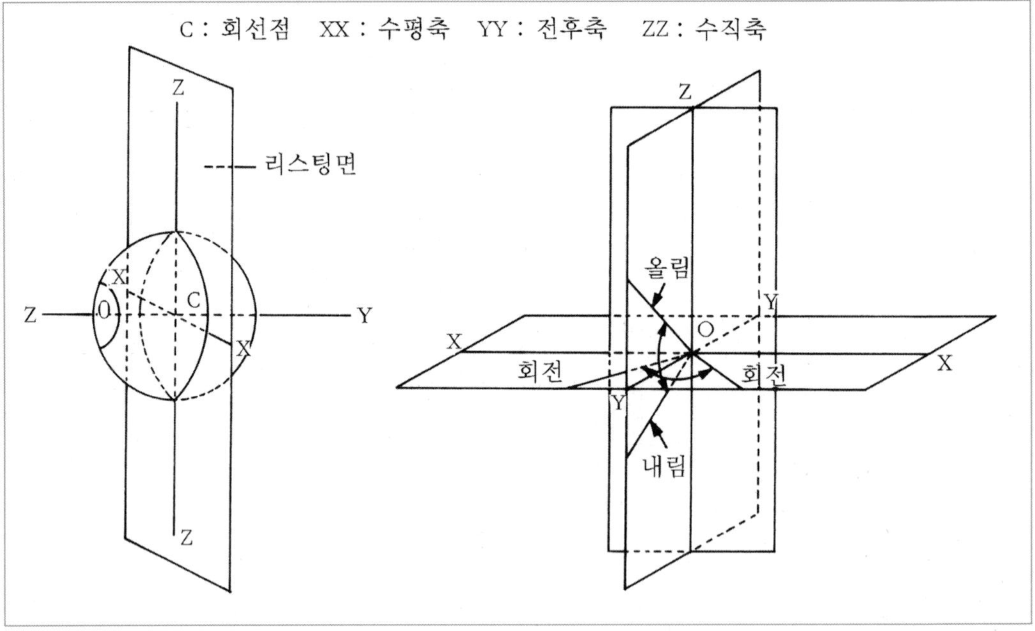

04 외안근의 작용

1. 외안근의 작용 기구

안근은 공통힘줄고리에서 눈알을 향해 나와서 각막가장자리에서 일정한 거리를 두고 공막에 닿아 눈알면에 접촉하고 있다. 회전운동을 일으키는 외안근의 작용은 그 근(muscle) 또는 건(tendon)이 눈알과 처음으로 접촉하는 점의 접선 방향으로 작용하는 힘으로 간주된다.

이 점을 정접점이라 하며 근의 생리적 부착점으로 작용한다. 정접점에서 근의 실제 해부학적 부착점에 이르기까지의 거리를 접촉호라 하는데 안근이 실제로 눈알에 접촉하고 있는 거리이다(그림 99).

외안근의 수축으로 눈알이 회전함에 따라 그 근의 생리적 부착점은 연속적으로 변하기 때문에 접촉호의 길이도 연속적으로 변한다. 근이 가장 이완되어 있을 때에는 접촉호가 가장 길고, 근이 가장 긴장하고 있을 때의 접촉호는 가장 짧다.

| 그림 99 | 안근의 접촉호

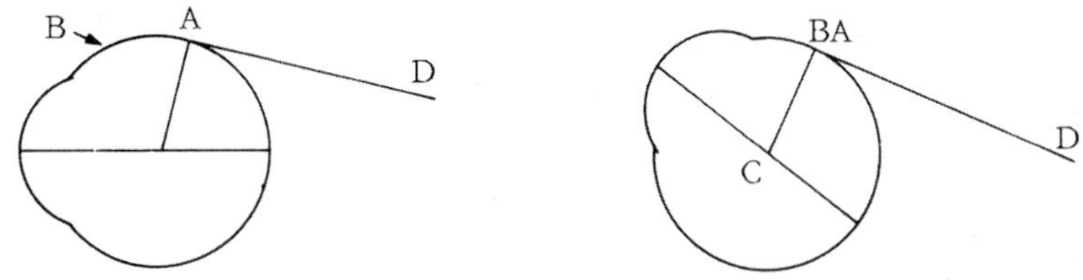

A : 생리적 부착점　　B : 해부학적 부착점　　AB : 접촉호

2. 제 1 안위에서의 주작용

제 1 안위에서의 주작용은 표 5 및 그림 92에 나타나 있다.

| 표 5 | 제 1 안위에서의 외안근의 작용

외안근	주작용	보조작용
안쪽곧은근(내직근)	모음(내전)	
가쪽곧은근(외직근)	벌림(외전)	
위곧은근(상직근)	올림(상전)	모음, 내회선
아래곧은근(하직근)	내림(하전)	모음, 외회선
위빗근(상사근)	내회선	내림, 벌림
아래빗근(하사근)	외회선	올림, 벌림

1) 안쪽곧은근과 가쪽곧은근

눈알이 제 2 수평안위에 있을 때에도 안쪽곧은근과 가쪽곧은근의 작용방향에는 변화가 없고 다만 제 2 수평안위에 의한 두 근의 접촉호 길이에 따라 근의 작용력에 각각 증감을 생기게 할 뿐이다.

2) 위곧은근과 아래곧은근

제 2 안위에서의 위곧은근 작용을 생각해 본다면, 위곧은근의 근면은 제 1 안위에 있는 시선(전후축)과 23°의 각을 이루고 있다. 제 1 안위에서 위곧은근이 수축하면 그림 100의 a처럼 눈알은 BC 주위에서 회전한다. 그때 각막의 정점 A는 BC에서 아래로 내린 수직선을 반경으로 BC 축의 주위에 회전원을 그린다. 즉, A의 위치는 올림(supraduction)하는 동시에 모음(abduction)을 하고, 내회선(intorsion)이 일어나는 것이다.

그러나 눈알이 23° 벌림을 할 때에는 b와 같이 눈알의 전후축 AP는 근면 RR과 일치하고 회전축 BC는 눈알의 수평면 HH와 일치하므로 위곧은근의 작용은 올림만 하게 된다.

또한 눈알이 모음을 하면 위곧은근의 올림작용은 감소되고 모음 및 내회선이 점점 증가하게 되며, 67° 모음을 할 때에는 그림 c와 같이 눈알의 전후축 AP는 근면 RR과 수직이 되고 위곧은근의 회전축 BC는 전후축과 일치되어 위곧은근은 내회선만 일어나게 된다. 아래곧은근도 마찬가지이다.

| 그림 100 | 제 2 안위에서 위곧은근의 작용

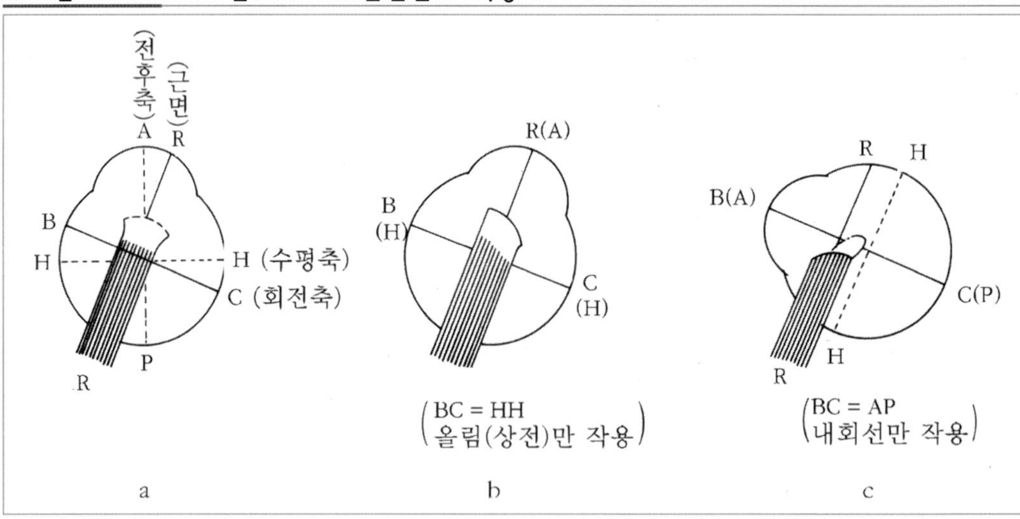

3) 위빗근과 아래빗근

위빗근의 근면은 제 1 안위에서는 전후축 AP와 51°의 각을 이루고 있으므로 제 1 안위에서 위빗근이 수축하면 그림 101의 a처럼 DE축의 주위를 회전하여 각막정점 A는 DE에서 아래로 내린 수직선을 반경으로 하는 원을 그린다. 즉, A의 위치는 내림 (infraduction)을 하는 동시에 벌림(abductuion)을 하고 내회선한다.

또 눈알이 51° 모음을 하고 있을 때(그림 b) 근면은 눈알의 전후축과 일치하여 위빗근의 작용은 내림만 하게 된다. 그러나 눈알이 벌림을 하면 내림작용은 점점 감소하고, 벌림 및 내회선이 점점 증가하여 39° 벌림을 하게 되면(그림 c) 내회선만 하게 된다. 아래빗근에서도 마찬가지이다.

| 그림 101 | 제 2 안위에서 위빗근의 작용

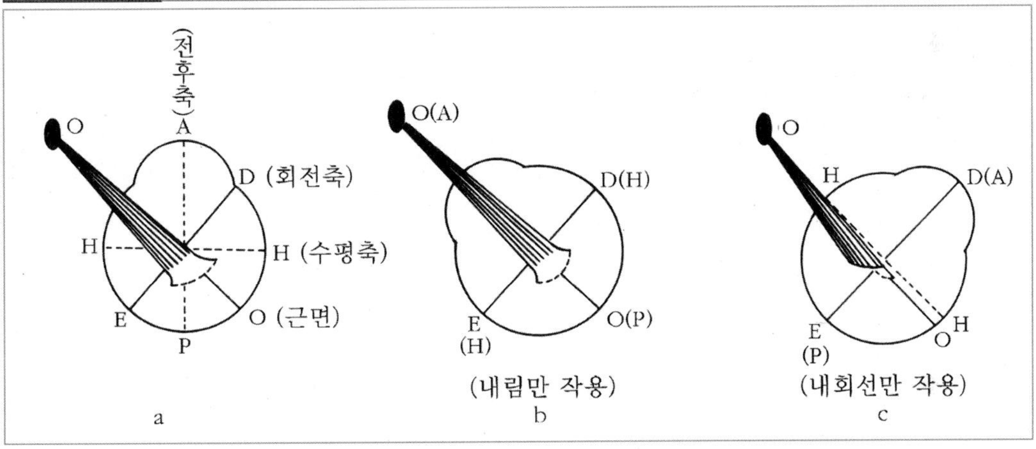

수직운동근(위 · 아래곧은근과 위 · 아래빗근)의 주작용과 보조작용이 눈알의 위치에 따라 변하는 상황을 표로 만들면 표 6과 같으며 다음과 같이 결론지을 수 있다.

- 모든 수직운동근은 동시에 회선근이다. 회선 요소가 최대인 안위에서는 올림 또는 내림 요소가 가장 약하다.
- 상부근(위곧은근과 위빗근)은 내회선근이며 하부근(아래곧은근과 아래빗근)은 외회선근이다.
- 주된 수직운동근은 눈알의 벌림 위치에서는 위 · 아래곧은근(상 · 하직근)이며, 눈알의 모음 위치에서는 위 · 아래빗근(상 · 하사근)이다.

| 표 6 | 수직운동근의 주작용과 보조작용의 안위 위치에 따른 변화

외안근	제 1 안위에서의 주작용		제 1 안위에서의 보조작용	
위곧은근	올림	벌림과 함께 강해지고 모음과 함께 약해진다.	모음과 내회선	모음과 함께 강해지고 벌림과 함께 약해진다.
아래곧은근	내림		모음과 외회선	
위빗근	내회선		벌림과 내림	
아래빗근	외회선		벌림과 올림	

- 주된 회선운동근은 눈알의 벌림 위치에서는 위·아래빗근이며, 모음 위치에서는 위·아래곧은근이다.
- 수직운동근은 약간의 측방 회전요소를 갖고 있으며, 위·아래곧은근은 모음근, 위·아래빗근은 벌림근이다.

3. 외안근의 공동작용과 길항작용

외안근에는 각각 일정한 방향으로 움직이는 주작용이 있으며 안쪽곧은근과 가쪽곧은근을 제외한 수직운동근에는 주작용에 따르는 보조작용이 있다. 제 1 안위에서 위곧은근과 아래곧은근의 주작용은 각각 올림과 내림이지만 보조작용으로는 모음과 내회선, 외회선이 있다. 또 위빗근과 아래빗근의 주작용은 내회선과 외회선이지만 보조작용은 벌림과 내림 및 올림이 있다. 이와 같은 주작용과 보조작용은 눈알의 위치에 따라 그 주종관계가 달라진다.

이러한 관계 때문에 어떤 방향으로 눈알의 향운동이 일어날 경우, 그 방향으로 움직이는 주작용을 갖는 근이 주도적인 작용을 하면서 같은 방향으로 움직이는 보조작용이 있는 여러 근이 공동으로 움직여 눈알의 향운동을 보조하게 되는 것이다.

이러한 주작용근과 보조작용근은 하나의 공동운동근이기 때문에 공동으로 움직인다. 같은 목적에 따라 움직이는 여러 근육을 총칭해서 작용근(agonist), 보조근을 공동근(synergist, 협동근)이라 한다. 또한 주된 역할을 하는 근의 작용방향과 상반되는 주작용을 하는 근과 이러한 근과 함께 상반되는 보조작용을 하는 근들이 있다. 이와 같은 상반되는 작용근을 길항근(antagonist, 대항근)이라 한다.

이와 같이 눈알운동은 한 개 안근의 단독작용에 의한 것이 아니라 두 개 또는 그 이상의 안근이 공동작용을 하게 되며, 이러한 공동근의 작용간에는 정교한 조화작용이 있다. 또한, 눈알에서의 회전력은 2개 또는 그 이상의 힘의 합성력임을 알 수 있다.

공동근이 능동적인 수축을 하는 동시에 상반신경지배의 법칙(Sherrington's law)에 따라 길항근에는 긴장((tonus)의 감퇴가 일어난다. 이와같이 길항근은 눈알운동에 안정적이고 제동적인 작용을 한다. 즉, 길항근은 수축근의 과잉작용(overaction)을 방지함과 동시에 순간적으로 일어나는 시선의 정지를 할 수 있도록 도와준다.

제 1 안위에서의 눈알운동에서 외안근의 공동 및 길항은 표 7~표 10과 같다(그림 92의 외안근의 작용근 모형도를 보면 공동근 및 길항근을 쉽게 이해할 수 있다).

| 참고 |

공동근은 두눈 운동에서도 사용된다. 두 눈이 눈모음운동(폭주운동)을 할 때에는 두 눈의 안쪽곧은근이 공동으로 눈모음을 하기 때문에 공동근이 되고, 두 눈이 오른쪽을 주시할 때에는 오른쪽 눈의 가쪽곧은근과 왼쪽 눈의 안쪽곧은근이 공동근이 된다. 이때의 두 근을 공동근(Yoke muscle)이라 한다.

| 표 7 | 주요운동에서 안근의 공동 및 길항 관계

방 향	공 동	길 항
모음	**안쪽곧은근** 위곧은근 아래곧은근	가쪽곧은근 위빗근 아래빗근
벌림	**가쪽곧은근** 위빗근 아래빗근	안쪽곧은근 위곧은근 아래곧은근
올림	**위곧은근** 아래빗근	아래곧은근 위빗근
내림	**아래곧은근** 위빗근	위곧은근 아래빗근

| 표 8 | 안근의 공동 및 길항 관계

외안근	공 동	길 항
안쪽곧은근	위곧은근 아래곧은근	**가쪽곧은근** 위빗근 아래빗근
가쪽곧은근	위빗근 아래빗근	**안쪽곧은근** 위곧은근 아래곧은근
위곧은근	아래빗근 안쪽곧은근	**아래곧은근** 위빗근
아래곧은근	위빗근 안쪽곧은근	**위곧은근** 아래빗근
위빗근	아래곧은근 가쪽곧은근	**아래빗근** 위곧은근
아래빗근	위곧은근 가쪽곧은근	**위빗근** 아래곧은근

| 표 9 | 사방향 운동에서 안근의 공동 및 길항관계(제 1 안위에서)

방 향	공 동	길 항
위 · 벌림	가쪽곧은근 **위곧은근** 아래빗근	안쪽곧은근 아래곧은근 위빗근
위 · 모음	안쪽곧은근 위곧은근 **아래빗근**	가쪽곧은근 아래곧은근 위빗근
아래 · 벌림	가쪽곧은근 **아래곧은근** 위빗근	안쪽곧은근 위곧은근 아래빗근
아래 · 모음	안쪽곧은근 아래곧은근 **위빗근**	가쪽곧은근 위곧은근 아래빗근

| 표 10 | 회선운동에서의 공동관계

방 향	공 동
내회선	위쪽 수직근 — 위곧은근 위빗근
외회선	아래쪽 수직근 — 아래곧은근 아래빗근

05 두눈 운동

일상생활에서 눈알운동은 항상 두 눈에서 동시에 행해지는 두 눈의 공동운동이다. 일반적으로 두눈 운동은 오른쪽 눈과 왼쪽 눈에서 같으며 동시에 대칭적으로 행해진다. 즉, 두 눈에 전달되는 운동의 신경충격은 같다. 이것은 '눈알운동에서는 두 눈에 부여된 운동충격은 항상 같은 강도, 같은 효과이다'라는 헤링의 법칙(Hering's law)에서 알 수 있다.

| 참고 |

헤링의 법칙은 두 눈에 같은 강도의 충격(impulse)이 부여되는 것을 설명하고 있으며, 그 결과로 일어나는 두 눈의 운동이 같은 정도로 일어날 것인가, 또는 같은 속도를 갖고 행해질 것인가 하는 것까지는 설명하고 있지 않다.

1. 수의(voluntary) 눈알운동

1) 동향운동(version)

두 눈의 공동운동에서 두 눈의 주시선은 평행으로 이동하며 운동의 방향, 운동량, 속도 등은 같다. 그림 102는 두 눈의 공동관계를 나타낸 것이다. 두 눈에서 각각의 작용을 함께 하는 근을 공동근(공액근, Yoke muscle)이라 한다. 즉, 오른쪽 눈의 가쪽곧은근과 왼쪽 눈의 안쪽곧은근은 공동근이다.

| 그림 102 | 두 눈 공동운동에서 외안근의 공동관계(앞쪽에서 본 그림)

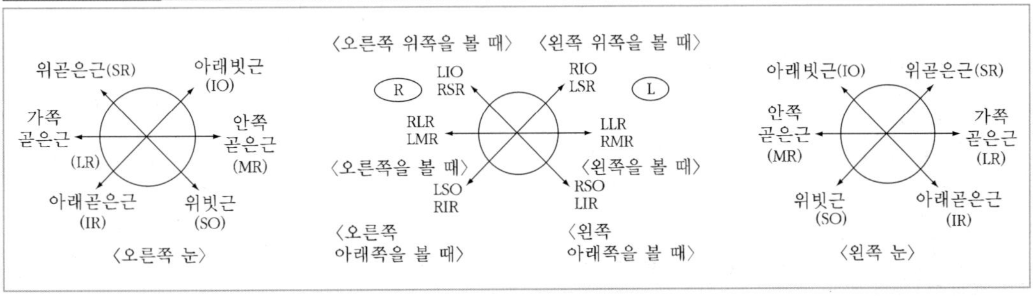

이와 같은 두 눈의 평행운동은 각 눈에서 외안근 상호간의 공동운동 뿐아니라 두 눈의 운동성도 단일 중추신경 지배하에 있어서 두 눈이 하나로 움직여 조정되고 있는 것이다(그림 103). 표 11은 각 방향으로 두 눈이 공동운동을 할 때의 주요 공동근을 나타낸 것이다.

| 그림 103 | 주시방향에 따른 주된 안근의 작용

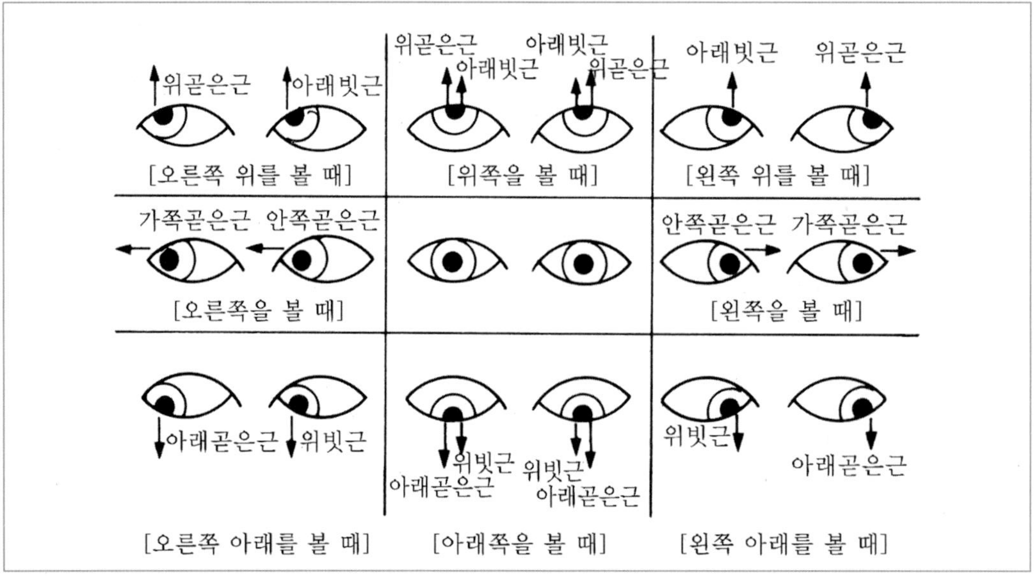

| 표 11 | 두 눈 운동에서의 공동근

수평 운동	오른쪽을 볼 때	R : 가쪽곧은근 L : 안쪽곧은근
	왼쪽을 볼 때	R : 안쪽곧은근 L : 가쪽곧은근
수직 운동	위쪽을 볼 때	R : 위곧은근 및 아래빗근 L : 위곧은근 및 아래빗근
	아래쪽을 볼 때	R : 아래곧은근 및 위빗근 L : 아래곧은근 및 위빗근
사방향 운동	오른쪽 위를 볼 때	R : 가쪽곧은근 및 **위곧은근**, 아래빗근 L : 안쪽곧은근 및 **아래빗근**, 위곧은근
	왼쪽 위를 볼 때	R : 안쪽곧은근 및 **아래빗근**, 위곧은근 L : 가쪽곧은근 및 **위곧은근**, 아래빗근
	오른쪽 아래를 볼 때	R : 가쪽곧은근 및 **아래곧은근**, 위빗근 L : 안쪽곧은근 및 **위빗근**, 아래곧은근
	왼쪽 아래를 볼 때	R : 안쪽곧은근 및 **위빗근**, 아래곧은근 L : 가쪽곧은근 및 **아래곧은근**, 위빗근

2) 이향운동(vergence)

이 운동에는 눈모음(convergence)과 눈벌림(개산, divergence)이 있다. 두 눈의 눈모음근(폭주근)은 안쪽곧은근이고, 눈벌림근은 가쪽곧은근이다.

2. 불수의(involuntary) 눈알운동

불수의 운동은 반사운동이라고도 한다. 실제의 눈알운동은 수의운동과 반사운동의 밀접한 결합으로 이루어져 있으며 이 두 가지 기전(mechanism)이 동시에 조화적으로 움직여 원활한 눈알운동을 가능하게 한다.

반사성 눈알운동은 정신시적반사(시각이 개입되어 일어나는 반사)와 자세반사(posture reflex) 또는 체위반사(자세나 체위의 변화로부터 일어나는 반사)가 있다.

정신시적반사는 불수의적으로 수행되지만 그 과정 중에 의식되기 때문에 대뇌피질이 개입되므로 순수한 반사는 아니며 반반사(half-reflex)라고 할 수 있다.

자세반사 또는 체위반사는 의식의 개입을 필요로 하지 않고 겉질아래(피질하, subcortex) 즉, 뇌줄기(뇌간, brainstem)에 있는 반사중추를 통해 일어나는 기능으로 본래 의미의 반사이다.

반사성 눈알운동(불수의성 눈알운동)은 다음과 같이 구별된다.

1) 정신시적 반사

(1) 주시반사

어떤 한 물체의 영상이 중심오목에 비교적 가까운 망막에 결상해서 그것이 의식되었다면 두 눈은 반사적으로 운동해서 그 영상을 중심오목에 맺히게 하고, 그 영상이 일단 중심오목에 포착되면 중심오목에 머무르는 동안 반사적으로 조정운동이 일어난다. 이것이 주시반사이다.

망막중심오목으로 한 목표를 주시하고 있을 때 시선은 정지하고 있는 것처럼 보이지만 실제로는 무의식적으로 끊임없이 매우 조금씩 움직이고 있다. 이 미세한 움직임을 주시미동이라 한다. 주시미동(fixation fluctuation)은 망막의 피로를 덜기 위해서 또는 맥박, 호흡, 신체나 머리부의 불안정 때문에 일어나는 머리부 미세움직임의 교정을 위해서 일어난다.

(2) 융합 반사

융합은 정위운동을 하는 두 눈의 망막 인상을 겹쳐서 하나의 시적 인상으로 하는 것이다. 이러한 두 눈 망막 상의 융합을 위하여 행하여지는 정위반사운동을 융합반사라고 한다.

결국 양안시를 얻기 위하여 두 눈으로 주시하는 행위이다. 이러한 오른쪽과 왼쪽 눈 망막 상의 융합을 위하여 눈알운동을 일으키는 것을 의지로써 제어하는 것은 불가능하다.

2) 자세반사 및 체위반사

신체를 비스듬하게 하거나 몸을 수직으로 하고 머리를 기울여 비스듬하게 하면 필연적으로 눈알의 위치에도 변화가 일어나지만, 두 눈은 망막의 수직자오선을 가능한한 수직으로 유지하려고 경사와 반대 방향으로 회선을 일으킨다. 이러한 조정운동은 무의식적으로 행해진다(그림 104).

| 그림 104 | 머리의 경사와 회전운동

(머리를 오른쪽으로 기울이면 오른쪽 눈에서는 내회선, 왼쪽 눈에서는 외회선이 일어난다)

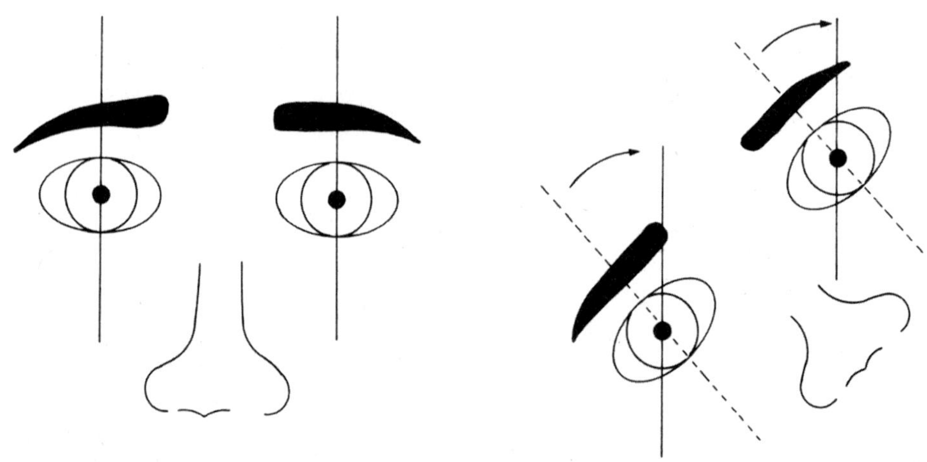

Chapter 5 <<<

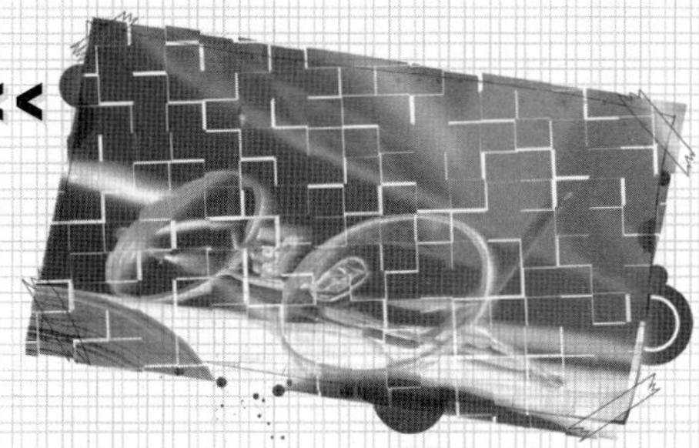

눈알운동 검사

1. 안근마비

1) 안근마비

안근마비가 생기면 두 눈 시선의 편위와 함께 공동운동 장애가 일어나는데 눈알(안구)의 편위는 불규칙하고 사시각은 시선 방향에 따라 달라진다. 이러한 편위를 비공동성사시(incomitant strabismus)라고 하며, 비공동성사시에는 안근마비(마비성 사시, paralytic strabismus)와 안근의 과잉작용(over-action)에 의한 경련성사시(spastic stabismus)가 있다.

공동성사시(comitant strabismus)는 양안시 운동 중추기구의 결함으로 인하여 그것에 관여하는 지각 자극의 통제가 되지 않아서, 대뇌는 양안시 운동을 통제 제어하는 명령을 하지만 말초운동 장치의 결함으로 명령을 수행할 수 없다. 반면에 비공동성사시(특히, 안근마비)는 말초핵, 지배신경 또는 외안근 자체의 결함으로 생긴다.

안근마비 때에는 하나의 근(muscle) 또는 몇 개의 근이 단순하게 마비되는 것이 아니라 길항근(antagonist)의 경련을 수반하는 경우도 있다.

오른쪽 눈의 가쪽곧은근(외직근) 마비를 예로 들어 생각해 보자(그림 105).

① 같은쪽 눈 길항근의 과잉작용이 보여진다.

② 동시에 같은쪽 눈 공동근(synergist)의 대상성(compensation) 과잉작용이 있다.

| 그림 105 | 오른쪽 눈 가쪽곧은근 마비 때 두 눈의 공동근 및 길항근의 2차적 변화

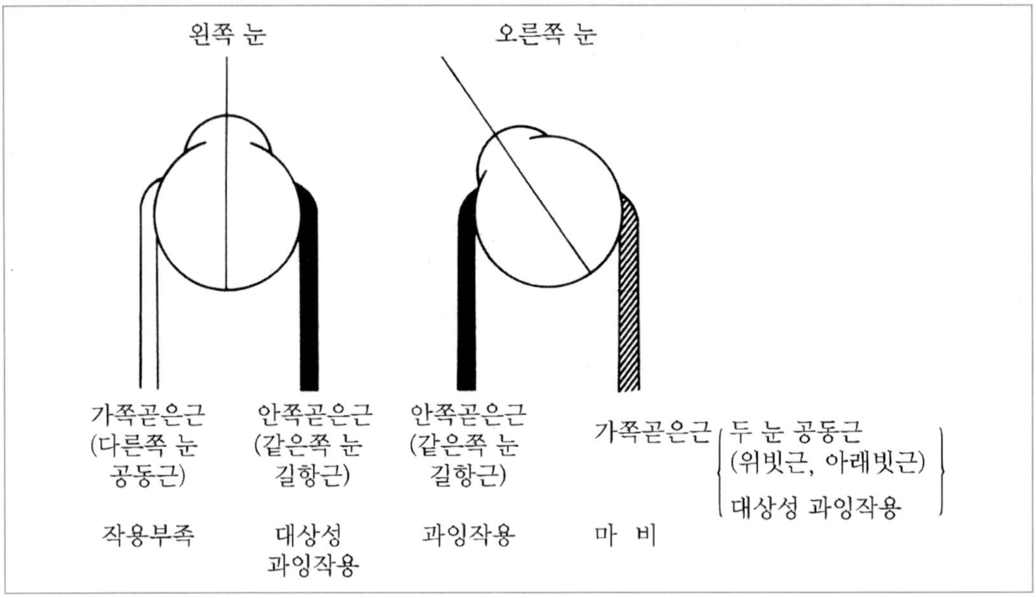

이것은 마비근의 작용부족을 보완하려는 것이다. 즉, 가쪽곧은근 마비 때에는 벌림(외전)근인 두 빗근(사근)의 과잉작용이 일어난다.

③ 두 눈에는 같은 강도의 신경 충격이 가해지며(Hering의 법칙), 마비근을 작용시키기 위해서는 더 큰 충격이 필요하게 된다. 여기서 그 필요한 충격이 다른 눈의 공동근에도 가해지기 때문에 왼쪽 눈 안쪽곧은근(내직근)의 과잉작용이 일어나게 된다.

④ 그 결과 다른쪽 눈의 길항근에는 억제작용이 일어난다. 즉, 다른 쪽 눈 가쪽곧은근의 작용 부족을 일으키게 되는 것이다.

그 외에 마비근을 습관적으로 주시안으로 사용할 경우에는 다른쪽 눈 공동근의 연축(자극을 받은 근육이 흥분하여 불수의적으로 수축. spasm)에 의해 정위안의 편위(deviation)가 습관적으로 일어난다. 이러한 2차적 요소가 확실하게 나타나거나 마비가 가벼우면 초기에는 마비성 사시이지만 경련성 사시의 특성이 나타난다. 특히 수축근이 항상 그 상태를 유지하거나 또는 몇 개의 근이 변하는 경우에는 처음에는 비공동성사시인 것이라도 공동성사시의 상태에 이르게 된다.

2) 안근마비의 타각적 증상

(1) 눈알 편위

한쪽 눈의 안근에 마비가 일어나면 눈알이 편위되지만, 안쪽곧은근이나 가쪽곧은근의 가벼운 마비인 경우에는 두 눈의 융합 작용에 의해서 편위가 현성(manifest)으로 나타나지 않을 수도 있다. 그러나 수직근(상·하 곧은근과 상·하 빗근)의 마비 때에는 융합력이 약하기 때문에 편위가 확실하게 나타나기 쉽다.

정위안으로 주시할 때 마비안의 시선 편위를 제 1 편위(primary deviation)라 하며 그 때의 사시각을 제 1 사시각이라 한다. 마비안으로 주시할 때 정위안의 시선 편위를 제 2 편위(secondary deviation)라 하고 그 각도를 제 2 편위각이라 한다. 안근마비가 있을 때의 제 1 편위와 제 2 편위가 나타나는 방향은 표 12와 같다.

| 표 12 | 마비안과 눈알 편위

편위 / 마비안	제 1 편위(정위안 주시) (같은쪽 눈 길항근의 작용방향으로 눈알 편위)	제 2 편위(마비안 주시) (다른쪽 눈 공동근의 작용방향으로 눈알 편위)
가쪽곧은근	안쪽(내방)	안쪽(내방)
안쪽곧은근	바깥쪽(외방)	바깥쪽(외방)
위곧은근	아래·바깥쪽(하외방)	위·바깥쪽(상외방)
아래곧은근	위·바깥쪽(상외방)	아래·바깥쪽(하외방)
위빗근	위·안쪽(상내방)	아래·안쪽(하내방)
아래빗근	아래·안쪽(하내방)	위·안쪽(상내방)

최근에 마비가 생겼다면, 항상 제 2 편위가 제 1 편위 보다 크다(그림 106). 이것은 마비안의 시선을 주시 목표로 향하게 하므로 보통과 다른 신경 충격이 마비근에 요구되어 Hering의 법칙에 따라 건강한 눈에도 강한 신경 충격이 전달되기 때문이다. 보통은 정상인 눈(비마비안)으로 주시하지만 마비안이 우위안이거나 건강한 눈의 시력이 현저하게 나쁠 경우에는 마비안이 주시에 사용되는 경우가 있다.

마비 때 시선의 편위는 눈알운동을 할 때 더욱 확실해진다. 피검자의 눈앞에 주시 목표를 두고 정상인 눈으로 주시시키면, 마비안의 마비근 작용방향으로 주시 목표를 움직일 때 마비안의 편위가 더욱 더 명확해진다. 그러나 마비안으로 주시할 때는 마비안의 마비근

| 그림 106 | 제 1 편위와 제 2 편위 : 오른쪽 눈 가쪽곧은근 마비

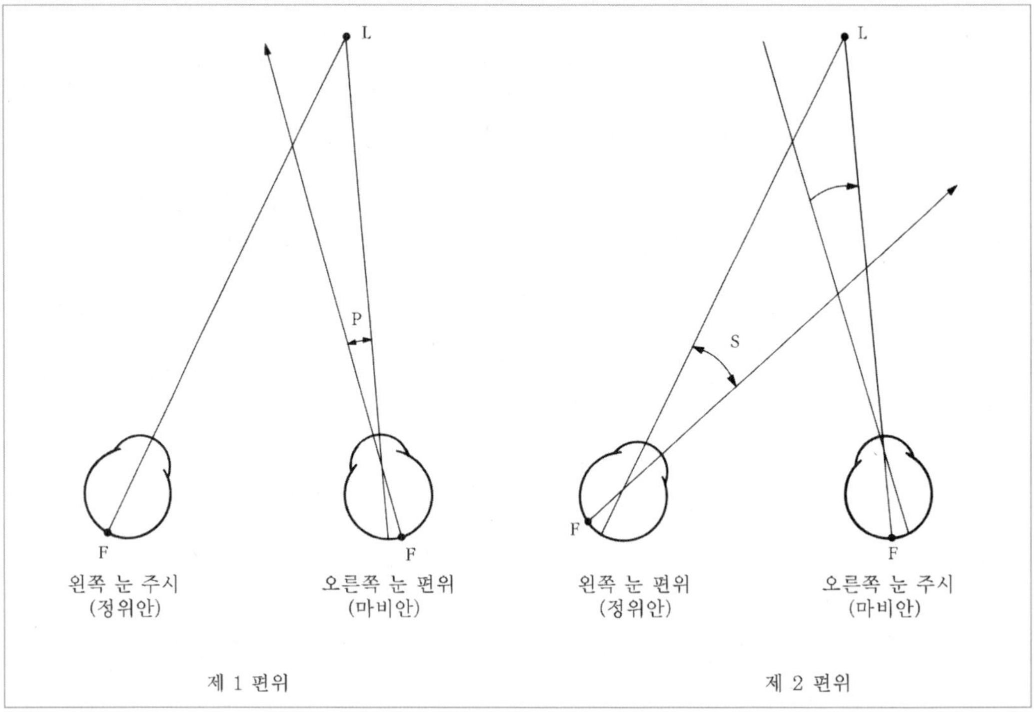

작용방향으로 주시 목표를 이동시키면 정상 눈에는 과잉작용이 나타나게 된다(그림 106).

(2) 눈알의 운동 제한

어떠한 안근이 마비되면 그 근의 작용방향으로 운동이 제한되며, 운동 제한의 크기는 마비 정도의 크기이다. 각 근의 마비 때 운동 제한 방향은 표 13과 같다.

복성 마비(compound palsy)인 경우에는 마비와 관계있는 근의 작용방향을 종합한 방향으로의 운동이 제한된다.

(3) 대상성 두위(compensated head posture)

안근마비인 경우에는 복시를 피하기 위하여 특유의 머리 위치를 취한다. 즉, 머리를 돌려 마비근의 작용방향에서 멀어진 위치로 시선을 돌려 복시를 없애거나 줄이려고 한다. 대상성 두위는 얼굴회전(안면회전, head turning)과 머리위치 경사(두위경사, head tilting)로 나뉘어진다.

① 얼굴회전

복시를 피하기 위해서 마비근의 작용방향으로 얼굴을 기울이는 현상이다. 예를 들면,

| 표 13 | 마비근과 운동 제한의 방향

근	운동방향의 제한
가쪽곧은근	바깥쪽
안쪽곧은근	안쪽)
위곧은근	위 · 바깥쪽
아래곧은근	아래 · 바깥쪽
위빗근	아래 · 안쪽
아래빗근	위 · 안쪽

오른쪽 눈 가쪽곧은근 마비 때 오른쪽을 주시하면 복시가 심해지기 때문에 얼굴을 오른쪽으로 향하고 시선을 왼쪽으로 돌리면(오른쪽 눈모음) 오른쪽 눈의 가쪽곧은근은 작용을 하지 않게 되므로 복시가 훨씬 줄어들거나 없어지게 된다. 이와같이 머리를 옆으로 회전하여 얼굴을 돌리는 것은 수평근의 장애에서 볼 수 있으며 마비안 쪽으로 얼굴을 향할 때에는 가쪽곧은근 장애, 정위안 쪽으로 얼굴을 향할 때는 안쪽곧은근 장애의 경우이다.

② 머리위치 경사

수직방향으로 분리된 여러 상의 경사를 교정하려는 것으로 수직근의 장애 때에 나타난다. 위곧은근 마비를 예로 들면, 이 근의 주작용은 올림이므로 두 눈이 위쪽으로 향할 때에는 복상의 거리가 최대로 되지만, 시선을 아래쪽으로 향할 때에는 최소가 되므로 피검자는 턱을 치켜 올려 얼굴을 위로 향하게 하고 시선을 아래로 향한다. 또 이 위곧은근의 올림 작용은 눈알의 벌림 위치에서 최대가 되어 복상 거리가 가장 길어지므로 눈알을 모음위치가 되도록 얼굴을 마비안 쪽(오른쪽)으로 향하게 한다. 위곧은근에는 내방회선작용이 있으므로 마비가 되면 눈알은 외방회선의 위치가 되기 때문에 머리를 마비안의 반대쪽(건강한 눈)으로 기울이면 왼쪽 눈이 내방회선하게 되고 그러한 머리의 위치에서 두 눈의 수직경선은 평행이 된다.

3) 안근마비의 자각적 증상

(1) 복시

복시는 안근마비의 주증상으로 동일 물체가 두 개로 보이는 현상이다. 정상인 눈에서는 망막 상이 황색원반 중심오목에, 마비안에서는 황색원반부 중심오목 외의 위치에 결상된다. 따라서 정위안으로 본 상은 선명한 진상(ture image)이라 하고, 마비안의 중심오목을 벗어난 부분으로 본 상은 선명하지 않은 가상(false image)이라 한다.

안근마비에 의해 눈알이 외사시 상태가 될 때는 교차성복시가, 내사시 상태에서는 동측성 복시가 나타난다(그림 107 a, b).

양안시에서 두 눈의 망막은 각각의 대응점을 갖고 있으며, 대뇌는 두 눈의 대응점으로부터의 자극을 하나로 지각하는데 이와 같은 두 눈의 중간에 있는 기능상의 가상적인 눈을 중복안(cycolpean eye)이라 한다. 즉, 두 눈의 망막대응점으로부터 두 개의 감각자극을 중복안 망막 위에 한 점으로 합하여 하나의 물체로 인식하게 되어 중복안에서 망막 위의 한 점에 결상된 상은 그 점에서부터 절점을 통하여 외계로 향하는 선을 따라 투사되어 지각된다.

그림 107a 오른쪽 눈 가쪽곧은근 마비에 의한 내사에서 관찰되는 동측성복시

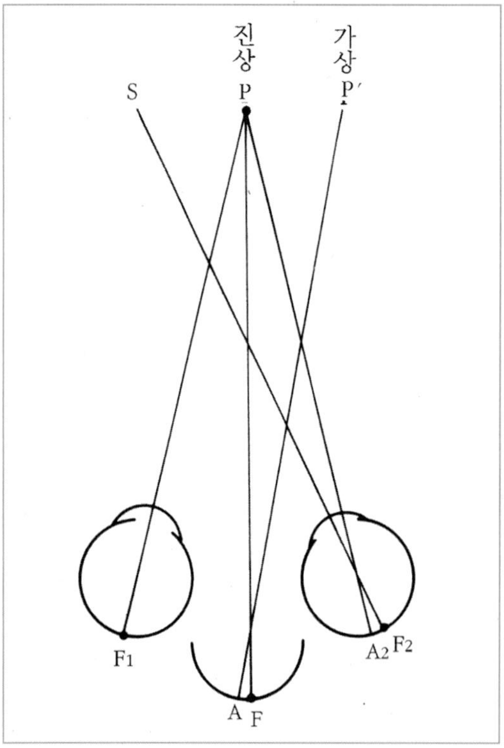

그림 107b 오른쪽 눈 안쪽곧은근 마비에 의한 외사에서 관찰되는 교차성복시

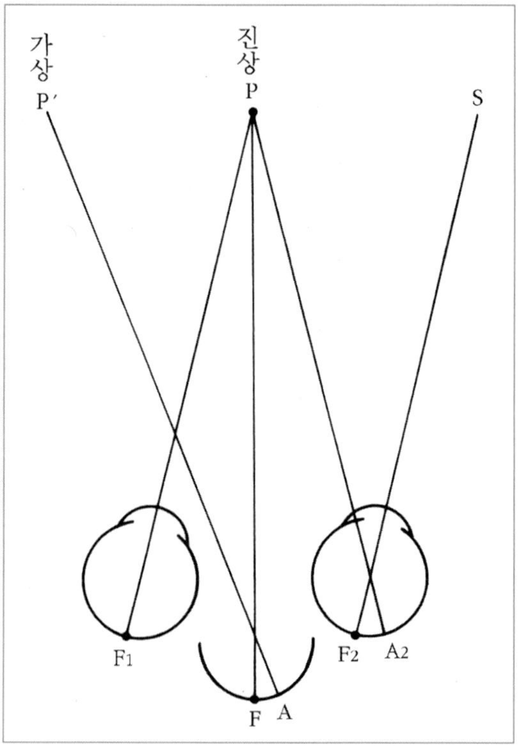

그림 107 a에서 F_1, F_2는 각각 오른쪽 및 왼쪽 눈의 중심오목이며 중앙의 반원은 중복안이다. 오른쪽 눈 가쪽곧은근 마비로 오른쪽 눈이 내사하고 있는 상태에서 외계의 한 점 P는 왼쪽 눈에서는 중심오목 F_1에 결상되지만, 오른쪽 눈에서는 주시선의 안쪽 A_2에 결상된다. 이것을 중복안으로 생각해 보면 P는 왼쪽 눈에서는 F에 결상되지만, 오른쪽 눈에서는 A($\overline{F_2S}$와 $\overline{A_2P}$가 이루는 각과 같은 각으로 $\overline{PF}$보다 왼쪽으로 편위된 점)에 맺어진다. 이때문에 오른쪽 눈의 A_2에 투영된 P는 중복안에서는 A에서 절점을 통하여 외계로 투사되어진 $\overline{AP'}$의 방향으로 지각되어 마비안과 같은 쪽인 동측성으로 복시를 느끼게 된다.

안쪽곧은근 마비로 외사된 경우에도 똑같은 원리로 교차성복시를 설명할 수 있다(그림 107 b).

수직마비인 경우에는 수직 복시가 발생한다. 오른쪽 눈 아래곧은근 마비의 경우에는 오른쪽 눈이 올림을 하여 그림 108과 같이 되므로 올림한 오른쪽 눈의 가상은 진상 아래에 생기게 된다.

| 그림 108 | 오른쪽 눈 아래곧은근 마비에 의한 올림 때에 관찰되는 수직복시

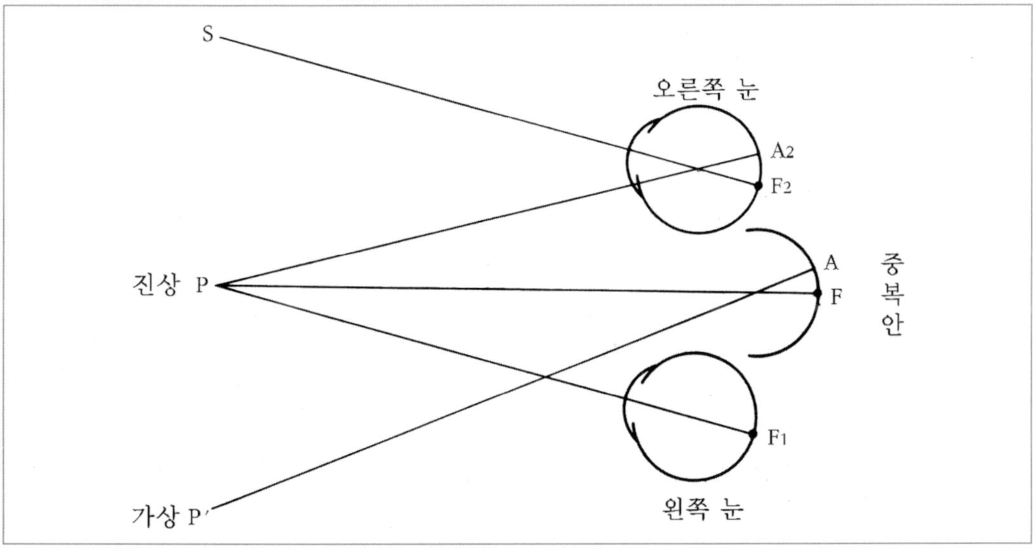

이와같이 복상은 마비안의 편위와 반대방향으로 나타나므로, 시선이 마비근의 작용방향으로 향하게 되면 복상의 간격이 커지게 된다. 그러나 마비의 정도가 가볍고 복상의 간격이 좁으면 두 눈의 융합력이 작용하여 눈알의 편위에 의한 복상을 잠복성으로 만들 수

도 있다. 특히 이러한 경향은 안쪽곧은근 마비의 마비성외사시 때에 더 심하다. 수직방향의 복상은 융합 노력으로 극복되기는 어려우므로 복시가 쉽게 나타나고 피검자에게는 큰 고통을 준다. 복시가 자각되면 피검자는 자기 눈의 이상을 알 수 있다.

또 복시에 의한 고통은 마비 발생의 초기부터 심한 통증을 느끼는데, 특히 수직방향의 복시는 회선요소 때문에 쉽게 안정피로를 유발시킨다. 또한 현기증(vertigo), 메스꺼움(nausea), 구토(emesis) 등의 신경 증상을 유발하기도 쉽다.

(2) 혼란시(confusion)

외안근 마비가 있으면 정상인 눈의 중심오목에서 중앙의 주시 물체를 보고 있을 때 마비안의 중심오목에는 주시안 시야 주변부의 다른 목표가 보이게 된다. 그러나 뇌는 마비안이 편위되어 있는 것을 알지 못하므로 마비안의 중심오목도 중앙의 주시 목표를 보고 있다고 생각하고, 마비안의 중심오목으로부터 받아들인 감각은 주시 물체가 직전방에 있다고 느끼게 된다. 이와 같이 두 눈의 중심오목에서 감지된 두 개의 주시 물체의 상이 중복되어 보이는 현상을 혼란시라고 한다(그림 109).

| 그림 109 | 오른쪽 눈 가쪽곧은근 마비에 의한 혼란시

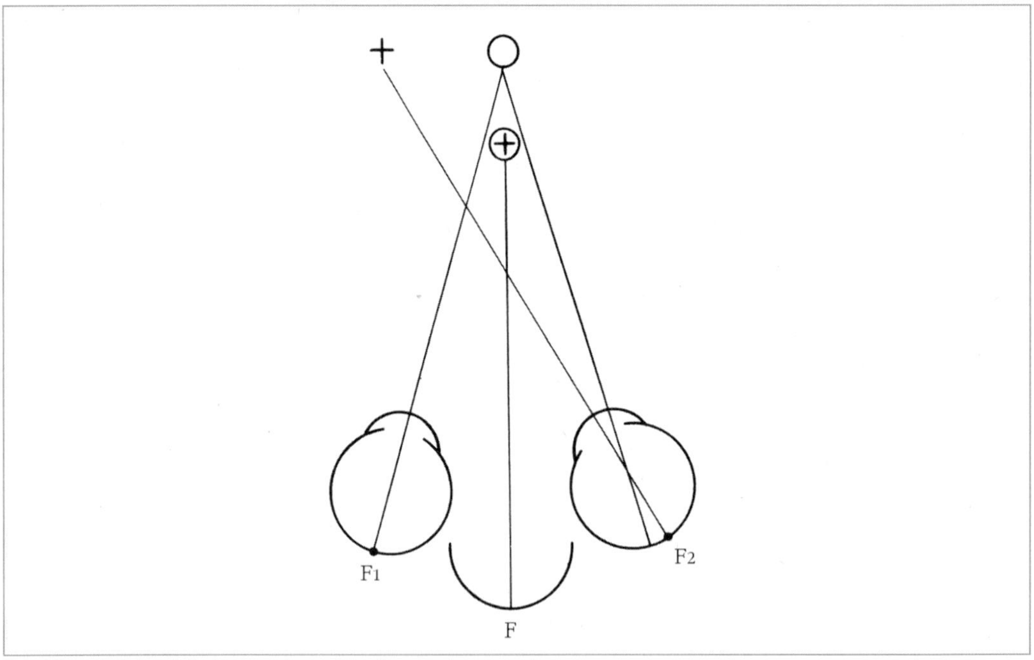

(3) 정위의 오인(false projection, false orientation)

안근마비, 특히 새로운 마비나 부전마비(paresis) 때 마비안에 보이는 물체를 지적하게 하면 방향이 틀리는 경우가 있다. 예를 들면, 오른쪽 눈 가쪽곧은근 마비에서 오른쪽에 보이는 물체를 오른쪽 손가락으로 지적하게 하면 피검자는 물체의 실재 위치보다도 더 오른쪽으로 벗어난 곳을 지적한다(past pointing). 이러한 현상을 정위의 오인(false projection)이라 한다. 이 현상은 마비안을 오른쪽으로 움직이기 위해서는 가쪽곧은근에 과대한 신경충격이 전해지고 이러한 충격이 중추에 전달되면 대뇌는 물체가 실재하는 위치보다도 더 오른쪽에 있다고 느끼게 되는 것이다.

(4) 안성 현기증(ocular vertigo)

안근마비 때 마비근의 작용방향을 주시하면 심한 현기증을 느끼고 메스꺼움, 구토를 유발하지만 그 반대 방향을 주시하면 현기증이 가벼워지고, 마비안을 가리면 현기증은 없어진다.

표 14는 마비성사시(안근 마비)와 공동성사시와의 차이점에 대하여 간단하게 나타낸 것이다.

| 표 14 | 마비성사시와 공동성사시의 차이점

마비성사시	공동성사시
눈알을 움직일 때 사시의 정도가 주시선 방향에 따라 달라진다	눈알의 움직임에 따라 사시의 정도는 거의 변화 없다
동일 목표에 대해서는 제 2 편위가 제 1 편위보다 크다	동일 목표에 대해서는 제 2 편위는 제 1 편위와 같다
복시가 있으며 주시선의 방향에 따라 그 정도가 달라진다	일반적으로 복시가 없으며 만약 있더라도 주시선의 방향에 따라 그 정도가 달라지는 경우는 적다
마비안으로 주시 물체를 보면 정위의 오인이 있다	정위의 오인이 없다
종종 얼굴을 기울여 물체를 본다	일반적으로 얼굴을 기울이는 경우가 적다

2. 안근마비의 진단

1) 눈알운동 검사

(1) 눈알의 편위

진단에 의한 눈알 편위의 상황을 정확하게 알 수 있는 방법으로는 Hirschberg법(각막반사법)이 있다. 이 검사법은 검사자의 오른쪽 눈 가까이에서 펜라이트를 비추고 피검자와 일정한 거리에서 피검자의 두 눈 각막에 맺힌 광점의 위치를 검사한다. 마비가 심한 경우에는 가쪽곧은근 마비-코쪽편위, 안쪽곧은근 마비-귀쪽편위, 위곧은근 또는 아래빗근 마비-아래쪽 편위, 아래곧은근 또는 위빗근 마비-위쪽 편위가 나타난다.

이와 같이 한 눈의 반사상은 동공중심을 벗어나 있으므로 그 방향과 정도(거리)를 관찰한 후 눈알을 움직여 주방향에 대하여 검사한다.

정상인 눈으로 주시하게 하였을 때 마비안 각막에 맺힌 광점의 위치와 마비안으로 주시하게 하였을 때 정상인 눈 각막에 맺힌 광점의 위치로부터 제 1 편위와 제 2 편위의 상황을 알 수 있다.

(2) 눈알운동 검사

일반적으로 이용되고 있는 눈알운동 검사에는 한눈운동(duction), 두눈 동향운동(version) 및 이향운동(vergence)의 3가지 검사법이 있다. 이러한 검사법은 일상생활 속에서 간단하게 검사할 수 있으므로 널리 이용되고 있다.

① 한눈운동

이 검사는 눈알을 어느 정도 움직일 수 있느냐를 검사하는 방법으로 반드시 한쪽 눈을 가리고 불빛을 6개의 기본방향(cardinal direction)으로 이동시키면서 가리지 않은 눈으로 따라보게 하여 두 눈의 운동 범위를 각각 관찰해서 운동이 약한 외안근을 찾는 검사이다. 검사 내용으로는 벌림운동, 모음운동, 올림운동 및 내림운동이 있다.

한눈운동의 정상 범위는 그림 110에 나타난 것과 같이 벌림은 각막바깥쪽가장자리가 가쪽눈구석(외안각, lateral canthus)까지, 모음은 동공안쪽가장자리가 위·아래의 눈물점(누점)을 연결하는 선까지, 올림은 각막아래쪽가장자리가 안쪽 · 가쪽눈구석을 연결하는 선까지, 그리고 내림은 각막위쪽가장자리가 안쪽 · 가쪽눈구석을 연결하는 선까지 도달하는 것을 정상으로 한다.

| 그림 110 | 눈알운동의 정상 범위

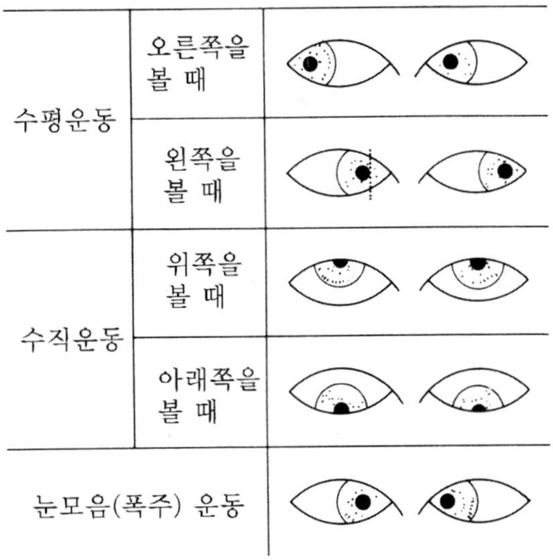

⁞ : 위 · 아래눈물점 연결선

모음 : 동공안쪽가장자리가 위 · 아래 눈물점을 연결하는 선까지 도달한다.
벌림 : 각막바깥쪽가장자리가 가쪽눈구석까지 연결되는 선까지 도달한다.
올림 : 각막아래쪽가장자리가 안쪽 · 가쪽눈구석을 연결하는 선까지 도달한다.
내림 : 각막위쪽가장자리가 안쪽 · 가쪽눈구석을 연결하는 선까지 도달한다.
눈모음 : 각막안쪽가장자리가 위 · 아래 눈물점을 연결하는 선까지 도달한다.

검사 결과는 오른쪽 눈 벌림을 보려면 왼쪽 눈을 가리고 바깥쪽으로 이동하는 시표를 주시하게 하여 최대한으로 각막바깥쪽가장자리가 가쪽눈구석에 도달하게 되면 '운동제한 없음'으로 판정하고, 가쪽눈구석까지 도달하지 않으면 '운동제한 있음'으로 판정한다. 그러나 이 경우는, 사시가 없는 피검자를 대상으로 하는 것이므로 사시인 경우에는 주의해야 한다. 왼쪽 눈 내사시에서 두눈을 개방한 후 오른쪽을 보게 하면 왼쪽 눈이 충분히 모음을 할 때 오른쪽 눈 각막바깥쪽가장자리는 가쪽눈구석에 도달되지 않는데, 이것만으로 오른쪽 눈 '벌림운동 제한 있음'으로 판정하는 것은 잘못이다. 이 상태에서는 왼쪽 눈을 가렸을 때 오른쪽 눈이 벌림을 하고 각막바깥쪽가장자리가 가쪽눈구석에 도달되면 벌림은 '운동제한이 없음'의 정상으로 판정해야 한다(그림 111).

| 그림 111 | 벌림운동 검사법

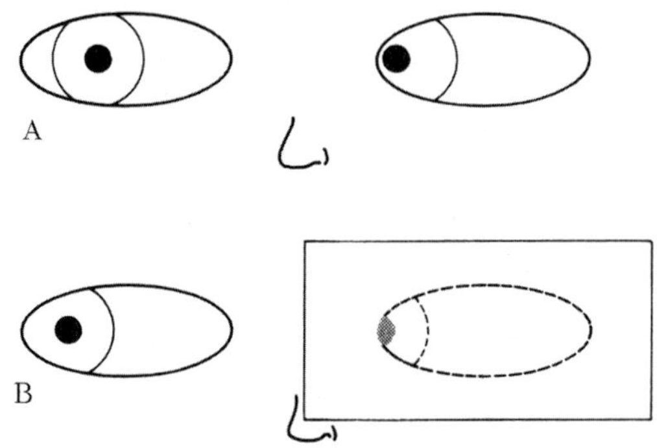

A. 두 눈으로 오른쪽을 주시시키면 왼쪽 눈 주시의 내사시인 경우 오른쪽 눈은 충분히 벌림을 하지 않는다.
B. 왼쪽 눈을 가리고 오른쪽 눈으로 주시하면 충분히 벌림을 하므로 벌림제한은 없다.

② 두눈 동향운동

피검자의 머리가 움직이지 않도록 고정한 후 검사자는 피검자와 일정한 거리를 두고 검사자가 갖고 있는 목표를 보게한 후 검사자가 왼쪽 · 오른쪽 · 위쪽 · 아래쪽 및 4곳 사방향의 총 8 방향으로 주시목표를 이동시켜 그때의 두눈운동 상황을 검사하여 각 운동에 관여하는 외안근의 과잉 또는 부족 유무를 판정한다. 안근마비가 있으면 운동제한이 나타나므로 쉽게 판정할 수 있다. 예를 들면, 오른쪽 눈 가쪽곧은근 마비 때 오른쪽 눈은 정중앙선을 넘어 바깥쪽으로 운동하는 것이 불가능하므로 부족이 된다.

③ 두눈 이향운동

눈모음과 눈벌림이 있으며 일상적인 검사에서는 눈모음 검사만으로도 별 문제는 없다. 눈모음 검사는 다른 장에서 자세히 설명할 것이다.

2) 눈알 편위의 자각적 검사법

피검자가 자각한 복상의 위치 및 정도로 눈알의 편위를 검출하는 검사법이다.

(1) 복상검사법(diplopia test)

단일 목표를 가진 두 눈의 망막을 동시에 자극하여 복상을 생기게 한다. 이 경우 주시목표는 정상인 눈에서는 중심오목에, 마비안에서는 중심오목 외의 부분에 상이 맺히지만 대뇌는 이 상들을 외계에 투사하여 지각한다. 이와 같이 두 눈에 맺힌 상을 구별해서 느끼게 하여 그것으로 편위의 방향 및 정도를 아는 방법을 복상검사법이라 한다.

일반적으로 복상검사기를 사용하여 검사하지만 간단한 방법으로는 점광원을 이용한다. 점광원을 사용하는 검사법은 어두운 암실에서 검사자와 피검자가 1~2 m 간격으로 마주보고 피검자에게 마비안 앞에 적색유리를 대고 있도록 지시한 후, 검사자가 갖고 있는 펜라이트의 불빛을 보게한다. 복상이 있을 경우에는 정상인 눈으로 본 펜라이트의 불빛과 적색 유리를 통하여 마비안으로 본 가상을 보게 된다. 이렇게 하여 복상의 존재 여부, 복상의 간격, 적색 상(가상)의 위치, 경사 등을 대답하도록 하여 용지에 기입한다.

검사는 50 cm 간격으로 정면, 위, 아래, 왼쪽, 오른쪽, 위・바깥쪽, 아래・바깥쪽, 위・안쪽, 아래・안쪽의 9개 방향에 대해서 검사한다.

① 제 1 안위 즉, 직전방을 주시할 때 복상이 인식되면 복상은 피검자의 편위와 반대방향으로 나타나게 된다. 즉, 가상은 마비근의 작용방향에 나타나게 된다.

② 벌림근(가쪽곧은근, 위・아래 빗근)의 마비가 있으면 안위가 안쪽으로 기울어지므로 동측성복시가 나타나고, 모음근(안쪽곧은근, 위・아래 곧은근)의 마비 때에는 안위가 바깥쪽으로 기울어지므로 교차성복시가 나타난다.

③ 수직운동근(위・아래 곧은근 및 위・아래 빗근)의 마비 때에는 가상의 경사가 인식되지만, 이 경사는 마비근 본래의 회선작용 방향에서 나타난다. 즉, 위곧은근과 위빗근은 내방회선근이므로 이 근의 마비 때에는 가상이 안쪽으로 기울어지고 아래곧은근과 아래빗근에서의 가상은 바깥쪽으로 기울어진다.

④ 눈알을 아래쪽으로 운동하게 하고 복상 검사를 하면, 마비근의 작용방향으로 복상의 간격이 커지게 된다. 즉, 위・아래 곧은근은 눈알의 벌림 위치에서 눈알의 올림(또는 내림) 작용이 최대가 되므로 벌림 위치에서 복상의 수직방향 간격이 최대가 되면 이러한 근의 어딘가에 마비가 있는 것이다. 또한 위・아래 빗근은 눈알의 모음 위치에서 올림(또는 내림)작용이 최대가 되기 때문에 모음 위치에서 복시의 수직방향 간격이 최대가 되면 이 근 어딘가에 마비가 있다는 것을 알 수 있다(그림 112).

| 그림 112 | 각 외안근 마비에 따라서 관찰되는 복상 : 오른쪽 눈앞에 적색 유리를 착용했을 경우

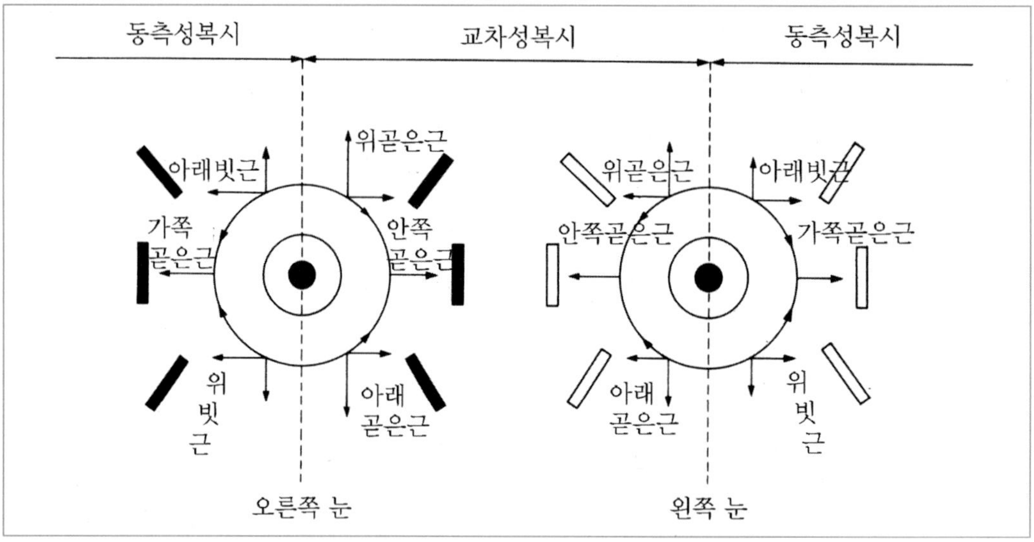

(2) Hess coordimeter

이 검사는 각 눈의 주시에 따른 9개 기본방향 안위에서의 편위를 측정하여 그림을 그려서 각 안근의 운동제한을 알 수 있다. 검사의 결과로 나온 안위도(Hess chart)는 경과를 보면서 검사 결과를 비교하여 마비사시의 진단에 도움이 되는 가장 우수한 검사법으로 반복적으로 검사해도 재현성이 좋다. 그러나 시간이 많이 걸리고 피검자가 협조를 잘 해야 하므로 어린이에게는 적용하기 어렵다. 검사 대상은 적록검사에서 억제나 이상망막대응(A.R.C)가 없는 것을 확인할 필요가 있다.

Hess 스크린에는 중앙의 한 점을 중심으로 왼쪽 · 오른쪽 · 위쪽 · 아래쪽에 각 15° 및 30° 간격으로 나뉘어진 수평선과 수직선에 의하여 안쪽의 작은 사각형과 바깥쪽의 큰 사각형이 나타나며 사각형의 중심은 5° 간격으로 구분되어져 있다.

스크린의 적색 화살표와 녹색렌즈, 적색렌즈와 녹색의 화살표는 서로 보색으로 되어 있기 때문에 적색 스크린은 적색렌즈를 착용한 주시안에만 보이고, 녹색 스크린은 녹색렌즈를 착용한 다른쪽 눈에만 보인다. 검사법은 다음과 같다.

① 암실에서 피검자의 얼굴이 스크린 중앙의 한 점과 50 cm 거리에서 마주 보도록 앉히고, 반드시 머리를 고정하고 눈만 움직이도록 지시한다. 검사거리는 사시각의 정도에 따라서 변화 가능하다. 사시각이 클 때에는 검사거리를 줄이고 사시각이 작을

때에는 검사거리를 늘린다(1 m).

② 오른쪽 눈 가쪽곧은근 마비의 경우에는 오른쪽 눈이 내사하고 있는 상태이다. 피검자의 오른쪽 눈(내사된 상태)에 녹색, 왼쪽 눈에는 적색의 필터를 착용하게 하고 녹색 지시등을 들도록 한다.

③ 중앙의 작은 원(점)이 있는 곳에 작은 적색광을 점등시키면 이것은 적색 렌즈를 착용한 왼쪽 눈에만 보이게 되므로 왼쪽 눈(정상인 눈)으로 이것을 보게 한다.

녹색 지시등의 광점은 녹색 렌즈를 착용한 오른쪽 눈(마비안)에만 보이게 되므로, 왼쪽 눈(정상인 눈)에만 보이는 적색 광점에 오른쪽 눈(마비안)에만 보이는 녹색 광점을 겹쳐보라고 지시한다.

작은 적색 광점은 정상인 눈으로 주시되고 있기 때문에 중심오목에 투영되고 있다. 이것에 겹쳐지게 하라고 지시하면 마비안에서만 보이는 녹색 광점은 마비안의 중심오목에 투영되도록 시선의 방향으로 투사되어 녹색 광점은 마비안의 시선 방향을 지시하게 된다(제 1 편위).

오른쪽 눈은 모음을 하고 있기 때문에 녹색 광점은 중앙의 적색 광점보다 왼쪽(마비된 오른쪽 눈 가쪽곧은근의 움직임 방향과 반대 방향)에 대응된다. 이것을 모든 작은 점의 위치에서 검사한다.

마비근의 움직임 방향(오른쪽)으로 옮겨감에 따라 마비안의 운동은 방해를 받게 되어 녹색의 광점은 항상 대응하는 적색의 광점보다 가까이(왼쪽)에 있는 것처럼 느껴져 피검자가 투사한 녹색 광점을 연결하면, 대응하고 있는 적색 광점을 연결한 것보다 작은 사각형이 된다(그림 113 a).

④ 다음에는 왼쪽 눈(정상인 눈)에 녹색 렌즈, 마비안에 적색 렌즈가 있는 적록안경을 착용하면, 마비안 주시가 되어 제 2 편위가 측정되어서 ③과는 반대로 녹색 광점을 겹쳐서 형성된 사각형은 대응하는 적색 광점 사각형보다 크게 된다(그림 113 b).

⑤ 통상 15°의 각 점에서 검사를 하지만, 가벼운 마비일 경우에는 30°에서 한다.

⑥ 이 검사법으로 나타난 도형을 보면 전체 시야에서 정상인 눈과 마비안과의 협조가 얼마나 깨어지고 있는가를 알 수 있다.

| 그림 113 | Hess chart-오른쪽 눈 가쪽곧은근 마비

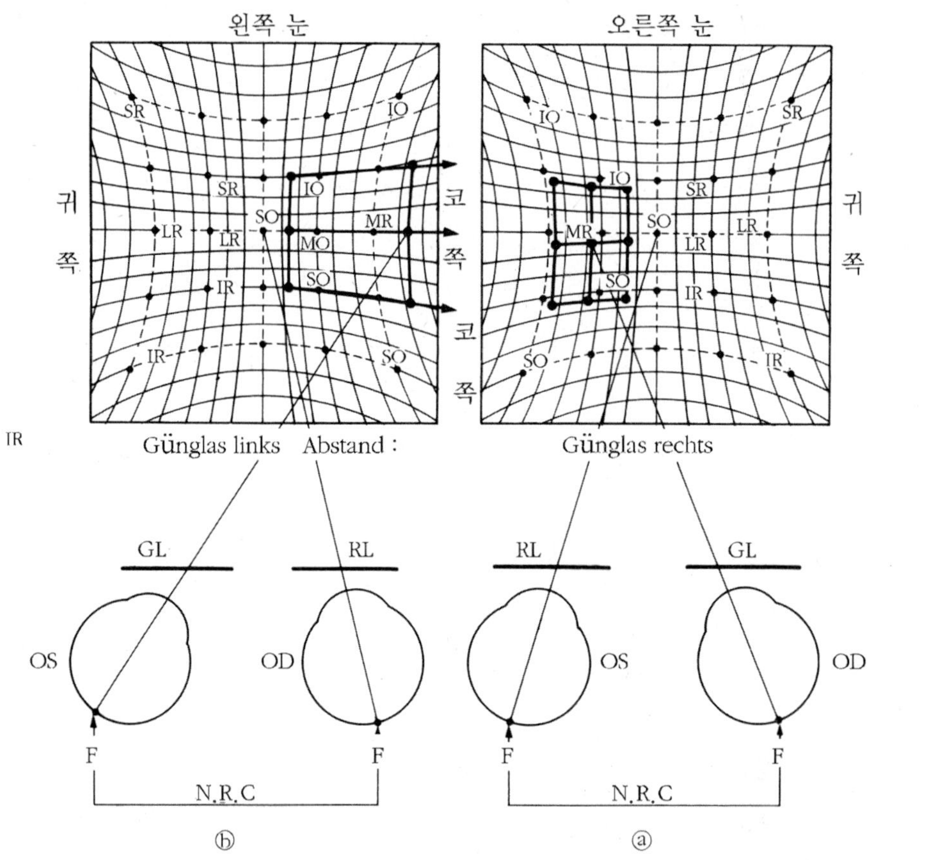

(3) 안근마비에 의한 검사 결과

검사 결과의 판독 방법은 매우 간단하며 기록지에 있는 모습이 눈의 상태를 나타낸다. 두 그림이 모여져 있으면 내사시이고 떨어져 있으면 외사시이다. 오른쪽 눈이 올라가 있으면 오른쪽 눈 상사시이고, 양쪽의 그림 크기가 다를 때는 작은 그림이 있는 쪽이 마비 또는 운동장애가 있다. 외안근 하나가 마비되었다면 그 외안근의 운동 방향으로 크기가 작아진다.

① 가쪽곧은근 마비

가쪽곧은근 마비의 경우 마비안은 내편위된다. 마비가 생긴지 오래되지 않은 경우에는 정상인 눈으로 주시할 때의 편위(제 1 편위)는 마비안으로 주시할 때의 편위(제 2 편위)보다 작다. 왼쪽 · 오른쪽 향운동을 시키면, 마비안의 운동제한 때문에 마비의 존재를 알아

내기 쉬워진다.

완전마비(pararysis)가 있으면 피검자는 복시를 피하기 위하여 대체로 마비안을 가리게 된다. 불완전마비(paresis) 때에도 복시가 생기지만 마비안쪽으로 머리를 돌려 복시를 피한다. 두 눈 모두 벌림운동의 제한이 있으며 복시는 동측성이다.

Hess 도형에서는 마비안인 가쪽곧은근의 작용 방향으로 사각형의 축소가 있으며, 다른쪽 정상인 눈 공동근의 과잉운동에 의한 사각형의 확대가 나타난다(그림 114, 115).

| 그림 114 | 오른쪽 눈 가쪽곧은근 마비에서 나타나는 복상

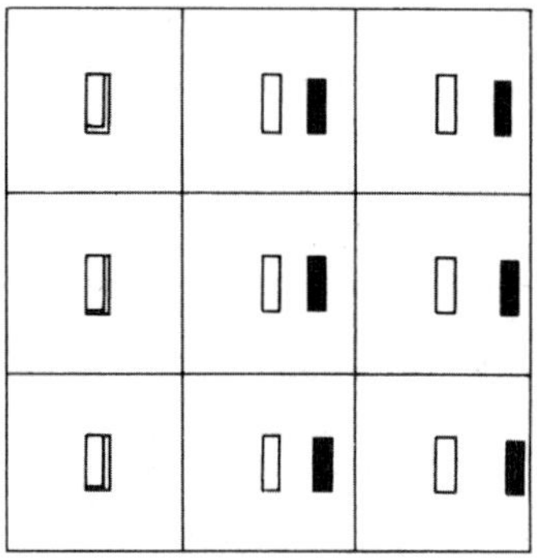

| 그림 115 | 오른쪽 눈 가쪽곧은근 마비에서 보여지는 Hess 도형

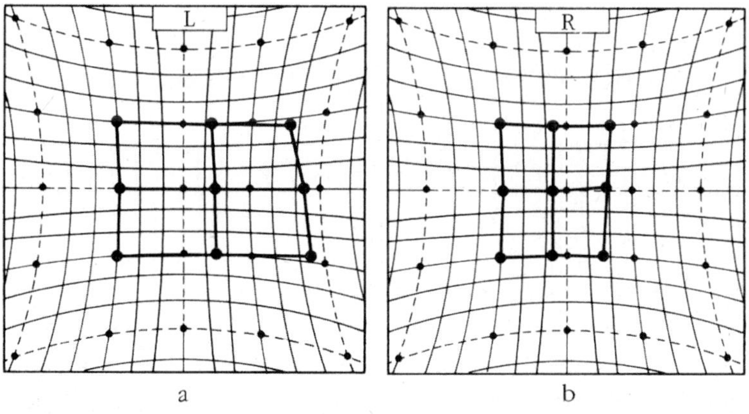

② 안쪽곧은근 마비

안쪽곧은근은 모음근이기 때문에 마비안에서 외편위가 일어난다. 제 1 편위는 제 2 편위보다 작다. 복상은 교차성이며 모음 안위에서 간격이 커진다. Hess도형에서는 정상인 눈으로 주시할 때 마비안 안쪽곧은근의 작용방향으로 사각형의 확대가 나타난다(그림 116, 117).

| 그림 116 | 오른쪽 눈 안쪽곧은근 마비에서 나타나는 복상

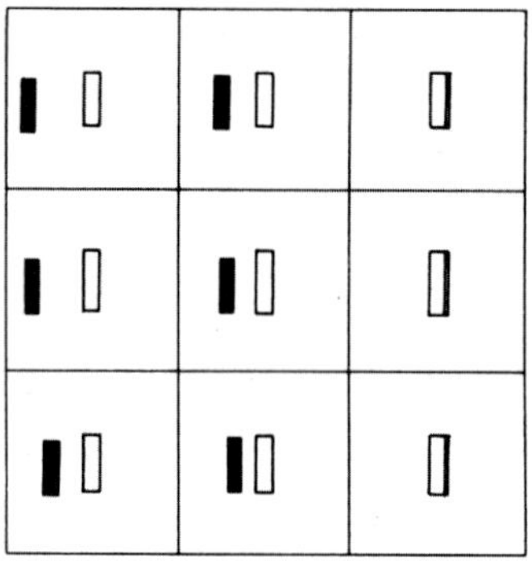

| 그림 117 | 오른쪽 눈 안쪽곧은근 마비에서 보여지는 Hess 도형

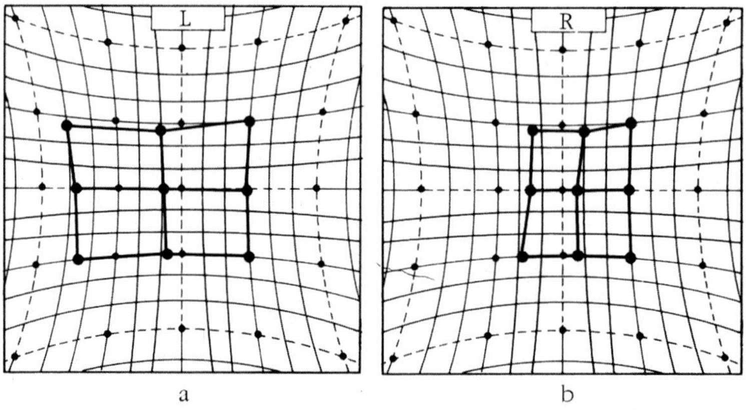

③ 위곧은근 마비

위곧은근의 주작용은 올림이고, 보조 작용은 모음과 내방회선이므로 정상인 눈으로 주시할 때 마비안은 약간 아래쪽으로 외편위된 외방회선을 한다(제 1 편위). 아래쪽으로는 위쪽 특히 위·바깥쪽으로 향할 때 심해진다. 마비안으로 주시할 때 정상인 눈의 편위(제 2 편위)는 정위안 아래빗근의 연축(spasm) 때문에 위쪽으로 약간 외편위된 상태이다.

눈알운동은 마비안에서 확실한 올림 장애가 있지만 내림 장애는 없다. 올림 장애는 각 방향에서 보여지지만 두 눈 상호간의 현저한 편위는 위쪽에서 약간 마비안쪽(즉, 오른쪽 눈 위빗근 마비 때문에 오른쪽 방향)을 볼 경우 일어나는 것으로 정위안이 심하게 올림한다. 이것은 마비안의 위곧은근에 대해 정상인 눈의 공동근인 아래빗근의 과잉운동에 의한 것이다.

복시는 위쪽 및 바깥쪽으로 나타난다. 가상은 진상 위에 나타나고, 위쪽을 볼 때 두 상 사이의 간격은 벌어지게 되며, 바깥·위쪽에서 가장 많이 벌어진다. 또 위·바깥쪽에서는 가상의 경사는 없지만 안쪽(정위안 방향)으로 시선을 움직임에 따라 약간 안쪽으로 상이 기울어지고, 두 상의 간격은 좁아진다(그림 118).

Hess도형에서는 정위안 주시 때 마비안의 위곧은근 작용방향에 사각형의 축소가 보이고, 마비안 주시 때에는 다른쪽 눈 공동근(아래빗근)의 과잉운동에 의한 사각형의 확대가 보여진다(그림 119).

④ 아래곧은근 마비

아래곧은근의 주작용은 내림이며 보조작용은 모음 및 외방회선이다. 정위안으로 주시할 때 마비안의 편위(제 1 편위)는 위·바깥쪽 편위 방향에서 약간 각막 상단의 안쪽으로 회선한 상태이다. 위쪽으로의 편위 정도는 아래쪽, 특히 바깥·아래쪽으로 향할 때 심해

| 그림 118 | 오른쪽 눈 위곧은근 마비에서 나타나는 복상

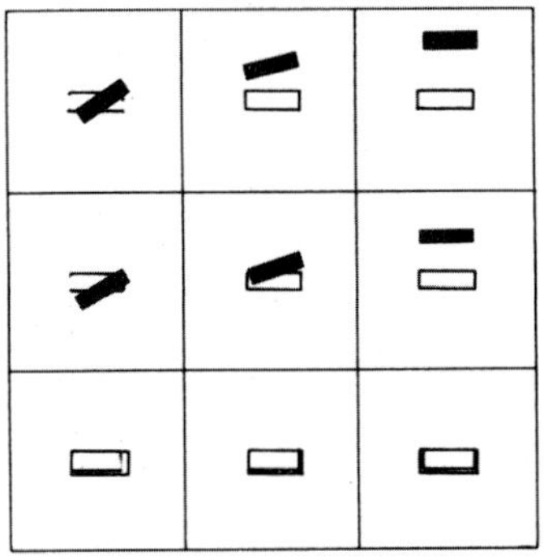

| 그림 119 | 오른쪽 눈 위곧은근 마비에서 보여지는 Hess 도형

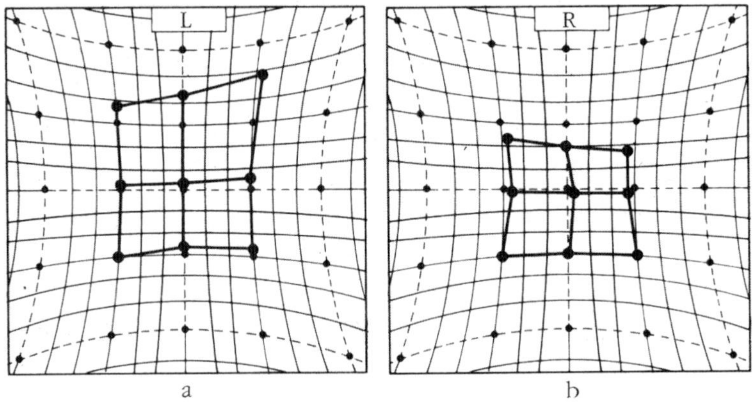

해진다. 마비안으로 주시할 때 정위안의 편위(제 2 편위)는 정위안의 위빗근(마비안 아래곧은근의 공동근)의 수축 때문에 아래·바깥쪽 편위로 나타난다.

눈알운동 제한은 아래쪽, 특히 바깥·아래쪽에서는 심하지만 올림 운동에는 이상이 없다. 바깥·아래쪽을 볼 때 마비안에서는 운동장애가 있고 정상인 눈에서는 2차 변화로 위빗근의 과잉운동 때문에 안쪽·아래쪽으로 편위된다.

아래곧은근 마비로 인한 대상성 머리위치는 피검자가 얼굴을 마비안쪽으로 향하면서 턱을 떨구고 머리를 마비안 쪽으로 기울인다.

복상은 수직 방향으로 나타나며 가상은 진상의 아래에 나타난다. 두 상의 간격은 바깥·아래쪽에서 가장 크고, 안·아래쪽으로 옮겨감에 따라 가상은 위·아래의 간격을 줄이며 경사지게 된다(그림 120).

Hess 도형에서는 정위안 주시 때 피검자의 아래곧은근 작용방향으로 사각형의 축소가 있으며, 마비안으로 주시할 때에는 정위안의 공동근(위빗근) 과잉운동에 의한 사각형의 확대가 보여진다(그림 121).

⑤ 위빗근 마비

위빗근 마비 때 피검자가 가장 불편을 느끼는 것은 아래쪽 주시 장애이다. 이 장애는 눈알이 마비안의 반대쪽(정위안)으로 향할 때(오른쪽 눈 위빗근 마비라면 왼쪽 주시 때) 더 심해진다.

| 그림 120 | 오른쪽 눈 아래곧은근 마비에서 나타나는 복상

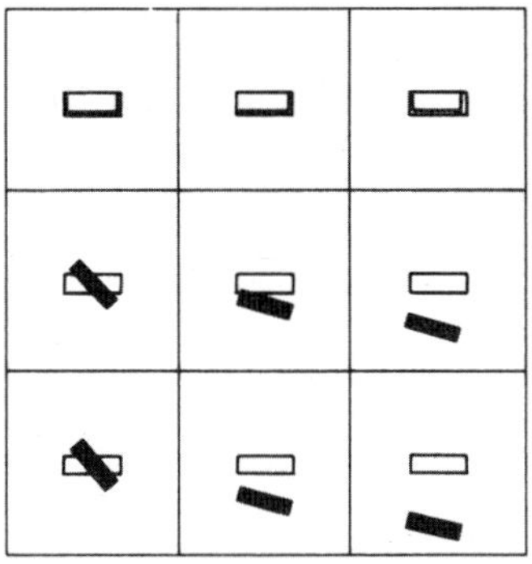

| 그림 121 | 오른쪽 눈 아래곧은근 마비에서 보여지는 Hess 도형

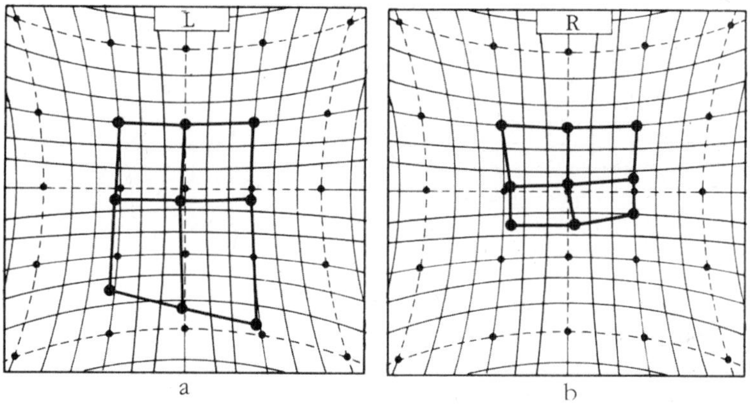

눈알의 아래쪽 주시 장애 때문에 계단을 내려갈 때 매우 곤란함을 느낀다. 위빗근 마비 때에 복시를 피하기 위한 대상성 머리위치로는 머리의 경사를 볼 수 있다.

위빗근 마비 때 복상은 동측성이지만 위빗근은 내림근이기 때문에 가상은 진상의 아래쪽에 나타나고, 두 상의 수직 분산의 정도는 안·아래쪽 주시 때에 최대가 된다. 이와는 반대로 가상의 경사는 바깥쪽에서 아래쪽을 볼 때 심해진다(그림 122).

Hess 도형에서는 정위안 주시 때 마비안의 위빗근 작용방향으로 사각형의 축소가 있으며, 마비안 주시 때 정위안 공동근(아래곧은근)의 과잉운동에 의한 도형의 확대가 있다(그림 123).

| 그림 122 | 오른쪽 눈 위빗근 마비에서 나타나는 복상

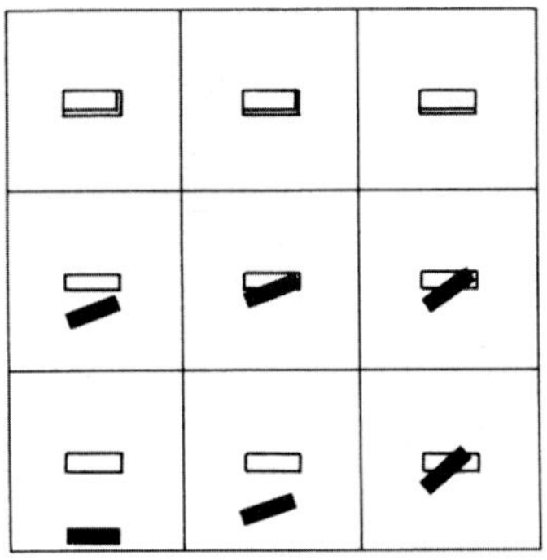

| 그림 123 | 오른쪽 눈 위빗근 마비에서 보여지는 Hess 도형

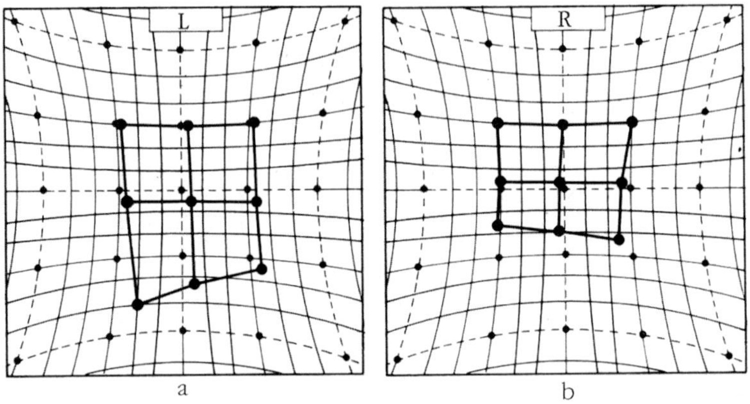

⑥ 아래빗근 마비

아래빗근의 주작용은 눈알의 외방회선이며 보조작용은 올림 및 벌림이다. 따라서 정위안 주시 때 마비안은 아래·안쪽으로 편위되고 각막 상단은 외방회선한다(제 1 편위).

마비안으로 주시할 때 정위안의 편위(제 2 편위)는 정위안의 위곧은근 수축 때문에 위·안쪽 편위로 나타난다.

눈알운동은 올림 장애가 있으며 시선이 안쪽으로 향할 때 가장 심하지만 내림 장애는 없다. 정위안은 위곧은근(마비안 아래빗근의 공동근)의 과잉운동 때문에 위쪽으로 편위된다.

복상 검사에서 가상은 진상의 위에 나타나 두 상의 간격은 위방향으로 옮겨감에 따라 커지게 되어 안·위쪽에서 가장 심하다. 그러나 바깥쪽으로 향함에 따라 위·아래의 간격은 줄어들지만 가상이 기울어지게 되고, 그 경사의 정도는 바깥쪽을 향함에 따라 커지게 된다(그림 124).

아래빗근 마비 때의 대상성 머리위치는 얼굴을 정위안 쪽으로 향하고 턱을 치켜 올리며, 머리를 마비안의 어깨 쪽으로 기울인다.

Hess 도형에서는 정위안 주시 때 마비안 아래빗근의 작용방향으로 사각형의 축소가 있으며, 마비안 주시 때 다른쪽 눈 공동근(위곧은근)의 작용방향으로 사각형의 확대가 보여진다(그림 125).

| 그림 124 | 오른쪽 눈 아래빗근 마비에서 나타나는 복상

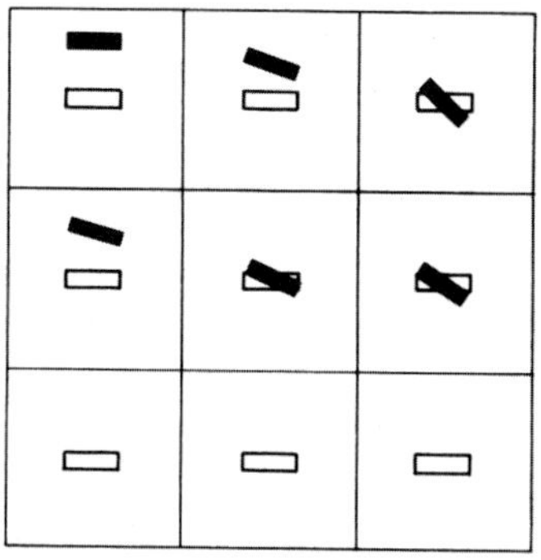

| 그림 125 | 오른쪽 눈 아래빗근 마비에서 보여지는 Hess 도형

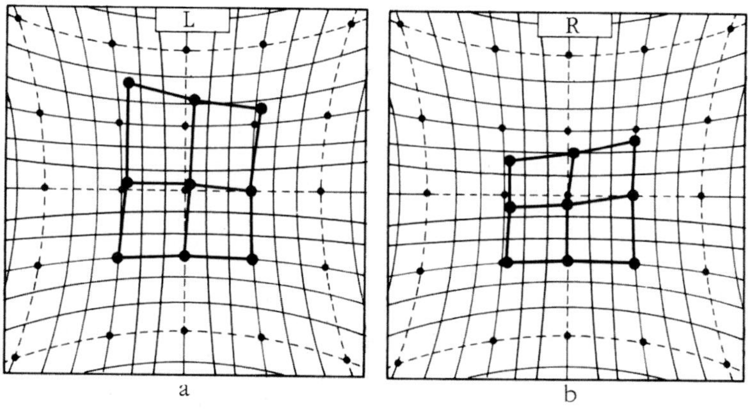

Chapter 6

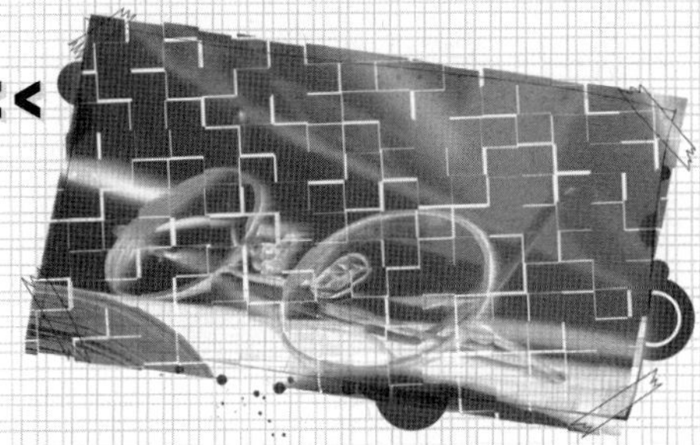

조절과 눈모음

01 조절의 정의와 메카니즘

우리의 눈은 투광체의 이상이 없는 한 외부로부터 들어온 광선이 망막 위에 도달하여 어떤 영상이 사진처럼 만들어지고 있다. 그러나 우리의 눈으로 외계의 멀거나 가까이에 있는 물체를 정확하게 인식하기 위해서는 망막 위의 영상을 선명하게 해야 한다.

이렇게 외계 물체의 망막 상을 선명하게 하는 즉, 주시 목표에 수정체라는 눈알 렌즈를 사용해서 초점을 맞추는 작용을 조절(accommodation)이라 한다.

조절에 관여하는 안내 조직은 수정체, 섬모체소대(모양체소대, Zinn's zonule) 및 섬모체근(모양체근, ciliary muscle)이다.

조절의 메카니즘에 관해서는 여러 가지 학설이 있으나 헬름홀쯔(Helmholtz, 1885년)의 이완학설이 주류를 이루고 있다. 즉, 원거리를 볼 때는 섬모체소대(Zinn's zonule)의 끌어당김(attraction)에 의해 섬모체소대가 팽팽하게 늘어나면서 수정체는 얇아지고, 가까운 곳을 볼 때는 섬모체근의 수축에 의해 섬모체소대가 느슨해지고 수정체는 고유의 탄성으로 볼록해져서 굴절력을 증가시킨다고 하는 설이다. 섬모체소대는 수정체피막 부착점에서 후방으로 나가 모양돌기 후단과 섬모체근에 부착되고 마지막으로는 맥락막의 유리체막에서 융합된다. 따라서 원거리를 볼 때 섬모체소대의 긴장을 지지하고 있는 힘은 맥락막의 탄력성이라 할 수 있다(그림 126).

| 그림 126 | 눈알 앞부분의 단면

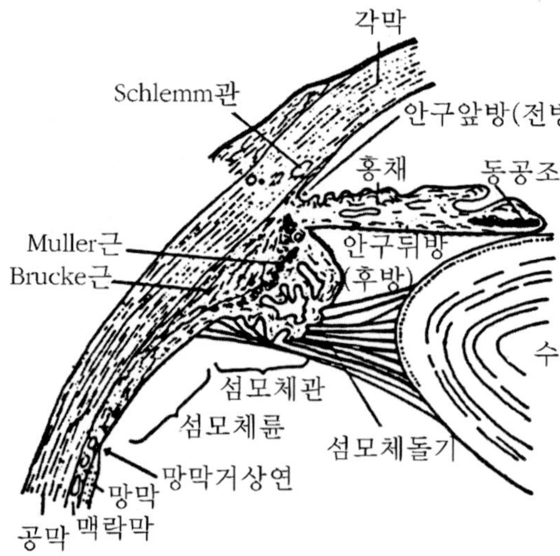

02 조절의 신경지배

반사성 조절작용을 일으키게 하는 것은 선명시의 본능으로 망막 상의 흐림이 자극받는 것이라고 알려져 있다. 조절반사의 구심경로(afferent pathway)는 망막 중심오목(중심와)의 원뿔세포(추상체)에서 시작되어 시신경에서 가쪽무릎체(외측슬상체)에 이르는 시각중추(17영역)에 도달된다. 지배중추까지의 경로는 아직 확실하게 알 수는 없지만 중간뇌(중뇌)의 눈돌림신경핵(동안신경핵)에 도달되는 것으로 알려져 있다. 원심경로(efferent pathway)는 중추(눈돌림신경핵) – 눈돌림신경(부교감신경) – 섬모체신경절(모양신경절) – 짧은 섬모체신경(단모양신경) – 섬모체근 윤상섬유(모양체근 윤상섬유)이다. 교감신경의 섬모체근 경선상섬유에 대한 분포는 교감신경의 자극에 의하여 수정체의 편평화를 동물실험 등에 의해서 증명하였지만 조절에 관한 작용은 아직 잘 알 수 없다. 그러나 조절에 있어서도 교감신경과 부교감신경이 길항적으로 움직인다는 길항적 신경이중지배설이 가장 유력한 설로 알려지고 있다.

즉, 가까운 곳을 볼 때 조절이 일어나는 것은 눈돌림신경 지배를 받는 윤상섬유가 수축되고, 먼 곳을 볼 때 조절이 일어나는 것은 교감신경이 지배하는 경선상섬유가 얼마나 적극적으로 작용하느냐에 따라 이 양자의 상호 길항관계에 의해서 원활한 조절작용이 행해지는 것이라고 설명할 수 있다(그림 127).

| 그림 127 | 눈돌림신경 모형도

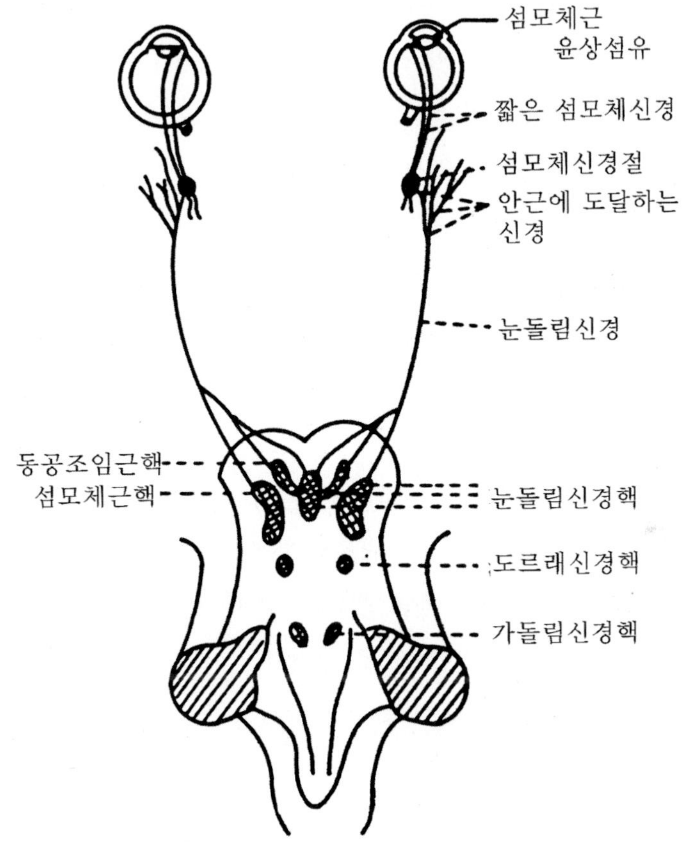

03 조절할 때의 생리적 변동

1. 동공의 변화

가까운 곳을 볼 때에는 두 눈의 동공이 공감성임에도 불구하고 불수의적(involuntary)으로 동공이 수축(축동)되어 구면수차를 방지하고 초점심도가 깊어지는 조절 목적에 부합되는 상태가 된다. 이것을 근견반응(near reflex) 또는 눈모음(폭주)반응이라고 한다. 이 반응은 우리가 가까운 물체를 주시할 때 조절, 눈모음 및 동공수축이 서로 불가분의 협안운동을 하고 거의 불수의적으로 일어나는 현상이다. 이때 일어나는 동공수축이 조절에 따른 것인지 눈모음에 의해 일어나는 것인지에 대한 문제는 오래 전부터 논의의 대상이 되고 있으나 최근에는 눈모음만 관계하며 조절과는 무관한 것이라고 알려지고 있다.

동공수축은 부교감신경의 지배를 받는 동공조임근(동공괄약근)에 의하여 일어난다.

2. 수정체의 변화

조절에 의해서 일어나는 수정체 두께의 변동은 전체의 10% 내외이고, 전면 곡률반경의 변동은 4.55 mm~5.00 mm(10.34~10.42 mm → 5.5~5.9 mm)로 보고 되었으며, 조절할 때 수정체 전면의 형태는 구면이 아닌 중앙부가 특히 볼록한 특유한 형태를 만들고 있다는 체르닝(Tscherning)의 설이 일반적으로 알려져 있다(그림 128).

3. 안압의 변화

조절에 의해 안내압(interocular pressure)은 약간 올라가는 경향을 보인다. 건강한 눈에서도 한 시간 이상 조절을 계속하면 서서히 올라가는 경향을 보인다(1~6 mmHg 올라감). 녹내장 소인이 있는 눈에서는 녹내장 발작을 일으킬 수 있다.

| 그림 128 | 수정체 전면의 곡률변화(Tscherning)

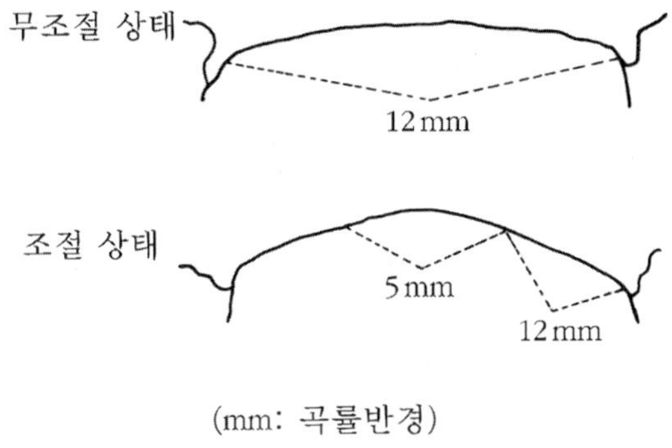

04 조절력의 생리적 변동

1. 나이에 따른 변동

조절력과 연령과의 관계는 표 15와 같은데, 연령의 증가와 함께 매우 규칙적으로 조절력이 감소하고 있음을 알 수 있다. 조절력은 동일 연령군에서도 개인차가 있다(그림 129).

| 표 15 | 나이와 조절력과의 관계 비교

Acc(D) / Age	Ishihara (1916)	Fukuda (1961)	Donders (1864)	Clarke (1916)	Duane (1922)	5인의 평균값	근점거리 (cm)
10	12	-	14	13.5	13.4	13.2	7.6
15	10	9.7	12	12	12.3	11.2	8.9
20	8.5	9.0	10	10.5	11.1	9.8	10.2
25	7.5	7.6	8.5	9	9.9	8.5	11.8
30	7	6.3	7.0	7.5	8.7	7.3	13.7
35	6	5.3	5.5	6.5	7.3	6.1	16.4
40	4.5	4.4	4.5	5.5	5.8	4.9	20.4
45	2.5	3.1	3.5	4.3	3.6	3.4	29.4
50	1.5	2.2	2.5	3.3	1.9	2.3	43.8
55	1	1.5	1.75	2.5	1.3	1.6	62.5
60	0.5	1.35	1.0	1.8	1.2	1.2	83.3
65	0.25	1.3	0.5	-	1.0	0.7	142.9
70	0	-	0.25	-	0.75	0.25	400.0

| 그림 129 | 나이와 조절과의 관계

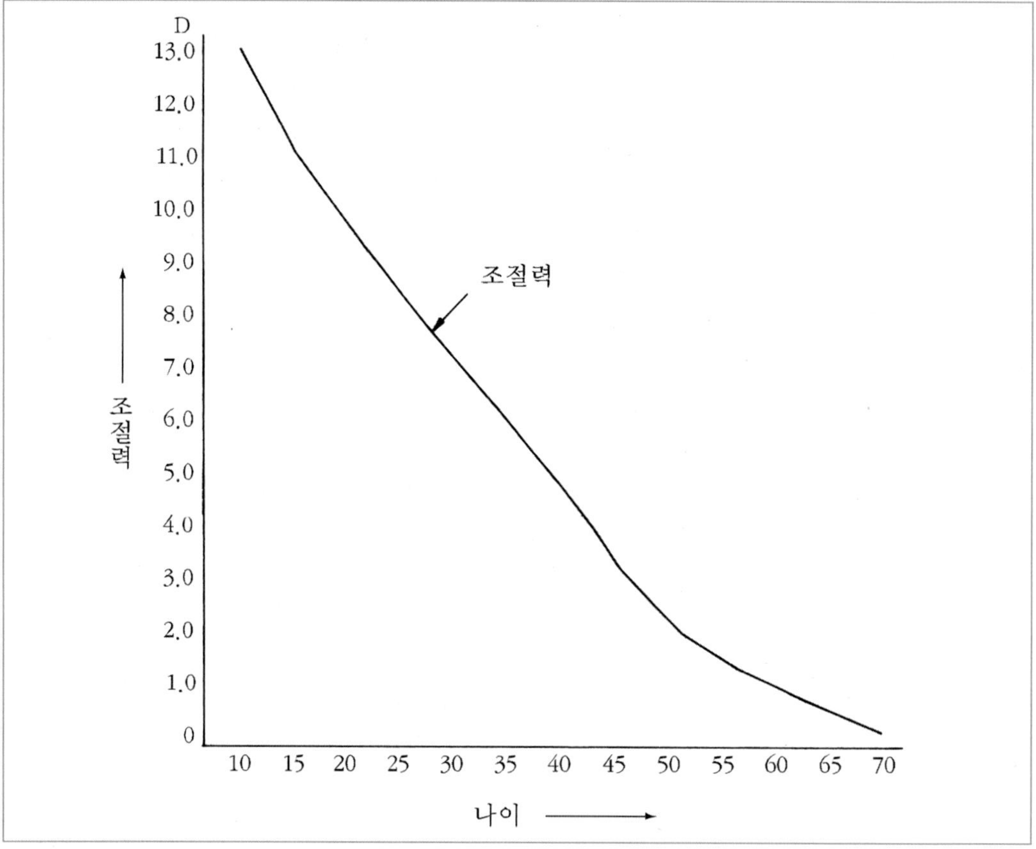

2. 굴절 상태

흔히 원시는 노안이 되기 쉽고 근시는 노안이 되지 않을 것이라고 하는데 이는 노안과 굴절상태와의 본질적인 차이를 알지 못함에서 오는 오해이다.

일반적으로 원시안의 조절력은 정시안보다 크고, 근시안은 굴절력이 강할 뿐 조절력은 낮다는 연구 보고가 있다. 이러한 굴절상태가 조절력에 미치는 영향의 원인은 섬모체근의 윤상섬유의 발달이 원시, 정시, 근시의 순으로 그 발달 정도가 떨어지기 때문이며 평소에 조절을 어느 정도 하고 있는가에도 원인이 있을 것이다. 따라서 섬모체근을 단련시킬 필요성을 강조하는 연구자도 있다.

3. 약물작용

1) 조절마비제(cycolplegic)

부교감신경 마비제인 아트로핀(Atropine), 스코폴라민(Scopolamine), 호마트로핀(Homatropine)이 대표적이며, 어느 것이나 동공확대(산동, mydriasis) 작용을 주로 하지만 조절마비 작용도 하는 것으로 알려져 있다. 이들 중 아트로핀이 가장 강해서 3~5일 지속되며 스코폴라민, 호마트로핀의 순으로 약해진다.

2) 조절경련제(cyclospasm)

부교감신경 말초자극제로서 직접 운동신경종말판에 작용하는 약물이다. 대표적인 것으로는 동공수축제(miotics)로 알려진 필로카핀(pilocapine)이 있으며 조절경련(cyclospasm)을 일으키는 작용도 하는 것으로 알려져 있다.

4. 조절래그(Lag of Accommodation)

사람의 조절량은 조절자극을 완전히 충족시키는 경우는 거의 없다. 예를 들면, 시표를 33 cm에 둘 경우 조절자극의 이론값은 3.0 D이지만 그에 대한 눈의 조절반응은 대부분 3.0 D보다 낮다.

조절자극이 증가하면 조절량도 커지지만, 조절자극과 같은 양만큼 증가하지는 않는다. 이와 같이 부여된 조절자극에 대한 조절반응의 차이를 조절래그(accommodation lag)라 한다.

조절래그의 양은 주로 눈의 초점심도에 따라 달라진다. 동공이 작아지면 초점심도가 깊어지기 때문에 조절래그량이 증가하고 반대로 동공이 커지면 초점심도가 얕아져 망막 위의 흐림 정도가 커지게 되므로 이러한 흐림을 적게 하기 위해서 조절래그량이 감소한다. 이와 같이 눈의 조절기능은 초점심도에 크게 의존하고 있다.

일반적으로 조절의 목적은 망막에 선명한 상을 유지하기 위한 것이라고 생각할 수 있으나 조절래그가 존재하는 것은 망막에 어느 정도 희미한 상이 남아 있음을 의미한다.

| 그림 130 | 동공의 크기와 초점심도

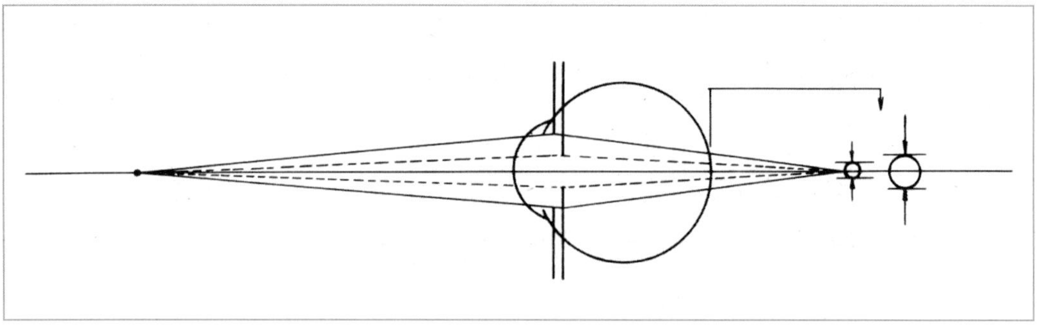

5. 두 눈에서의 조절량 차이

일반적으로 두 눈에 똑같은 조절자극을 주었을 때 굴절이상의 차이가 있어도 조절량은 거의 같다고 하지만, 두 눈에서의 조절반응 차이는 최대 0.50 D이고, 조절자극이 1.00 D 이하일 경우 조절량의 차이는 평균 0.12 D로 보고되었다.

또한, 한쪽 눈으로만 볼 때의 조절력 보다 양안시 할 때의 조절력이 0.50 D 정도 더 크다.

05 조절력

원점(far point)은 조절을 하지 않은 상태에서 망막 중심오목에 결상되는 외계의 물점을 말한다. 이는 정시안에서는 무한대, 근시안은 눈앞 일정거리, 원시안은 눈 뒤 일정거리에 있다(그림 131). 근점(near point)은 최대조절상태에서 선명시할 때 외계의 한 점을 말한다. 이것은 표 15와 같이 나이가 들수록 멀어진다.

눈의 물측주점으로부터 원점 및 근점까지의 거리를 각각 원점거리 및 근점거리라 한다.

원점과 근점 사이의 임의의 점은 적당한 조절에 의해서 선명하게 볼 수 있으므로 이 범위를 조절역(range of accommodation)이라 한다. 조절을 중지한 상태에서 최대조절상태에 이르는 눈의 굴절력을 디옵터(Diopter)로 나타낸 것을 조절력(amplitude of accommodation)이라 한다(그림 132).

즉, 조절력을 A(D), 원점거리를 r(m), 근점거리를 p(m)라고 한다면 다음과 같은 공식이 성립된다.

$A = \frac{1}{r} - \frac{1}{p}$, 또는 $A = R - P$ 〈부호규약을 준수한다〉

정시의 경우 원점이 무한대에 이르므로 $A = \frac{1}{p}$,

즉, 근점거리 역수의 절대값이 조절력이 된다.

| 예제 1 |

정시에서의 근점거리 −20 cm인 사람의 조절력은?

$$A = 0 - \frac{1}{(0.2)} = -5.0\,D$$

조절력＝5.0 D

| 예제 2 |

−2.00 D의 근시안에서 근점거리 −20 cm인 사람의 조절력은?

$$A = (-2.00) - \frac{1}{(-0.2)}$$

$$= (-2.00) + 5.00$$

$$= 3.0$$

조절력＝3.0 D

| 예제 3 |

+2.00D의 원시안에서 근점거리 −20 cm인 사람의 조절력은?

$$A = (+2.00) - \frac{1}{(0.2)}$$

$$= (+2.00) + 5.00$$

$$= 7.0$$

조절력＝7.0 D

근점의 측정법에 관해서는 다음 장에서 설명할 것이다.

| 그림 131 | 원점과 원점거리

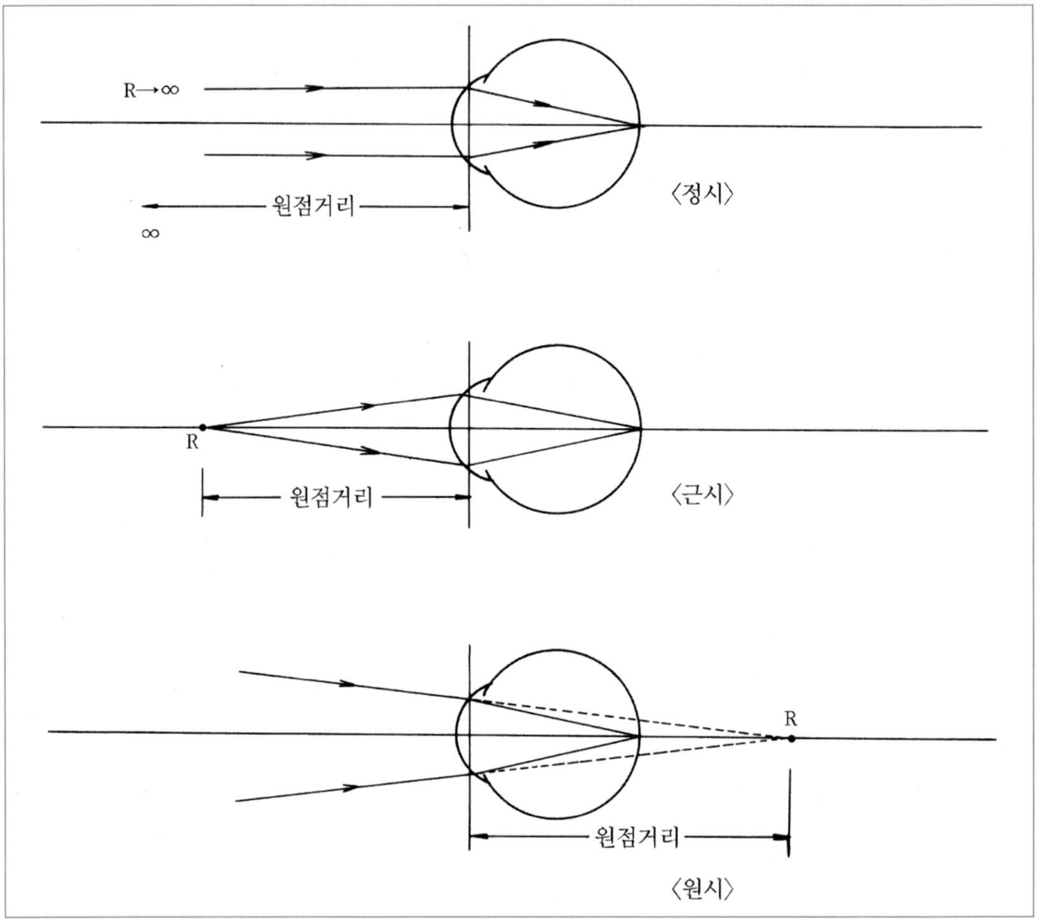

| 그림 132 | 조절범위(조절역)

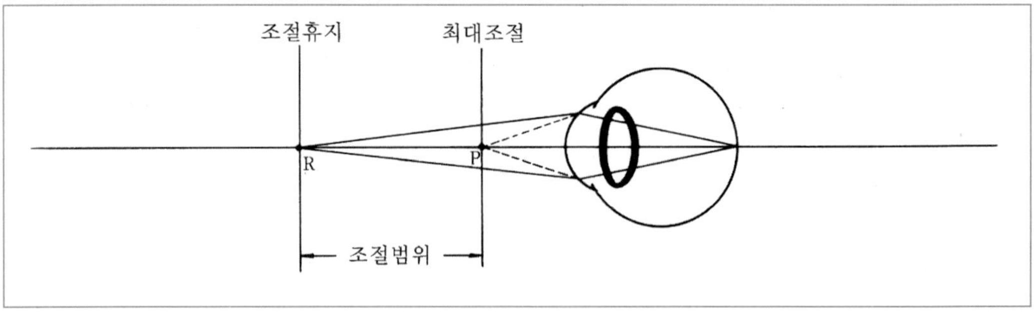

※ 안경렌즈의 조절효과

1. 조절효과

앞에서 설명한 공식에 따르면 근시나 원시가 안경으로 완전히 교정되었다면 눈앞 x(m)를 선명하게 보기 위한 조절력 $A = -\frac{1}{(x)}$(예를 들면, 눈앞 33.3 cm를 선명하게 보기 위한 조절력은 3.0 D)로 풀 수 있지만, 실제는 정점간거리(vertex distance)를 고려해서 특정거리를 명시할 때 필요한 조절력을 계산해 보면 굴절이상을 안경으로 완전 교정한 경우와 정시는 차이가 있다.

표 16은 완전교정값의 안경을 착용하고 안경 앞 25 cm 및 33.3 cm의 물체를 볼 때 필요로 하는 조절력을 나타낸 것으로, 근시 교정안경을 착용할 경우에는 정시에 비해 적은

| 표 16 | 일정거리를 선명하게 보기 위하여 안경을 착용하였을 때 필요한 조절력(V.D : 12 mm)

마이너스			플러스	
25 cm	33.3 cm	D	25 cm	33.3 cm
4.00	3.00	0		
3.91	2.93	1	4.10	3.07
3.82	2.86	2	4.19	3.15
3.73	2.80	3	4.30	3.22
3.65	2.74	4	4.40	3.30
3.57	2.68	5	4.51	3.39
3.49	2.62	6	4.63	3.47
3.42	2.56	7	4.75	3.56
3.34	2.51	8	4.87	3.66
3.27	2.45	9	5.00	3.75
3.21	2.40	10	5.13	3.86
3.14	2.35	11	5.27	3.96
3.07	2.30	12	5.42	4.07
3.01	2.26	13	5.57	4.18
2.95	2.21	14	5.72	4.30
2.89	2.17	15	5.89	4.43
2.84	2.12	16	6.06	4.56
2.78	2.08	17	6.24	4.69
2.73	2.04	18	6.42	4.83
2.68	2.00	19	6.62	4.98
2.63	1.96	20	6.68	5.14

조절력(S−10.00 D 안경을 착용하고 25 cm를 선명하게 보는데 필요한 조절력은 3.21 D)이, 원시 교정안경을 착용하면 정시에 비하여 큰 조절력(S+10.0 D에서는 25 cm을 선명하게 보는데 필요한 조절력은 5.13 D)이 필요하게 됨을 알 수 있다.

표 17에서는 완전교정값의 안경을 착용한 사람이 3.00 D 및 4.00 D의 조절을 하였을 때 선명하게 볼 수 있는 거리가 나타나 있다. 이것에 의하면 근시 교정안경을 착용하면 정시에 비하여 보다 더 가까이 볼 수 있으며(S−10.00 D 안경을 착용하고 4 D의 조절력을 사용하면 19.8 cm까지 선명하게 볼 수 있다), 원시 교정안경을 착용하면 정시에 비하여 더 가까이 볼 수 없다(S+10.00 D에서 4.00 D의 조절력을 사용하면 32.4 cm).

이와 같이 안경을 착용한 것에 의한 조절효과가 나안(naked eye)에 비교하여 변하는 현상을 안경렌즈의 조절효과라 한다.

| 표 17 | 조절력에 따라 안경을 착용하였을 때 선명하게 볼 수 있는 거리(cm)

마이너스			플러스	
25 cm	33.3 cm	D	25 cm	33.3 cm
25.0	33.3	0	25.0	33.3
24.4	32.5	1	25.6	34.2
23.8	31.8	2	26.3	35.0
23.3	31.0	3	26.9	35.9
22.7	30.3	4	27.6	36.8
22.2	29.6	5	28.4	37.8
21.7	28.9	6	29.1	38.8
21.2	28.3	7	29.9	39.8
20.7	27.6	8	30.7	40.9
20.2	27.0	9	31.6	42.0
19.8	26.4	10	32.4	43.2
19.4	25.9	11	33.4	44.4
19.0	25.3	12	34.3	45.7
18.5	24.8	13	35.3	47.0
18.2	24.3	14	36.4	48.4
17.8	23.8	15	37.4	49.8
17.4	23.3	16	38.6	51.3
17.0	22.8	17	39.8	52.9
16.7	22.3	18	41.0	54.6
16.4	21.9	19	42.3	56.3
16.0	21.4	20	43.7	58.1

2. 조절효과가 생기는 이유

조절효과는 정점간거리를 고려한다면 당연한 결과라고 할 수 있다. 예를 들어, S−5.00 D(V.D = 12 mm)의 완전교정 안경을 착용하고 눈앞 25 cm에 있는 물점 P를 명시하기 위하여 필요한 조절력을 구해 보면 다음과 같다.

순서를 따라 다음과 같은 단계로 하면 쉽게 이해할 수 있을 것이다.

■ 제 1 단계

눈의 원점굴절도를 구한다(그림 133).

그림에서, 원점거리는 212 mm이므로

$$원점굴절도 = -\frac{1}{0.212}$$

$$= -4.717\,D$$

즉, 눈의 굴절이상도는 +4.717 D이다.

| 그림 133 |

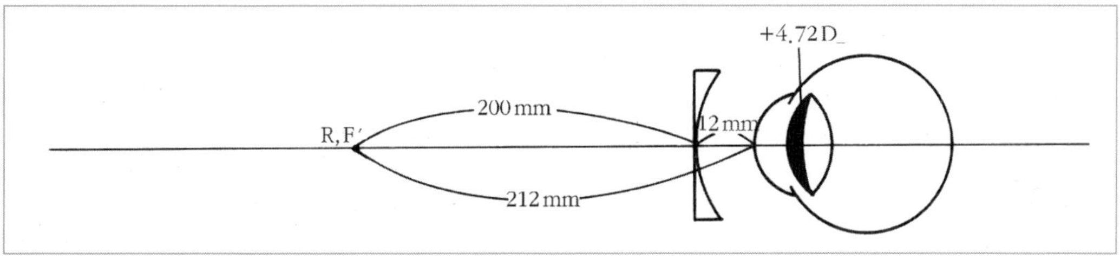

■ 제 2 단계

물점에서 발사된 광선의 안경렌즈에 의한 변화를 구한다(그림 134).

그림에서 물점 P에서 렌즈까지의 거리는 −238 mm(250−12)이므로 이 점에서 나온 광선의 버전스 $L = \frac{1}{-0.238}$

$$= -4.202D$$

이것이 렌즈의 굴절력 −5.00 D를 받아서 L′로 변하므로

$$L' = L + D$$
$$= (-4.2) + (-5)$$
$$= -9.202\,D\left(108.7\,mm = -\frac{1000}{-9.202\,D}\right)$$

즉, P점(렌즈 앞쪽 238 mm)에서 나온 광선은 P′점(렌즈 앞쪽 108.7 mm)에서 나온 광선으로 변한다.

| 그림 134 |

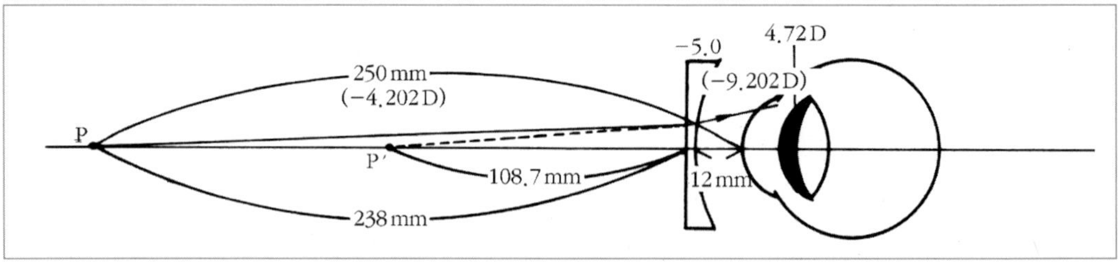

■ 제 3 단계

눈으로 입사된 광선의 버전스와 눈의 굴절이상도에서 추가된 굴절력(조절력)을 구한다(그림 135).

P′에서 나온 광선은 눈에서 보면 눈앞 120.7 mm(108.7+12)에서 나온 광선이므로

$$\text{버전스} = \frac{1}{-0.1207}$$
$$= -8.285D$$

입사광선의 버전스 −8.285 D는 눈의 굴절이상도 4.717 D에 의해서 −8.285 +4.717 = −3.568까지 중화시키지만 약 +3.57 D를 더 조절하면 완전하게 중화시켜 P점을 명시할 수 있게 된다.

즉, 눈앞 25 cm의 물점 P를 명시하는데 필요한 조절력은 3.57 D라고 할 수 있다(정시의 경우 4.00 D).

이상의 단계를 살펴본 결과 조절효과는 물점거리가 안경면에서부터 시작되는 경우와 눈에서부터 시작되는 차이에 기인한다는 것을 알 수 있다. 이는 정점간거리를 무시하면 생기지 않는다.

| 그림 135 |

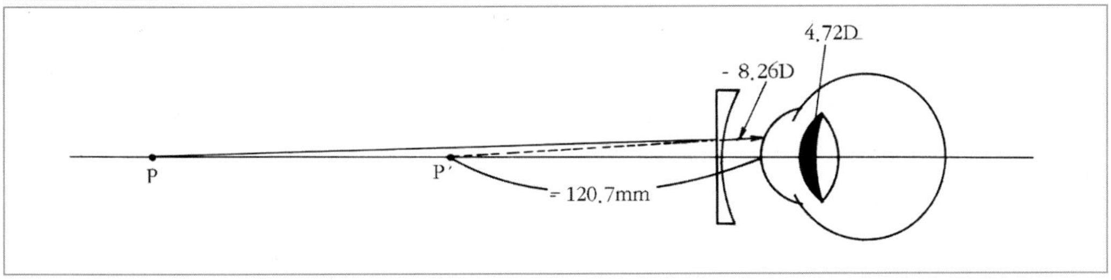

또 콘택트렌즈의 경우는 정점간거리가 안경에 비해 극히 작기 때문에(1.5 mm) 조절효과도 작아진다.

3. 조절효과를 나타내는 식

선명하게 보이는 눈에서 물점 P까지의 거리를 xm(X=1/x), 안경굴절력(완전교정값)을 D_f, 정점간거리를 ℓ(m), P점을 선명하게 보는데 필요한 조절력을 Acc라고 한다면 조절력 Acc의 근사값은 다음과 같이 구할 수 있다.

$Acc = -X(1 - 2\ell \times D_f)$

$X = -Acc(1 - 2\ell \times D_f)$가 성립된다.

$-X$는 정시안이 P점을 선명하게 보기 위하여 필요한 조절력 Acc이다.

$Acc = -X$

$Acc + X = -2\ell \times D_f \times X$가 안경착용으로 변화된 조절효과가 된다.

예를 들면, S−5.0D의 완전교정 안경을 착용한 사람(ℓ =12 mm)이 눈앞(x=25 cm)의 물점 P를 선명하게 보는데 필요한 조절력 $Acc = -(1/ - 0.25) \times \{1 - 2 \times -0.012 \times (-5)\} = 3.25$ D가 된다. 공식에 넣어 계산하면 3.57 D이므로 매우 가까운 근사값이라고 할 수 있다.

근사값 원래의 식은 다음과 같다.

$$Acc = \frac{D_f}{1 - l \cdot D_f} - \frac{\frac{X}{1 + l \cdot X} + D_f}{1 - l(\frac{X}{1 - l \cdot X} + D_{f})}$$

06 조절장애

조절장애에는 조절쇠약(accommodative weakness), 조절마비(accommodative palsy), 조절경련(cyclospasm), 조절긴장(accommodative tension) 등의 병적 질환과 근거리 보는 데 장애가 있는 노안(presbyopia)이 있다. 여기에서는 특히 노안의 문제만을 설명하기로 한다.

1. 노안

1) 조절력과 나이

| 표 18 | Pascal의 조절력

나 이		조절력
10	2.0 D	14 D.
15		12 D.
20		10 D.
25	1.5 D	8.5
30		7
35		5.5
40	1.0 D	4.5
45		3.5
50		2.5
55		1.5
60	0.5 D	1.0
65		0.5
70		0

조절력이 나이의 증가와 함께 감소한다는 것은 이미 알고 있다.

Pascal(1952)은 표 18과 같이 Donders의 평균값에서 하나의 공식을 유도하며 10~20세까지는 5세마다 2.0 D, 20~30세까지는 1.5 D, 35~55세까지는 0.50 D씩 감소한다는 사실을 나타내었다.

노안경이 불필요한 74세 남자를 검사한 결과 초기 백내장과 당뇨에 의한 근시임을 입증한 사례가 있다. 노년에 노안경이 필요하지 않은 사람이라도 조절기능이 쇠약해져 있다고 생각되는 사례들이 많이 보고되고 있다.

2) 노안의 정의

나이가 들어감에 따라 조절력이 감퇴되어 어떠한 조절 노력을 해도 가까운 것을 보기 어렵게 되는 증상을 노안이라고 하는데, 단순히 가까운 것을 볼 수 없는 현상만을 노안이라고 하는 것은 바람직하지 않다.

예를 들면, 50세 정시안의 조절력이 2.0 D라고 한다면 근점거리는 50 cm가 되어 근업이 곤란하지만, 2.00 D의 근시안으로 조절력이 2.00 D라면 근점거리는 25 cm가 되므로 가까운 것을 보는 것에 곤란함을 느끼지 않는다. 이러한 이유 때문에 일반적으로 원시안에서는 노안이 빨리 오고 근시안에서는 늦게 오며, −4.00 D 이상의 근시안에서는 일생 동안 노안이 오지 않는다고 오해하는 경우가 많다. 이 현상은 단순히 근시안에서는 근점이 가까워서 근업을 하는 것이 어렵지 않기 때문에 노안이 아니라고 오해를 하는 것이다.

정시안이 노안이 되는 시기는 표 19에 나타난 평균값으로 전조절력을 사용한다고 가정하면 45~50세경이 된다. 그러나 자신이 가지고 있는 전조절력을 사용한다고 하는 것은 안정피로를 일으키기 쉬우므로 조절력의 $\frac{1}{2}$ 또는 $\frac{1}{3}$을 남겨 놓는다고 가정하면 40~45세경이 된다. 일반적으로 가까운 것을 보는 것이 부자유스러워 노안경을 사용하는 시기는 45세 전후가 된다.

| 표 19 | 조절력과 근점거리

나이	전조절력의 평균값(D)	명시거리 (cm)	$\frac{1}{2}$ 조절력 (D)	명시거리 (cm)	$\frac{2}{3}$ 조절력 (D)	명시거리 (cm)
10	13.2	7.6	6.6	15.2	8.8	11.4
15	11.2	8.9	5.6	17.9	7.5	13.4
20	9.8	10.2	4.9	20.4	6.5	15.3
25	8.5	11.8	4.3	23.5	5.7	17.6
30	7.3	13.7	3.7	27.4	4.9	20.5
35	6.1	16.4	3.1	32.8	4.1	24.6
40	4.9	20.4	2.5	40.8	3.3	30.6
45	3.4	29.4	1.7	58.8	2.3	44.1
50	2.3	43.8	1.2	87.0	1.5	65.2
55	1.6	62.5	0.8	125.0	1.1	93.8
60	1.2	83.3	0.6	166.6	0.8	125.0
65	0.7	142.9	0.35	285.7	0.5	214.3
70	0.25	400.0	0.125	800.0	0.2	500.0

3) 노안의 발생 원인

노안은 전신 노화의 부분적 현상이지만 수정체의 경화(scleriosis)가 원인인지 섬모체근의 근력 저하에서 오는 것인지 또는 이 두 요소가 함께 진행되는 것인지는 아직 불확실한 점이 많다. 그러나 수정체의 경화가 가장 중요한 원인일 것이라고 알려져 있으며 노화의 진행으로 인한 섬모체 자체의 변화도 부정할 수는 없다. 근력 자체에는 나이 차이가 없다고 해도 그것을 충분히 발휘하지 못하여 형태적 변화가 일어날 수 있을 것이다.

4) 노인성 원시

45세 이후에는 생리적으로 굴절상태가 원시쪽으로 이행하는 경향이 있는데 이것을 노인성 원시라 한다. 일반적으로 45세경에 +0.25 D로 시작하여 70세경에 +1.50 D에 이른다고 알려져 있다. 노인성 원시의 주원인은 섬모체근의 생리적 긴장이 해가 거듭될수록 쇠약해져서 마치 성년에게 아트로핀을 점안한 경우에 정시가 원시가 되는 경향과 같다거나 또는 수정체가 노화되면 전후면의 곡률이 감소하여 두께가 줄어들기 때문이라는 주장도 있다.

※ 동물의 조절작용

어류 눈의 모형

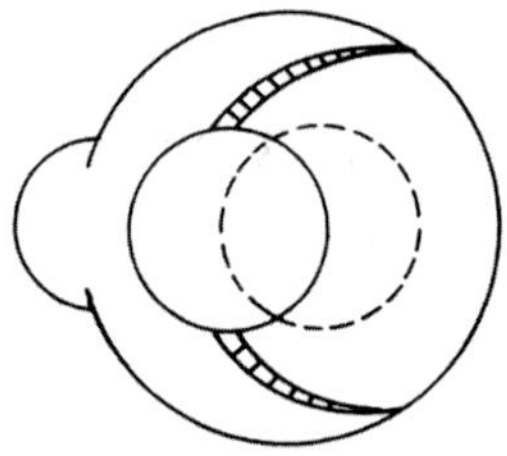

앞뒤로 수정체를 움직이는 근육을 Campanula라고 한다

1. 어류

어류는 물속에서 서식하고 있기 때문에 각막이 굴절에 미치는 역할은 거의 없고 수정체의 역할이 별로 크지 않으나 강한 굴절력을 얻기 위하여 구(spheroid)가 되어 이것을 전후로 움직여 밝은 상을 얻는다.

2. 양서류

양서류 눈의 모형

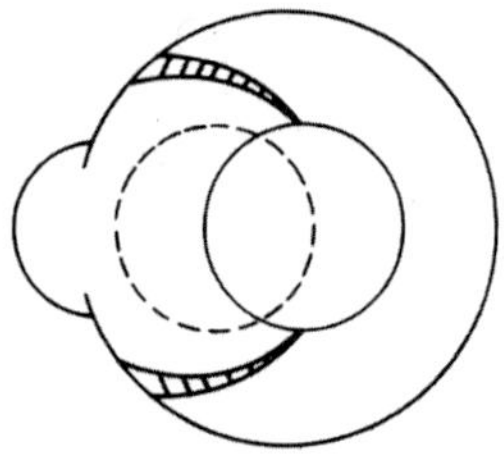

육지와 물 양쪽에 서식하는 양서류의 수정체도 구 형태로 이것의 이동에 의해 조절을 하는 것은 어류와 같다. 그러나 근육(Campanula)의 한쪽이 뒤집혀져 가까운 것을 볼 때는 수축해서 수정체를 각막에 가깝게 하고, 먼 곳을 볼 때는 이완시켜 수정체를

후방으로 이동시킨다.

3. 조류

조류 눈의 모형

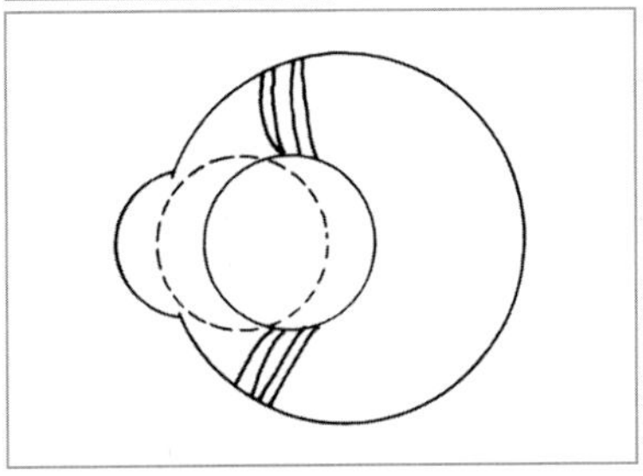

조류는 각막을 공기에 접촉하며 생활하지만 구형태의 수정체를 가지고 횡문근(striated muscle)으로 이것을 이동시켜 조절하고 있다. 횡문근은 골격근(skeletal muscle)이나 심장의 근육과 같은 구조를 하고 있는데, 공중을 날아다니며 눈앞의 벌레를 잡기 위해서는 대상물 확인에 민첩성이 요구되기 때문에 항상 이 근육은 준비 상태에 있다.

4. 곤충류

곤충류는 겹눈을 갖고 있으나 각각의 초점이 변화될 수 없기 때문에 조절작용은 없다. 겹눈은 움직이는 것을 포착하기에 매우 유리하다.

07 눈모음의 정의

두 눈의 주시선이 외계의 한 점을 향하여 집중하는 기능을 눈모음(폭주, convergence)이라 한다. 이때 정중앙선의 한 점으로 눈모음하는 것을 대칭성 눈모음, 정중앙선 이외의 한 점으로 눈모음 하는 것을 비대칭성 눈모음, 한쪽 눈은 직전방을 향하고 있고 다른 쪽 눈만 눈모음하는 것을 한눈 눈모음(편안 폭주)이라 한다.

눈모음 상태에서 두 눈의 주시선이 이루는 각을 눈모음각(폭주각, angle of convergence)이라 한다. 예를 들면, 그림 136에 있는 두 눈의 주시선이 직전방에 있는 한 점 F에 눈모음을 하고 있다면 ∠AFB가 눈모음각이다.

눈모음각의 단위는 미터각(MA.; Meter Angle) 또는 프리즘 디옵터(△)를 사용하는데, 미터각은 눈의 회선점에서 주시점까지 거리(m)의 역수, 프리즘 디옵터는 미터각 × PD

| 그림 136 | 대칭성 눈모음

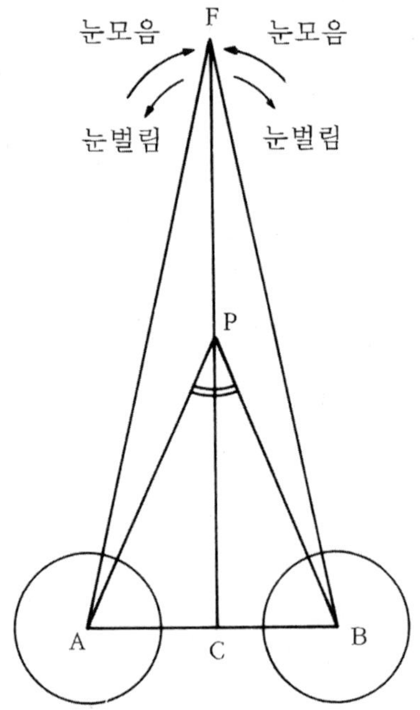

(cm)를 나타낸다.

예를 들면, 점 F가 A 또는 B(회선점)에서 1 m의 위치에 있다면 1/1 즉, 1 미터각(1 M.A)이다. 50 cm의 거리에 있다면 ∠AFB는 2 M.A가 된다. 또한, $\overline{AB}$의 거리 즉, 동공간 거리(P.D.)가 60 mm라면 50 cm 거리에서 2 M.A × 6(cm) = 12△가 된다.

미터각의 단위는 조절에서의 디옵터와 같은 맥락으로 생각하면 편리하지만 디옵터처럼 정확하지 않으며(근점은 물측주점으로부터의 거리), 회선점간거리(P.D)에 의해 미터각의 각도를 표시하므로 크기가 다르다. 예를 들어, 그림 136에서 직전방에 있는 점 F보다 가까운 점 P까지의 거리를 CP = $\frac{1}{2}$ CF라 할 때 ∠AFB가 1 M.A라면 ∠APB는 2 M.A이지만 정확히 표시하자면 2∠AFB ≠ ∠APB이다. 또한 $\overline{AB}$의 길이에 따라 ∠AFB의 크기도 달라진다.

이상은 대칭성 눈모음에 관한 설명이었으나 비대칭성 또는 한눈 눈모음의 경우에도 여기에 기준해서 눈모음 및 눈모음각(폭주각)을 측정할 수 있다(그림 137 및 138). 단, 비대칭성 눈모음의 경우는 두 눈 주시선이 이루는 각을 정중앙선 위의 점으로 이동해서 미터각

| 그림 137 | 비대칭성 눈모음

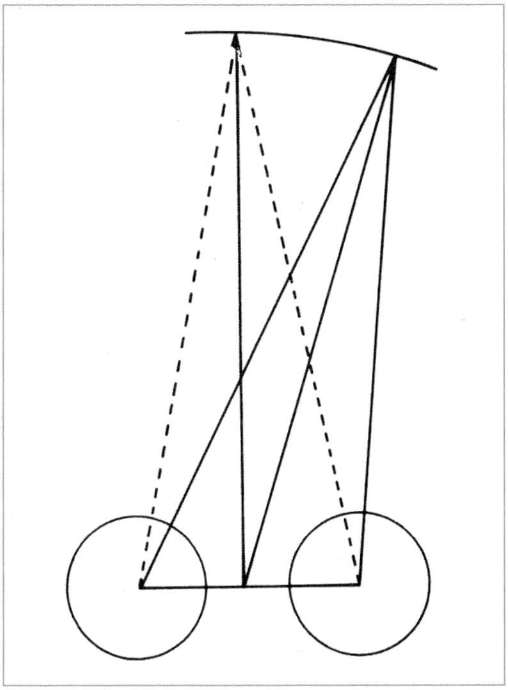

| 그림 138 | 한눈 눈모음

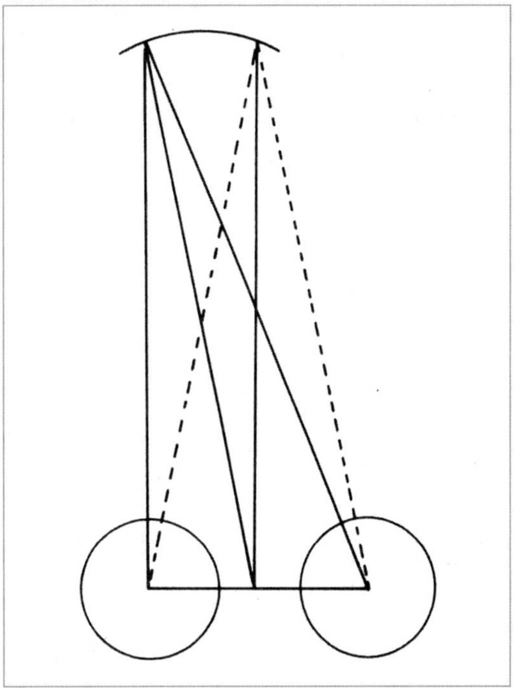

을 정해야 한다.

1. 눈모음 근점 · 원점

주시점을 눈에 가까이 해서 눈모음이 최대로 되었을 때의 위치를 눈모음근점(폭주근점, N.P.C, near point of convergence), 눈벌림(개산)이 최대로 된 위치를 눈모음원점(폭주원점, far point of convergence)이라고 한다. 모두 각막정점(정확하게는 약 13 mm 후방에 있는 회선점)으로부터 측정하며 눈모음원점에서 근점까지 눈모음할 때를 눈모음능력(폭주력, amplitude of convergence)이라고 한다. 생후 6개월이면 눈모음을 할 수 있으며 유아(infant)는 눈모음능력이 강하고 눈모음근점도 눈앞 5 cm 정도이나, 성인의 눈모음능력은 나이와 성별에 따른 현저한 차이는 없으며 눈모음근점은 약 8 cm이다.

2. 눈모음의 단위

눈모음을 나타내는 단위는 일반적으로 프리즘디옵터(prism diopter, △)를 사용한다. 눈앞에 프리즘을 착용하면 시선은 프리즘의 정각 방향으로 편위되며 1 m 거리에서 1 cm 편위될 때를 1 △로 정의한다.

| 그림 139 | 눈모음의 단위

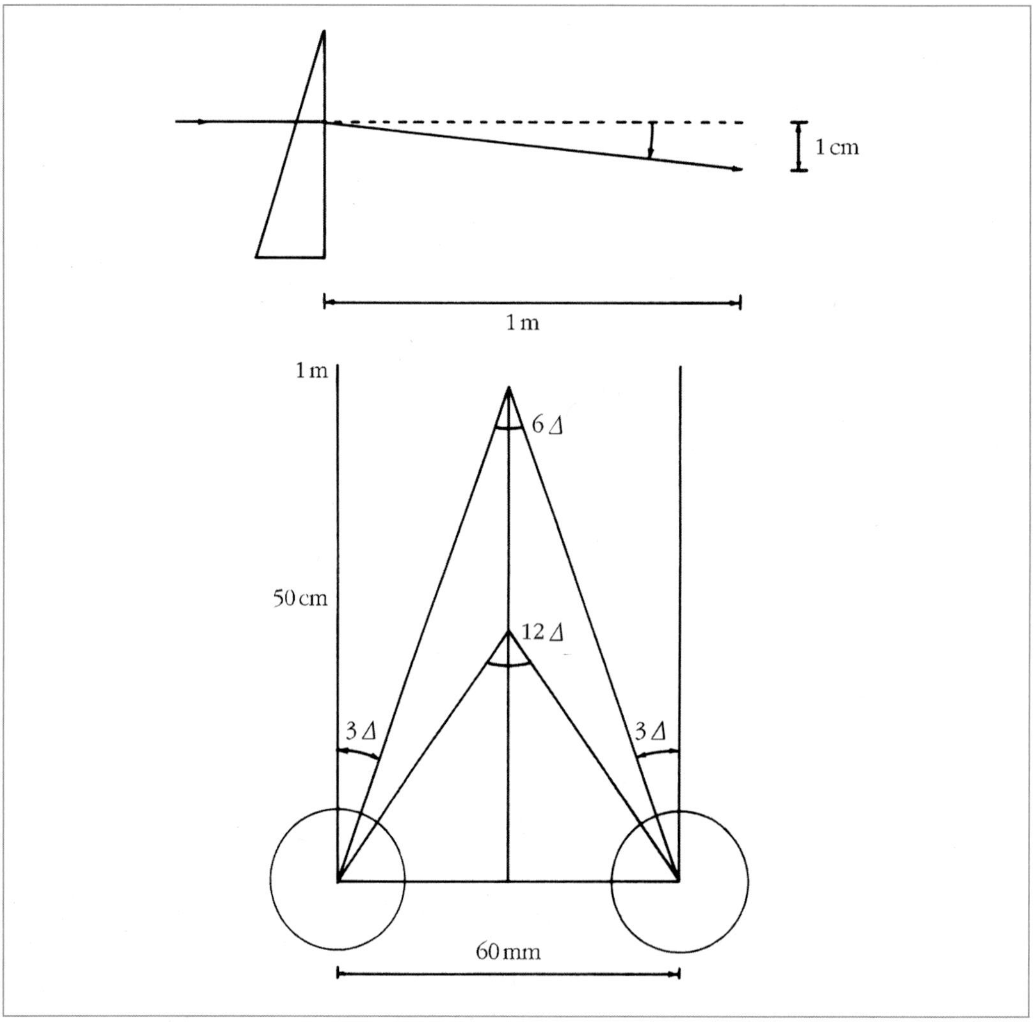

예를 들면, 동공간거리 6 cm인 사람이 1 m에서 대칭성 눈모음을 한다면, 두 눈의 시선은 1 m에서 3 cm 정도 안쪽으로 편위되므로 3△ + 3△=6△이 된다.

$$\left(\frac{3cm}{1cm} + \frac{3cm}{1cm} = 3\triangle + 3\triangle = 6\triangle\right)$$

마찬가지로 50 cm에 눈모음 할 때에는 6△ + 6△ = 12△이 된다(그림 139). 미터각과 프리즘디옵터와의 관계를 나타내면

프리즘디옵터(△) = P.D.×미터각(M.A)이다.

08 눈모음의 생리

1. 눈모음의 신경지배 경로

눈모음의 신경지배 경로는 아직 확실히 알려져 있지 않다.

근견반응(near reflex)은 사람과 같은 영장류에만 있다. 동물도 조절은 가능하지만 눈모음은 거의 없는데 이것은 동물의 눈이 머리의 양 옆에 있기 때문이다. 눈모음은 양안시

| 그림 140 | 눈모음의 경로

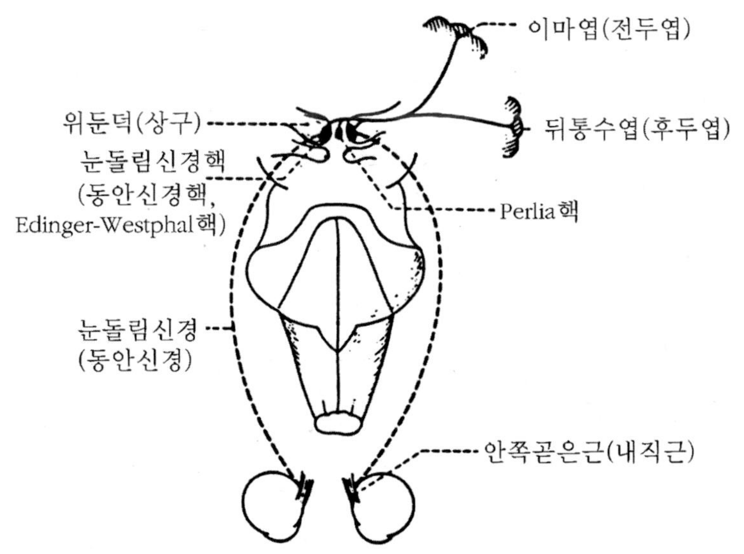

와 밀접한 관계가 있다.

눈모음에는 수의성과 반사성이 있으며 피질중추는 수의성은 뒤통수엽(후두엽), 반사성은 뒤통수엽과 관자엽(측두엽)의 피질에 존재하고 있는 것으로 추정되고 중간중추는 펠리아(Perlia)핵에 있다고 알려져 있었다. 그러나 최근 위둔덕(상구, superior colliculus)에서의 섬유는 눈돌림신경핵의 Edinger-Westphal핵으로 들어가기 때문에 Edinger-Westphal핵이 눈모음의 중간중추이며 Edinger-Westphal핵을 지나 눈돌림신경→안쪽곧은근(내직근)의 경로인 것으로 알려졌다.

눈벌림의 피질중추는 이마엽(전두엽), 뒤통수엽에 있으며 중간중추는 가돌림신경핵(외전신경핵)에 가까운 안쪽세로다발(내종속, medial longitudinal fasciculus) 안에 있고 가돌림신경핵→가돌림신경(외전신경)→가쪽곧은근(외직근)의 경로일 것이라고 본다.

| 그림 141 | 눈벌림의 경로

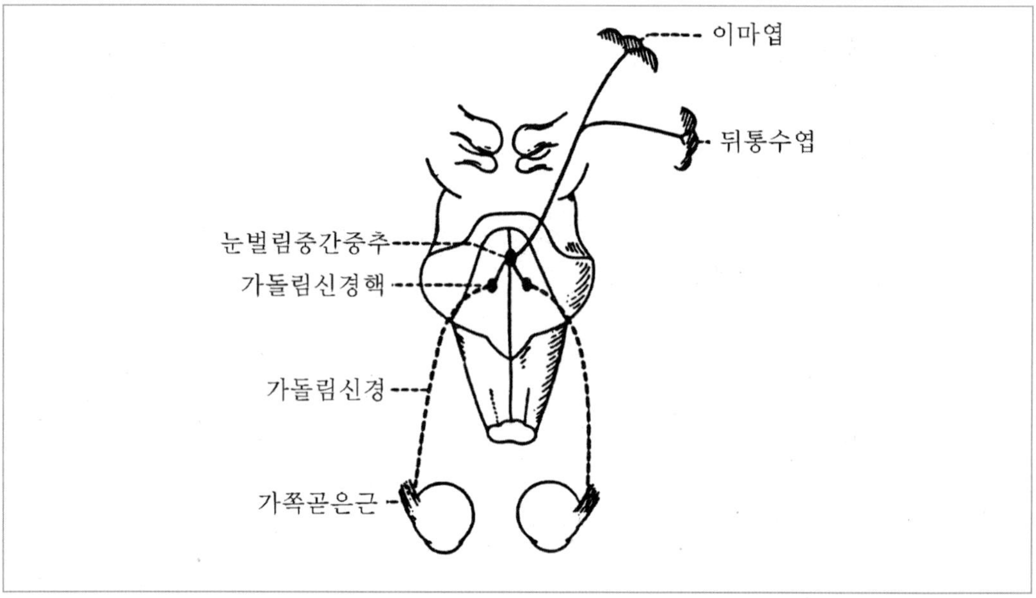

2. 눈모음의 분석

눈모음은 다음 4가지로 구성되어 있다.

■ 긴장성눈모음(tonic convergence)

- 조절성눈모음(accommodative convergence)
- 융합성눈모음(fusional convergence)
- 근접성눈모음(proximal convergence)

1) 긴장성눈모음

생리적 안정위(rest postion)에서 두 눈이 원거리에 있는 한 점을 단일시 할 때까지의 눈모음으로, 안쪽곧은근의 긴장에 의한 것이다. 눈을 뜨고 있을 때에는 항상 존재하고 수면과 깊은 마취 상태에는 일어나지 않는다. 이 눈모음의 크기를 측정하는 것은 불가능하며 임상적으로 의미는 없다.

2) 조절성눈모음

눈모음과 조절은 밀접한 관계로 연합운동을 한다. 어느 한쪽에 자극이 주어지면 조절과 눈모음이 함께 반응하는데 조절자극에 의하여 나타나는 눈모음이 조절성 눈모음이다.

일정한 조절과 함께 일정한 눈모음이 일어나는데 그 값은 사람마다 차이가 있으므로 이것을 나타내는 데는 1디옵터의 조절에 대한 조절성눈모음량(조절성 폭주량)이 이용된다. 즉,

$$\frac{\text{조절성눈모음}(accommodative\ convergence,\ AC)}{\text{조절}(accommodation,\ A)}$$ 이며, AC/A 비로 나타낸다.

조절성눈모음은 굴절상태에 따라 과부족이 있는데 대부분은 조절에 수반되는 눈모음은 부족한 편이다. 따라서 사위검사를 하면 근거리를 볼 때 외사위를 많이 볼 수 있다. 이것을 생리적 외사위라 한다.

3) 융합성눈모음

융합운동은 두 눈에 결상된 상의 어긋남을 각각의 대응점에 합치시켜 양안단일시 하는 기능이다. 눈모음 운동은 주시 목표를 향하여 조절이 일어나는 동시에 조절성눈모음이 일어나지만, 이 운동만으로는 두 눈의 시선이 주시 목표에 일치되기 어렵다. 이 과부족에 의한 시선의 어긋남을 보정하여 주시 목표의 상을 두 눈의 중심오목에 모아서 양안 단일시 하는 운동이 융합성눈모음이다. 말하자면 조절성눈모음의 보조 역할이라고 할 수 있다.

| 그림 142 | 눈모음의 구성

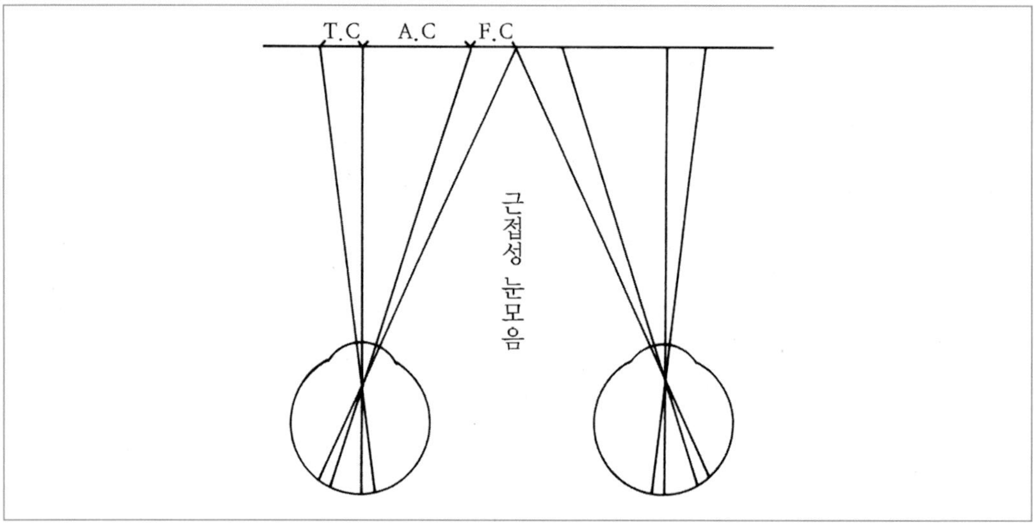

조절력의 저하가 현저한 노안으로 근거리를 볼 때는 조절성눈모음의 눈모음 안위가차지하는 비율은 낮아지고 융합성눈모음의 비율이 높아진다. 이것은 조절성눈모음과 함께 중요한 요소 중의 하나이다.

4) 근접성눈모음

물체가 가까이 있다고 하는 감각에 의하여 일어나는 눈모음으로 그 양은 2.5 ~ 3.5 △ 정도이며 임상적 의미는 별로 없다(그림 142).

그림에서 눈앞 a미터의 목표를 본다고 할 때 눈모음은 1) + 2) + 3) = $\frac{1}{a}$M.A가 된다.

1) + 2) = $\frac{1}{a}$M.A일 때는 3) =0이 되어 조절과 눈모음이 일정하므로 이상적인 상태라고 할 수 있다.

1) + 2)의 상태에 따라 3)은 (+)값을 갖기도 하고 (−)값을 갖기도 한다. (+)값을 갖는다는 것은 눈모음을 의미하고 (−)값을 갖는다고 하는 것은 눈벌림을 의미한다.

3)이 (+)일 때 근거리에서 사위검사를 하면 외사위가 되고, 3)이 (−)일 때는 내사위가 된다(사위검사에서 융합성눈모음은 관여하지 않는다).

예를 들면, 원시가 있을 때 잘 보기 위해서는 원시굴절력에 해당되는 정도의 조절이

저절로 사용되며 조절에 수반되는 조절성눈모음이 일어난다. 여기에 원시교정을 위한 조절성눈모음이 근거리를 볼 때 일어나는 조절에 수반하는 눈모음에 여분으로 작용하여 원시안인 사람에서는 조절성눈모음의 과잉작용(overaction)이 일어난다. 앞에서 설명하였듯이 근거리를 볼 때 내사위가 나타나는데 그 정도가 강하거나 융합력이 약해지면 근견 내사시가 된다. 이러한 안위이상은 원시의 교정으로 치료된다.

반대의 경우는 근시에서 일어난다. 근시는 가까운 곳은 잘 보이지만 먼 곳은 잘 보이지 않는다. 가까운 곳은 조절을 사용하지 않아도 잘 보이므로 조절성눈모음이 일어나기 어렵기 때문에 조절성눈모음 부족으로 근거리를 볼 때에는 외사위가 되고, 그 정도가 강하거나 융합력이 약해지면 근견 외사시가 된다. 이러한 안위이상은 근시를 교정하는 것으로 치료된다.

3. 눈모음근점

눈앞 약 50 cm 피검자의 얼굴 정면에서 시표를 조금씩 천천히 코끝을 향해서 접근시켜 검사한다(그림 143).

| 그림 143 | 눈모음근점 검사(pen light 사용)

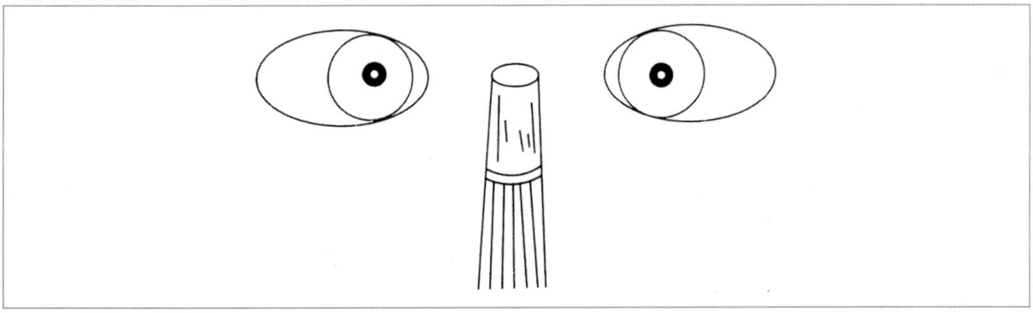

시표는 보기 쉬운 것이 좋다. 손가락, 볼펜 끝, 펜 라이트 등이 일반적으로 사용되며, 이들 시표의 끝을 주시하게 하고 피검자에게 그림 143과 같이 사시가 되도록 점점 접근시킨다.

펜라이트를 사용할 때에는 직접 광원을 보게 하지 말고, 끝부분의 플라스틱을 보게 한다.

시표는 조절 근점에 가까워지면 흐린 상이 보이게 되므로 지나치게 가느다란 것은 좋지 않다. 어린이 검사에서는 주의력을 높이기 위하여 손가락인형 같이 흥미있는 것 또는 피검사자 자신의 손가락을 보이는 것도 하나의 방법이다.

눈모음근점에 이르게 되면 다음과 같은 현상이 나타난다.

■ 두 눈의 눈알운동은 정지한다.

■ 한 눈 또는 두 눈의 시선이 벌어진다.

■ 자각적으로는 복시가 나타난다.

■ 동공의 근견반응이 없어지며 동공확대가 된다.

노안, 조절력이 저하되고 있는 사람 또는 시력저하가 있는 사람에게 그에 맞는 안경을 착용시키면 눈모음근점이 가까워짐을 볼 수 있다.

조절력의 측정, 눈모음능력의 측정, AC/A 비의 측정 및 조절과 눈모음의 관계에 관해서는 다른 장에서 설명하기로 한다.

Chapter 7

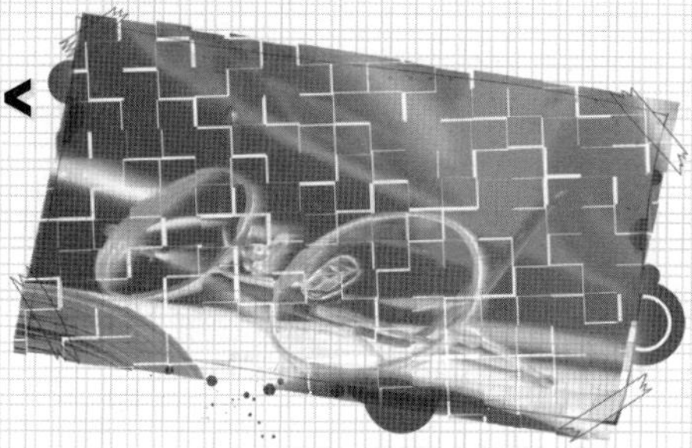

사시와 사위

01 안위(position of the eye)

안위는 두 눈의 상호 위치관계를 일컫는 것으로 융합 등의 시운동 반사, 눈모음(폭주), 눈벌림(개산) 또는 조절에 의한 외안근의 긴장 및 눈알(안구)·눈확(안와)·외안근의 해부학적 조건에 따라 정해진다.

■ 절대적 안정위

모든 원인의 긴장이 풀어졌을 때의 안위로 사후, 혼수상태 또는 깊은 마취상태에서 볼 수 있는 안위이다. 안위는 약간 눈벌림(개산, divergence)하고 올림(상전, supraduction)한 상태이다.

■ 생리적 안정위

눈이 기능하고 있는 한 얻어지는 안위로 깊이 잠들었을 경우 또는 마취 중에 볼 수 있다.

■ 융합제거 안위

융합이 깨어졌을 때의 안위로 한 눈을 가림에 따라 두 눈이 분리되어 융합성 눈모음을 일어나지 않도록 하였을 때, 조절이 일어나지 않는 원거리 볼 때의 안위를 말한다. 융합제거 안위는 두 눈을 완전히 분리시키고 시간에 따른 변화를 나타낸 것으로 우리들이 일반적으로 실시하는 안위 검사는 이 융합제거 안위를 보는 것이다.

■ 양안시 안위

일상시에서 원거리를 보고 있을 때의 안위를 말한다(그림 144).

| 그림 144 | 안위

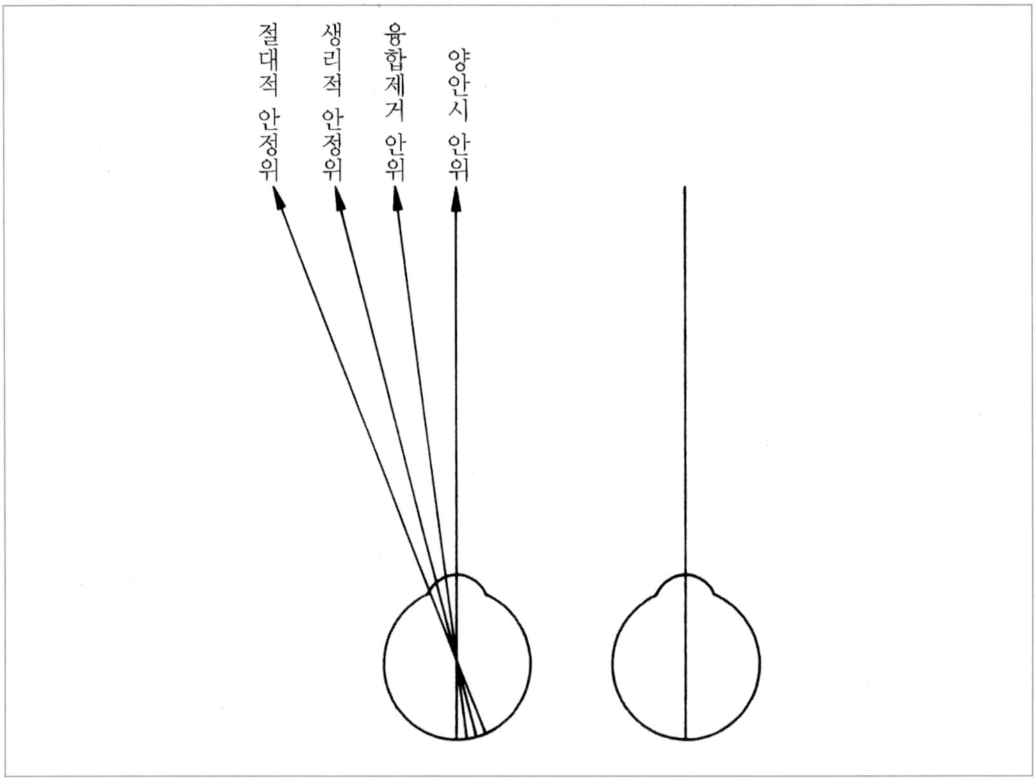

02 정위와 사위(orthophoria and heterophoria)

융합제거 안위의 상태에 따라 정위(orthophoria)와 사위(heterophoria)로 나눌 수 있다. 두 눈으로 원거리에 있는 한 점을 주시하게 하고 한쪽 눈을 가리면 융합은 방해를 받아 그 눈은 융합제거 안위가 된다. 이때 가려진 눈이 편위(deviation)되지 않으면 정위이며, 편위되면 사위이다.

사위의 경우 가려진 눈의 편위된 방향이 코쪽이면 내사위(esophoria), 귀쪽이면 외사위(exophoria), 위쪽이면 상사위(hyperphoria), 아래쪽이면 하사위(hypophoria), 주시선을 돌아 회선하면 회선사위(cyclophoria)라 한다.

상사위에서는 한쪽 눈을 가리면 그 눈이 올림(supraduction)을 하고, 다른쪽 눈을 가리면 그 눈이 내림(하전, infraduction)을 하는 하사위가 된다(그림 145). 그러므로 수평사위인 경우에는 기준 눈을 제시하지 않아도 되지만 수직사위인 경우에는 반드시 기준 눈을 제시해야 한다.

| 그림 145 | 사위의 종류

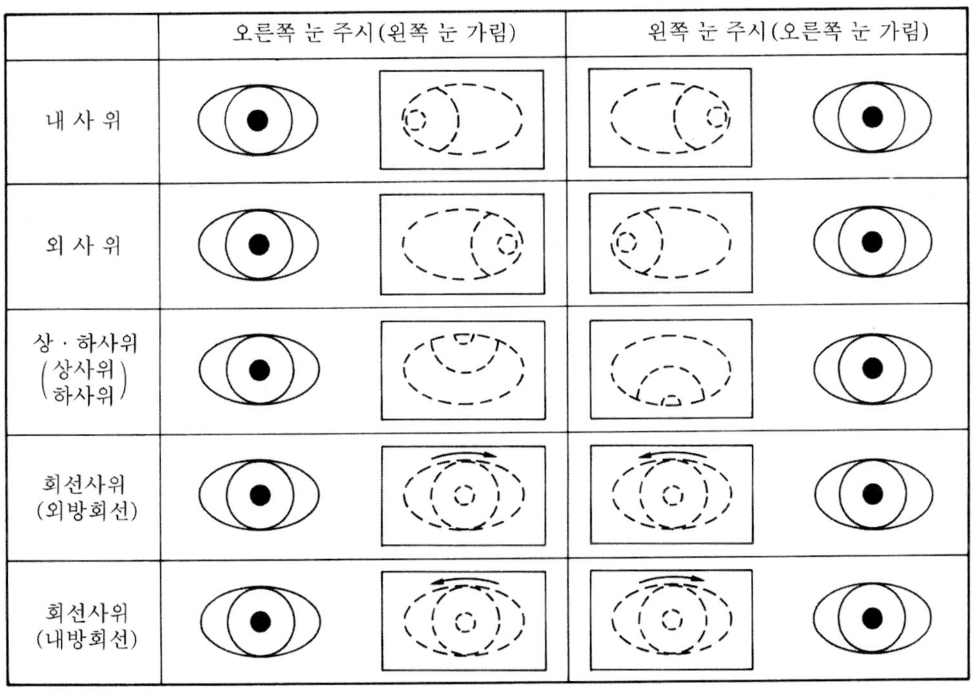

03 사위와 사시(heterophoria & heterotropia)

사위는 양안시 기능이 있는 눈에서 한쪽 눈의 가림을 제거했을 때, 순간적으로 복시가 생기고 이러한 복시를 피하기 위하여 그 눈의 주시선은 주시 목표를 향하여 다른쪽 눈의 주시선과 일치하는 위치에 이르게 된다. 이러한 움직임을 교정운동이라 한다.

복시를 피하기 위하여 교정운동을 하고 두 눈의 상을 일치시키는 것은 융합 기능의 작용이다. 사위는 양안시를 하고 있으면 안위 이상이 나타나지 않고 융합제거 안위에서만 편위가 나타나므로 인위적으로 융합제거 안위로 만들지 않는 한 일상생활에서는 정위와 다름없는 안위를 가지고 있다. 그러므로 사위는 안위의 이상은 있지만 양안시는 유지되고 있다(그림 146).

| 그림 146 | 외사시와 외사위

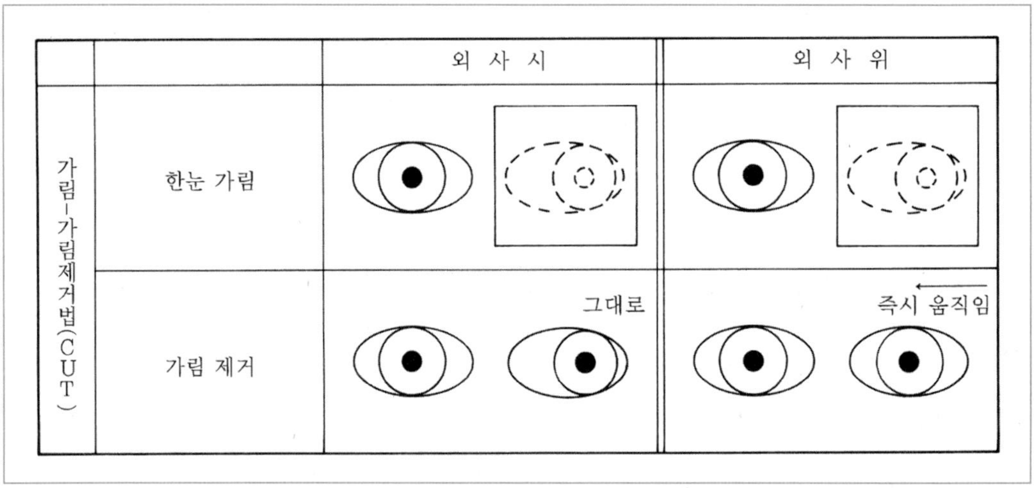

그러나 사위도가 매우 크거나 융합력이 사시각에 비하여 작으면 외안근의 긴장만으로는 완전한 양안시를 유지하기 곤란하므로 망막 적응의 결과 억제가 발달한다. 망막에 생긴 초기의 중심오목(중심와) 억제는 점점 확대되어 양안시 기능이 떨어져 융합력이 감소되고 결국에는 두 눈이 분리된다. 사위가 이행되면 사시가 되는데 이 과정은 성장과 함께 서서히 발달할 수 있다.

사시는 두 눈의 시선이 정확하게 주시 목표로 향하지 않은 상태, 즉 안위의 이상이 있으면서 양안시 이상이 더해진 것이다. 사시에는 두 눈의 눈알운동(안구운동)에 공동성이 있으며 주시 방향에 따라 눈알의 편위 정도가 변하지 않는 공동성사시와 두 눈의 눈알운동에 공동성이 없고 주시 방향에 따라 눈알의 편위 정도에 차이가 있는 마비성사시(안근

마비)가 있다. 일반적으로 사시라고 할 때에는 공동성사시를 가리킨다.

04 사위의 원인

사위의 원인에 관해서는 여러 가지 보고가 있으나 몇 가지의 원인이 합해져서 생기는 것으로 보인다.

1) 전신적 요인

심한 질환, 고열, 결핵, 유아기의 병약 및 기타 소모성 질환

2) 외상적 요인

머리 및 얼굴의 타박상 또는 수술.

3) 조절성 요인

사위는 눈모음과 조절의 불균형에 의해 일어난다. 예를 들면, 원시는 정시보다 많은 조절을 필요로 하기 때문에 근거리를 볼 때 눈모음을 강하게 자극시켜 내사위가 되고, 근시는 반대로 외사위가 되기 쉽다. 그러나 모든 원시가 내사위가 된다고는 할 수 없으며 원시의 정도와 사위각이 반드시 비례하지도 않는다. 안경렌즈의 광학중심과 동공중심이 일치하지 않는 안경을 착용하고 있는 사람에게서도 사위의 발생을 볼 수 있다.

4) 감각적 요인

부등시, 부등상시, 눈의 투광체, 망막의 병변, 약시 등에 의한 융합 방해.

이러한 여러 가지 요인에 의한 중추성 피로가 눈모음능력의 감퇴를 일으켜 눈알의 편위가 곤란하게 되고 중추성 피로를 촉진하는 악순환에 의해 사위의 증상은 더욱 더 악화된다.

05 사위의 종류

1) 외사위

근시 · 부등시에 종종 합병되며 정시에서도 적지 않게 나타난다. 사위각이 크더라도 안정피로를 일으키는 경우는 적다. 사위의 형태는 원거리를 근거리를 볼 때의 편위량에 따라 다음과 같이 분류할 수 있다.

종 류	편위량 (원거리 볼 때)		편위량 (근거리 볼 때)
기본형	외사위	=	외사위
눈벌림과다형 (눈벌림과다 또는 눈벌림과다 + 눈모음부족)	외사위		정위
	외사위	〉	외사위
눈모음부족형 (눈모음부족 또는 눈모음부족 + 눈벌림과다)	정위		외사위
	외사위	〈	외사위

2) 내사위

원시를 종종 수반하며 사위각이 크지 않을 때도 안정피로를 일으키기 쉽다.

종류	편위량 (원거리 볼 때)		편위량 (근거리 볼 때)
기본형	내사위	=	내사위
눈벌림부족형 (눈벌림부족 또는 눈벌림부족 + 눈모음부족)	내사위		정위
	내사위	〉	내사위
눈모음과다형 (눈모음과다 또는 눈모음과다 + 눈벌림부족)	정위		내사위
	내사위	〈	내사위

근거리 볼 때의 편위량은 생리적 외사위의 양을 계산한 것이다(생리적 외사위 : 3~4 △). 내사위를 수반하는 원시안과 외사위를 수반하는 근시안은 굴절이상을 완전교정하면 눈모음과 조절의 관계가 정상화되어 사위도의 감소를 볼 수 있는 경우가 많지만, 외사위를 수반하는 원시안이나 내사위를 수반하는 근시안의 굴절이상을 완전교정하면 사위도가

증가하는 경우가 있다.

3) 상사위와 하사위

2~4△의 수직사위를 제외하면 비공동성 사위를 합병하는 경우가 많다.

4) 회선사위

회선사위는 안축을 축으로 하여 눈알이 회선하는 것으로 각막의 상단이 안쪽(코쪽)으로 회선하는 것을 내회선사위(incycolphoria), 바깥쪽(귀쪽)으로 회선하는 것을 외회선사위(exocyclophoria)라 한다.

회선사위의 증상은 안정피로 외에 수평선의 경사와 방향감각 장애를 들 수 있다.

- 광학적 회선사위

  사난시가 있을 때 또는 사난시의 교정으로 인한 광학적 요인에 의하여 회선사위가 생긴다.

- 본태적 회선사위

  사근(oblique muscle)의 마비가 있을 때 눈알의 회선으로 인하여 생기는 것으로 종종 사경(torticollis)을 합병한다.

06 사위의 빈도

이에 대한 통계는 그다지 많지 않으므로 여기에서는 스위스의 한 보고서를 참고로 한다.

안정피로 또는 양안시가 불편하여 프리즘 교정이 필요한 2,000여 굴절이상의 예는 표 20과 같고 남녀의 비율은 남성 30%, 여성 70%이며 안위이상의 내용은 표 21과 같다.

수직사위와 수직+수평사위의 발생 빈도가 약 80% 이상이 된다는 것에서, 일반적으로 사위라고 하면 수평사위만을 생각하게 되지만 수직사위도 많다는 것을 염두에 두어야 함을 알 수 있다.

프리즘 도수의 분포는 표 22에 제시되어 있으며 이 표는 자각적 불쾌감을 프리즘으로 교정한 도수를 나타낸 것으로 80% 이상의 경우가 4△ 이내의 프리즘 교정으로 충분하다는 것도 흥미로운 사실이다.

| 표 20 | 굴절이상의 빈도

굴절이상	빈도(%)
정시	3.9
원시	38.75
근시	46.95
혼합난시	10.4

| 표 21 | 안위이상과 빈도

안위이상	빈도(%)
외사위	5.1
내사위	14.25
수직(상 · 하)사위	22.9
수직(상 · 하)사위 + 외사위	19.95
수직(상 · 하)사위 + 내사위	37.8

| 표 22 | 교정 프리즘굴절력과 빈도

2△까지	4△까지	8△까지	12△까지	12△ 이상
51.4%	31.4%	13.8%	2.4%	1.0%

07 사위의 증상

사위의 안위이상은 융합성 모음 또는 벌림운동으로 교정된다. 정도가 약한 사위는 보통 안정피로 증상을 호소하지 않지만 어떤 사위(개인차가 크다)에서는 안위어긋남을 교정하기 위한 노력(안근의 긴장 증가와 유지)과 능력(안근의 긴장 정도)에 관계있는 사위 증상을 수반하기도 한다.

또한 복시나 안위어긋남에 대한 끊임없는 주의 때문에 정신적 피로가 증가하며 그러한 안정피로가 나타나는 것은 사위의 정도 외에 다음과 같은 것과 관계가 있다.

- 운동성 융합의 폭
- 작업의 종류
- 건강 및 수면상태
- 기력
- 심인성 반응(신경성)
- 사위의 정도와 방향

사위의 증상이 피검자에게 나타나는지의 여부는 운동성 융합의 폭에 의한 것이 많기 때문에 사위 정도의 크기와는 반드시 일치하지는 않는다.

위에 제시된 요인들은 운동성 융합을 통한 사위 증상의 발현과 관계가 있으며 피로 증상을 유발하는 심인성 반응은 매우 적은 사위도라도 큰 고통을 가져올 수 있다.

교정운동 방향과의 관계에서 외사위는 근거리를 볼 때, 내사위는 원거리를 볼 때 곤란함을 느끼는 경우가 많다.

수직 및 회선 융합운동의 폭은 매우 좁기 때문에 수직사위 및 회선사위는 그 정도가 약해도 피로가 쉽게 온다. 또한 회선사위는 두위이상을 수반하기도 한다.

사위의 안위어긋남이 때로는 현성으로 나타나는데 이때에는 복시가 생기고 입체시를 잃게 된다. 외사위에서는 거리를 실제보다 가깝게, 내사위에서는 실제보다 멀게 인식하는 경향이 있다. 이는 조절 및 눈모음의 긴장 상태와 그에 수반되는 거리감과 관계가 있다. 이러한 증상은 운전기사, 비행기 조정사 등을 채용할 때 주의해야 한다.

사위의 증상으로는 머리가 무겁고 두통이 있는 것이 가장 많은데 특히 영화를 보거나 버스, 기차, 비행기 등을 탔을 때 심하다. 또 정상인은 쉽게 할 수 있는 근업임에도 불구하고 눈의 압박감, 두통, 멀미 등의 증상을 호소한다. 이러한 증상은 교정 융합반사를 포기했을 때 즉, 양안시가 깨어졌을 때 생긴다. 타각적으로는 눈물이 흐르고 결막 발적(rubor) 등이 생길 수 있다.

사위의 구체적인 증상을 분류하면 다음과 같다.

- 수직사위 : 눈 윗부분의 통증, 교통수단에 의한 멀미 증상, 군중 속에서의 혼란감 등.
- 내사위 : 이마부의 통증, 눈의 압박감, 타는듯한 느낌(특히 근업에서) 등.
- 외사위 : 피로가 오기 쉽다. 특히 근업에서의 졸음, 뒤통수부의 통증 등.

일반적으로 원거리를 볼 때의 안위에서 4△ 이내의 외사위와 2△ 이내의 내사위, 근거리를 볼 때의 안위에서는 8△ 이내의 외사위에서는 안정피로가 유발되는 경우가 적다고 한다.

08 사위의 치료

사위의 치료는 사위 증상이 있을 때만 하는 것을 원칙으로 하며 다음과 같은 종류가 있다.

- 굴절이상의 교정
- 프리즘 처방
- 수술
- 융합반사의 강화(시기능 교정)
- 건강상태, 피로 등의 고려
- 환경의 개선

1) 굴절이상의 교정

굴절상태와 안위와의 관계에서 굴절이상의 교정이 사위를 치료하는 가장 기본적인 방법이지만 내사위에 수반되는 근시나 외사위에 수반되는 원시의 교정은 사위의 증상을 더 심하게 할 우려가 있으므로 주의해야 한다. 이것을 종합해 보면 다음과 같다;

- 외사위의 근시는 눈모음부족을 감소시키기 때문에 완전교정값에 가깝게 처방한다.
- 내사위의 원시는 조절성눈모음을 감소시키기 때문에 완전교정에 가깝도록 한다.
- 외사위의 원시나 내사위의 근시를 완전교정하면 사위가 증가할 수 있으므로 저교정이 바람직하다.
- 원거리를 볼 때는 정위 또는 약한 사위이고 근거리를 볼 때에는 내사위가 되거나 내사위의 양이 증가하는 경우(AC/A 비가 큰 경우)라면 노안은 가입도를 증가시키고, 조절력이 충분한 연령에서도 근용안경을 착용하게 하는 것이 좋다.

2) 프리즘 처방

내사위에는 기저외방, 외사위에는 기저내방, 상사위에는 기저하방, 하사위에는 기저상방의 프리즘으로 교정한다.

일반적으로 프리즘 처방은 두 눈에 똑같이 같은 양으로 나눈다. 수직사위와 수평사위가 함께 있는 경우에는 수직사위 교정을 우선으로 하지만, 수평사위의 정도가 매우 클 때는 다르다. 상세한 처방 방법에 관해서는 사위의 처방 방법에서 설명하기로 한다.

3) 수술

프리즘으로 교정이 되지 못하는 사위는 수술적인 방법으로 안위를 교정한다. 단, 안위의 어긋남 정도가 사시에 비하여 가벼울 경우의 수술에는 주의가 필요하다.

4) 융합반사의 강화

상대눈모음(상대폭주) 영역을 확대하여 융합력을 증가시켜 양안단일시가 좋아지도록 한다. 눈모음부족형 및 기본형 외사위에 유효하다.

5) 건강상태, 피로 등의 고려 및 환경 개선

건강상태, 작업장의 조명, 환기 등에 주의해야 하며, 심인성 반응도 치료할 필요가 있다. 때에 따라 비타민 B_1, B_2, B_{12} 등과 자율신경실조조정제, 신경안정제 등을 투여하기도 한다.

이상과 같은 방법으로 사위는 치료가 가능하지만 양안시를 위한 노력을 필요로 한다.

완전한 융합이 되어야 선명한 시력, 거리감, 방향감 등을 정확하고 신속하게 판단할 수 있다.

양안시 검사의 목적은 결함을 발견한 후 그 상태를 판단하고 양안시가 가능한 범위 내에서 교정하는데 있다.

Chapter 8

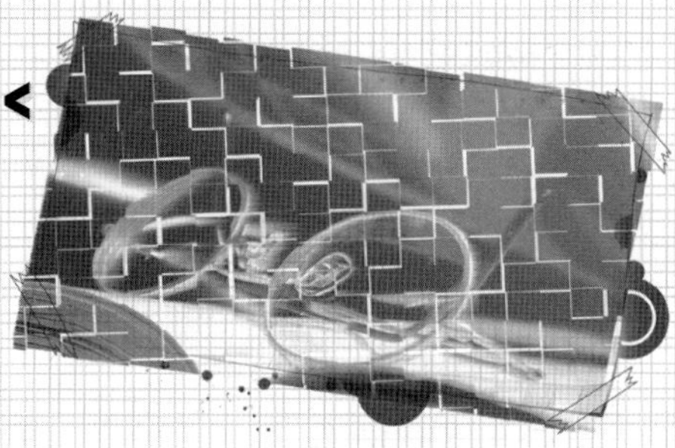

사시의 일반검사

사시는 안위이상과 양안시기능 이상이 수반되기 때문에 사시검사에는 운동적인 측면에서의 안위검사와 감각적인 면에서의 양안시기능 검사가 포함된다. 검사법에는 여러 종류가 있으나 여기에서는 대표적인 것에 대해서만 설명한다.

01 사시의 일반검사

1. 안위어긋남의 정성적검사

안위어긋남의 정성적 진단(사위, 사시, 안위어긋남의 방향)에는 많은 검사가 사용되지만, 가림법(Cover Test)은 안위검사의 기본이므로 숙련되면 사위와 사시의 정성적 검사 뿐 아니라 정량적 검사도 어느 정도 가능하다. 안위검사의 집단검사(screening)로는 매우 중요한 검사이다. 가림법은 다음의 3종류로 분류할 수 있다.

- 가림검사(Cover Test, CT)
- 가림-벗김검사(Cover - Uncover Test, CUT)
- 교대가림검사(Alternate Cover Test, ACT)

2. 안위어긋남의 정량적 검사(사시각의 측정)

1) 타각적 사시각 측정법

- 교대프리즘가림검사(Alternate Prism Cover Test, APCT)
- 대약시경(Synoptophore)
- 위상차 하플로스코프(Phase Difference Haploscopy, PDH)
- 각막반사상에 의한 방법
  - · 허쉬버그(Hirschberg)법
  - · 크림스키(Krimsky)법
  - · 대약시경

2) 자각적 사시각 측정법

- 마독스봉검사(Maddox rod test)
- 대약시경
- 탄젠트 스칼라(Tangent scalar)법
- 위상차 하플로스코프

3) 끌림안위에서의 안위어긋남 검사

- 끌림안위에서의 안위어긋남 검사

수평사시에서 조절에 수반되는 끌림운동의 상태를 판정하기 위해서 5 m 이상의 원거리에서의 안위어긋남과 근거리인 30 cm에 주시 목표를 두었을 때의 안위어긋남을 측정하여 비교한다.

- · 교대프리즘가림검사
- · 마독스봉검사
- · 탄젠트 스칼라법
- · 대약시경

- AC/A 비 측정법

3. 사위의 정량적 검사(사위각의 측정)

1) 타각적 측정법

- 교대프리즘가림검사

2) 자각적 측정법

- 플라테스트(Pola Test)
- 벡토그래프 슬라이드(Vectograph slide)에 의한 방법
- 마독스봉검사
- 탄젠트 스칼라법
- 본 그래페(von Graefe)법

02 가림법(Cover Test)

1. 가림법의 의의

가림법은 매우 간단한 검사법이지만 양안시의 상태와 이상을 알 수 있는 검사로는 부족함이 없는 검사이다. 이 검사법과 의의를 충분히 이해하여 언제든지 검사에 활용할 수 있도록 숙련하는 것이 매우 중요하다.

Jampolsky는 양안시 상태의 적정한 검사 기준으로 다음의 세 가지를 들고 있는데 그 중에서 가림법은 가장 대표적인 검사법이다.

- 양안시 상태에서 정상과 이상을 확실하게 구별한다.
- 실제의 양안시 상태에서 어떤 연령층에서도 간단하게 행할 수 있다.
- 반복 검사가 가능하므로 양으로 표시하여 기재하기 쉽다.

일반적으로 시기능 교정학에서 말하는 가림법은 한 눈을 가리거나 개방시키는 동작을 반복하여 그 눈과 다른 눈의 움직임을 검사하는 것으로 다음과 같은 4가지 방법이 있다.

- 한쪽 눈을 가렸을 때 가리지 않은 눈의 움직임(그림 147a)

■ 한쪽 눈의 가림을 제거했을 때 가리지 않은 눈의 움직임(그림 147b)
■ 한쪽 눈의 가림을 제거했을 때 가려져 있던 눈의 움직임(그림 147c)
■ 한쪽 눈을 가렸을 때 가려진 눈의 움직임(그림 147d)

| 그림 147 | 가림법

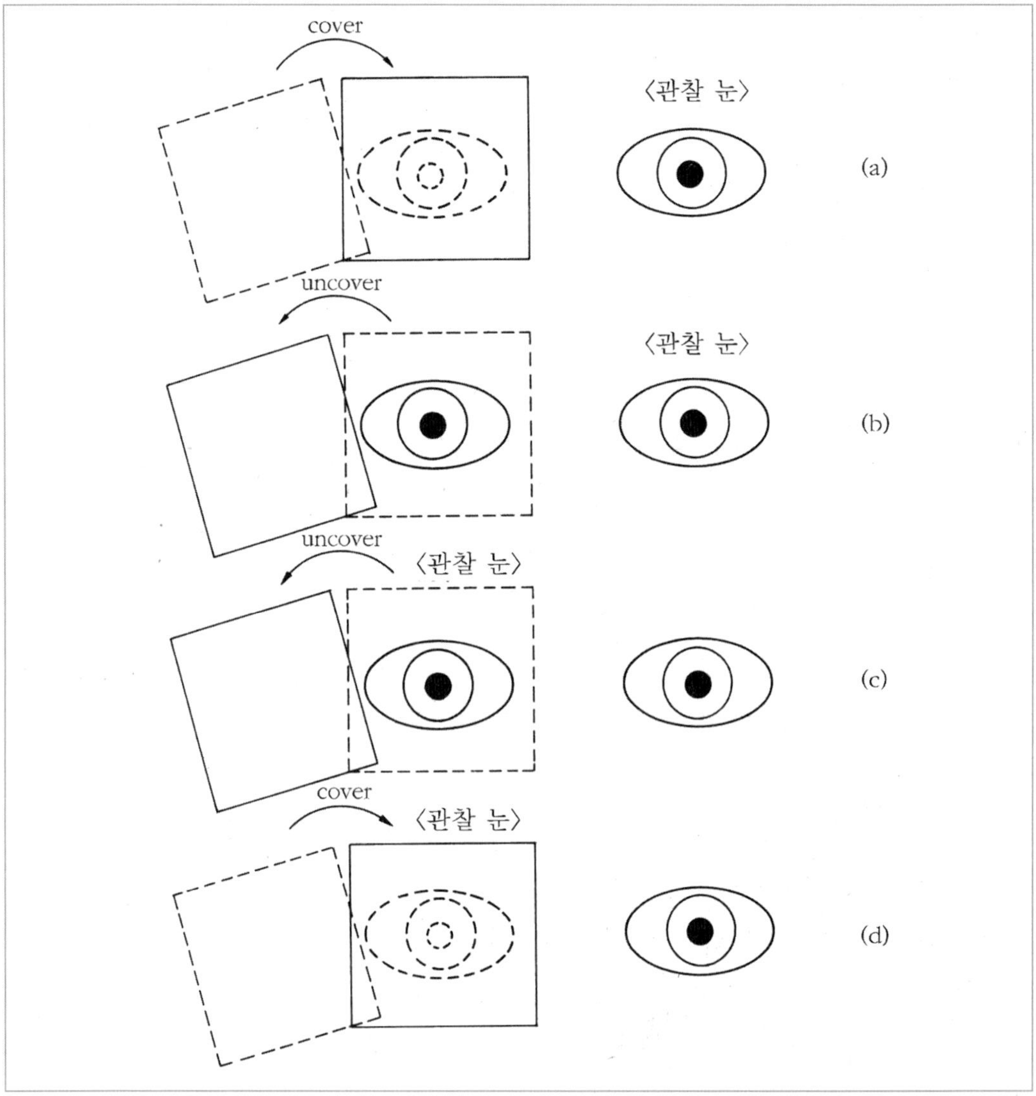

2. 안위어긋남의 정성적 검사

안위어긋남의 정성적 판단(사위, 사시, 어긋난 안위의 방향 판단)에는 가림법이 이용되는데 이 방법은 양안성 안위검사의 기본으로서 숙련되면 사위와 사시의 정성적 검사 뿐 아니라 정량적 검사도 어느 정도 가능하다.

1) 가림검사(Cover Test, CT)

두 눈으로 주시 목표를 보게 하고 왼쪽 눈을 가렸을 때 개방되어 있는 오른쪽 눈의 움직임을 본다. 오른쪽 눈이 움직이지 않으면 오른쪽 눈은 똑바로 시표를 주시하고 있는 편위가 없는 정위(orthophoria) 또는 사위(heterophoria)이다.

다음은 오른쪽 눈을 가리고 같은 방법으로 왼쪽 눈의 움직임을 관찰한다. 오른쪽 눈을 가렸을 때 왼쪽 눈의 움직임이 없고, 왼쪽 눈을 가렸을 때 오른쪽 눈이 움직이면 왼쪽 눈 주시 오른쪽 눈 사시이다(그림 148b).

어느 쪽 눈을 가려도 다른 쪽 눈이 움직일 때는 교대 주시를 가진 교대성 사시(alternative strabismus)이다(그림 148c).

이 검사로 잠복성눈떨림(잠복성 안진, latent nystagmus)을 발견할 수 있다. 잠복성눈떨림은 두 눈이 개방되어 있는 상태에서는 나타나지 않고 어느 한쪽 눈을 가렸을 때 두 눈에서 볼 수 있다.

■ 검사 목적

- 정위와 사시의 판별(사위와 정위의 구별은 불가능하다)
- 편안성 사시와 교대성 사시의 판별
- 어긋난 안위의 방향(상·하·내·외사시) 판별
- 주시안의 판별

| 참고 |

■ **편안성 사시**

안위어긋남이 두눈 중 어느 한 눈에 고정되어 있는 사시(예를 들면, 오른쪽 눈 내사시).

■ 교대성 사시

주시안이 정해지지 않고 경우에 따라 두눈 중 어느 한 눈이 어긋나는 사시.

| 그림 148 | 가림검사에 의한 사시의 분류

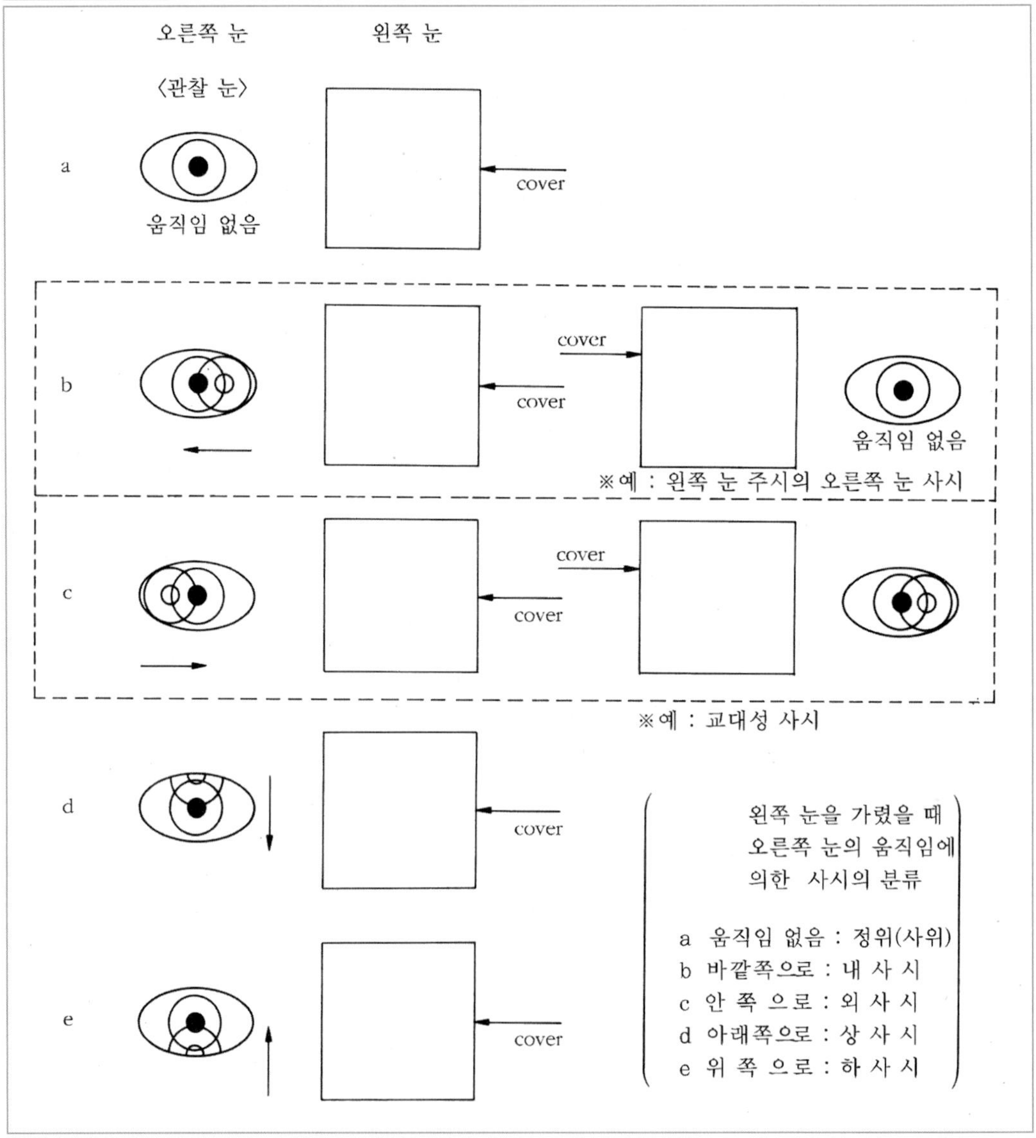

2) 가림-벗김검사(Cover-Uncover Test, CUT)

사위의 본질은 양안시 상태에서는 양중심오목(중심와) 융합을 하여 안위이상이 나타나지 않고 융합이 제거되었을 때에만 편위가 나타나는 즉, 잠복성사시이다. 그러므로 한쪽 눈을 가려서 융합을 깨뜨렸을 때 나타난 편위를 보기 위해서는 가렸던 눈을 개방한 직후의 교정운동을 살펴보면 쉽게 발견할 수 있다.

| 그림 149 | 가림-벗김검사

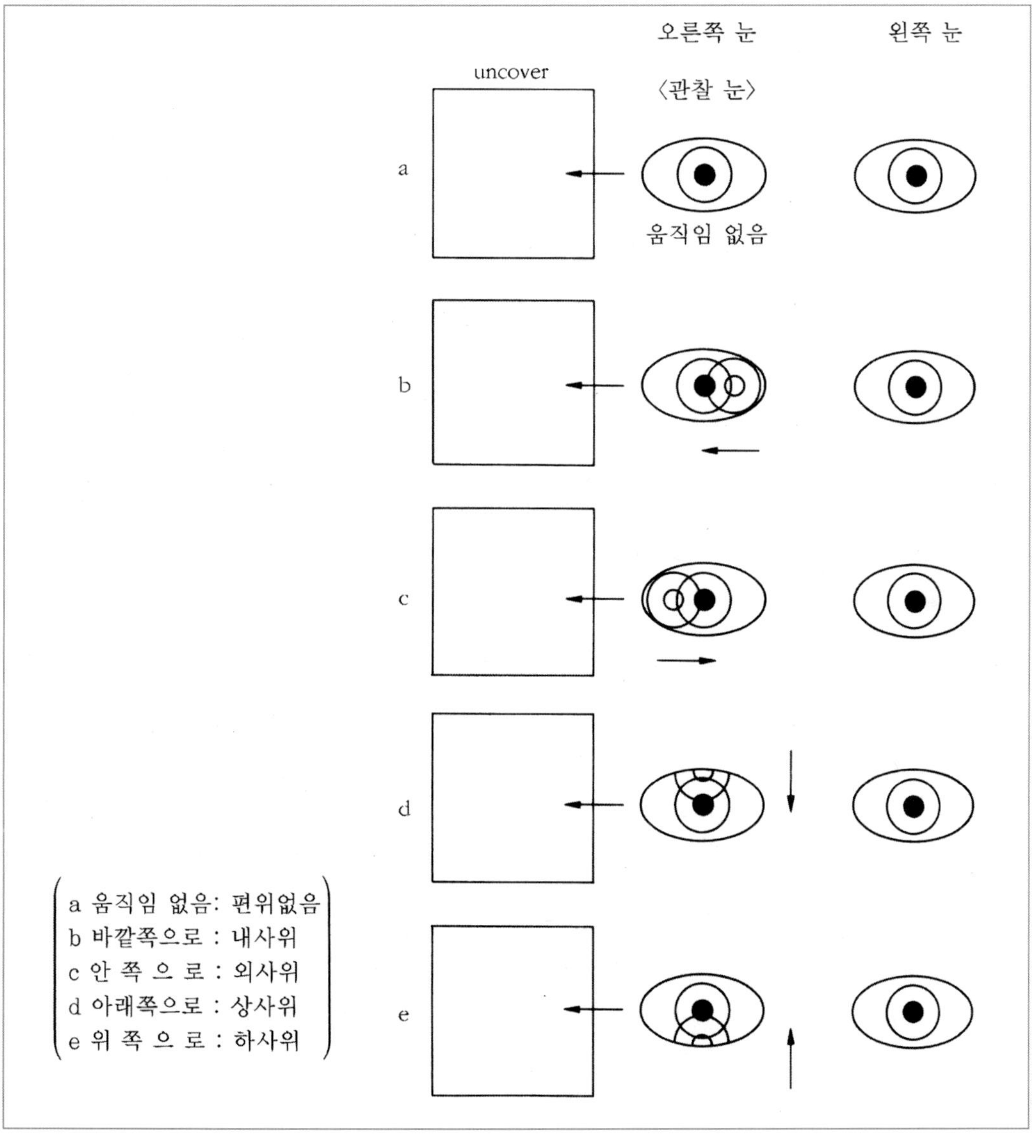

검사 방법은 두 눈을 주시 목표로 향하게 하고 먼저 오른쪽 눈을 가림판(occuluder)으로 가린 몇 초 후 가림판을 제거했을 때 오른쪽 눈의 움직임을 관찰한다. 그 눈이 융합운동으로 주시 목표로 향하기 위한 움직임이 있으면 사위(heterophoria), 두 눈의 움직임이 없으며 주시 목표를 향하고 있으면 정위(orthophoria), 주시 목표로 향하고 있지 않으면 사시(heterotropia)이다(그림 149).

■ 검사 목적

- 안위어긋남이 있는지(정위 또는 사위)의 판별.
- 안위어긋남이 사시 때문인지의 판별.
- 어긋난 안위의 방향 판별

3) 교대가림검사(Alternate Cover Test, ACT)

각 눈을 교대해 가며 여러 번 가림을 반복하여 연속적으로 융합을 깨뜨리면 사시와 사위가 포함된 최대의 편위를 유도해 낼 수 있다.

검사는 각 눈을 서로 여러 차례 가려서 개방되어 있는 눈의 움직임을 관찰한다. 융합을 완전하게 깨뜨리기 위하여 가림시간을 길게(3~4초)하고 가림의 교대는 빠르게 하여 가림과 가림제거 사이에 양안시를 하여 융합할 기회를 주지 않도록 하는 것이 중요하다(그림 150).

검사자가 개방되어 있는 눈을 관찰했을 때 그 눈이 주시 목표를 향하여 움직이지 않으면 정위, 움직이면 사위나 사시이다.

교대가림 시간이 짧으면 융합이 방해받지 않으므로 사위나 간헐성사시(사위-사시, intermittent tropia)에서도 가림을 제거하였을 때 눈의 움직임이 나타나지 않을 수 있다. 이러한 경우에는 가리는 시간을 더 길게 하여 충분한 융합제거 상태가 되지 않으면 안위이상을 보지 못할 수가 있다.

■ 검사 목적

- 안위어긋남이 있는지의 판별(정위 또는 사위).
- 안위어긋남의 방향 판별.

| 그림 150 | 교대가림검사(외사위)

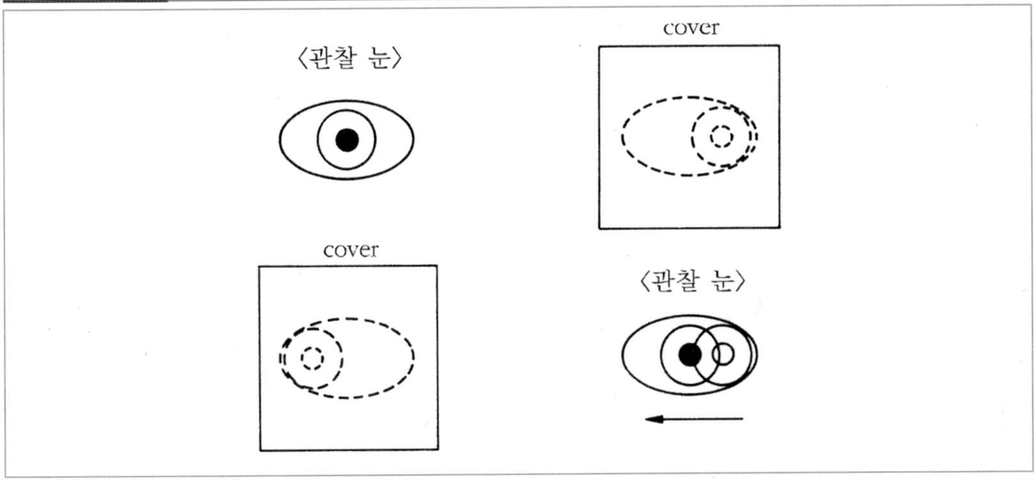

| 참고 |

- 가림-벗김검사(CUT)로 발견되지 않은 사위가 교대가림검사(ACT)로 발견될 수 있고, 가림검사(CT)로 현성 편위(meanifest deviation, 사시)를 발견할 수도 있다. 또한 가림-벗김검사 후 잠재성편위(latent deviation, 사위)에서 현성편위(사시)가 발견되는 경우도 있다. 그러므로 이 세가지 검사법의 차이점을 충분히 알고 각각을 반복하여 다시 한번 편위의 정확한 상태를 알 필요가 있다. 이러한 검사법으로 발견되는 편위의 한계는 일반적으로 2△ 정도이다. 또한, 가림법(cover test)을 할 때의 주의할 점으로는 피검자가 유아(infant)일 경우에는 일반적인 시표가 적합하지 않을 경우가 많으므로 펜라이트를 점멸시키거나 밝히고, 장난감 등을 시표 대신 사용하여 가능하면 시선을 안정시키는 것이 필요하다.

- 교대가림검사(ACT)와 가림-벗김검사(CUT)에 의한 안위 움직임의 차이 :
교대가림검사와 가림-벗김검사에서 간헐성외사시와 잠복성외사시(외사위)의 비교는 그림 151에 나타나 있는 것과 같다.
  - 교대가림검사 :
    간헐성외사시와 외사위에서 왼쪽 눈을 가린 다음 이어서 오른쪽 눈을 가리면 왼쪽 눈이 밖에서 안쪽으로 움직이는데 간헐성 외사시에서의 움직이는 정도가 더 크다.
  - 가림-벗김검사 :
    왼쪽 눈을 가린 후 가림을 제거할 때 간헐성외사시는 사시 상태인데 반하여 외사위는 즉시 끌림운동으로 정위가 된다.

    이와 같이 교대가림검사와 가림-벗김검사로 간헐성외사시와 외사위를 구별할 수 있다.

| 그림 151 | 간헐성외사시와 외사위

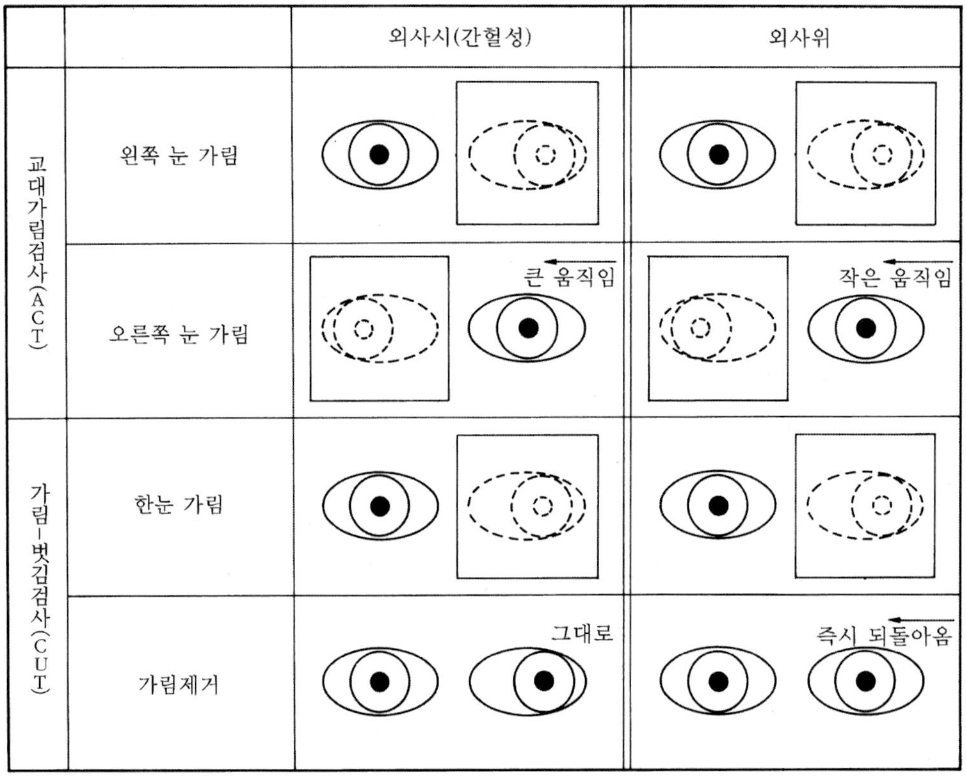

- 간헐성외사시 :

  외사시 가운데에서 가장 빈도가 높다. 기본형 안위어긋남이 외끌림안위가 되기도 하고 그것이 때로는 안끌림에 의해 교정된다. 외견적으로는 정위로 보이는 안위이상으로 외사위-사시라고도 한다.

- 원거리 볼 때의 안위와 근거리 볼 때의 안위

  원거리를 볼 때에는 5 ~ 6 m, 가까운 거리를 볼 때에는 33 cm 전후의 두눈 앞에 주시 목표를 두고 검사하여 원거리를 볼 때와 근거리 볼 때의 안위어긋남을 각각 측정하면 안위의 종류를 알 수 있다.

  이때 근거리 볼 때의 편위량은 생리적외사위를 고려할 필요가 있다.

3. 안위어긋남의 정량적 검사

1) 프리즘가림검사(Prism Cover Test, PCT)

가림법으로 사시가 발견되었을 때 사시각의 크기를 측정하는 방법으로 그림 152의 프리즘바(prism bar)를 사용한다.

| 그림 152 | 프리즘바

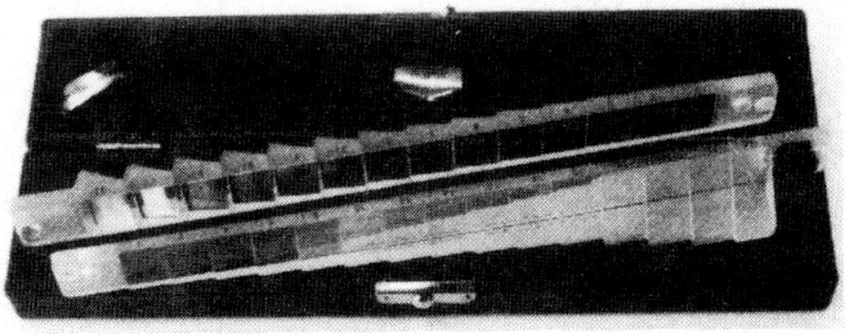

검사법은 두 눈을 개방하여 주시 목표를 보게 하고 편위안 앞에 프리즘바를 내사시이면 기저외방, 외사시는 기저내방, 상사시는 기저하방으로 놓고 주시안을 가린다. 이 방법으로 편위안의 복위운동이 나타나지 않을 때까지의 프리즘굴절력을 구하여 복위운동의 중화에 필요한 프리즘량을 구한다. 이때의 프리즘굴절력이 사시량이다(그림 153).

2) 교대프리즘가림검사(Alternate Prism Cover Test, APCT)

교대가림검사를 실시한 후 편위량을 측정하는 방법으로 사시외에도 존재하고 있는 사위를 포함한 전체 편위량을 측정할 수 있다.

검사법으로는 한쪽 눈에(일반적으로 사시안에, 사위가 있을 경우에는 어느 쪽이든 관계없다) 안위어긋남의 방향에 따라 프리즘의 기저방향을 결정하여 눈앞에 놓은 후 각 눈의 가림을 교대로 반복한다. 앞에서 설명한 것과 같이 '가림은 길게' 교대는 '짧게'하여 두 눈의 융합을 완전히 깨뜨려서 잠복하고 있는 편위를 끌어내어, 복위운동이 보여지지 않을 때까지 프리즘굴절력을 증가시킨다. 복위운동의 중화에 필요한 프리즘굴절력이 전체 편위량이다(그림 154).

| 그림 153 | 프리즘가림검사

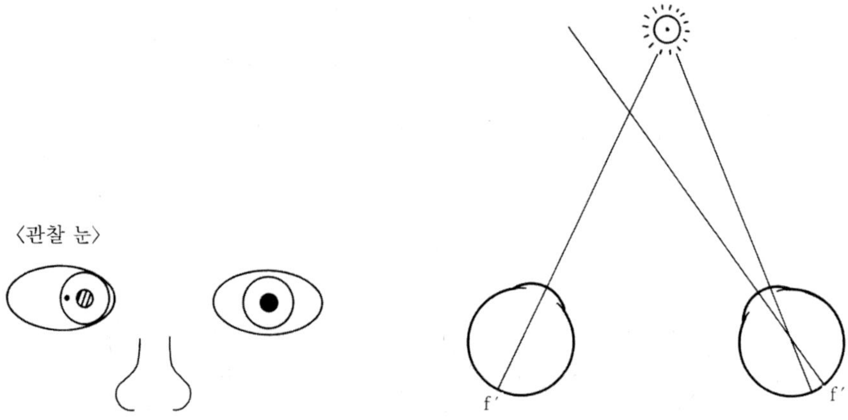

(a) 주시표는 왼쪽 눈
중심오목에 투영

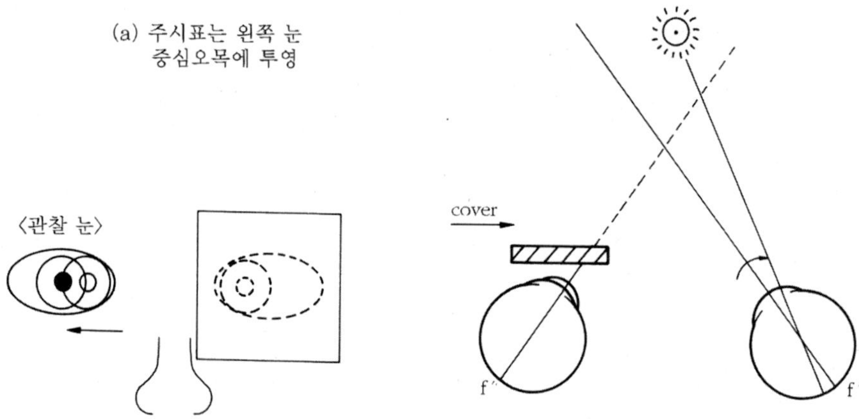

(b) 왼쪽의 주시안을 가리면 오른쪽의 편위안은 중심오목으로 시표를 주시하기
위하여 벌림을 한다. 왼쪽 눈도 헤링의 법칙에 의해
모음을 한다.

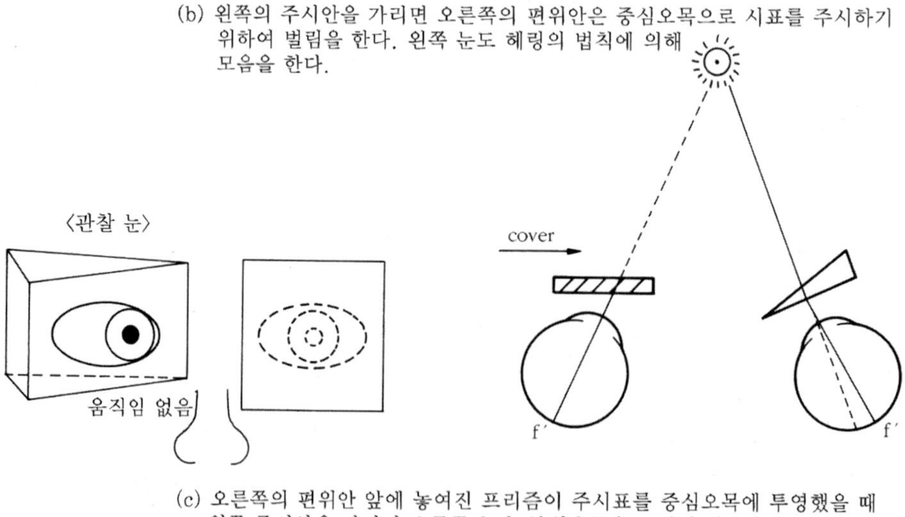

(c) 오른쪽의 편위안 앞에 놓여진 프리즘이 주시표를 중심오목에 투영했을 때
왼쪽 주시안을 가리면 오른쪽 눈은 복위운동을 보이지 않는다.

이 검사는 피검자의 협력이 필요하므로 협조가 가능한 어린이나 성인으로 한정되고, 두 눈의 중심주시가 이루어져야 하며 주시 목표에 대한 주시가 지속되어야 한다.

| 그림 154 | 교대프리즘가림검사(내사위)

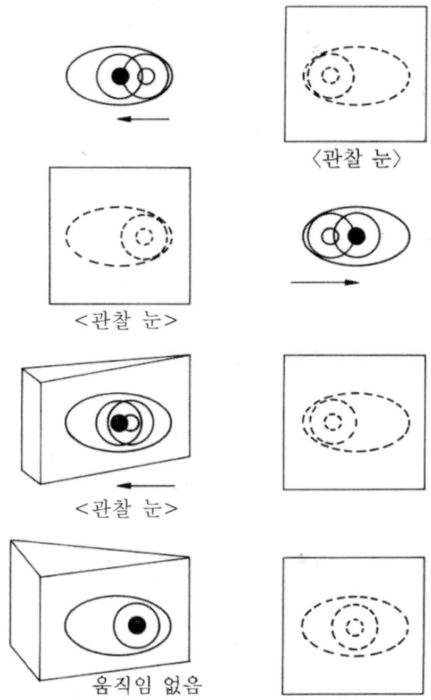

03 허쉬버그(Hirschberg)법

허쉬버그법은 피검자의 눈앞에 있는 펜라이트를 두 눈으로 주시하게 하여, 근거리 볼 때 각막반사상의 편위에 의한 현성 사시각을 측정하는 검사법이다.

각막반사상은 주시안에서는 두 눈의 동공 중앙에서 보이지만 사시안에서는 동공 중앙에서 편위되어 맺히게 되므로 그 어긋난 위치로 사시각의 정도를 알 수 있다.

각막곡률반경을 8 mm라고 한다면 표면에서의 1 mm는 7°(≈12△)에 해당된다. 각막중심에서 가장자리까지는 약 6 mm이므로 반사상이 각막가장자리(각막윤부)에 맺힐 경우에는 42~45°(≈72~79△)의 안위어긋남이 있는 것이다.

각막면은 완전한 구면이 아니고 눈알의 회전 또한 각막의 곡률중심에서 이루어지는 것이 아니므로 1 mm가 7°라는 값은 정확하지 않다(또한 1 mm가 11°라는 주장도 있음). 1 mm의 오류는 약 7°의 오차에 해당되므로 7°이내의 사시는 검출될 수 없다는 즉, 이 방법은 정확도가 높지 않다는 단점이 있다.

이러한 각막반사에 의한 안위의 진단은 정확도가 높지 않다는 점과 γ각에 의한 오차를 고려해야 하므로 대략의 사시각 측정에 사용하거나 유아(infant)나 지능이 낮아 정밀검사에 협조가 되지 않는 사람에게 사용하는 검사법이다(그림 155).

| 그림 155 | 허쉬버그법

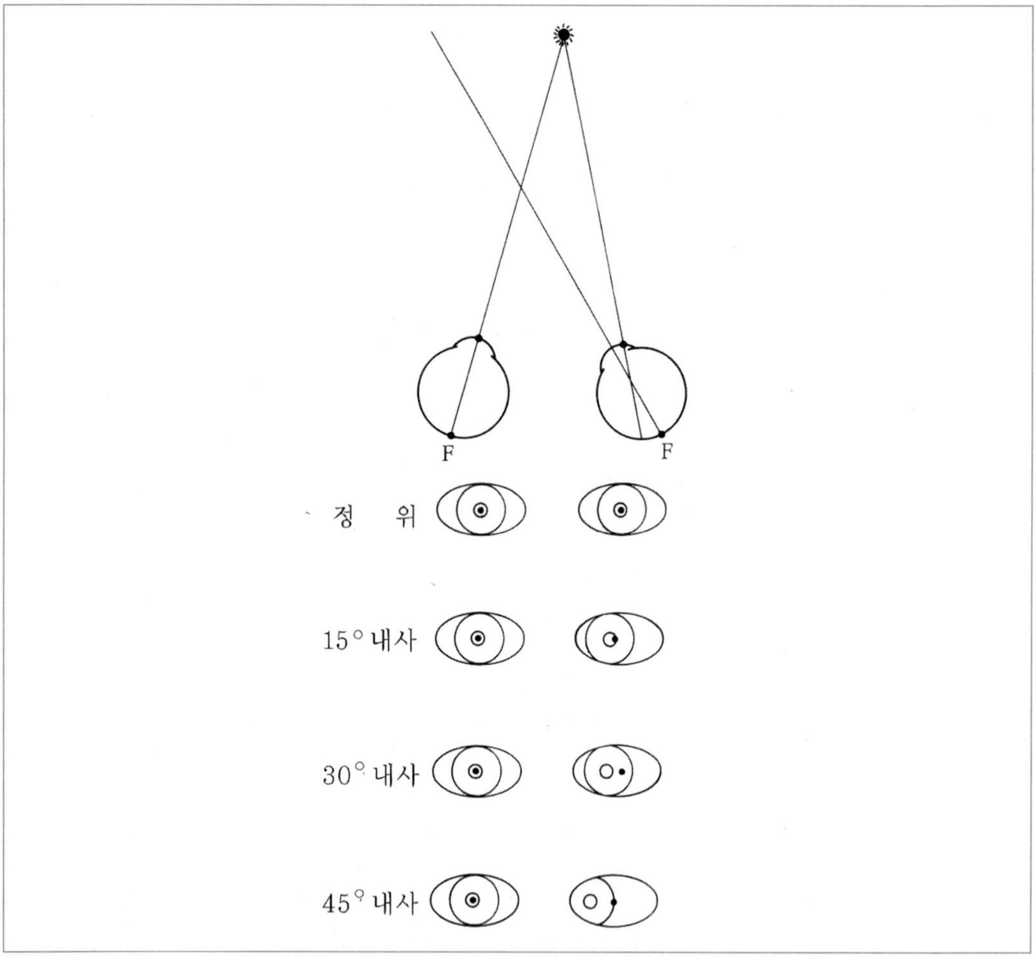

※ γ각의 측정

눈알의 후극과 전극을 연결한 선을 안축, 안축의 연장선을 광축이라 하며, 눈앞 어떤 광원을 주시했을 때 광축과 주시선(주시점과 회선점을 연결한 선)이 이루는 각을 γ각(angle gamma)이라 한다. γ각 때문에 주시선과 광축은 일치하지 않으므로 광원을 주시하고 있는 눈의 각막 중심에 광원의 반사상이 오게 하기 위해서는 눈을 γ각 만큼 움직여야 한다.

대부분의 경우에 광축은 약간 벌림(외전)되어 있으므로 주시선은 각막 중앙보다 안쪽(코쪽)을 통과하게 되는데 이것을 양성 γ각(+), 주시선이 각막 중앙의 바깥쪽(귀쪽)을 통과하는 경우를 음성 γ각(−)이라 한다.

주시선 대신 시선(주시점과 절점, 중심오목을 연결한 선)과 광축이 절점에서 이루는 각을 α각(angle alpha)이라 한다. 광축의 대용선을 동공중심선, (주)시선의 대용선을 조준선

| 그림 156 | γ각

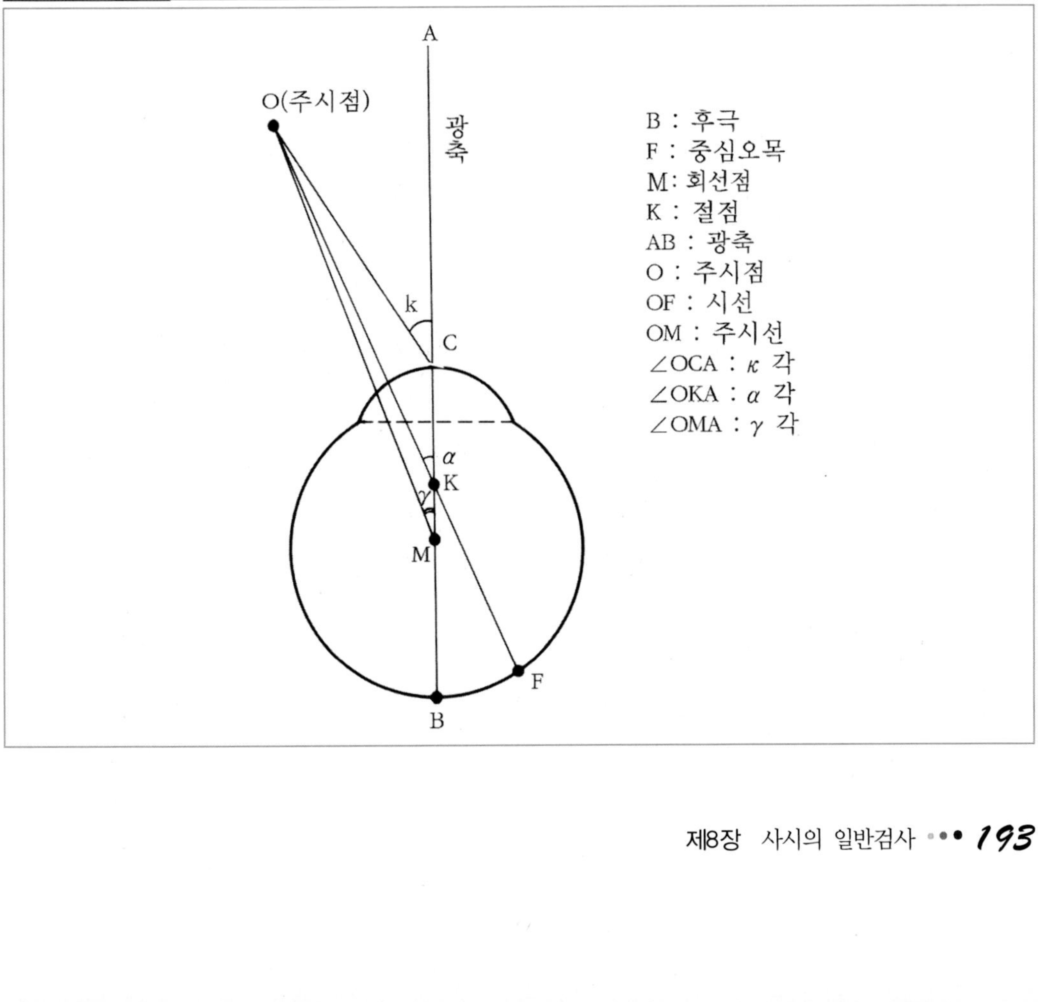

이라고 생각할 때, 동공중심선과 조준선이 이루는 각을 k각(angle kappa)이라고 한다. 이 k각이 실제적인 γ각으로 사용되고 있으므로 k 각으로 α, γ, k각을 총칭하고 있다(그림 156).

정시안의 k각은 평균 5°, 원시안의 평균값은 약간 크고(평균 6°), 근시안은 작으며(평균 4°) 때때로 음성인 경우도 있다. 이 때문에 고도 원시안에서는 외사(exo-deviation), 고도 근시안에서는 내사(eso-deviation)되어 있는 것처럼 보인다(그림 156-1).

| 그림 156-1 | 임상적 k각

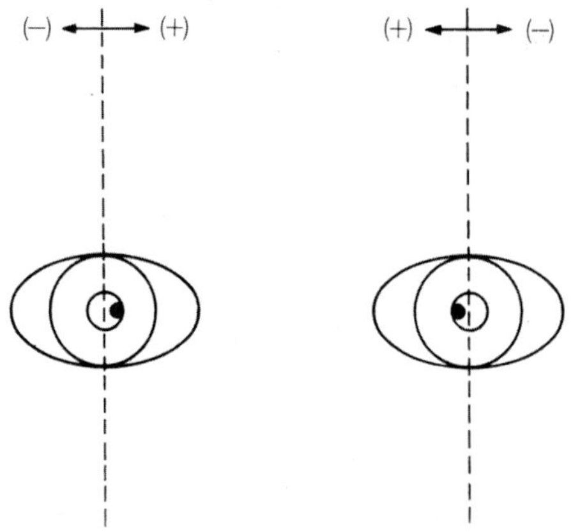

각막반사의 위치가 점선에서 코쪽이면 κ각은 양성(+), 귀쪽이면 음성(−)이다.

각막반사상은 정시안의 경우에서도 각막 중앙에서 코쪽으로 치우쳐 보이는 경우가 있는데 이때 한쪽 눈의 시선을 가렸을 때 다른 쪽 눈의 움직임을 볼 수 없다면 거짓사시(위사시, pseudo strabismus)라고 한다(그림 157).

k각의 측정에는 탄젠트 스칼라, 대약시경 등이 사용된다. 측정 방법은 근거리용 탄젠트 스케일 눈금의 0점에 광원을 놓고 각막반사상이 주시안의 동공 중심에 맺혀지는가를 살펴보는 것이다. 만일 동공 중심에서 편위되어 있다면 시선을 이동시켜서 반사상이 동공 중심에 오게 한다. 이때 주시하고 있는 탄젠트 스케일의 눈금이 k각의 크기를 나타낸다(그림 158).

측정할 때 주의할 점은 반암실에서 반사상이 어느 곳에 있는가를 주의깊게 확인해야 하는 것이다.

| 그림 157 | 거짓사시

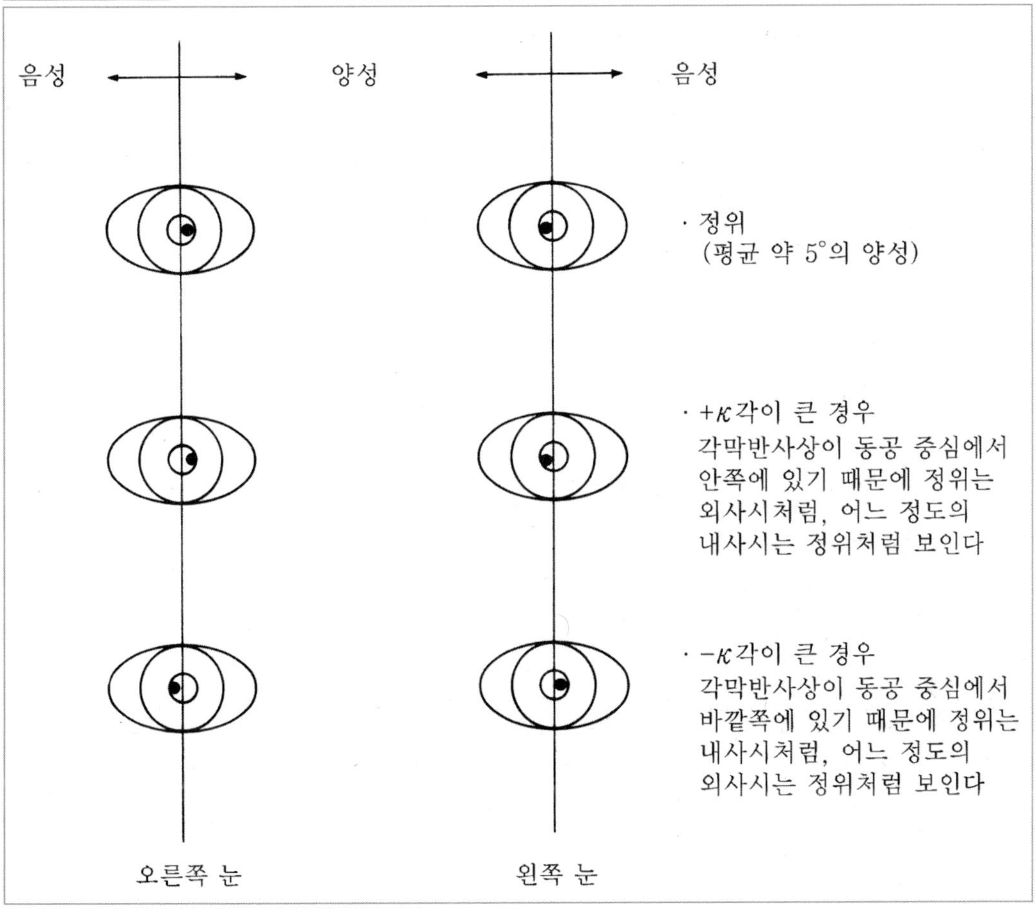

| 그림 158 | k각의 측정(+5°의 k각)

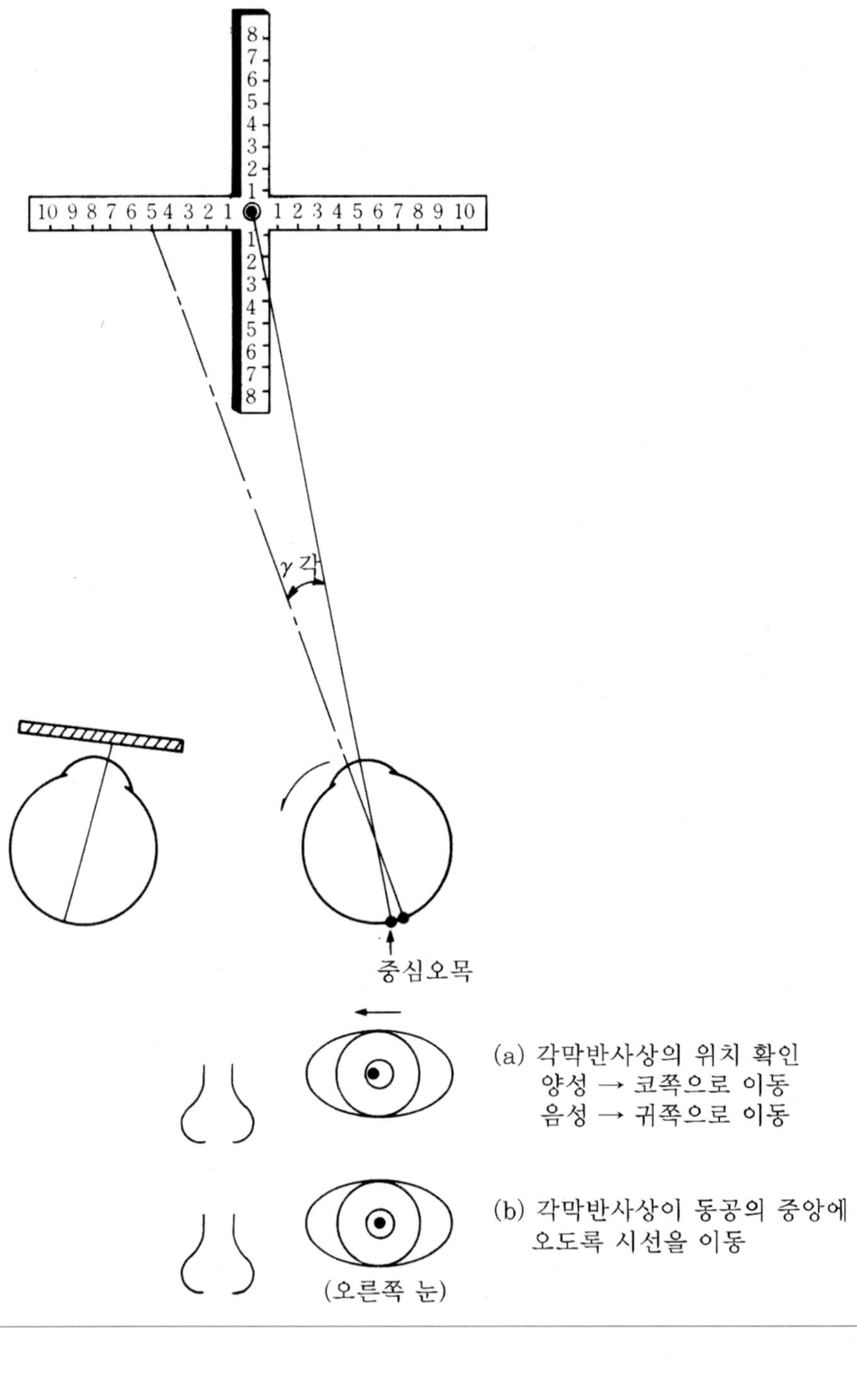

04 수정된 크림스키법(Modified Krimsky Test, Prism Reflex Test)

허쉬버그법에 의한 각막반사상의 위치를 더 정확하게 보기 위하여 주시안 앞에 내사시는 프리즘 굴절력을 기저외방으로, 외사시는 기저내방으로 가입한다.

두 눈을 프리즘의 정각 방향으로 동향운동을 하게 하여 사시안의 각막반사상이 동공의 중앙에 오도록 하는데 필요한 프리즘 굴절력을 구하면 그 굴절력이 편위된 눈의 사시각이 된다. 이 방법도 γ각이 고려되지 않은 것이므로 다소 정확하지 않지만 허쉬버그법 보다는

| 그림 159 | 크림스키법

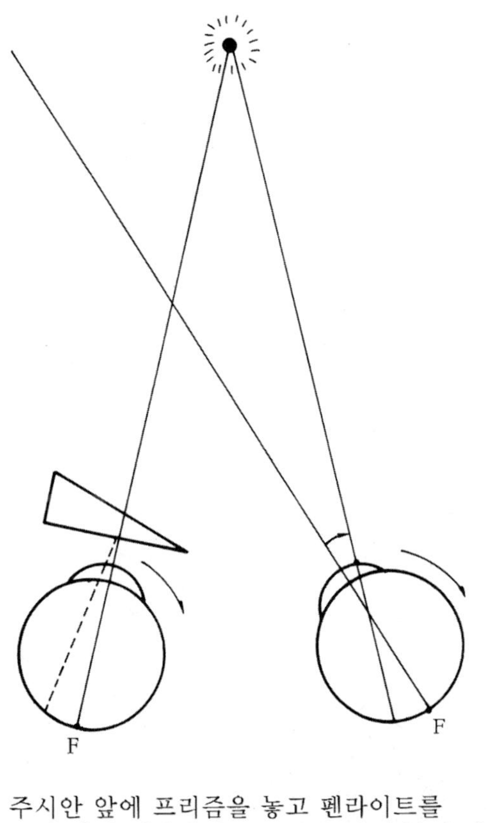

주시안 앞에 프리즘을 놓고 펜라이트를 보게 하면 정각방향으로 두 눈의 운동이 일어난다. 사시안의 각막반사상이 동공중심에 올 때까지 프리즘 굴절력을 가입한다.

정확한 검사이며, 한쪽 눈의 시력이 불량한 경우에도 사용할 수 있다(그림 159 및 160).

| 그림 160 | 수정된 크리스키법에 의한 사시각 측정

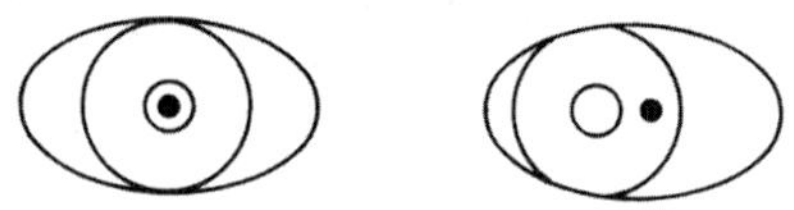

(a)

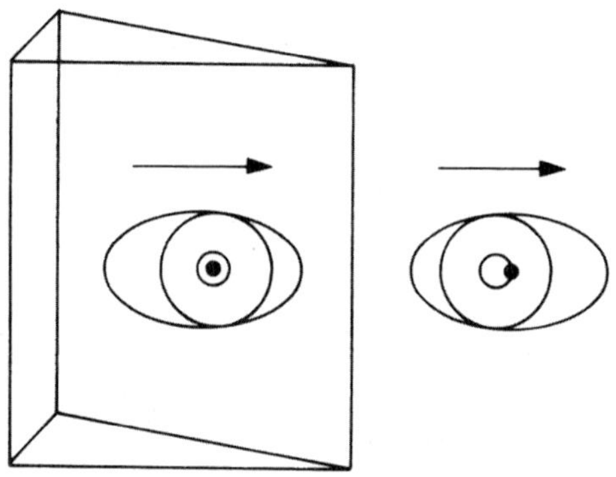

(b)

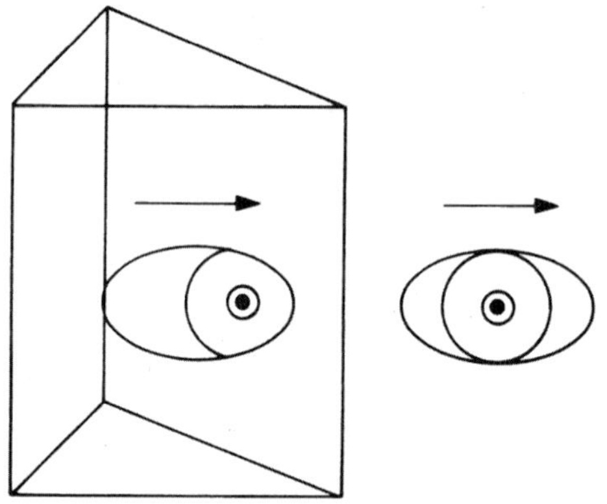

(c)

a : 왼쪽 눈 30° 내사시
b : 오른쪽의 주시안 앞에 27Δ 기저외방을 가입했으나 왼쪽 눈은 여전히 내사시
c : 오른쪽의 주시안에 58Δ 기저외방을 가입했을 때 왼쪽 눈이 정위로 됨

05 위상차 하플로스코프(Phase Difference Haploscope, P.D.H)

1966년 Aulhorn이 고안한 위상차 하플로스코프는 일상시와 가장 유사한 환경에서 여러 가지의 양안시기능(자각적 사시각, 타각적 사시각, 망막대응, 융합, 입체시, 억제 암점, 회선편위, 부등상시 등)을 검사할 수 있다.

| 그림 161 | 위상차 하플로스코프

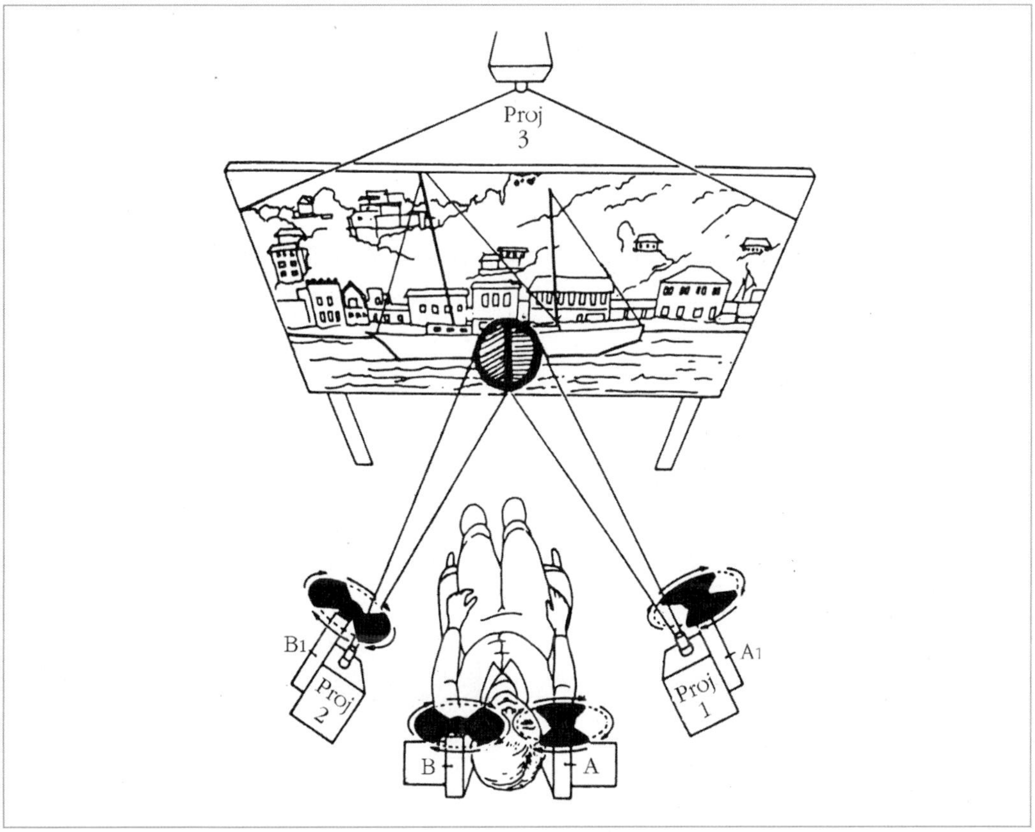

이 장치는 두 눈 앞에 임계융합빈도(Critical Fusion Frequency, CFF) 이상의 회전수(100회/초)로 회전하는 위상차가 90°인 2개의 섹터(sector)로 되어 있으며, 오른쪽(왼쪽)눈이 개방되어 있으면 왼쪽(오른쪽)눈은 가려지게 되어 있다. 좌·우에 있는 각각의 프로젝터(projector)에서는 두 눈의 섹터와 같은 종류의 영상을 투영하고 오른쪽 프로젝터의

상은 왼쪽 눈에만 보인다. 세번째의 섹터가 없는 프로젝터에서 두 눈의 공통 배경을 투영한다(그림 161). 두 눈 공통 배경이 없는 분리시 상태에서의 대약시경과 유사한 양안시 상태를 검사할 수 있다.

검사거리는 일반적으로 2 m로 하고 있으나 변경할 수 있으며, 시표도 각각의 검사에 따라서 바꿀 수 있다.

사시각의 측정은 오른쪽 프로젝터에서는 직경 1°의 작은 원 시표를 투영하고, 왼쪽 프로젝터에서는 중앙에 1°의 공간이 있고 상・하・좌・우가 각각 1°인 삼각형으로 만들어진 십자(✣)모양의 시표를 투영한다(그림 162).

피검사자의 오른쪽 눈에 보이는 작은 원 시표와 왼쪽 눈의 십자시표가 겹쳐져 보이는 상태에 따라 왼쪽 눈의 시표를 이동시켜 그때의 두 시표간 스크린에서의 거리가 자각적 사시각이다(1° = 3.5 cm).

| 그림 162 | 위상차 하플로스코프의 원리: 오른쪽 눈으로 보았을 때

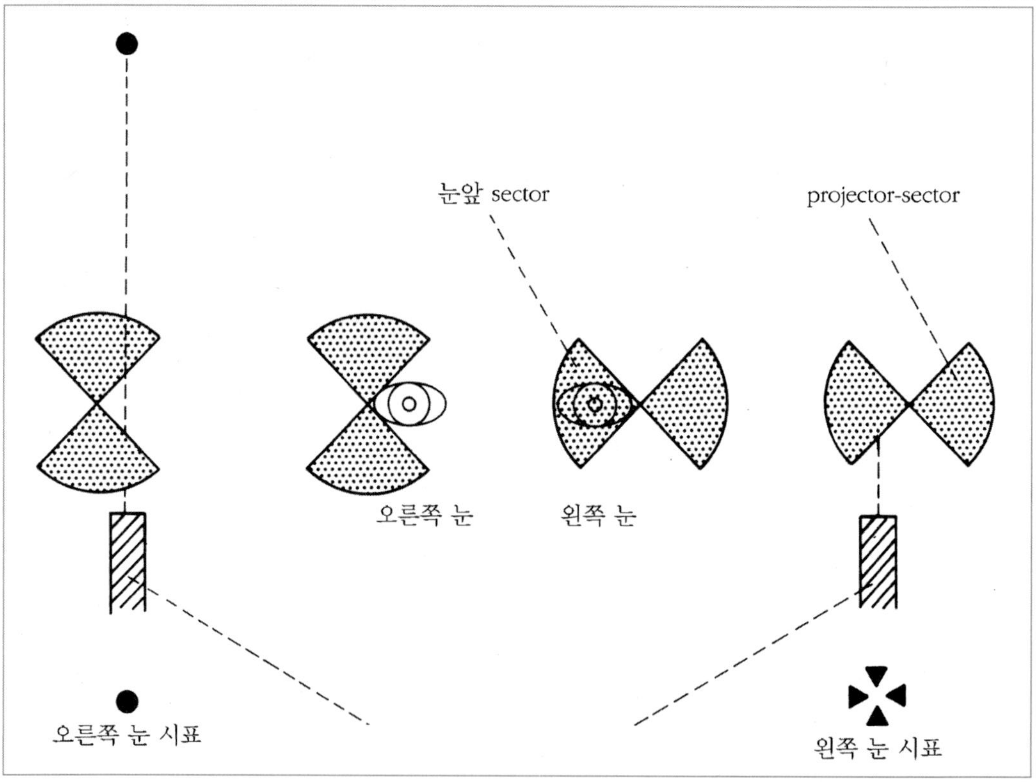

| 표 23 | 프리즘 디옵터(Δ)와 도(°)와의 관계(Δ=100 tan θ)

Δ	도	Δ	도	Δ	도	Δ	도
1Δ	0.6°	16Δ	9.1°	31Δ	17.2°	46Δ	24.7°
2	1.2	17	9.7	32	17.8	47	25.2
3	1.7	18	10.2	33	18.3	48	25.7
4	2.3	19	10.8	34	18.8	49	26.1
5	2.9	20	11.3	35	19.3	50	26.6
6	3.5	21	11.9	36	19.8	51	27.0
7	4.0	22	12.4	37	20.3	52	27.5
8	4.6	23	13.0	38	20.8	53	27.9
9	5.2	24	13.5	39	21.3	54	28.4
10	5.7	25	14.1	40	21.8	55	28.8
11	6.3	26	14.6	41	22.3	56	29.3
12	6.9	27	15.1	42	22.8	57	29.7
13	7.4	28	15.7	43	23.3	58	30.1
14	8.0	29	16.2	44	23.8	59	30.6
15	8.5	30	16.7	45	24.2	60	31.0

| 표 24 | 도(°)와 프리즘 디옵터(Δ)와의 관계

도	Δ	도	Δ	도	Δ	도	Δ
1°	1.7Δ	9°	15.8Δ	17°	30.6Δ	25°	46.6Δ
2	3.5	10	17.6	18	32.5	26	48.8
3	5.2	11	19.4	19	34.4	27	51.0
4	7.0	12	21.3	20	36.4	28	53.2
5	8.7	13	23.1	21	38.4	29	55.4
6	10.5	14	24.9	22	40.4	30	57.7
7	12.3	15	26.8	23	42.4		
8	14.1	16	28.7	24	44.5		

06 대약시경 검사법

1. 대약시경(Synoptophore, 사시교정기)

대약시경은 안위 검사를 비롯하여 이른바 양안시기능 검사를 할 수 있는 기기이다(그림 163).

| 그림 163 | 대약시경 검사

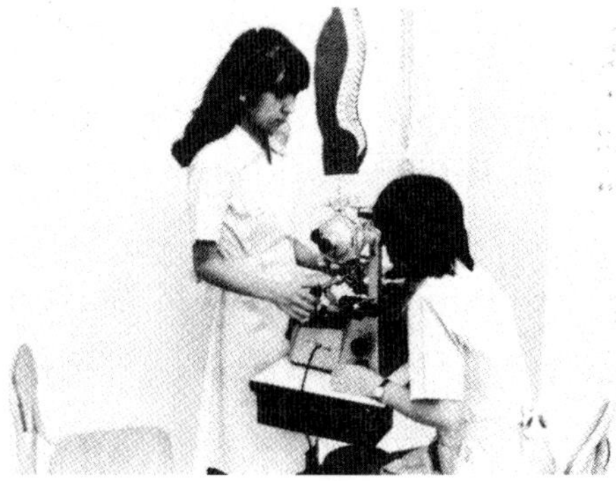

1) 검사 목적

- 타각적 사시각
- 자각적 사시각
- 동시시
- 망막대응
- 융합, 융합범위
- 입체시
- k각 측정
- 눈알 편위량
- 양안시기능 이상의 교정과 훈련

2) 구조

좌·우로 움직일 수 있는 경통의 한쪽 끝은 시표를 넣는 지지부, 다른 쪽은 접안부로 되어 있는데 이 부분에서는 조절을 하지 않고 시표를 명시하기 위한 볼록렌즈가 들어 있다. 이것에 의해 조절성 눈모음이 제거될 수 있으나 근접성 눈모음이 개입되는 것을 피할 수는 없다. 그러나 최근의 기기에는 먼 곳의 배경을 동시에 볼 수 있도록 되어 있어, 일상시에 가까운 상태에서 검사가 가능하도록 반투명 거울이 접안부에 부착되어 있다.

| 그림 164 | 대약시경(Synoptophore)의 각 부분 명칭

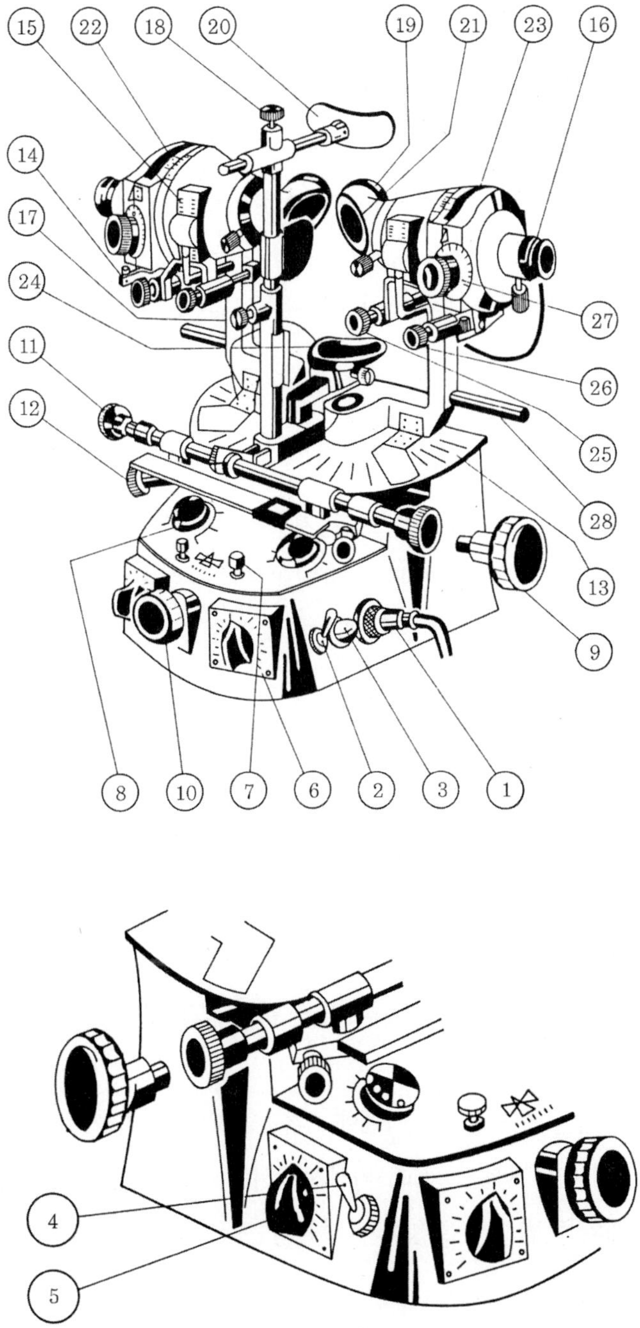

1. 100v용 전원 코드
2. 전원 스위치
3. pilot lamp
4. 자동점멸기 접속 스위치
5. 자동점멸기 선택기
6. 자동점멸기 시간조절기
7. 수동점멸용 스위치
8. 조명 가변 다이알
9. 동공거리 조절 다이알
10. 턱받침대 조정 다이알
11. 폭주용 미동장치
12. 슬라이드 튜브 고정나사
13. 편위각 눈금판
14. 슬라이드 선택장치
15. 슬라이드 튜브 회전 눈금
16. 전구 소켓
17. 이마받침대 상하조절 고정나사
18. 이마받침대 전후조절 고정나사
19. 접안렌즈
20. 이마받침대
21. 반사용 거울
22. 슬라이드 회전용 눈금
23. 슬라이드 넣는 곳
24. 턱받침대
25. 슬라이드 튜브 회전나사
26. 슬라이드 회전 나사
27. 슬라이드 상하조절나사
28. 슬라이드 튜브 이동 핸들

경통은 수평과 수직으로 회전이 가능하며, 시표의 홀더(holder) 부분도 회전할 수 있다. 조명은 좌·우 각각 슬라이더(slider)식으로 가변시킬 수 있고, 점멸은 수동 버턴식 또는 자동점멸 장치가 사용된다.

시표에는 안위, 동시시, 융합, 입체시, k각, 잔상 검사용 등이 있고 동시시와 융합시표에는 중심오목 슬라이드(1°), 황색원반부 슬라이드(3°), 방황색원반부 슬라이드(10°)의 세 가지 종류의 크기가 있는데 검사의 목적, 시력 및 나이에 따라 사용하는 시표가 달라진다.

그러나 제조사에 따라 기기마다 약간의 차이가 있으므로 기기의 구조, 시표 등은 설명서를 충분히 참고하여야 할 것이다. 대약시경의 구조와 명칭은 그림 164와 같다.

3) 기본 조작

검사를 시작하기 전에 다음과 같은 준비를 한다.

- 모든 눈금을 0에 맞추고 정상안에서 정확하게 보이는지 확인한다.
- 시표지지부에 주시시표를 넣고 전원을 넣은 후 턱받침의 높이, 이마가 닿는 위치 및 동공거리를 조정하여 피검자가 정확하게 접안렌즈의 중앙으로 시표를 볼 수 있도록 한다.
- 검사자가 피검자의 각막반사와 눈알의 움직임을 관찰할 수 있도록 피검자의 눈을 접안렌즈에서 1 cm이상 떨어지게 한다.
- 피검사자는 교정안경을 착용하거나 접안렌즈에 교정렌즈를 넣어서 보게 하는데 각막반사를 보기 위해서라면 후자의 경우가 더 좋다.

이상과 같은 조건에서는 원거리 볼 때 안위에서의 검사가 가능하지만 렌즈 홀더(lens holder)에 S−3.00D의 렌즈를 삽입시키면 근거리를 볼 때의 안위에서도 검사가 가능하다.

■ 검사할 때의 주의점

대약시경에 의한 검사에서는 근접성 눈모음 및 기계에 의한 약도의 조절성 눈모음의 개입에 의해서 실제의 사시각보다 내사시에서는 크고, 외사시에서는 작은 결과를 얻기 쉽다. 또한 일상시에서의 양안시 상태와는 반드시 일치하지 않는다는 점에도 주의해야 한다.

■ 검사 준비

대약시경에 의한 검사에 들어가기 전에 검사자는 피검자의 양안시 상태에 대하여 충분히 알고 있어야 한다. 특히 안위어긋남이 공동성인지 비공동성인지를 아는 것은 매우 중요하다.

- 병력, 발병 상태 및 자각 증상을 확인한다.
- 두 눈의 나안시력 및 굴절이상을 교정하고 교정시력도 측정한다.
- 약시의 유무, 특히 약시안의 주시상태를 확인한다.
- 동공간거리를 측정한다.
- 가림법으로 안위어긋남의 정성적 검사를 한다.
- 이향 및 동향운동 검사로 눈알운동 상태를 확인한다.

2. 타각적 사시각 검사

1) 두 눈 모두 중심주시가 좋은 경우

대약시경의 양쪽 경통에 작은 동시시 슬라이드(그림 165, 이질도형)를 사용하여 주시안에는 사자를, 사시안에는 사자우리를 넣어 각각의 시표를 주시하도록 하고 두 눈을 교대로 점멸한다.

처음에는 두 눈의 시표를 0에 고정하고 검사한다. 두 눈을 교대로 점멸했을 때 수평사시이면 교대가림검사에서와 같이 두 눈이 교대로 움직인다. 점멸에 의해 주시안을 교대시킬 때, 지금까지 주시하고 있던 눈이 안쪽에서 바깥쪽으로 움직이면 내사시, 바깥쪽에서 안쪽으로 움직이면 외사시이다.

그런데 한쪽의 시표를 0에 고정한 상태에서 검사자가 다른 쪽의 수평핸들을 움직이면서 교대로 점멸하면 두 눈 모두 움직이지 않게 되는 위치가 있다(그림 166, 운동정지 안위).

이 위치에서 움직이고 있는 쪽 시표의 수평 눈금이 수평사시의 타각적 사시각이다.

수직방향의 편위가 있으면 수평방향만을 맞추어도 점멸과 함께 두 눈은 아래·위로 움직인다. 이때에는 한쪽 시표를 0에 고정한 상태에서 다른 쪽의 수직조정나사를 움직여 아래·위로 움직이지 않게 되었을 때의 눈금을 읽는다.

다음에는 오른쪽·왼쪽의 슬라이드를 바꿔 놓고 주시안을 바꾸어서 같은 방법으로 안위를 측정한다.

| 그림 165 | 동시시 검사용 슬라이드 : 1쌍의 이질도형

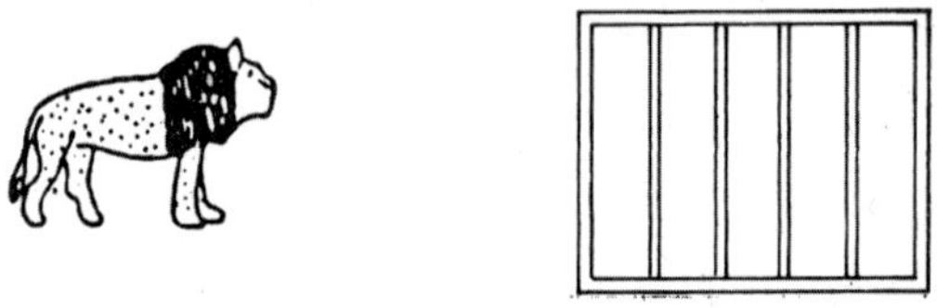

(a) 방황색원반부 지각용 10°

(b) 황색원반부 지각용 3°

(c) 중심오목 지각용 1°

두 눈의 타각적 사시각이 2.5° 이상 차이가 있으면 마비성 사시이고, 타각적 사시각의 검사에서 처음으로 눈떨림이 나타나면 잠복성눈떨림이다.

2) 사시안에 약시가 있고 중심주시가 좋지 않을 경우

시력이 좋지 않은 눈과 중심주시를 하고 있지 않은 경우에는 각막반사를 이용한다. 시력이 좋지 않은 눈의 시표를 0에 맞추고 두 눈에 점등하여 시력이 좋은 눈에 시표를 보이고, 주시안 쪽의 핸들을 움직인다. 시력이 좋지 않은 눈의 각막반사가 각막 중앙의 위치에 오는 각을 측정한다. 이 검사는 각막반사를 이용하는 방법과 같은 원리이며 단점도 각막반사를 이용하는 방법과 같다. 즉 k각이 고려되지 않는다.

검사 결과는 모음방향은 (+)부호(내사시), 벌림방향은 (−)부호(외사시)를 사용하며, 수직어긋남은 상사된 눈을 분자로 하여 R/L 3°로, 회선편위는 외회선(Exc) 3°, 내회선(Inc) 2°와 같은 방법으로 기록한다.

| 그림 166 | 타각적 사시각의 측정법 : 오른쪽 눈 외사시

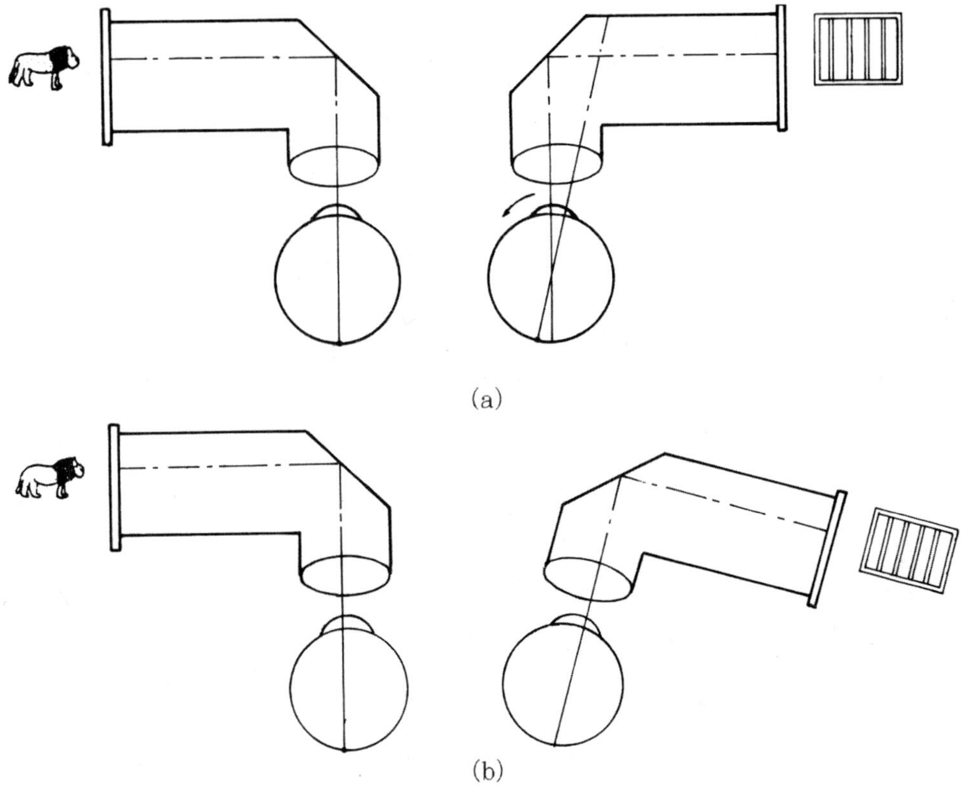

(a)는 눈금 0에 시표를 고정하고 한 눈을 점멸시키고 있는 상태이다. 왼쪽 눈은 주시안으로 시표를 보고 있지만, 오른쪽 눈은 외사시이므로 점멸되었을 때 시표를 보기 위하여 안위가 안쪽으로 움직인다. 그러나 점멸을 반대로 바꾸고 오른쪽 눈의 나사를 움직여서 조정하면 안위가 움직이지 않게 되는 위치가 있다. 이 위치 b)가 타각적 사시각이다.

3. 자각적 사시각 검사(동시시 검사)

자각적 사시각의 측정은 동시시 검사의 한 종류이다. 슬라이드는 동시시용 중심오목 슬라이드를 이용한다. 타각적 사시각을 측정하려면 피검자에게 각각의 각도에서 동시시를 보기 위하여 양쪽의 도형이 겹쳐져 있는지를 확인한다. 양쪽의 도형이 겹쳐진 상태는 사자가 사자우리 가운데 들어있을 때이며, 이 때의 각이 자각적 사시각이 된다. 만약 두 도형이 떨어져 있다면, 한쪽만 움직여서(다른 쪽은 눈금 0에 고정) 양쪽 도형이 겹쳐지는지를 검사하여 두 도형이 겹쳐진다면 동시시(+)라고 하고 그때의 각도를 기록한다.

타각적 사시각 검사에서 사자와 사자우리를 보였을 때 사자나 사자우리가 한 쪽만 보일 때에는 보이지 않는 쪽의 눈에 중심오목 억제가 있다. 이 때는 그 눈의 도형 조명을 강하게 하거나 점멸을 반복하기도 하고 도형을 진동시켜서 억제되어 있는 눈의 중심오목 자극을 강하게 하면 억제가 사라지고 보이게 되는 경우도 있다.

또 중심오목용 슬라이드로 보이지 않을 경우에는 도형을 황색원반부용이나 주변부용으로 교체하여 사용한다. 이러한 억제 제거를 통하여 동시시가 증명되면 동시시(−)가 된다. 억제는 한쪽 눈에만 일어나기 때문에 오른쪽 눈이 억제인지 왼쪽 눈이 억제인지를 기록한다. 또한 억제가 억제범위를 넘으면 없어지므로 억제가 생긴 부위도 측정하여 기록한다.

상・하 방향의 편위가 있으면 수직방향으로 시표를 움직여서 각도를 기록한다.

이러한 검사 결과의 판정은 다음과 같다.

- 타각적 사시각에 동시시가 있으면 두 눈의 중심오목 방향은 같으며 정상대응이다(단, 검사 오차는 ±4△ 이내로 한다).
- 타각적 사시각에 동시시가 없으며 양쪽의 도형이 겹쳐지지 않고 따로따로 보일 때에는 정상대응이 없다는 것을 의미한다(이상대응).
- 타각적 사시각 측정에서 어떠한 방법으로도 한쪽의 도형이 보이지 않는 경우에는 심한 중심오목 억제가 있다(중심오목 억제).
- 기기의 암(arm)을 움직여 사자우리가 점점 사자에게 가까이 가도록 하여 두 개의 도형이 정확하게 겹쳐지도록 하면 사자우리가 사라진다. 암을 움직이면 사자우리는 사자의 반대쪽에 나타나게 되는데 이것은 사자우리와 사자가 겹쳐지는 부분에서 사자우리가 결상되어야 할 망막 부위에 억제가 걸리기 때문이다. 억제 암점의 중심에 있는 각도가 자각적 사시각이다(억제 암점).
- 사자우리와 사자가 가까워지면 갑자기 반대편으로 뛰어넘는 경우가 있다(Jump). 이것은 억제 영역의 감각에 이상이 있다고 추정되며 뛰어넘은 부분의 각도를 취하면 그것이 자각적 사시각이다(Jump 억제).
- 아무리 암을 움직여도 사자와 사자우리가 따로따로 보이는 것에 변함이 없다면 망막대응이 정상이 아니므로 자각적 사시각을 측정할 수 없다(대응결여).

4. 망막대응 검사

대약시경에 의한 망막대응 검사의 중요한 점은 타각적 및 자각적 사시각의 차이에 있다.

- 타각적 및 자각적 사시각의 각이 일치하면 정상대응이며 그 차이가 ±4△ 이내에 있으면 정상대응이라고 할 수 있다.
- 타각적 사시각과 자각적 사시각의 차이가 있을 경우는 이상대응이다.
  - 타각적으로 사시각이 있고 자각적 사시각을 측정할 때 0에서 양쪽의 슬라이드를 겹칠 수 없다면(자각적 사시각은 0±3△) 조화성 이상대응(harmonious abnormal correspondence)이다.
  - 타각적 사시각과 눈금 0 사이의 각에서 양쪽의 슬라이드가 겹쳐지면(자각적 사시각이 타각적 사시각보다 4△ 작거나 0보다 3△ 클 때) 부조화성 이상대응(disharmonious abnormal correspondence)이다.

5. 융합 및 융합범위 검사

융합은 두 눈에 투영된 상을 하나로 보는 즉, 양안단일시를 하는 운동을 말하며 융합을 유지하고 있는 한계를 융합역(융합범위, range of fusion)이라 한다.

검사에 사용되는 융합검사용 슬라이드는 서로 닮은도형을 사용하며 도형의 크기에는 중심오목용, 황색원반부용, 방황색원반부용 슬라이드가 있다. 이 도형은 거의 같은 도형이므로 양안 주시를 하고 있는지 또는, 한 쪽이 억제되어 있는 단안 주시를 하고 있는지 알 수 없기 때문에 양쪽도형에는 확인표시(check mark)가 있다.

융합검사는 자각적 사시각 측정 위치에서 융합검사용 슬라이드로 시표를 바꾸어서 검사한다. 만약 융합을 하고 있다면 미키마우스(mickey mouse)가 하나로 보이고 확인표시(그림 167에 보이는 쇠망치와 말뚝)도 확인할 수 있지만, 융합이 깨어지게 되면 미키마우스가 두 개로 보인다. 그러므로 미키마우스가 하나로 보이고 있는한 융합이 되고 있음을 알 수 있다. 융합이 되고 있으면 (+)로, 되고 있지 않으면 (−)로 기록한다(그림 167). 융합의 범위를 알기 위해서는 도형의 크기를 다양하게 변화시켜 검사한다.

| 그림 167 | 융합 검사용 슬라이드

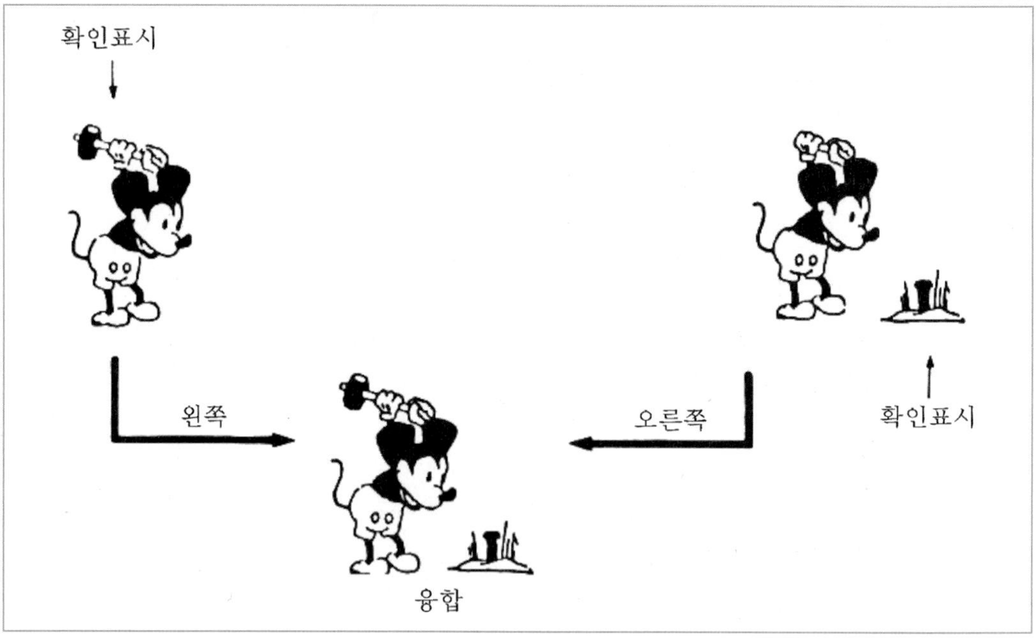

융합이 인식된 경우에는 융합역(융합범위)을 검사한다. 이 검사는 주시안이 융합한 위치(0)에서 '수평회전고정잠금장치'로 고정하고 '수평회전 이동핸들'을 천천히 돌려 양쪽의 경통을 동시에 대칭적으로 눈벌림방향으로 움직인다. 확인표시가 사라지거나 미키마우스가 두 개로 보이는 점 즉, 융합이 깨진 점이 눈벌림의 융합분리점(break point)이다. 그다음에는 경통을 더 눈벌림이 진행되는 점(약 5°)에서 '미동 핸들'을 모음방향으로 움직여 융합이 시작되는 점이 눈벌림의 융합회복점(recovery point)이 된다. 즉, 융합을 유지시키는 자각적 사시각을 넘게 되면 다시 눈모음이 진행되어 융합이 깨진 점이 눈모음의 융합분리점이 되고, 경통을 더 움직인 후 재차 이동하여 융합이 되는 점을 눈모음의 융합회복점이라 한다.

이러한 검사를 할 때에는 피검자의 눈 움직임에 주의를 기울이고 융합할 때 각막반사가 중앙에 있는 것을 확인하는 것은 매우 중요하다. 또한 눈모음 때에는 눈모음에 동반하는 조절의 영향 때문에 처음에는 흐린점(blur point)이 생기지만 사용하는 슬라이드 때문에 명확하게 취할 수 없는 경우가 있으므로 대약시경 검사에서의 융합범위는 일반적으로 눈벌림의 융합분리점에서 눈모음의 융합분리점까지 취하고 있다(그림 168).

| 그림 168 | 융합역(융합범위)의 측정

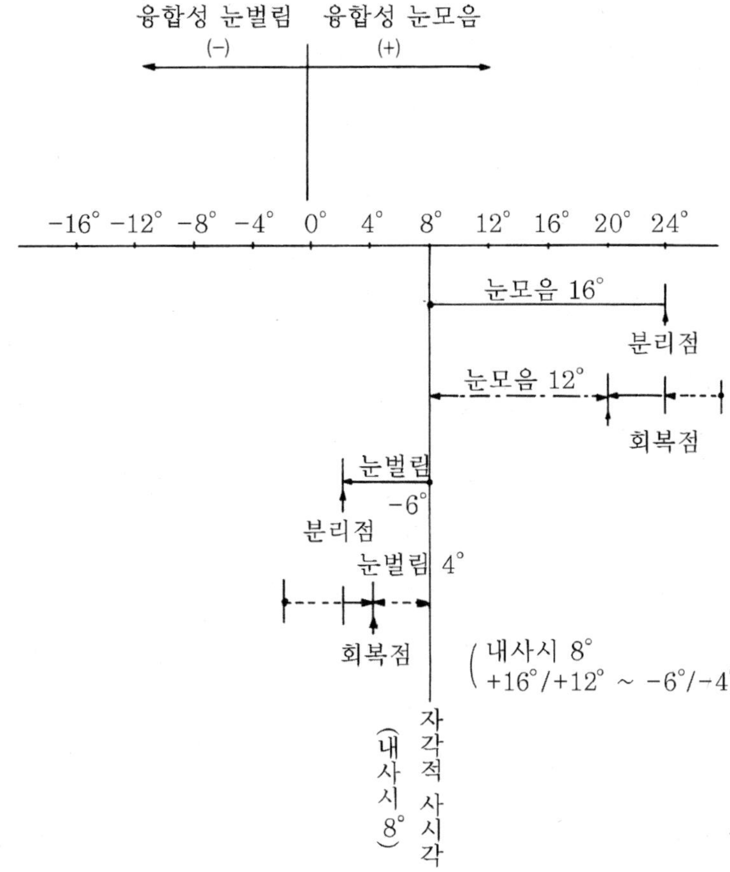

눈모음은 (+), 눈벌림은 (−)로 표시하며, 큰 도형이 융합하기 쉬우므로 이때 사용한 슬라이드 크기도 같이 기록할 필요가 있다. 융합 범위의 정상값은 대략 −5 ~ +15°이다.

기재 예

- 슬라이드 : 중심오목용 슬라이드, 융합(+ 또는 −)
- 융합범위 : +16°/+12° ~ −6°/−4°

수평방향이 끝나면 수직방향과 회선방향의 융합범위도 측정한다.

6. 입체시

두 눈에 한 쌍의 입체시 슬라이드를 넣고 자각적 사시각에서 입체시가 얻어지면 입체시(+)라고 기록한다. 대약시경 슬라이드는 티트무스 입체검사와 같은 입체시력 표시가 없다(그림 169).

| 그림 169 | 입체시 검사용 슬라이드

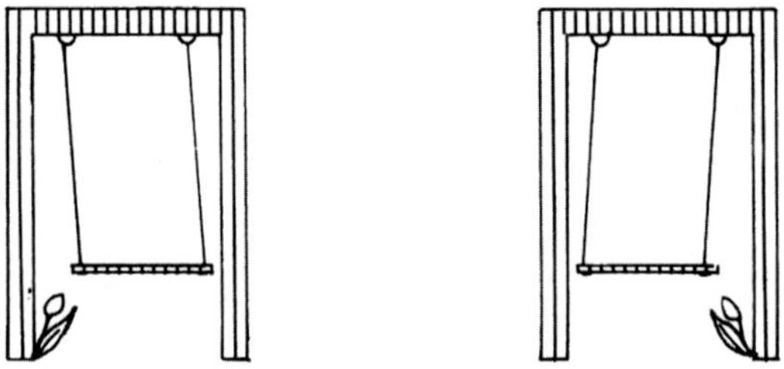

(한쌍의 동질도형으로 만들어져 있으며 두 도형간에는 시차가 있도록 만들어져 있다)

7. k각의 측정

피검안에 k각 측정용 슬라이드를 넣고(측정하지 않은 눈 쪽의 광원은 끈다), 슬라이드 중앙의 0을 주시시켜 그때의 각막반사상이 동공 중앙으로부터 코쪽에 있으면 양성(+), 귀쪽에 있으면 음성(−)이다. 슬라이드의 문자 또는 숫자를 차례로 주시시켜 각막반사상이 동공 중앙에 왔을 때의 숫자 또는 문자로부터 k각의 값을 측정한다.

정상값은 +3 ~ +5° 이다. 이 검사는 각막반사상을 보는 것이므로 광원은 가급적 밝게 하는 것이 좋다(그림 170).

| 그림 170 | k각 검사용 슬라이드

(숫자와 문자는 1° 간격으로 배열되어 있다)

| 그림 171 | synoptophore의 검사 순서

1. 타각적사시각 (동시시 슬라이드)

↓

2. 자각적 사시각(동시시 검사) (동시시 슬라이드)

↓ 〈1, 2의 결과에 따라 망막대응의 상태를 판정〉

3. 융합, 융합범위 검사 (융합 슬라이드)

↓

4. 입체시 검사 (입체시 슬라이드)

※ 기타 필요에 따라 κ각의 측정과 9방향에서의 향안위 검사를 한다

Chapter 9

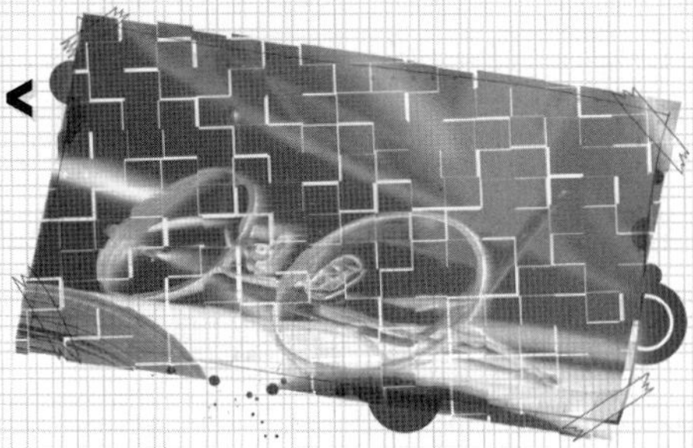

사위각 검사법

01 사위(heterophoria)

양안시기능이 있는 사람이 두 눈으로 원거리에 있는 목표를 주시한다면 두 눈의 주시선은 각각 평행하며 주시 목표를 향하게 된다. 이때 한쪽 눈을 가리면 융합은 방해를 받아 양안시가 깨어지게 되어 개방되어 있는 눈은 목표를 주시하고 있지만 가려진 눈은 주시 목표를 볼 수 없고 눈알(안구)은 안정위(rest position)의 위치에서 정지된다.

사위는 양안시기능이 있기 때문에 가리고 있던 한쪽 눈을 개방시키면 순간적으로 복시가 일어나게 되고, 복시를 피하기 위해서 눈의 주시선은 목표를 향하게 되어 다른 쪽 눈의 주시선과 정렬 위치에 이르게 된다. 이러한 복시를 피해 두 눈의 상을 정렬시키는 움직임을 교정운동이라 한다. 즉, 융합 움직임이다.

융합에는 두 눈의 망막 상을 융합해서 단일시하기 위한 감각성융합과 이러한 감각성 융합이 가능하도록 두 눈의 안위를 조정하여 단일시를 유지하기 위하여 일어나는 운동성 융합이 있다.

정상 상태에서 동일한 목표의 상에 대한 두 눈의 대응점이 자극되면 감각성 융합이 일어난다. 그러나 비대응점의 상이라도 파눔(Panum) 융합감각권 범위 안에 있다면 감각성

융합이 가능하다.

따라서 가벼운 사위는 정확한 양중심오목(중심와) 주시를 하고 있지 않아도 파눔 융합 감각권 범위 내에 결상되어 있다면 감각성융합만으로 양안시가 가능하다(주시어긋남, 주시불일치, fixation disparity, 그림 172). 또한 그림 173에 나타난 것처럼 주시어긋남을 수반하지 않는 외안근 이상(운동성 변화)만의 사위가 존재할 수도 있다. 이와 같은 안위어긋남은 운동성융합만으로 양안시가 가능하다.

| 그림 172 | 주시어긋남(fixation disparity)

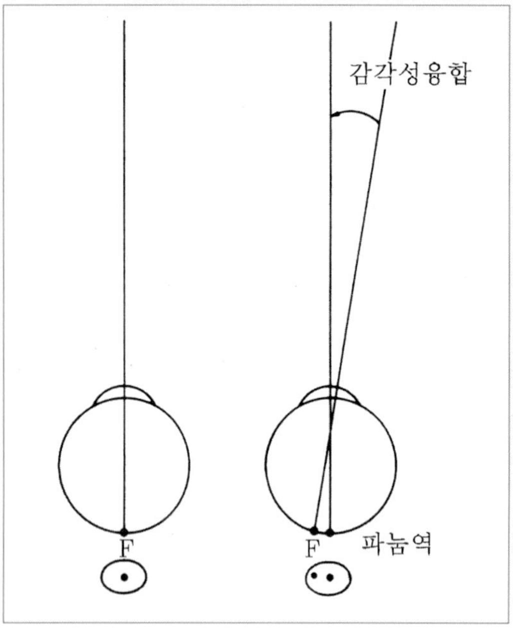

| 그림 173 | 운동성 변화에 의한 안위어긋남

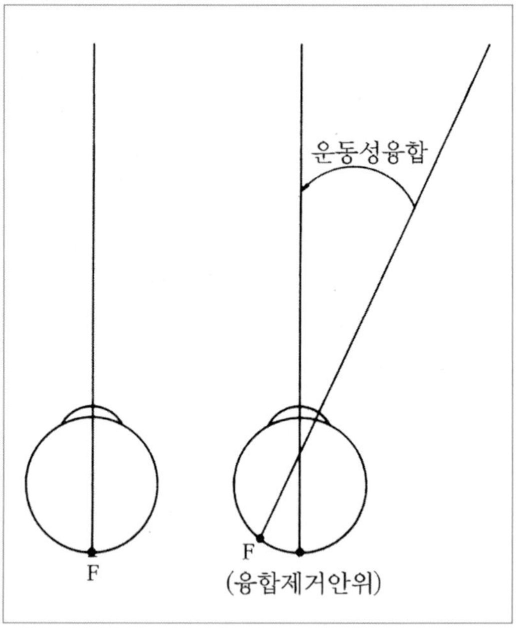

02 사위검사와 교정 목표

1. 검사 방법

사위의 정도는 두 눈 분리의 완전성과 시간에 따라 변한다. 피검자의 사위량 전체를 검출하려면 2 ~ 3일 동안 한 눈을 완전히 가려서 측정한다. 또한 최대의 편위량을 검출하기 위해서는 적어도 15 ~ 20분 정도는 한쪽 눈을 가린 후에 검사하는 것이 좋다. 검사자는 사용한 측정 방법을 기록하고 그 특징을 정확하게 이해하고 있어야 한다.

융합이 완전히 제거된 상태에서 측정된 사위를 융합제거 사위(해리성 사위, Dissociated Phoria)라 하며, 융합의 일부(주로 주변융합)를 남겨 놓고 측정된 사위를 일부융합제거 사위(연합 사위, Associated Phoria)라 한다. 이 두 가지 종류의 사위에서 방향성은 대부분 서로 일치하지만 정도는 일치하지 않는 경우가 많다.

1) 융합제거 사위

융합 자극의 차단 방법에 따라 여러 가지 검사법이 있다. 가장 간편한 방법은 가림법(cover test) 중에서 교대가림검사이다. 이 방법은 융합의 기회를 전혀 부여하지 않기 때문에 융합 자극 차단이 가장 뛰어나다고 할 수 있다. 그 외에 마독스봉검사, 본 그래페법 등이 있으며 이와 같은 방법으로 융합자극을 차단시킨 상태에서 측정된 사위를 융합제거 사위라 한다.

2) 일부융합제거 사위

편광필터(polarized filter)를 착용하고 편광시표를 보면 오른쪽 눈과 왼쪽 눈에서 볼 수 있는 시표의 부분이 다르므로 융합 자극의 차단은 가능하지만 완전하지는 않다. 예를 들면, 스크린의 가장자리는 주변부 융합자극이 되고 시표에 따라서는 중심오목 융합자극이 되는 것도 있어 융합은 어느 정도 유지되고 있다.

이와 같이 융합 자극을 부분적으로 차단한 상태에서 측정되는 사위를 일부융합제거 사위라 한다.

| 그림 174 | 십자시표

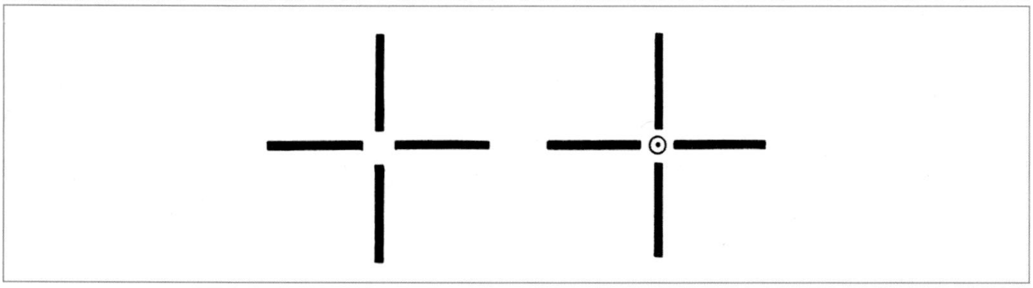

일부융합제거 사위를 측정할 때는 벡토그래프 슬라이드 등이 사용되는데 그림 174에 나타나 있듯이 중심소와에 융합자극을 가하는 것과 융합자극을 가하지 않는 십자(+)시표를 사용한다.

| 참고 |

주시어긋남

두 눈에서 주시된 물체의 상은 정확하게 오른쪽과 왼쪽 눈의 망막대응점에 투영되지 않는다. 그러나 파눔 융합감각권 범위 내에 결상된다면 단일시는 가능하다. 즉, 양안시 상태에서 오른쪽과 왼쪽 눈의 시선이 주시 물체에 정확하게 교차되지 않더라도 파눔 융합감각권 범위 안에서 어긋나 있다면 단일시가 가능하다. 이러한 상태를 주시어긋남이라 한다.

일반적으로 주시어긋남의 정도는 몇 분(′)이므로 일반 검사로는 주시어긋남의 유무 판단은 가능하지만 그 정도를 측정하기는 어렵다(그림 175 및 176).

| 그림 175 | 십자(+) 검사

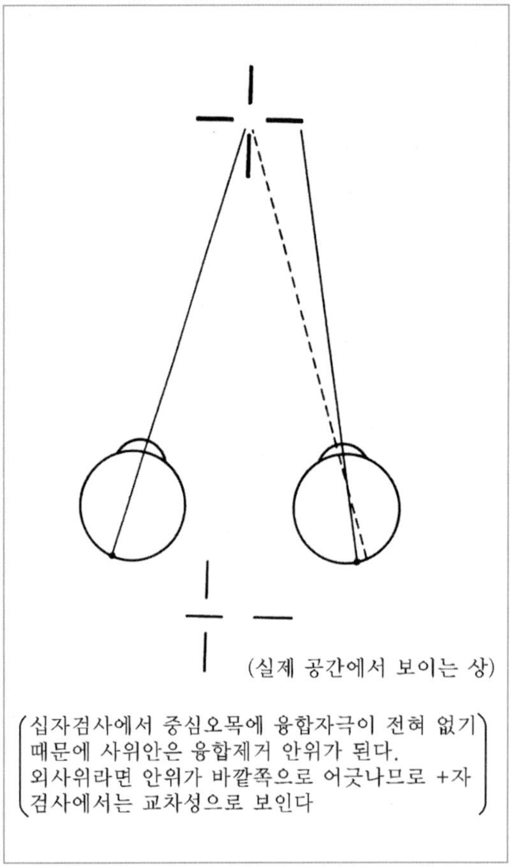

| 그림 176 | 십자(+) 검사

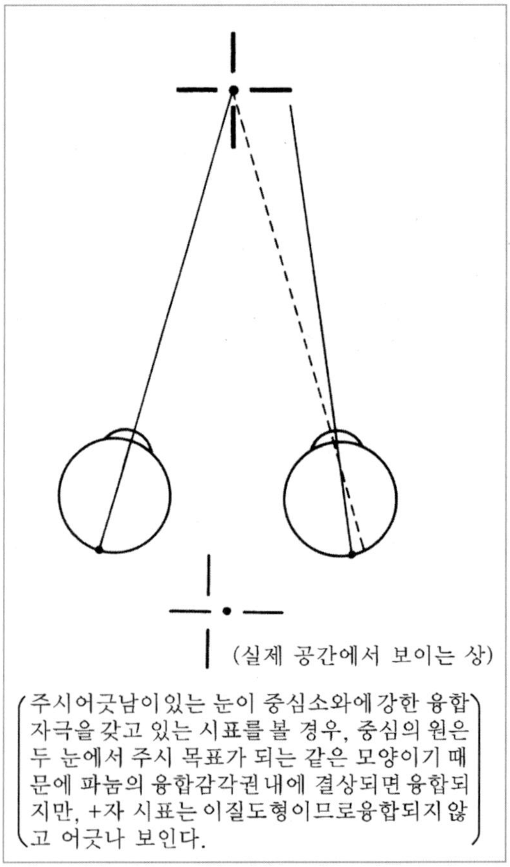

2) 교정 목표

사위 검사의 목표는 양안시를 하기 위한 노력을 필요로 하며 완전한 융합을 하여 방향감의 판단을 정확하고 신속하게 하고, 정밀도가 높은 입체시가 유지되도록 하는 것이므로 고도의 기술과 깊은 지식으로 이상을 발견하여 가능한 범위 내에서 교정하여야 한다.

3) 사위 검사할 때의 주의점과 조건

사위 측정에서의 주의할 점은 다음과 같다.

(1) 굴절이상의 완전 교정

굴절이상이 저교정 또는 과교정 되었다면 조절에 의한 눈모음(폭주)조직에 영향을 미쳐 정확한 사위 검출을 할 수 없으므로 두 눈 모두 완전교정을 하여 눈의 균형을 정확하게 맞추는 것이 대단히 중요하다.

(2) 조명

검사실은 일반 시력검사를 할 때와 같은 밝기가 필요하다. 왜냐하면 일상시에 가까운 밝기가 조절 및 눈모음 조직에 미치는 영향이 가장 작기 때문이다.

마독스봉검사에서도 간접조명 방식을 사용하여 주시 광원이 시야 안에 들어오지 않도록 밝은 곳이나 반암실을 사용하고 암실 검사는 피한다. 어떠한 검사법에서도 피검사자의 시야 안에 광원이나 반사광이 없도록 해야 한다.

(3) 동공간거리

동공간거리와 광학중심간거리가 다르면 프리즘 효과가 생기므로 검사할 때는 이 점을 충분히 확인한 후에 실시해야 한다.

(4) 시험테(trial frame)를 이용한다.

포롭터의 렌즈 개구부 크기나 깊이가 시야를 방해하여 측정에 영향을 줄 수 있고, 한쪽 눈의 동공간거리를 정확하게 측정하기 위해서도 시험테를 사용하는 것이 좋다. 또한 폴라테스트(pola test)나 편광차트(pola chart)에 의한 입체시 검사에서 편광축을 반전시키면 입체시 감각을 전환시킬 수 있으므로 정확한 검사가 가능하다.

시험테는 얼굴에 고정이 가능하고 아래·위의 조정, 한쪽 눈 동공간거리의 조정, 경사각의 조정 그리고 여러 개의 렌즈를 삽입할 수 있는 공간이 있어 프리즘의 삽입도 가능하다.

(5) 머리의 기울기(head tilt)

회선사위에서 설명한 바와 같이 머리의 기울기에 의해 결과 판정이 정상으로 나오는 경우가 있으므로 주의해야 한다.

(6) 융합 자극

일상시에 가까운 상태에서의 검사는 두 눈의 안위를 사위 위치에서 정상 위치로 이끄는 운동을 한다. 정상 위치라는 것은 일상적인 양안시의 위치이므로 정위(orthophoria) 경향의 융합 자극을 기초로 한 검사가 되어 이상적이다.

Scobee는 융합제거 사위(dissociated phoria)에 한정하여 사위 검사의 이상적인 조건을 다음과 같이 정리했다.

- 피검자를 정시(emmetropia) 상태로 둘 것.
  정상적인 조절과 눈모음의 관계가 이루어지도록 교정안경을 착용하고 있을 것(적어도 1개월은 교정안경을 착용하고 있는 상태여야 한다).
- 신체의 컨디션이 정상이어서 피로나 질환에 의하여 영향을 받지 않도록 할 것.
- 검사에서 과도한 긴장을 가져오는 장치를 사용하거나 반대로 주의력을 산만하게 하거나 단조롭게 하는 것이 없을 것.
- 검사 조건은 다른 검사자가 실시할 때에도 재현될 수 있을 것.
- 피검사자는 머리와 몸을 똑바로 하여 자세나 머리의 기울기 때문에 영향을 받지 않도록 할 것.
- 융합을 차단한 눈의 주시를 자극하지 않기 위하여 피검자의 시야에는 사람이나 물체를 두지 않을 것.

이러한 조건들은 이상적인 검사 조건이며 현실에서는 이러한 모든 조건을 만족시키기 어려운 경우가 적지 않다. 그러나 가능하면 이상적인 상태와 조건에서 측정하는 것이 매우 중요하다는 것은 두말할 필요도 없을 것이다.

03 교정 원리

수평사위, 수직사위, 회선사위의 교정 원리를 구체적으로 그림과 함께 설명하면 다음과 같다.

1. 내사위(esophoria)

| 그림 177 | 사위의 교정 원리

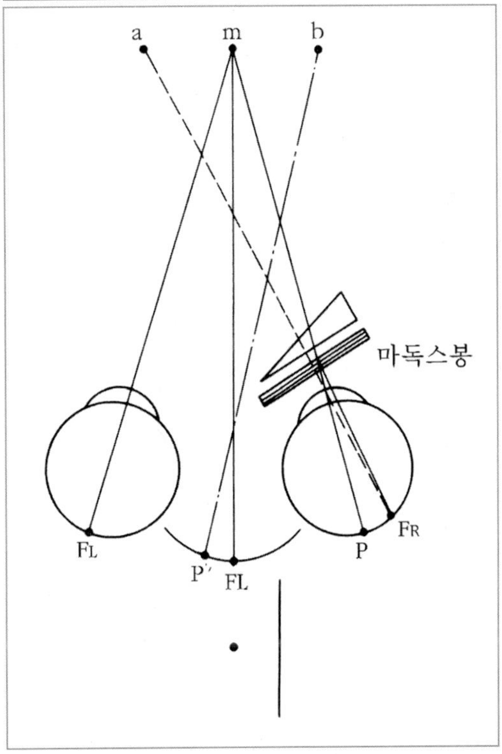

그림 177은 마독스봉(Maddox rod)을 착용하여 내사위를 로타리프리즘(Rotary prism)으로 교정하는 원리를 나타낸 것이다.

오른쪽 눈에 마독스봉의 축을 수평으로 착용시키고 시표(점광원)를 보이면, 주시점의 점광원은 왼쪽 눈에서는 황색원반(황반) 중심오목에 결상되므로 점광원으로 보이고, 오른쪽 눈에서는 적색의 수직선으로 보이게 된다. 이 수직선은 내사위이기 때문에 융합제거 안위에서는 안쪽으로 편위되므로 오른쪽 눈 황색원반 중심오목의 코쪽에 결상되어 동측성으로 어긋나 보이게 된다.

이것을 중복안(cycolpean eye)으로 설명하면 주시점 m은 왼쪽 눈에서는 중심오목 F_L에 결상되지만 오른쪽 눈에서는 중심오목의 안쪽인 P에 결상되기 때문에 오른쪽 눈의 P에 투영된 주시점 m은 중복안의 p′에서 절점을 통과하여 외계에 투사된 p′b의 방향으로 지각되어 동측성으로 어긋나 보이게 된다. 로타리프리즘을 기저외방으로 놓고 주시점 m의 상이 중심오목 F에 결상될 때까지 프리즘굴절력을 부가한다.

| 그림 178-① | 눈벌림 부담에 의한 양안 단일시의 유지

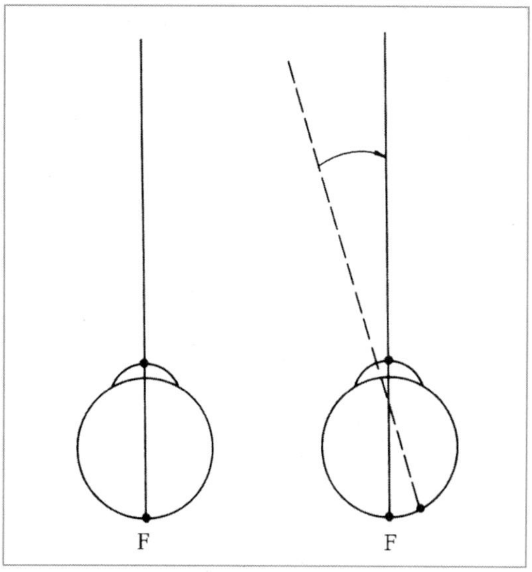

| 그림 178-② | 눈벌림부담을 프리즘으로 보정

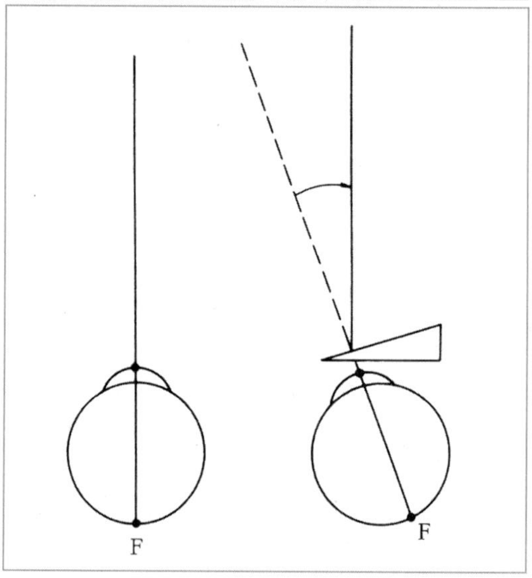

또한 그림 178-①에서와 같이 양안시 상태에서는 융합으로 양안 단일시를 유지하고 있지만, 그 부담의 정도를 적당한 기저외방 프리즘으로 보정하면 무리없는 중심오목 양안시를 하게 된다(그림 178-②).

2) 외사위(exophoria)

외사위에서는 그림 179-①과 같이 안정위(rest of position)에서는 바깥쪽으로 편위하고 있기 때문에 눈모음 부담으로 양안 단일시를 유지하고 있지만, 그림 179-②와 같이 그 부담의 정도를 적당한 기저내방 프리즘으로 보정하면 무리없는 중심오목 양안시를 하게 된다.

| 그림 179-① | 눈모음부담에 의한 양안 단일 시의 유지

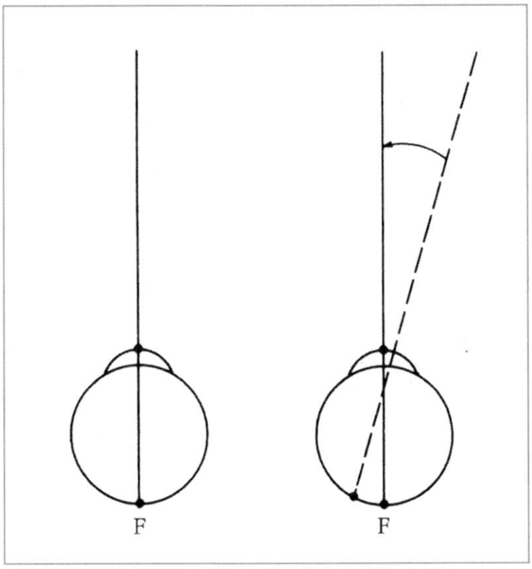

| 그림 179-② | 눈모음부담을 프리즘으로 보정

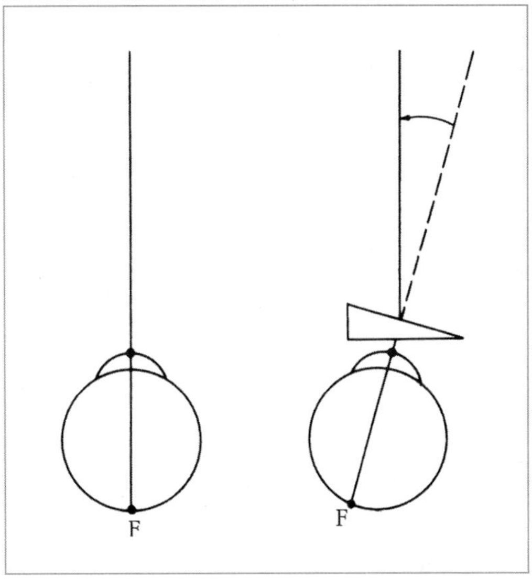

운동성 융합량은 눈벌림보다 눈모음 방향이 더 크기 때문에, 동일한 프리즘량이라면 눈모음 부담을 갖는 외사위가 눈벌림 부담을 갖는 내사위에 비하여 눈의 피로가 더 적다.

3) 수직(상 · 하)사위(hyperphoria · hypophoria)

수직사위는 그림 180에서 볼 수 있듯이 한쪽 눈을 가리면 가려진 눈은 올림(상전, supraduction)을 하고, 개방되어 있던 눈을 가리면 가려졌던 눈은 내림(하전, infraduction)을 한다.

따라서 왼쪽 눈 상사위 또는 오른쪽 눈 하사위라고 하지만 현재는 상사위로 통일하고 있다.

| 그림 180 | 수직사위-왼쪽 눈 상사위

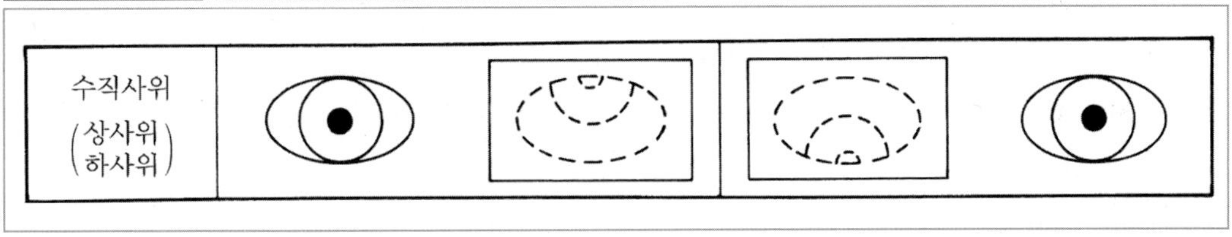

| 그림 181-① | 수직융합끌림운동에 의한 양안시 유지

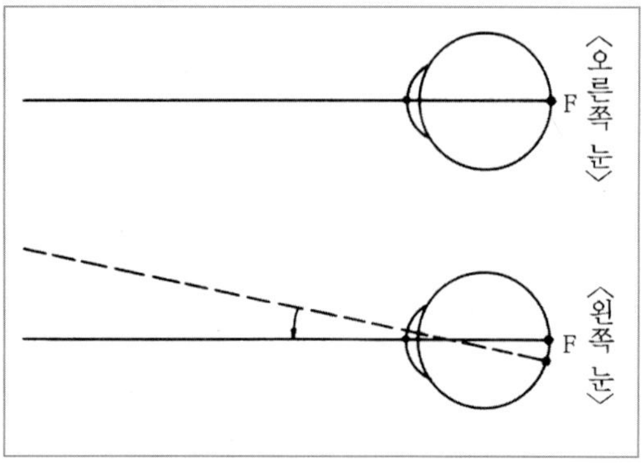

| 그림 181-② | 수직끌림운동의 부담을 프리즘으로 보정

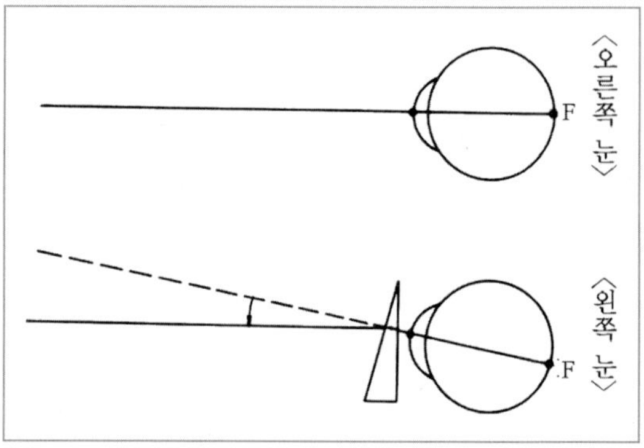

그림 181은 왼쪽 눈 상사위로 수직융합끌림운동으로 양안 단일시를 유지하고 있다. 이 운동성융합의 끌림운동 범위는 약 3 ~ 4△으로 매우 약한 움직임 밖에 기대할 수 없으므로, 가벼운 수직편위가 있는 안위이상에서도 눈이 피로하기 쉽기 때문에 적당한 프리즘을 사용하여 완전히 보정하는 것이 좋다. 또한 안경의 조제 가공에 있어서는 수직어긋남이 절대로 생기지 않도록 하는 세심한 주의가 필요하다.

보정할 때의 프리즘은 왼쪽 눈 상사위의 경우 왼쪽 눈에는 프리즘을 기저하방으로, 오른쪽 눈에는 기저상방으로 넣는다. 흔히 왼쪽 눈 상사위를 보정하기 위해서 두 눈에 프리즘을 기저하방으로 넣어야 된다고 생각하기 쉬우나 그림 180에 나타난 것처럼 왼쪽 눈 상사위일 경우에는 눈알운동의 법칙에 따라 오른쪽 눈은 하사위 상태가 된다. 이와 같은 눈알운동의 법칙에 어긋나는 것으로는 교대성 상사위가 있다(그림 182 및 183).

4) 회선사위(cycolphoria)

회선사위를 측정하는 방법에는 여러 가지가 있지만 가장 대표적인 것으로는 이중마독스봉 검사(Maddox double rod test)와 편광검사(pola test, pola chart)가 있다.

(1) 이중마독스봉 검사

한쪽 눈에는 적색 마독스봉을, 다른쪽 눈에는 흰색 마독스봉의 축을 수직으로 착용시킨 후 점광원을 주시시키면 적색과 백색의 수평선조광이 보이게 된다. 수평의 두 선조광을 분리시키기 위하여 한쪽 눈에만 프리즘을 기저상방 또는 하방으로 넣는다.

| 그림 182 | 왼쪽 눈 상사위의 보정

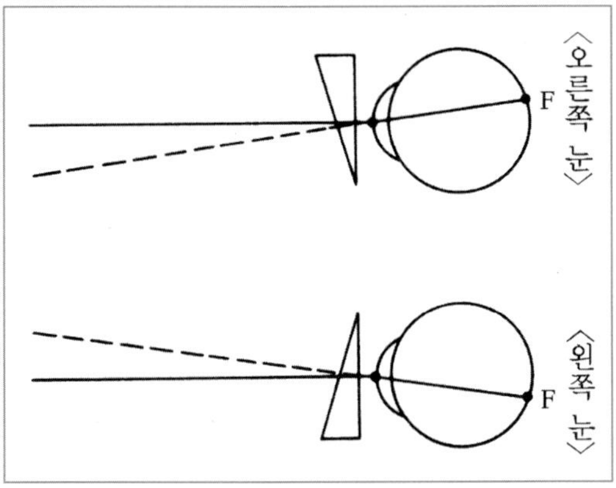

| 그림 183 | 오른쪽 눈 상사위의 보정

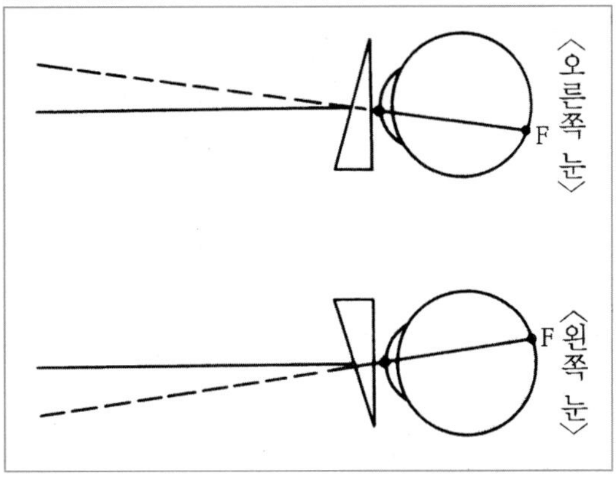

회선사위가 없으면 두 수평선은 평행으로 보이지만 회선사위가 있으면 그림 184와 같이 어느 쪽 수평선이 기울어져 보인다. 예를 들면, 오른쪽 눈 외회선사위일 경우에는 오른쪽 눈을 안쪽으로 회선시키는 운동으로 양안시를 유지하고, 내회선사위일 경우에는 바깥쪽으로 회선시키는 운동으로 양안시를 가능하게 한다. 회선운동의 운동성융합 범위는 대약시경으로 측정한 결과 안쪽으로 약 7°, 바깥쪽으로는 약 3.5°이다. 그러므로 이 범위를 넘는 사위각은 복시를 수반한다. 복시를 수반하지 않는 사위라 해도 회선사위는 피로를 일으키기 쉽다.

| 그림 184 | 이중 마독스봉검사(오른쪽 눈에 기저하방 프리즘 착용)

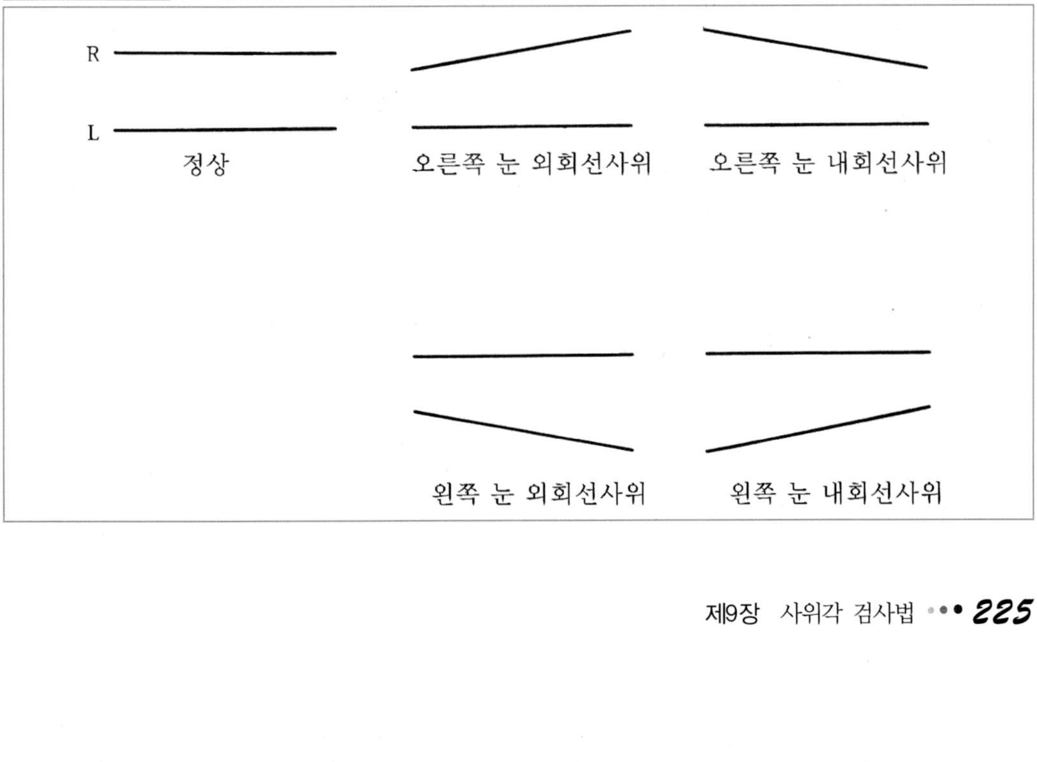

사위각은 적색 선과 흰색 선이 평행으로 보이도록 마독스봉을 회전시켜 측정한다. 외회선사위가 있으면 그림 185처럼 오른쪽으로 회전시키고 내회선사위가 있으면 왼쪽으로 회전시켜 평행하게 한다. 평행이 되었을 때의 회전각이 회선사위의 각이며 단위는 도(°)이다.

| 그림 185 | 오른쪽 눈 외회선사위

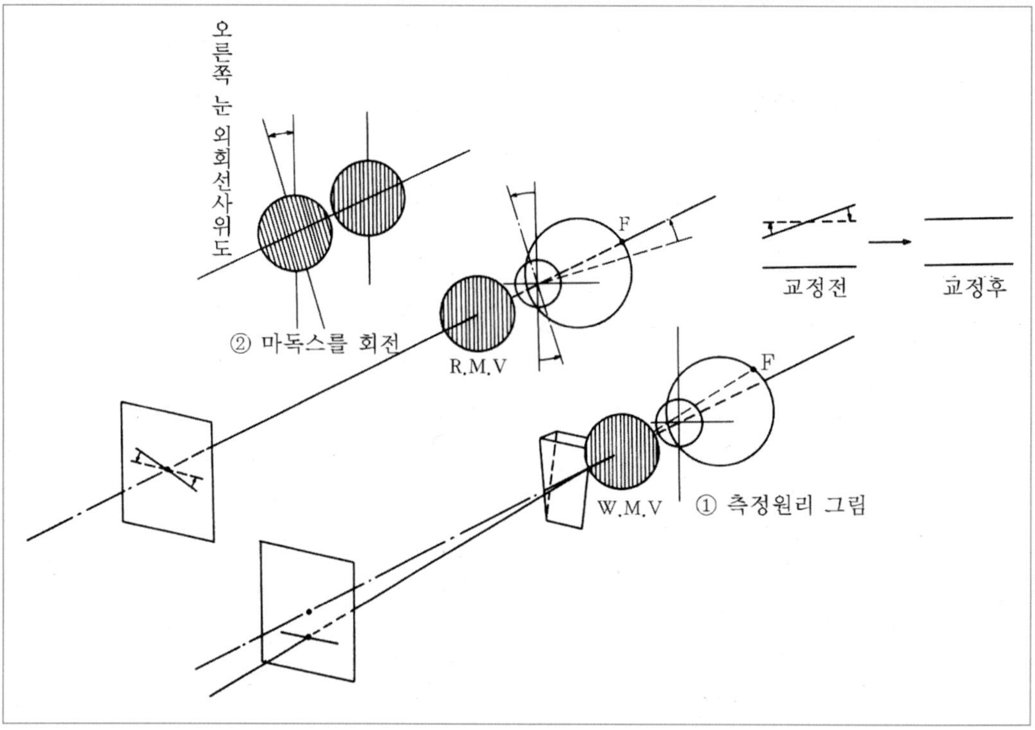

측정할 때 특히 주의해야 할 점은 머리의 위치를 정상으로 유지하는 것과 마독스봉을 정확하게 착용시키는 것이다.

편광검사에서 오른쪽 눈 외회선사위는 그림 186처럼 나타나는데 본태적 회선사위의 치료는 수술 외에는 방법이 없다.

| 그림 186 | 오른쪽 눈 외회선사위에서 보이는 시표(편광검사)

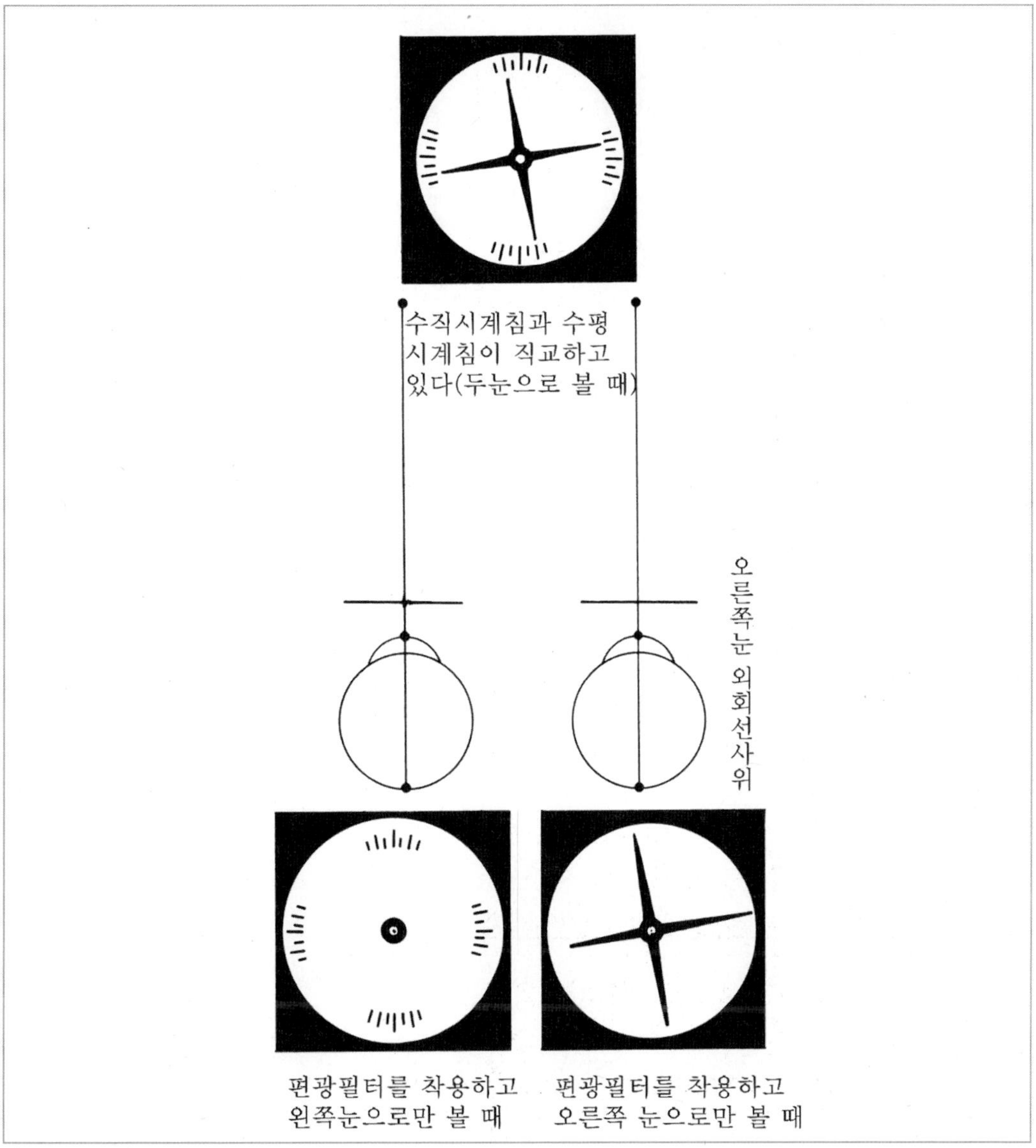

회선사위를 보이는 가장 많은 사례는 사난시를 교정할 때 광학적 원인에 의해 생기는 광학적 회선사위이다.

난시는 정도가 가벼울 경우에는 문제가 없지만 정도가 심하다면 공간 왜곡으로 인한 착용감에 문제가 발생한다. 표 25와 26은 (±)난시굴절력 및 축의 관계에서 광학적 회선사위 정도를 나타낸 것이다.

| 표 25 | (−)난시굴절력 및 축에 따른 광학적 회선사위량(V.D. : 12 mm)

축 \ 굴절력		1.0 D	2.0 D	3.0 D	4.0 D	5.0 D	6.0 D
5°	x	−0.06°	−0.12	−0.18	−0.23	−0.29	−0.34
	y	0.05°	0.11	0.17	0.23	0.29	0.35
10°	x	−0.12	−0.23	−0.35	−0.45	−0.56	−0.66
	y	0.11	0.23	0.35	0.46	0.58	0.70
15°	x	−0.17	−0.34	−0.50	−0.66	−0.82	−0.97
	y	0.17	0.34	0.51	0.68	0.85	1.02
20°	x	−0.22	−0.44	−0.65	−0.85	−1.05	−1.25
	y	0.22	0.44	0.66	0.87	1.09	1.31
25°	x	−0.27	−0.52	−0.77	−1.02	−1.26	−1.50
	y	0.26	0.52	0.78	1.04	1.30	1.55
30°	x	−0.30	−0.59	−0.87	−1.15	−1.43	−1.70
	y	0.29	0.59	0.88	1.17	1.46	1.75
35°	x	−0.33	−0.64	−0.95	−1.26	−1.56	−1.85
	y	0.32	0.64	0.95	1.27	1.58	1.89
40°	x	−0.34	−0.67	−1.00	−1.32	−1.64	−1.95
	y	0.33	0.67	1.00	1.32	1.65	1.97
45°	x	−0.35	−0.68	−1.02	−1.35	−1.67	−2.00
	y	0.34	0.67	1.01	1.34	1.66	1.99

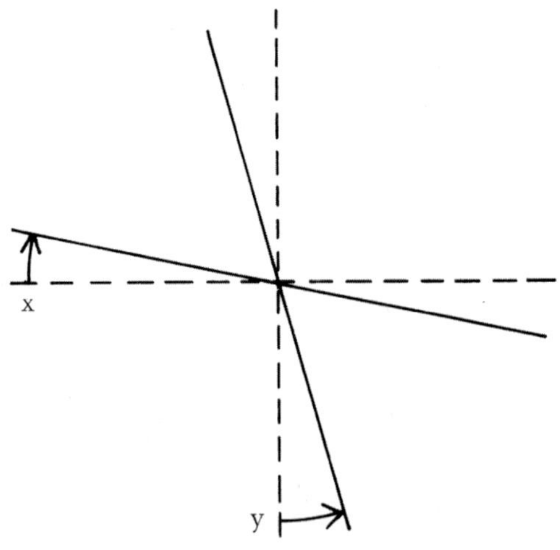

| 표 26 | (+)난시굴절력 및 축에 따른 광학적 회선사위량(V.D. : 12 mm)

축 \ 굴절력		1.0 D	2.0 D	3.0 D	4.0 D	5.0 D	6.0 D
5°	x	0.06°	0.12	0.18	0.25	0.31	0.38
	y	−0.06°	−0.12	−0.18	−0.24	−0.30	−0.36
10°	x	0.11	0.24	0.36	0.49	0.62	0.75
	y	−0.12	−0.24	−0.36	−0.48	−0.59	−0.71
15°	x	0.17	0.35	0.53	0.71	0.91	1.10
	y	−0.18	−0.35	−0.52	−0.69	−0.87	−1.04
20°	x	0.22	0.45	0.68	0.92	1.16	1.41
	y	−0.23	−0.45	−0.67	−0.89	−1.12	−1.34
25°	x	0.26	0.53	0.81	1.09	1.38	1.67
	y	−0.27	−0.53	−0.80	−1.07	−1.34	−1.61
30°	x	0.30	0.60	0.91	1.23	1.55	1.88
	y	−0.30	−0.60	−0.91	−1.21	−1.52	−1.82
35°	x	0.32	0.65	0.99	1.33	1.68	2.03
	y	−0.33	−0.66	−0.99	−1.32	−1.65	−1.99
40°	x	0.34	0.68	1.03	1.39	1.75	2.11
	y	−0.35	−0.69	−1.04	−1.39	−1.74	−2.10
45°	x	0.34	0.69	1.05	1.40	1.77	2.13
	y	−0.35	−0.70	−1.06	−1.41	−1.78	−2.14

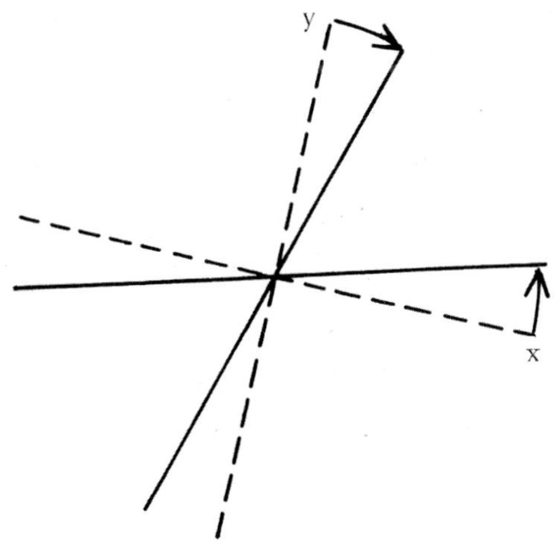

앞에서 서술한 본태적 회선사위와는 달리 광학적 회선사위는 그림 187에서 볼 수 있듯이 편광검사의 시계 제 2검사에서 수직시계침과 수평시계침이 직교하지 않는다(이는 표 25와 26의 그림으로 이해할 수 있다.).

| 그림 187 | 광학적 회선사위

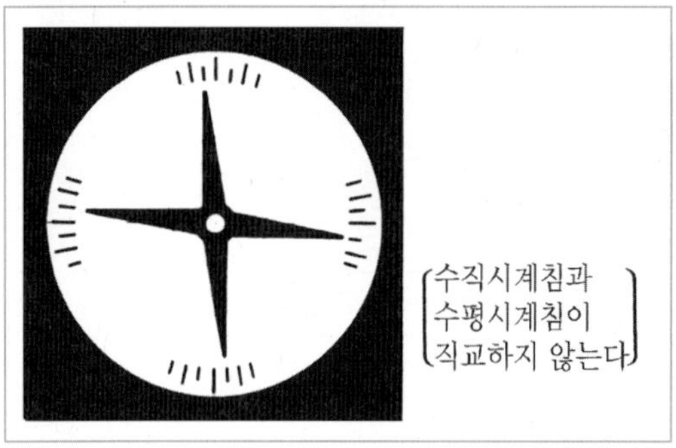

| 그림 188 | 5° 외회선사위 상태

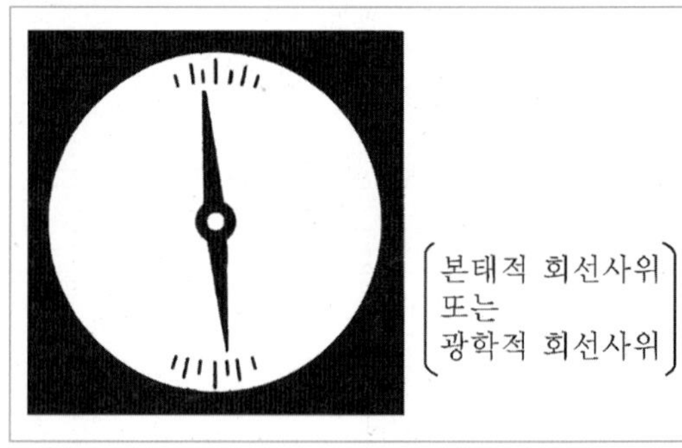

그림 187은 (−)난시에 의한 회선사위로 이러한 상태에서는 착용감에 문제가 생긴다. 이런 경우에는 난시의 굴절력을 낮추거나 난시축을 수평 또는 수직에 가깝게 하거나, 이 두 가지를 병용하는 방법이 있으나 가능하면 편광검사를 하여 회선사위가 자각되지 않도록 착용감이 좋게 처방해야 한다.

그림 188은 시계 제 1검사로 이 시표로는 본태적 회선사위인지 광학적 회선사위인지의 판별은 불가능하다. 왜냐하면 본태적 회선사위라면 시계 제 2검사에서 시계침이 서로 직각으로 교차하지만 광학적 회선사위에서는 수직과 수평의 시계침이 직교하지 않기 때문인데 그림과 같은 수직시계침만으로는 판단이 불가능하다.

2. 마독스봉(Maddox rod)에 의한 사위검사

1) 마독스봉

마독스봉은 그림 189에서 보듯이 원형판 중앙에 가느다란 원주유리를 늘어놓고 그 뒷면에 적색 유리를 붙인 것이다. 이것을 통하여 눈앞의 점광원을 보면 그림 190처럼 마독스봉을 통과하는 광선은 축과 수직인 선조광으로 보이게 된다.

| 그림 189 | 마독스봉

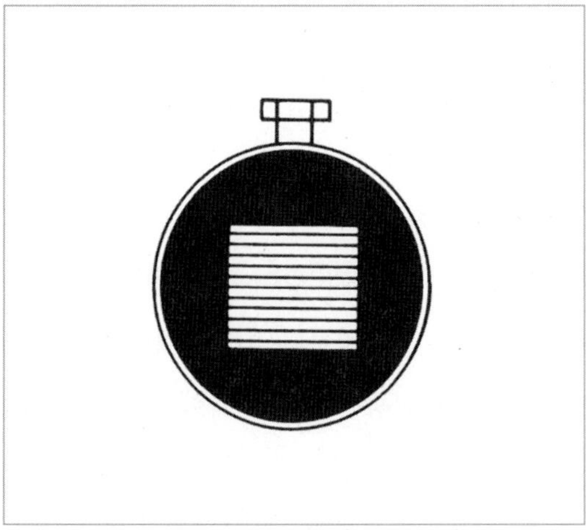

| 그림 190 | 마독스봉에 의하여 보이는 선조광

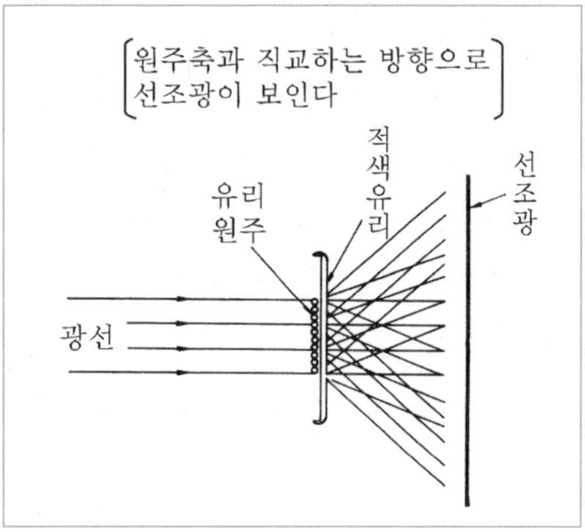

2) 마독스봉에 의한 사위 측정의 원리

한쪽 눈에는 마독스봉을 착용시키고 다른쪽 눈은 개방하여 눈 앞 5 m에 있는 점광원을 두 눈으로 주시하게 한다. 마독스봉의 축은 수평사위를 측정하기 위해서는 수평으로, 수직사위를 측정하기 위해서는 수직으로 착용시키고 점광원과 선조광의 위치 관계에 따라 사위의 방향을 판단한다(그림 191).

| 그림 191 | 마독스봉 착용에 의하여 보이는 시표(외사위)

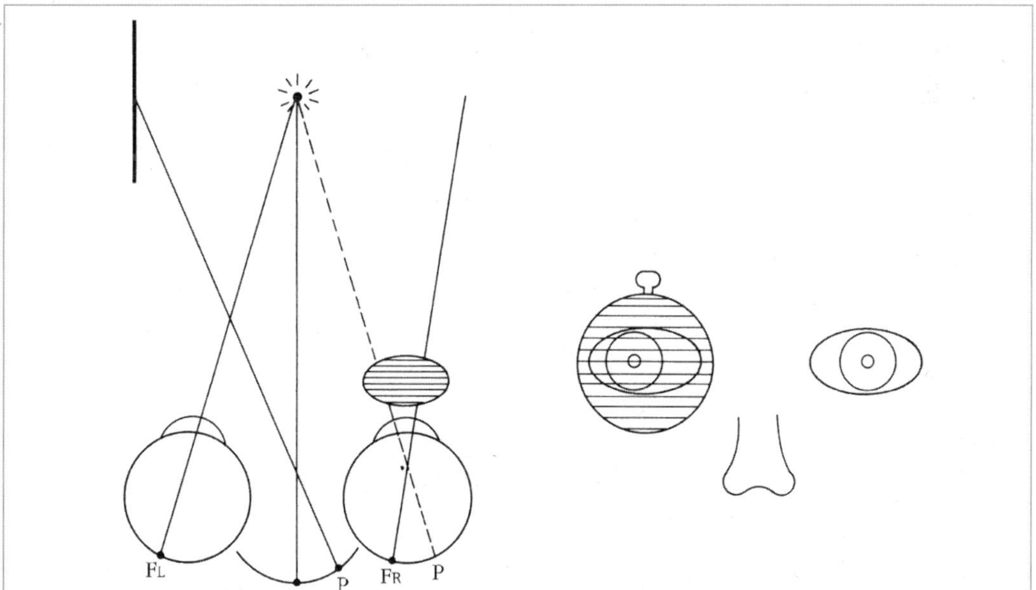

예를 들면, 오른쪽 눈에 마독스봉을 수평으로 착용한 경우에는 다음과 같이 판단한다(그림 192).

- 정위 : 점광원과 수직선조광이 일직선상에 겹쳐진다.
- 외사위 : 수직선조광이 점광원의 왼쪽에 있다(교차성).
- 내사위 : 수직선조광이 점광원의 오른쪽에 있다(동측성).

또한 오른쪽 눈에 마독스봉을 수직으로 착용한 경우에는 다음과 같이 판단한다.

- 오른쪽 눈 상사위(왼쪽 눈 하사위) : 수평선조광이 점광원보다 아래쪽에 있다.
- 왼쪽 눈 상사위(오른쪽 눈 하사위) : 수평선조광이 점광원보다 위쪽에 있다

| 그림 192 | 보이는 시표에 따른 안위이상의 방향 판단 : 오른쪽 눈에 마독스봉 착용

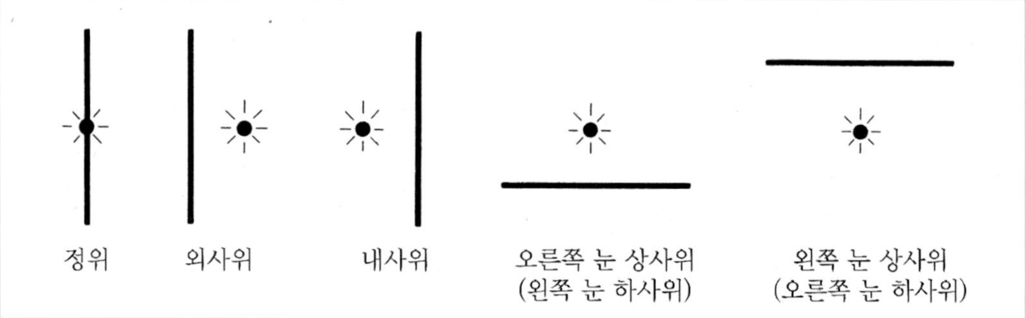

사위의 방향이 판단되면 점광원과 선조광이 일직선상에 겹쳐질 때까지 왼쪽 눈에 프리즘 굴절력을 교정방향으로 부가한다.

오른쪽 눈에 마독스봉을 착용한 상태에서 왼쪽 눈에 부가해야 할 교정 프리즘렌즈의 기저방향은 다음과 같다.

- 외사위 : 기저내방(B.I)
- 내사위 : 기저외방(B.O)
- 오른쪽 눈 상사위(왼쪽 눈 하사위) : 기저상방(B.U)
- 왼쪽 눈 상사위(오른쪽 눈 하사위) : 기저하방(B.D)

그림 193은 외사위의 교정 원리를 나타낸 것이다. 이 경우 왼쪽 눈은 주시안이기 때문에 프리즘을 착용하면 중심오목의 지점에 점광원이 결상된다. 이 점광원의 결상점이 오른쪽 눈의 선조광 결상점과 일치하는 방향감을 갖는 위치(대응점)에 결상되었을 때 실제 공

간에서의 점광원과 선조광은 일직선상에서 일치된다(프리즘의 굴절력을 부가함에 따라 점광원이 선조광 쪽으로 이동하는 것을 알 수 있다). 이때의 프리즘굴절력이 사위량이다.

| 그림 193 | 마독스봉에 의한 사위의 교정(외사위)

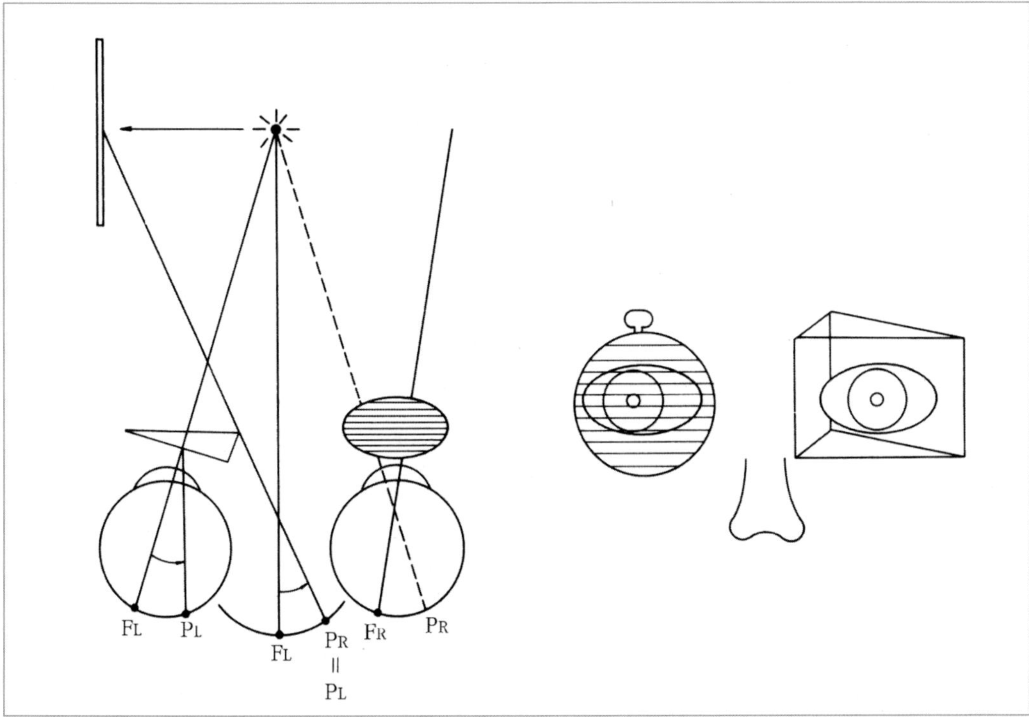

3) 마독스봉과 정절자에 의한 방법(수정된 Thorington법)

점광원의 변화에 마독스봉과 정절자(tangent scale)를 이용하는 방법도 있다. 이 정절자는 그림 194와 같이 5 m용이라면 중앙의 광원에서 숫자의 눈금이 5 cm 간격으로 되어 있다. 그러므로 이론적으로는 1 눈금이 1△ 사위각을 나타내는 것이다(1 m에 대해 1 cm 간격으로 되어 있다.). 이 검사는 사위의 스크리닝에 사용되는 경우가 많다.

4) 마독스봉에 의한 사위 검사의 실제

검사 방법으로는 Hershell의 로타리프리즘을 사용하는 방법, 시험테의 한 쪽에는 마독스봉을 넣고 다른 쪽에는 프리즘을 사용하는 방법, 포롭터를 사용하는 방법 등이 있는데 여기에서는 포롭터를 사용하는 방법으로 설명한다.

| 그림 194 | 정절자(tangent scale, Thorington 시표)

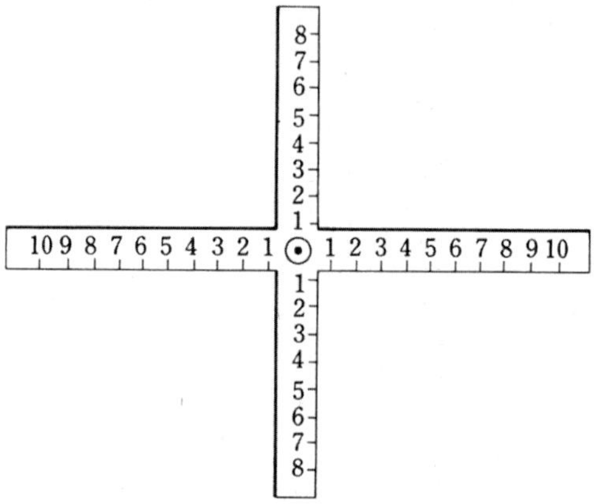

(1) 굴절이상은 완전교정하고 두 눈의 균형을 맞춘다.

(2) 포롭터는 수평이 되도록 조정한다(수준기의 눈금을 확인한다).

(3) 한쪽 눈에 적색 마독스봉을 넣는다(여기에서는 오른쪽 눈에 마독스봉을 넣었다.).

수평사위의 측정 : 마독스봉을 수평으로 넣는다(RMH).

수직사위의 측정 : 마독스봉을 수직으로 넣는다(RMV).

(4) 나머지 개방되어 있는 눈(왼쪽 눈)에 로타리 프리즘을 놓는다.

수평사위의 측정: 로타리 프리즘 0의 위치를 90° 위치에 맞춘다(화살표를 0의 위치에 놓는다).

수직사위의 측정: 로타리 프리즘 0의 위치를 180° 위치에 맞춘다(화살표를 0의 위치에 놓는다).

이 위치에서 수평사위를 측정할 때에는 프리즘 회전손잡이(prism rotation knob)를 움직여 화살표를 코쪽으로 이동시키면 기저내방(B.I)의 프리즘이 부가되고, 귀쪽으로 이동시키면 기저외방(B.O)의 프리즘이 부가된다. 또한 수직사위를 측정할 때에는 화살표를 위쪽으로 이동시키면 기저상방(B.U), 아래쪽으로 이동시키면 기저하방(B.D)의 프리즘이 부가된다(그림 195).

(5) 주시 목표로는 피검사자의 눈높이 정면에 주시등을 둔다.

(6) 시야 안에는 주시목표 외에 광원 또는 반사광이 들어오지 않도록 하고 밝기는 반암실 상태로 한다.

(7) 시야가 정상인지를 확인한다. 왼쪽 눈을 가려서 정면에 적색 수직선조광(또는 수평선조광)이 있는가를 확인한다.

| 그림 195 | 로타리 프리즘의 위치

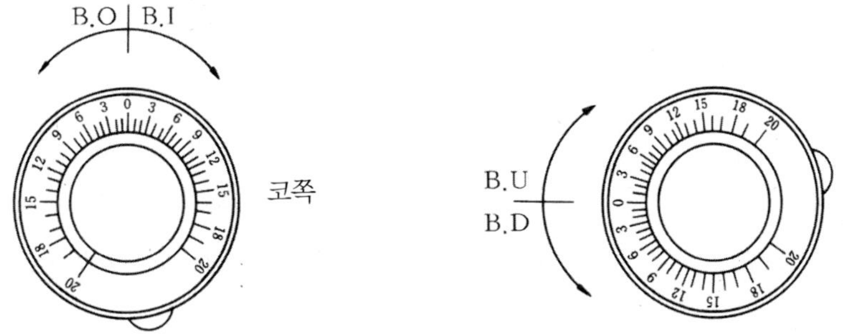

이때 수직선 또는 수평선이 경사져 있을 경우에는 회선사위로 판정할 수 있으므로 머리의 위치에 이상이 있다면 머리의 위치를 정상 위치로 해야 하는 점에 특히 주의한다(마독스봉을 회전할 수 있는 포롭터라면 회전하여 수평, 수직이 되도록 수정한다). 회선사위가 있으면 그대로의 상태에서 수평 · 수직사위를 측정한 후 이중마독스봉 검사로 회선사위 유무를 측정한다.

오른쪽 눈을 가리고 주시등이 보이는 지를 확인한다.

(8) 피검자에게 선조광과 주시등의 상대적 위치 관계를 확인한다(그림 192).

(수평사위)

- 선조광과 주시등이 일치 : 정위 또는 조화성 이상대응
- 선조광이 주시등의 왼쪽(교차성) : 외사위
- 선조광이 주시등의 오른쪽(동측성) : 내사위

(수직사위)

- 선조광이 주시등의 윗쪽 : 왼쪽 눈 상사위(오른쪽 눈 하사위)
- 선조광이 주시등의 아래쪽 : 오른쪽 눈 상사위(왼쪽 눈 하사위)

(9) 정확한 검사방법

- 선조광과 주시등처럼 성질이 다른 상을 보이게 하면 감각성융합은 방해 받지만 운동성융합이 발생할 수 있고, 안근의 긴장이 이완되지 않은 상태에 있다면 저교정으로 교정될 수 있다. 그러므로 검사의 정확도를 높이기 위해서는 가림판(occuluder)으로 계속적으로 가리면서 검사하는 것이 매우 중요하다. 가리는 시간은 가림검사에서 설명하였듯이 가림은 길게(약 3초), 가렸던 눈을 개방하는 순간은 짧게(약 1초)하여 그 순간의 선조광과 주시등의 위치를 대답하도록 한다. 피검자가 대답하는 시간이 지체되면 이 방법을 사용하는 의미가 없으므로 주의해야 하며, 2~3회 반복 측정하여 평균값을 얻는 것이 이상적이다.
- 위의 방법을 실시하면서 의도적으로 프리즘을 과하게 부가하여 선조광과 주시등을 일치하기 쉽게 하는 방법이 있다. 이 방법도 긴장이 완전히 이완되므로 바람직한 방법이라고 할 수 있다.
- 처음부터 선조광과 주시등이 일치하고 있을 경우에도 프리즘을 부가하여 선조광과 주시등을 분리시킨 후 다시 프리즘이 0의 눈금을 나타내는가를 확인한다(가림검사는 계속적으로 하고 있어야 한다).

(10) 사위의 측정은 수평사위, 수직사위의 순으로 행하고 반드시 양쪽 모두 검사해야 한다.

(11) 사위검사를 마친 후 티트무스 입체시검사 또는 TNO 등으로 반드시 입체시가 잘 되는지를 확인해야 한다.

3. 본 그래페(von Graefe)법에 의한 분리균형검사

이 검사는 동일 목표의 시표를 프리즘으로 분리시켜 실시하는 검사법으로 융합이 생기기 쉬운 상태에서의 검사이므로 계속적으로 가림법을 행하면서 신중하게 검사하지 않으면 정확한 결과를 얻기 어렵다.

1) 수평사위의 측정

5 m 거리에서 피검자가 볼 수 있는 최고 시력에 가까운 크기의 수직시표를 보이고, 왼쪽 눈앞에는 로타리 프리즘의 0 눈금이 90°에 있도록 놓고 오른쪽 눈에는 포롭터의 보조렌즈다이얼을 6△ B.U으로 맞춘다(보조렌즈를 사용하지 않고 로타리프리즘을 사용할 수도 있다.).

이 프리즘 때문에 수직시표가 아래·위 두 개로 분리된다. 이때 수직융합력이 강하여 시표가 아래·위 두 개로 분리되어 보이지 않는다면 프리즘굴절력을 올리고, 반대로 아래·위의 분리 간격이 크면 프리즘굴절력을 내린다. 이 경우 위쪽에 보이는 상의 아래 끝부분과 아래쪽에 보이는 상의 위 끝부분이 겹쳐지지 않을 정도가 적당하다.

그림 196은 오른쪽 눈에 6△ B.U을 놓았을 때 보이는 시표를 나타낸 것으로 아래쪽의 상이 오른쪽 눈에, 위쪽의 상이 왼쪽 눈에 보이는 상태이다.

로타리프리즘은 수평사위를 측정하는 것이므로 0 눈금이 90° 위치에 오도록 맞춘 후 상·하 상의 위치 관계를 물어서 다음과 같이 판단한다.

- 수평방향에 어긋남이 없다 : 정위(예외적으로는 조화성 이상대응)
- 위쪽의 상이 아래쪽 상의 오른쪽 : 외사위(왼쪽 눈에 기저내방의 프리즘을 넣어 어긋난 양 측정)
- 아래쪽의 상이 위쪽 상의 오른쪽 : 내사위(왼쪽 눈에 기저외방의 프리즘을 넣어 어긋난 양 측정)

| 그림 196 | 오른쪽 눈 6△ B.U 착용으로 보이는 시표

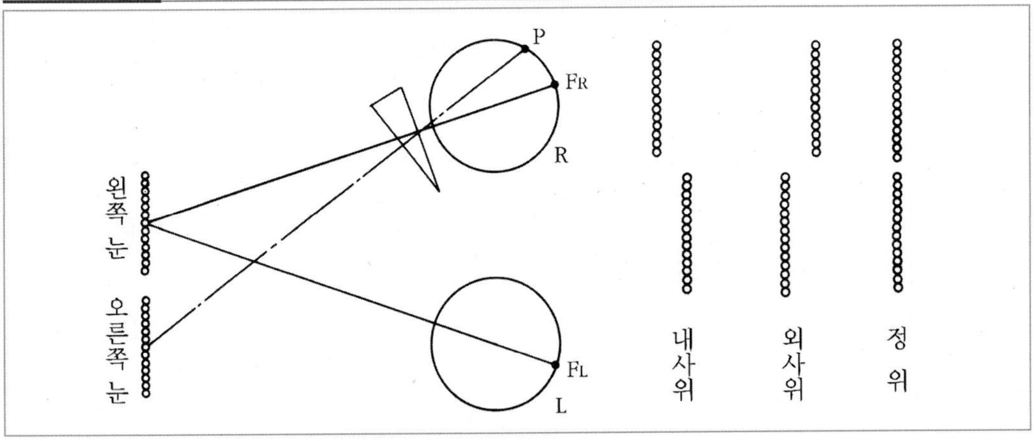

2) 수직사위의 측정

수직사위의 측정은 최고 시력에 가까운 수평으로 된 일련의 시표를 이용하여, 왼쪽 눈 앞에 포롭터의 보조렌즈다이얼을 10△ B.I에 맞추고 오른쪽 눈은 로타리 프리즘의 0 눈금이 코방향 수평위치(0°)에 오도록 맞추어서 검사한다(보조렌즈 다이얼을 사용하지 않고 로타리 프리즘을 사용할 수도 있다).

왼쪽 눈에 프리즘을 B.I으로 넣었기 때문에 시표는 두 개로 분리되어져 그림 197에서와 같이 오른쪽 눈에는 오른쪽의 시표가, 왼쪽 눈에는 왼쪽의 시표가 보이게 된다.

| 그림 197 | 왼쪽 눈에 10△ B.I을 넣음에 따라 보이는 시표

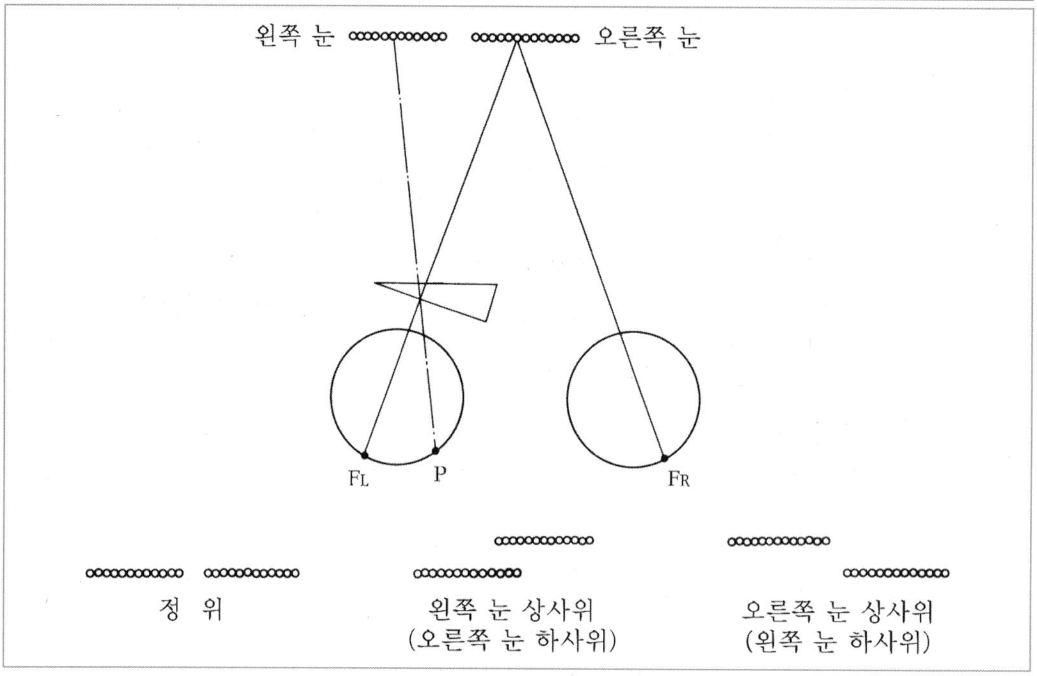

만약 10△ B.I으로 시표가 분리되지 않는다면 분리될 때까지 로타리프리즘을 이용하여 기저내방의 프리즘굴절력을 더 가입한다. 반대로 10△ B.I으로 너무 많이 분리될 경우에는 기저내방의 프리즘굴절력을 내려서 두 상의 높이가 비교하기 쉽도록 가감하는 것이 좋다.

시표 분리를 위한 보조렌즈다이얼의 맞춤이 끝나면 피검자에게 오른쪽・왼쪽 상의 높이가 같은지를 묻고 다음과 같이 판단한다.

■ 아래 · 위 방향으로 어긋남이 없다: 정위

■ 오른쪽의 상이 왼쪽의 상보다 높게 보인다: 왼쪽 눈 상사위(오른쪽 눈 하사위)
; 오른쪽 눈에 프리즘 B.U으로 어긋난 양 측정.

■ 오른쪽의 상이 왼쪽의 상보다 낮게 보인다: 오른쪽 눈 상사위(왼쪽 눈 하사위)
; 오른쪽 눈에 프리즘 B.D으로 어긋난 양 측정.

3) 본 그래페법으로 검사할 때의 주의점

이 방법은 같은 시표를 두 개로 분리한 것을 사용하기 때문에 운동성융합이 일어나기 쉬운 상태에서 검사가 이루어지므로 피검자에게 그 시표의 문자를 확실하게 주시하도록 지시하고 가림법을 여러 번 반복하여 가림을 제거하는 순간에 보이는 시표를 확인하여 교정하는 것이 중요하다.

4) 근거리 볼 때의 사위 측정

포롭터의 P.D. 눈금을 근용으로 맞추어 40 cm(또는 33.3 cm) 거리에 근거리 시력표를 놓고, 0.5 ~ 0.7 정도의 일련의 수직 또는 수평 시표를 사용한다(일반적인 근용 시표에 포함되어 있다). 만약 피검자가 노안으로 시표의 문자를 읽지 못할 경우에는 두 눈에 (+)렌즈를 동시에 가입시켜 처음으로 시표를 읽었을 때의 가입도에서 사위를 측정한다.

근거리 볼 때의 사위 측정에는 필연적으로 조절이 개입되어 눈모음조직에 영향을 미쳐 사위량이 변동될 수 있으므로 될 수 있는 한 시표를 주시시켜서 측정해야 한다. 기타 실제 측정 방법은 원거리 볼 때의 경우와 같다.

4. 벡토그래프 슬라이드(Vectograph slide)에 의한 사위검사

이 검사는 일상시 상태에서 굴절검사(두 눈 개방 굴절검사)와 동시에 양안시기능의 측정이 가능하다는 장점이 있다.

벡토그래프 슬라이드에는 편광 처리가 되어 있기 때문에 이것을 프로젝터로 알루미늄 처리가 된 스크린에 투영하면 투영 상도 편광성을 가지게 되므로 편광안경을 착용하여 검사한다.

1) 두 눈 개방 굴절검사

두 눈을 개방한 상태에서 실시하는 굴절검사는 두 눈에 +2.00 ~ +3.00 D를 가입하여 운무상태로 하고 한쪽 눈씩 측정하는 방법과 벡토그래프 슬라이드를 사용하여 측정하는 방법이 있다.

이 검사의 장점은 일상시에 가까운 상태에서 검사하기 때문에 불필요한 조절의 개입을 방지하고 동시에 두 눈을 개방한 상태에서 검사하여 두 눈 시력의 누가현상(summation)이 보이는 근시에서의 과교정, 원시에서의 저교정을 피할 수가 있다는 점이다.

그러나 다음과 같은 경우에는 피하는 것이 좋다.

- 근시의 진행이 현저한 사람 또는 변동이 큰 사람
- 각막난시가 강한 사람
- 난시 축과 굴절력이 변하는 사람
- 나안시력의 변동이 큰 사람
- 잠복성눈떨림이 있는 사람

2) A.O. 벡토그래프 슬라이드의 사용법

벡토그래프 슬라이드는 그림 198과 같이 구성되어 있으며 시표의 순번에 따라 하나씩 설명하고자 한다.

(1) 시표 I

시표 I의 문자는 오른쪽 눈에만 보이고 그것을 둘러싼 테두리는 양안시가 가능하다. 시표의 왼쪽 끝에 있는 삼각, 사각, 원 표시는 검사되고 있지 않는 눈(왼쪽 눈)에만 보인다. 이 표시가 보이는 것은 오른쪽 눈을 검사하고 있는 동안 양안시를 하고 있다는 것을 의미한다. 시력은 모두 분수시력으로 표시되어 있다(그림 199).

그림 198 | 벡토그래프 슬라이드

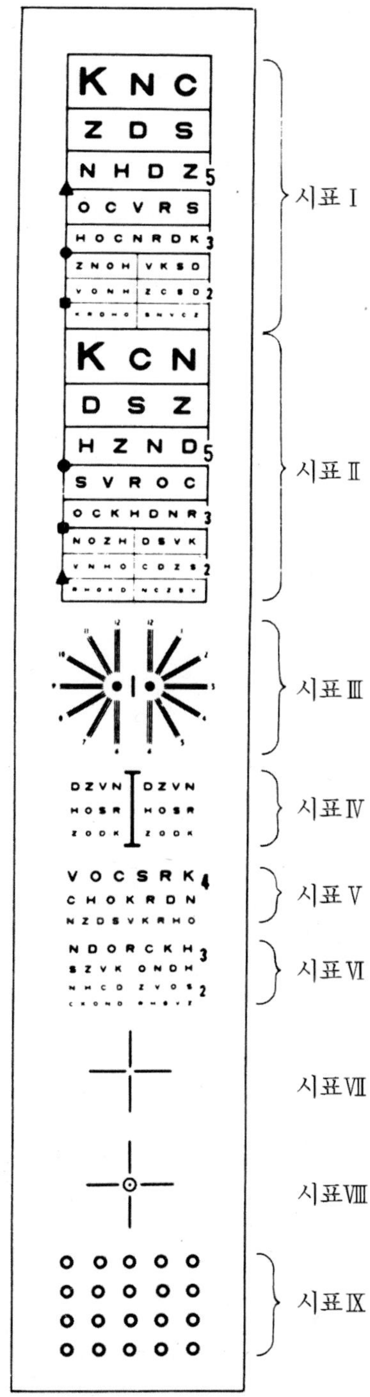

| 그림 199 | 시표 Ⅰ : 오른쪽 눈 검사용

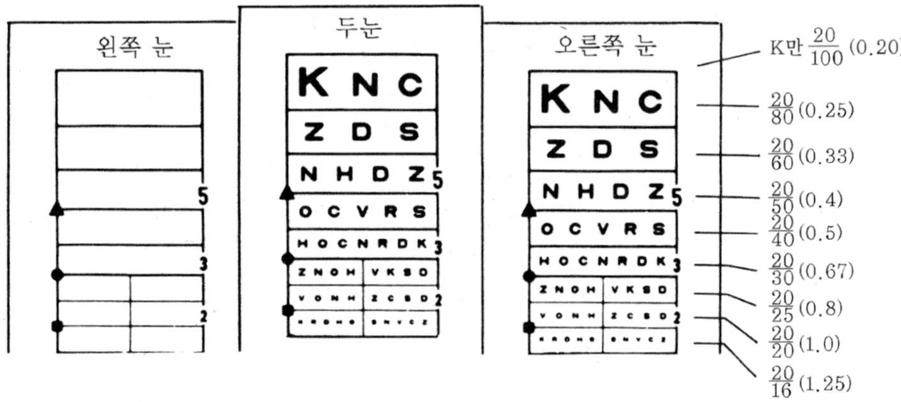

왼쪽 눈을 가리고 오른쪽 눈으로만 보면 오른쪽처럼 보이고, 오른쪽 눈을 가리고 왼쪽 눈으로만 보면 왼쪽처럼 보인다. 양안시 상태에서는 중앙에 있는 그림처럼 보인다.

(2) 시표 Ⅱ

왼쪽 눈의 검사에 사용되며 구조는 시표 Ⅰ과 같다(그림 200).

| 그림 200 | 시표 Ⅱ : 왼쪽 눈 검사용

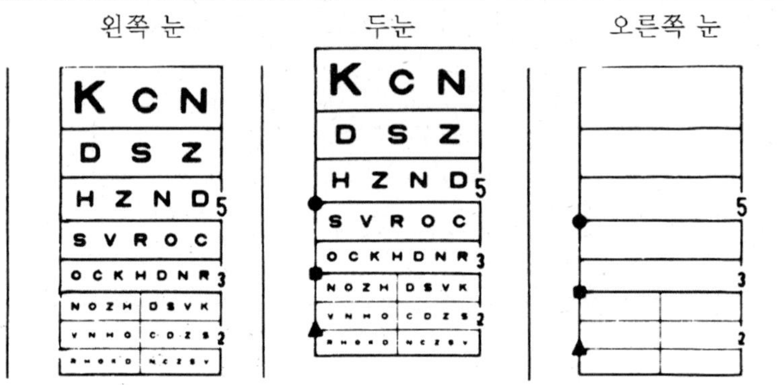

(3) 시표 Ⅲ

이 시표는 양안시 상태에서 난시 축과 굴절력을 측정하기 위하여 사용된다(그림 201). 중앙의 긴 수직선과 흑색 점은 중심소와(foveola)에 강한 융합 자극을 주어 주시를 안정시키는 역할을 한다. 강한 안위 이상이 있을 경우에 두 개의 방사선 시표가 접근 또는 분리되어 보이거나 상·하로 어긋나 보일 수 있는데 이러한 경우에는 한쪽 눈을 가리고 한 눈씩 굴절검사를 하는 것이 바람직하다.

오른쪽 눈의 난시를 측정할 때는 오른쪽 시표를 보이고 왼쪽 눈의 난시를 측정할 때는 왼쪽 시표를 보여 각각 교정하여 양안시의 상태에서 모두 균등하게 보이도록 한다.

| 그림 201 | 시표 Ⅲ : 방사선시표에 의한 난시검사

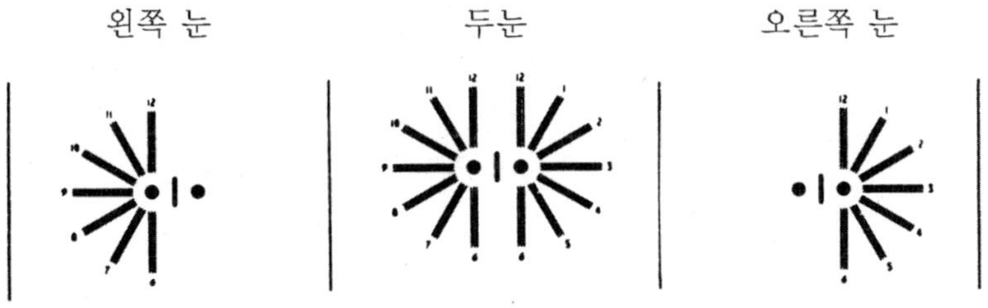

(왼쪽 눈을 가리면 오른쪽과 같이 보이고, 오른쪽 눈을 가리면 왼쪽처럼 보인다. 양안시 상태에서는 중앙과 같이 보인다)

(4) 시표 Ⅳ

좌·우 같은 문자가 배열되어 있으며 이 시표에서는 얼마나 두눈시력의 균형이 잡혀있는 지를 확인할 수 있다. 중앙의 선은 주시를 안정시키기 위한 것이다(그림 202).

주변부 억제로 인하여 두눈의 균형이 잡히지 않은 경우에는 오른쪽·왼쪽 시표를 볼 때 불균형이 생긴다. 이러한 경우에는 잘 보이는 쪽의 눈을 가려서 시표가 진하게 보이면 억제경향 때문에 불균형이 생긴 것이고, 시표가 보이는 것에 변화가 없으면 굴절이상이 잘못된 것이라고 판단하여 난시를 미조정한다.

(5) 시표 Ⅴ

이것은 양안시기능의 안정도를 알기 위한 시표로 두 눈에 보이는 문자와 한쪽 눈에만 보이는 문자가 혼합하여 배열되어 있다.

배열 방법은 각 단 첫 번째 왼쪽의 문자는 두 눈에, 두 번째는 왼쪽 눈에만, 세 번째는 오른쪽 눈에만 보이고 네 번째 이하도 같은 식으로 배열되어 있다.

이 시표에서 피검자가 보통과 다른 반응을 보일 수 있지만 여기에서는 프리즘 교정은 피한다(그림 203).

| 그림 202 | 시표 Ⅳ : 두눈 균형시표

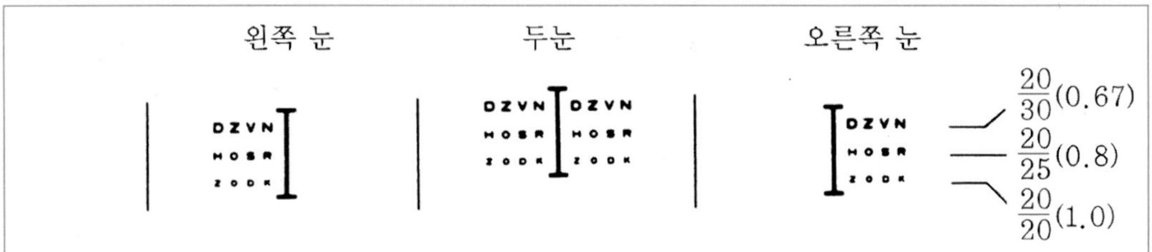

(오른쪽 눈에서는 오른쪽과 같이 보이고, 왼쪽 눈에서는 왼쪽과 같이 보인다. 양안시 상태에서 균형이 잡혀 있다면 중앙과 같이 보인다.)

| 그림 203 | 시표 Ⅴ : 억제 검사

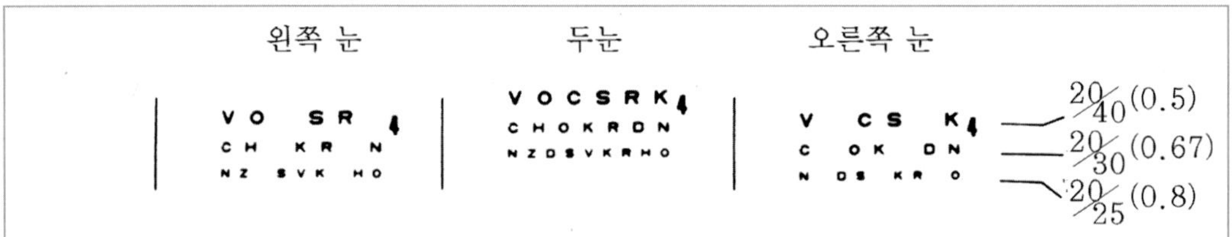

(오른쪽 눈에는 오른쪽과 같이 보이고, 왼쪽 눈에는 왼쪽과 같이 보인다. 양안시 기능이 정상이라면 중앙과 같이 보인다)

① 억제가 있는 경우

억제가 있으면 시표의 문자가 부분적으로 결손되어 보이기도 한다.

② 강한 안위이상이 있을 경우

한 눈의 상이 고정되어 있지 않고 움직이거나 스크린으로부터 떠올라 보이기도 하고 들어간 것처럼 보이기도 하여 피검자는 혼란과 피로감을 호소한다.

■ 외사위: 거의 같은 모양의 문자라면 융합하여 상이 떠올라 보인다.
다른 모양의 문자라도 문자가 겹쳐서 떠올라 있는 것으로 느낀다(그림 204).

■ 내사위: 융합력이 강하면 들어간 것처럼 보인다.
한쪽 눈에 보이는 상은 서로 떨어져 보인다(그림 205).

(예 : VOCS → VO　CS)

■ 수직사위 : 단안시 상태에서 보이는 상이 어긋나 보인다.

| 그림 204 | 외사위

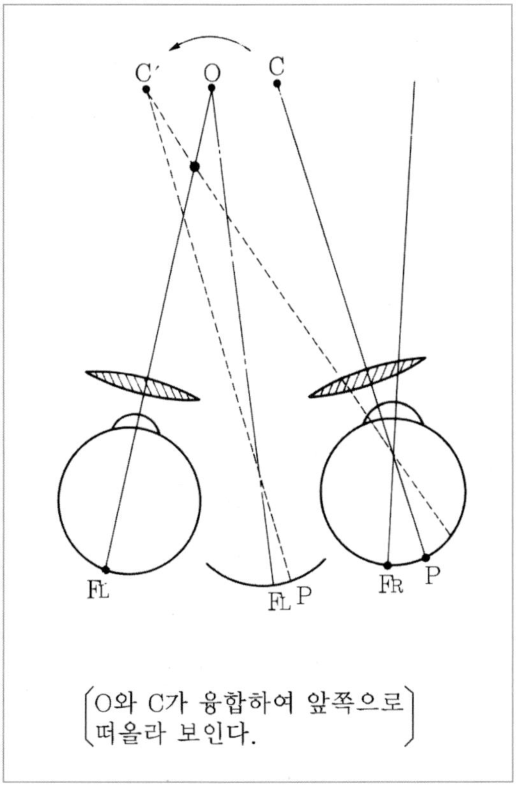

| 그림 205 | 내사위

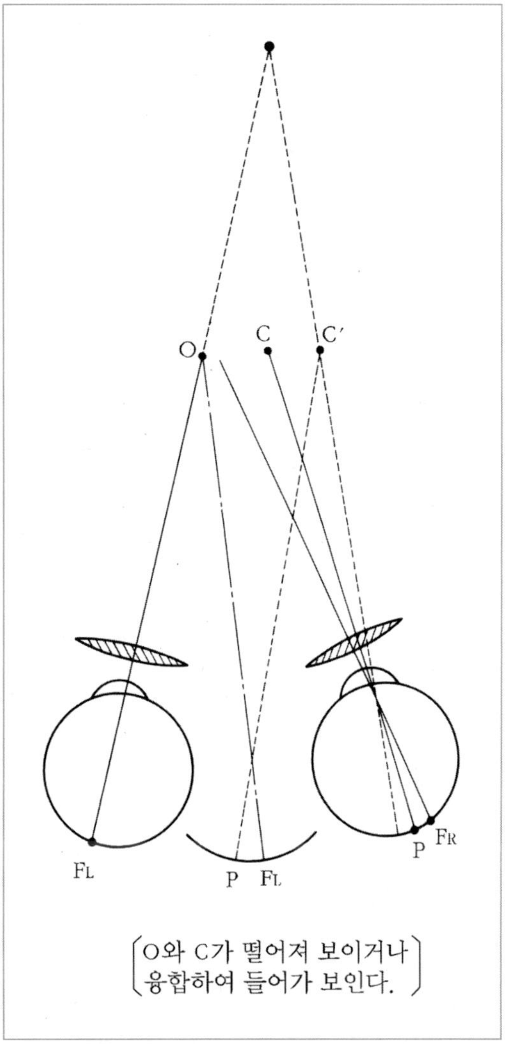

(6) 시표 Ⅵ

이 시표는 무편광으로 제작된 것으로 두눈시력을 측정하기 위한 것이다. 편광판을 이용한 시력표는 콘트라스트가 떨어지므로 최종 시력 확인에는 무편광을 이용하여 측정하는 것이 바람직하다(그림 206).

| 그림 206 | 시표 Ⅵ : 시력 확인

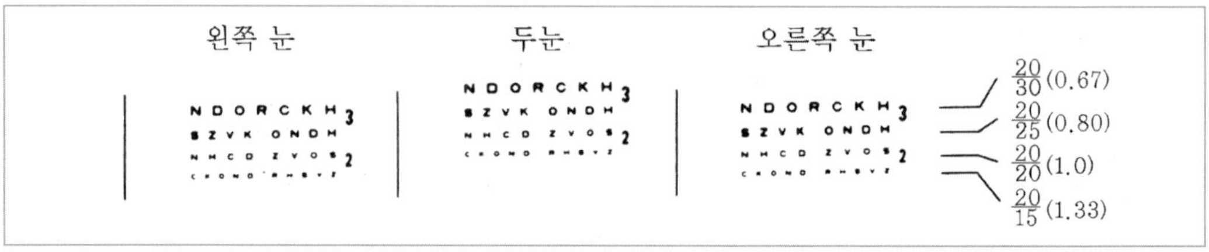

| 그림 207 | 시표 Ⅶ : 사위검사

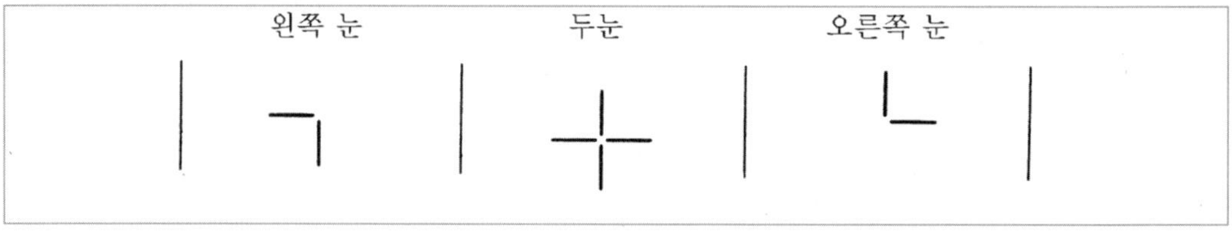

(7) 시표 Ⅷ

이 시표는 편광검사의 십자(+)검사와 같다. 다른 점은 그림 207과 같이 오른쪽 눈과 왼쪽 눈에 L자형 시표가 보인다는 점이다. 그림 208은 외사위에서 보이는 시표를 한 예로 나타낸 것이다.

① 시표의 크기

시표는 전체 크기 110 mm, 73.3분(1° 13′ 20″), 중앙의 간격 부분은 약 10 mm(6′ 42″), 선의 굵기 3 mm로 만들어져 있다. 중앙의 틈은 편광되어 있지 않으므로 빈 공간으로 보이는데 이것은 시야투쟁을 막아주는 작용을 한다(그림 209).

| 그림 208 | 십자(+)검사

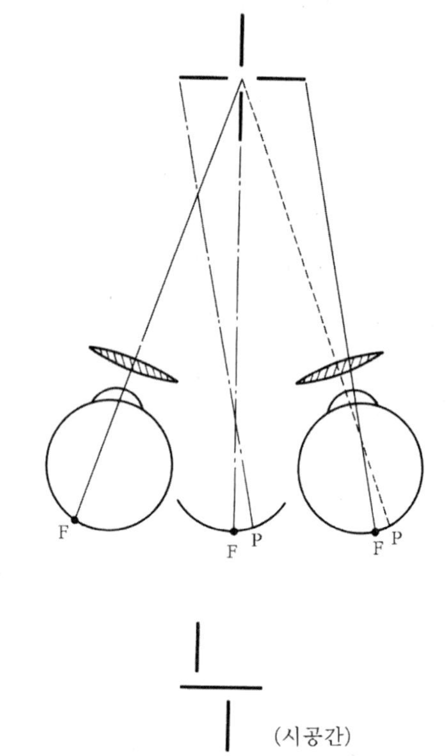

(외사위 때문에 오른쪽 눈에 보이는 ㄴ과 왼쪽 눈에 보이는 ㄱ이 교차되어 보인다)

| 그림 209 | 시표의 크기

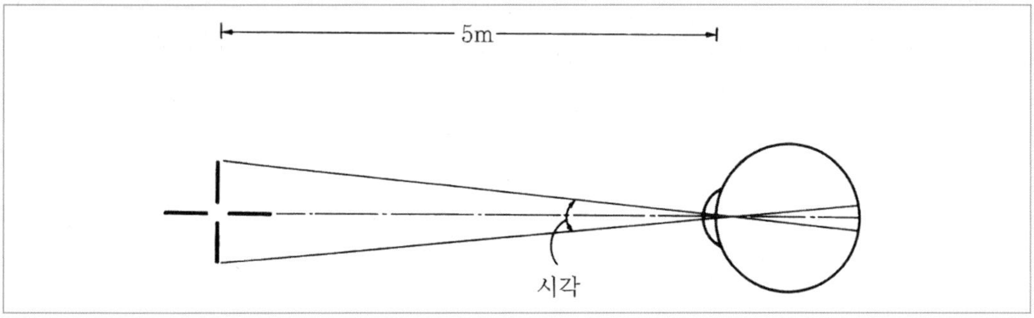

② 십자(+)검사에서 피검자의 눈에 보이는 시표와 교정방법(그림 210).

(8) 시표 Ⅷ

시표 Ⅷ의 중앙에 있는 이중원(double circle)은 두 눈으로 보이는데, 이것은 중심융합을 자극하여 두 눈의 주시어긋남을 측정하기 위한 시표이다.

시표 크기는 중앙에 이중원이 들어갈 수 있을 만큼 시표 Ⅶ보다 크다. 전체 크기는 120 mm(1° 20′), 이중원의 외경의 직경은 19 mm, 내경의 직경은 14 mm 그리고 작은 점원의 직경은 4 mm이다(그림 211).

| 그림 211 | 시표 Ⅷ : 주시어긋남 검사

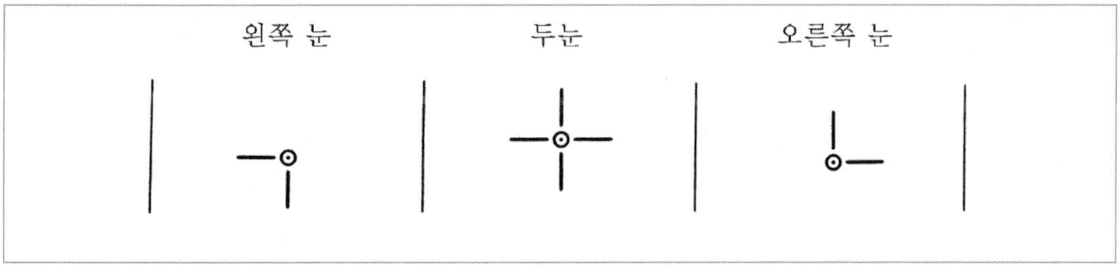

| 그림 210 | 십자검사에서 피검자의 눈에 보이는 시표의 어긋남에 따른 교정방법

피검자에게 보이는 상	판 정	교정 방법(△)
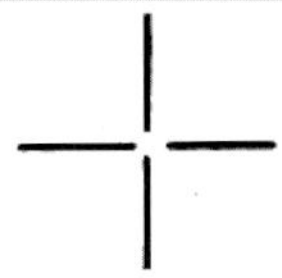	정위	
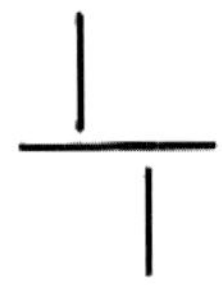	외사위	B.I
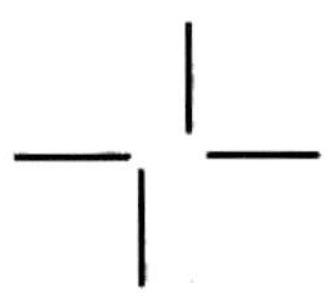	내사위	B.O
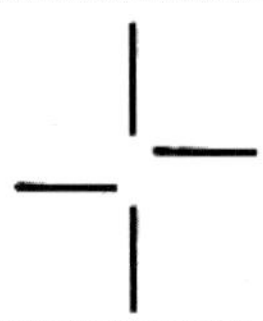	왼쪽 눈 상사위 (오른쪽 눈 하사위)	R : B.U L : B.D
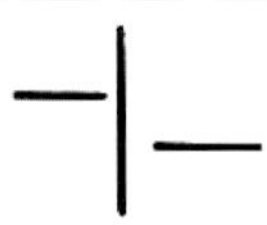	오른쪽 눈 상사위 (왼쪽 눈 하사위)	R : B.D L : B.U
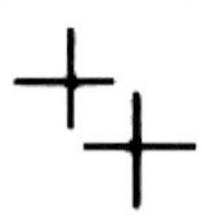	외사위 + 오른쪽 눈 상사위 (왼쪽 눈 하사위)	R : B.I + B.D L : B.I + B.U
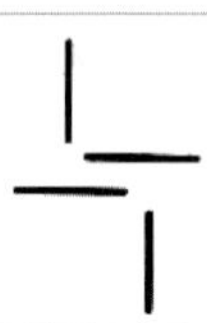	외사위 + 왼쪽 눈 상사위 (오른쪽 눈 하사위)	R : B.I + B.U L : B.I + B.D
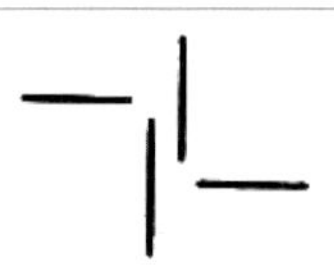	내사위 + 오른쪽 눈 상사위 (왼쪽 눈 하사위)	R : B.O + B.D L : B.O + B.U
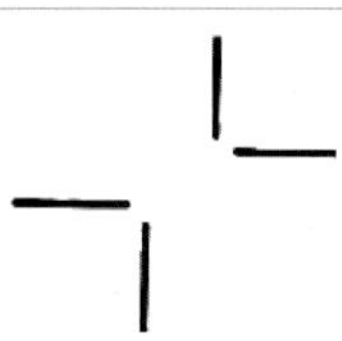	내사위 + 왼쪽 눈 상사위 (오른쪽 눈 하사위)	R : B.O + B.U L : B.O + B.D

| 그림 212 | 시표 Ⅸ : 입체시 검사

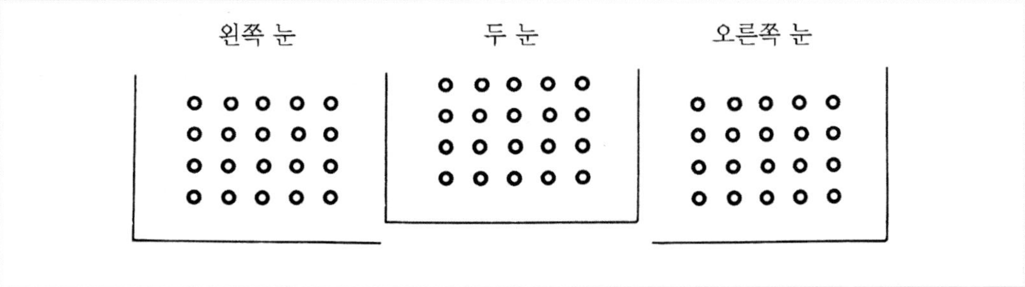

(9) 시표 Ⅸ

이 시표는 입체시의 정확도를 측정하는 것으로 작은 원이 각 단에 5개씩 있고 각 단의 원 한 개는 오른쪽 눈과 왼쪽 눈에서 위치가 어긋나 보이므로 융합하여 입체적으로 볼 수 있다. 시차는 4′, 3′, 2′, 1′으로 되어 있다(그림 212 및 213).

편광을 이용하여 오른쪽 눈에는 왼쪽의 원이, 왼쪽 눈에는 오른쪽 원이 보이도록 하면 융합하여 원은 앞쪽으로 떠올라 보인다. 아래쪽의 그림은 입체시를 4′, 3′, 2′, 1′이 되도록 오른쪽·왼쪽의 시표를 어긋나게 해놓았다.

| 그림 213 | 입체시

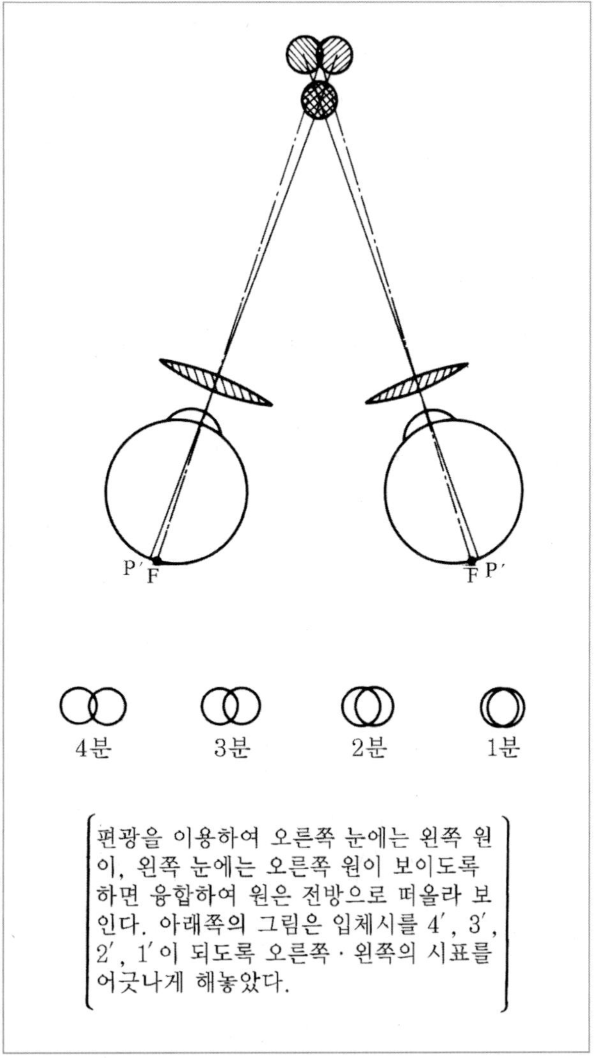

3) 벡토그래프 슬라이드 사용에 따른 주의점

프로젝트, 피검자 및 스크린을 일직선으로 하는 것이 가장 중요하다. 이들 사이의 각도를 어긋나게 하면 콘트라스트가 현저히 저하되어 시력에 영향을 준다.

수직방향에 있어서도 프로젝트, 스크린 및 피검자 시선의 높이가 일치하도록 맞추어야 한다.

5. 편광검사(pola test)에 의한 사위검사

편광검사는 밝은 한 화면 위에 각 눈에 대응하여 따로따로 흑색 편광상이 보이도록 한 것이다.

오른쪽 눈에 보이는 상은 눈앞에 놓여진 편광필터를 통해서 검게 보이지만 왼쪽 눈에는 전혀 보이지 않고, 왼쪽 눈에 보이는 상은 오른쪽 눈에는 보이지 않는다. 이것은 보이는 상과 편광필터가 각각의 눈에서 직교되고 있기 때문이다.

편광검사의 특징은 다음과 같다.

- 일상시에 가까운 상태에서 검사할 수 있다.
- 0.5△까지 높은 정확도로 사위량(운동성 및 감각성 변화)을 검출할 수 있다.
- 억제의 발생 여부를 검사할 수 있다.
- 부등상시를 검사할 수 있다.
- 회선사위를 검사할 수 있다(특히, 광학적 회선사위 검사와 사난시 교정을 판단할 수 있다).
- 양안시의 정확도를 수치로 판단할 수 있다(입체시 검사 가능).
- 오른쪽·왼쪽의 시력 차이가 클 때에는 사위 측정을 할 수 없다.

이와 같이 편광검사는 양안시의 여러 검사가 가능하며 이상적인 측정 조건도 거의 갖추고 있는 매우 우수한 검사라고 할 수 있다.

1) 편광 이색검사(polarized red green test)

양안시기능의 검사에서는 우선 양안시 상태에서 두 눈의 구면굴절력을 미조정하여 정확하게 두 눈의 균형을 잡는 것이 중요하며, 이를 위해서 편광을 이용한 이색검사가 매우 편리하다(그림 214).

| 그림 214 | 편광필터가 부착된 검안테

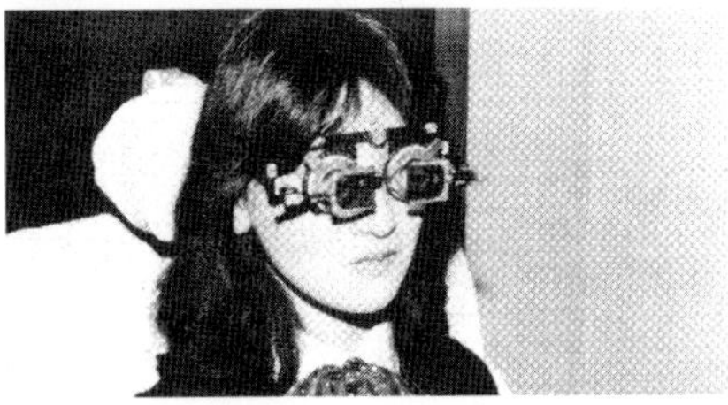

이 검사에서 편광필터를 통하여 시표를 보면 오른쪽 눈에는 위쪽 두 개의 검정 원이, 왼쪽 눈에는 아래쪽 두 개의 원, 그리고 두 눈으로는 네 개의 검정 원이 보이게 된다. 이 상태에서 '네 개의 검정 원이 거의 비슷한 진하기를 보인다(1).' '적색 안의 두 검정 원이 진하게 보인다(2).', '녹색 안의 두 검정 원이 진하게 보인다(3).'고 답한다면 두 눈의 균형이 이루어지고 있음을 알 수 있다(그림 215).

이 검사는 완전교정 후에 실시하는 것이며 두 눈의 균형이 유지되고 있는 경우에는 대다수의 피검자가 '적색 안의 두 검정 원이 약간 더 진하게 보인다'라고 응답하므로 녹색 안의 두 검정 원이 더 선명하게 보이는 상태가 교정의 원칙이다.

[교정 원칙]

근시 : 최고 시력을 얻을 수 있는 가장 약한 도수

원시 : 최고 시력을 얻을 수 있는 가장 강한 도수

양안이 불균형 상태일 때는 '한 쪽 눈에는 적색 안의 두 검정 원이 진하게, 다른 쪽 눈에는 녹색 안의 두 검정 원이 진하게 보인다(4)', '한 쪽 눈에는 적색과 녹색 안의 두 검정 원이 진하게, 다른 쪽 눈에는 적색 또는 녹색 안의 두 검정 원이 진하게 보인다(5)'고 답한다(그림 215).

(4)의 경우에 녹색 안의 두 검정 원이 진하게 보이는 눈에는 S+0.25 D를 가입하고, 적색 안의 두 검정 원이 진하게 보이는 눈에는 S−0.25 D를 가입하여 양쪽이 똑같은 진하기

로 보이게 한다.

(5)의 경우에 진하기의 차이가 나는 눈에서 적색 안의 검정 원이 진하게 보인다면 S－0.25D를, 녹색 안의 검정 원이 진하게 보인다면 S＋0.25D를 가입하여 양쪽의 진하기가 같아지도록 수정하여 (1) 또는 (2)와 같은 균형상태가 되도록 한다(그림 215).

| 그림 215 | 편광이색검사

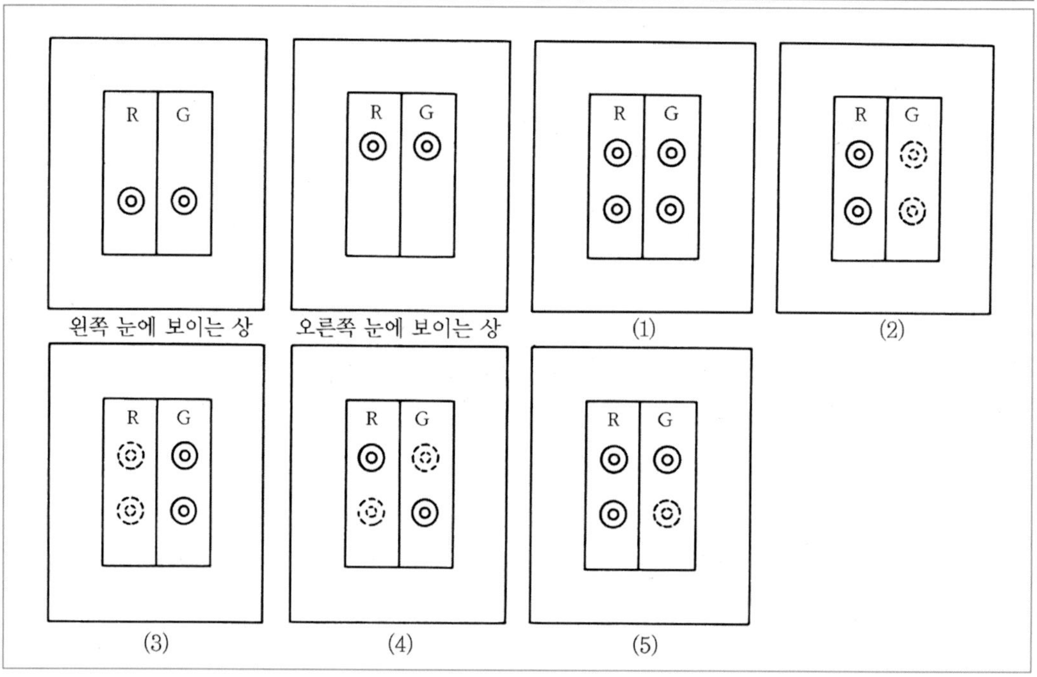

2) 이색검사를 할 때의 주의점

- 시력 0.3 이하의 상태에서는 시표가 모두 겹쳐보이므로 '적색 안의 검정 원과 녹색 안의 검정 원 중에서 어느 쪽이 진하게 보인다고 생각하십니까?'라고 묻는다면 모두 같게 보인다고 응답할 수 있으므로 주의해야 한다. 이와 같이 낮은 시력 상태에서 이색검사를 할 경우에는 검사거리를 줄여서 검사한 후 줄인 거리의 조절 상황을 고려하여 처방값을 수정한다.
- 사용하는 용어에 주의할 필요가 있다. '어느 쪽이 진하게 보입니까?'라고 질문하면, 색의 명도를 비교할 수 있으므로 정확한 대답을 얻기 위해서는 '(1)과 같이 적색 안의 검정 원과 녹색 안의 검정 원을 비교하면 그 진하기가 비슷합니니까? 또는 어느 쪽이

더 진하게 보인다고 생각하십니까?'라고 질문하여 양쪽 검정원의 진하기를 비교하도록 한다.

- 젊은 사람들은 미교정 또는 과교정 상태에서도 항상 적색 안의 검정원이 더 잘 보인다고 응답할 수 있는데 이것은 조절이 불안정한 상태로 생각된다. 따라서 이색검사를 무시해도 좋으며 안과검사를 권한다.
- 적색 초점에 익숙해져 있는 근시안에서는 흐린 상(blurred image)을 회복시키기 위하여 망막 위에 적색을 두는 것처럼 눈을 조절하는 경향이 있다. 이러한 경우 검사시간이 길어지면 반대로 녹색 안의 검정 원이 진하게(과교정) 보이게 되며 처음 굴절검사값과 차이가 날 수 있으므로 주의해야 한다.
- 검정 원이 왜곡되어 보이는 경우에는 난시의 미교정 또는 과교정이다. 이러한 경우에는 한 번 더 난시 검사를 할 필요가 있다.
- 수정체의 노화 현상이 있거나 나이가 많아지면 정시 상태에서도 녹색이 잘보인다고 대답한다. 이 경우에는 결과가 반전되기 어려우므로 이색검사를 무시해도 좋다.
- 무수정체안의 색수차는 유수정체안과 다르므로 사용하지 않는 것이 좋다.
- 약도의 색각이상자에게는 정상인과 동일하게 사용할 수 있다.
- 검정 원이 수직이나 수평으로 어긋나 보이는 경우는 안위이상이 있는 것이므로 한쪽 눈씩 검사하는 것이 좋다.
- 양안시 상태에서 보이는 네 개의 검정 원 중에서 오른쪽 두 개의 원 또는 왼쪽 두 개의 원이 보이지 않을 경우에는 억제가 일어나고 있으므로 한쪽 눈씩 검사하는 것이 좋다.

3) 십자 검사

(1) 시표의 크기

시표는 그림 216과 같이 오른쪽 눈에는 세로선, 왼쪽 눈에는 가로선이 보이게 하면 정위는 정확한 십자(+)를 본다. 시표 크기는 전체 크기가 110 mm(73.3분, 1° 1.3′ 20″), 선의 굵기 및 중앙의 간격이 약 7 mm(4.7′)이다.

그림 217의 황색원반부 구조에서 본다면 중심소와에 결상하고 있는 것을 알 수 있다. 중앙의 틈은 편광되어 있지 않기 때문에 하얗게 보이며 이것은 시야투쟁(rivalry of visual fields)을 방지하기 위한 것이다. 이 간격을 판단할 수 있는 시력은 약 0.2 이다.

| 그림 216 | 십자(+) test

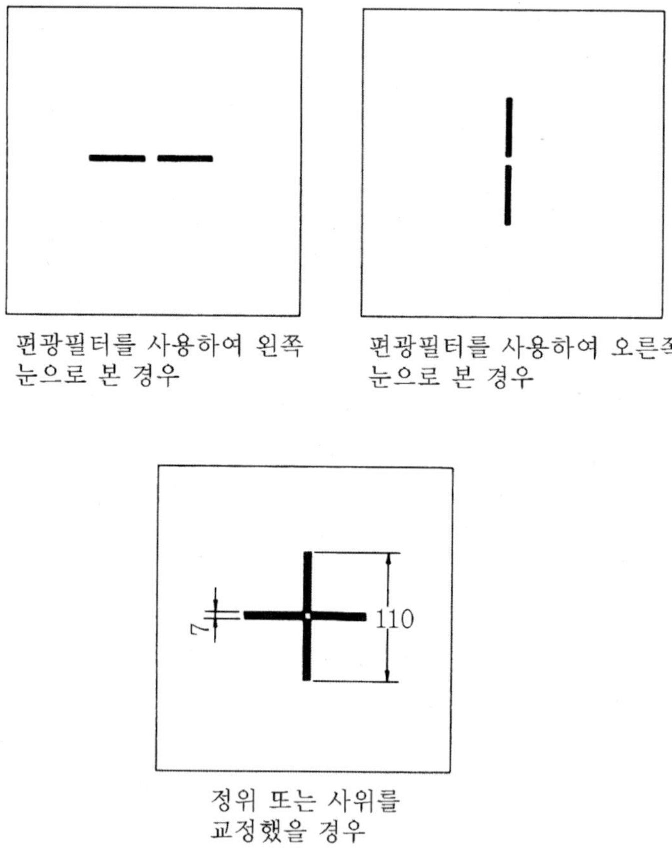

| 그림 217 | 망막 황색원반부의 구조와 크기

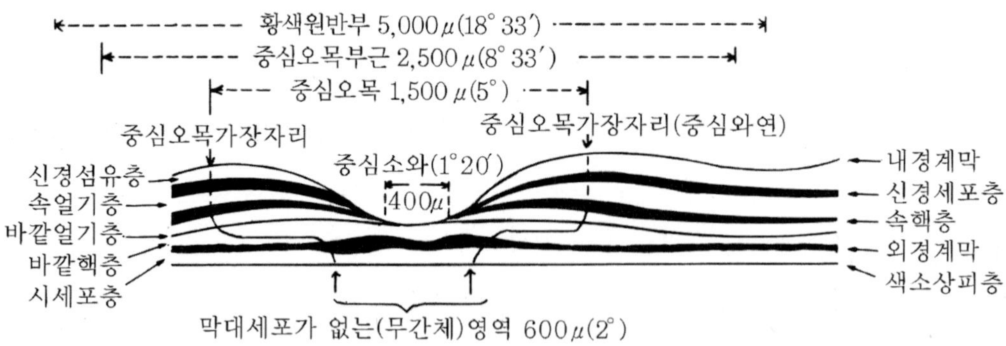

또한, 편광검사 화면의 크기는 그림 218과 같이 정사각형으로 시각 180′(3°)에 대응하며 중심오목에 결상하게 된다. 이 화면의 주변부가 정위 경향의 융합자극을 주게 된다.

| 그림 218 | 시력표의 크기

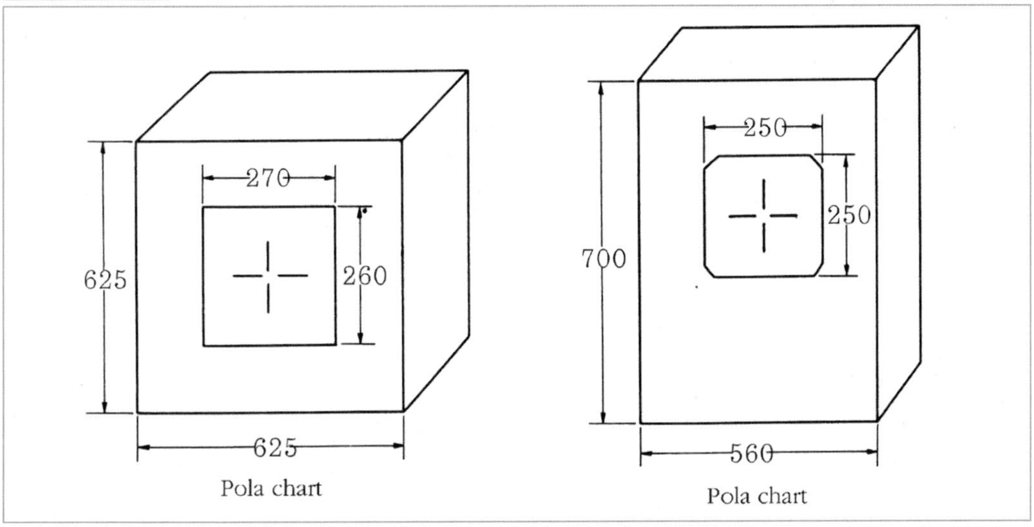

(2) 십자검사에서 보이는 상

외사위는 세로선이 왼쪽으로, 내사위는 오른쪽으로 어긋나 보이며, 왼쪽 눈 상사위는 가로선이 아래로, 오른쪽 눈 상사위는 가로선이 위로 어긋나 보인다(그림 219).

(3) 융합자극을 가하지 않는 검사

십자검사는 중심오목에 전혀 융합자극을 가하지 않는 상태에서의 검사이다. 사위는 운동성융합(외안근의 작용) 및 감각성융합으로 보정되는데 이 검사는 감각성융합이 일어나지 않은 상태에서의 검사이므로 감각성 변화(주시어긋남)의 측정은 불가능하다. 따라서 이 검사는 외안근의 이상(운동성 변화)에 의한 안위어긋남의 방향과 그 안위어긋남의 양을 보정하기 위한 것이다(그림 220).

| 그림 219 | 십자검사에서 피검자 눈에 보이는 상의 어긋남과 교정 방법

시표의 어긋남	판 정	교정 방법(△)
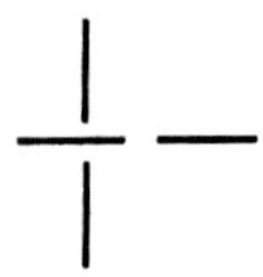	외사위	B.I
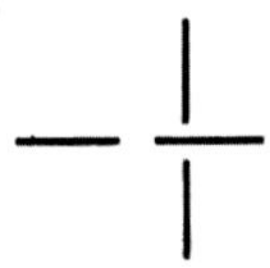	내사위	B.O
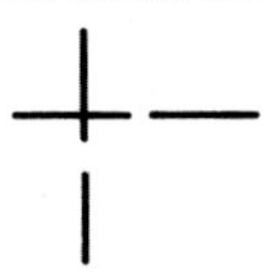	외사위 + 오른쪽 눈 상사위 (왼쪽 눈 하사위)	R : B.I + B.D L : B.I + B.U
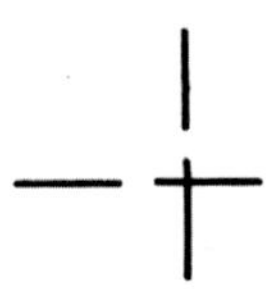	내사위 + 왼쪽 눈 상사위 (오른쪽 눈 하사위)	R : B.O + B.U L : B.O + B.D
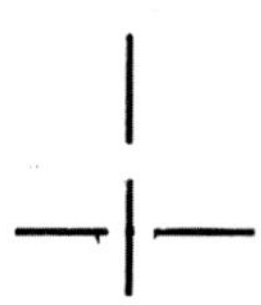	왼쪽 눈 상사위 (오른쪽 눈 하사위)	R : B.U L : B.D
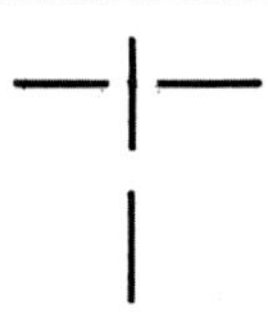	오른쪽 눈 상사위 (왼쪽 눈 하사위)	R : B.D L : B.U

| 그림 220 | 십자검사

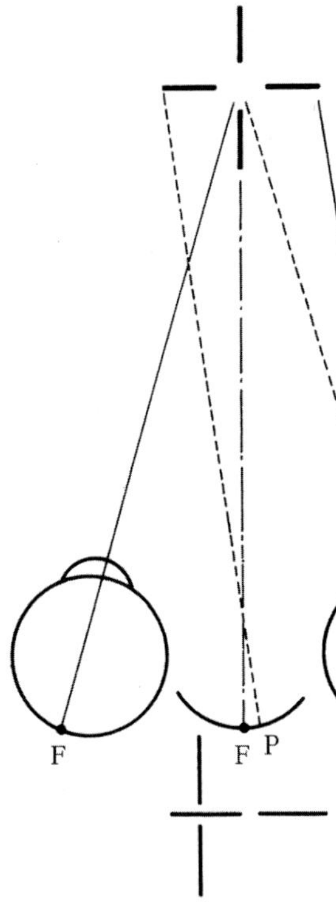

(십자검사에서 중심오목에는 융합자극이 전혀 없기 때문에 사위안은 융합제거안위가 된다. 외사위는 안위가 바깥쪽으로 어긋나므로 십자검사에서는 교차성으로 보이게 된다.)

(4) 십자검사에서 어긋남 폭과 사위량과의 관계

십자검사에서 어긋남의 폭과 사위와의 관계는 비례 관계가 아니다. 예를 들어, 비례관계라면 1△의 사위가 존재하는 십자시표의 가로선과 세로선은 5 m 거리에서 5 cm 어긋나야 되지만 실제로는 개인차를 고려해도 선 하나의 폭도 어긋나지 않는 것이 많다. 이것은 외안근의 긴장과 융합력의 크기에 의한 것이다. 십자검사로 교정되고 있는 동안에 어긋남의 크기가 커지게 되어 프리즘굴절력이 증가하는 경우에는 긴장이 이완되었다는 것을 의미한다.

그러나 사위를 완전교정한 후에 십자검사로 교정한 프리즘을 순간적으로 눈에서 제거하였을 때 사위가 1△이라면 십자시표는 5 cm 정도 어긋나 보이는 것을 확인할 수 있다. 이것은 교정 단계에서 프리즘 보정에 의해 긴장되어 있던 외안근이 이완되기 때문이다(그림 221).

| 그림 221 | 십자검사에서 어긋남 폭과 사위량과의 관계

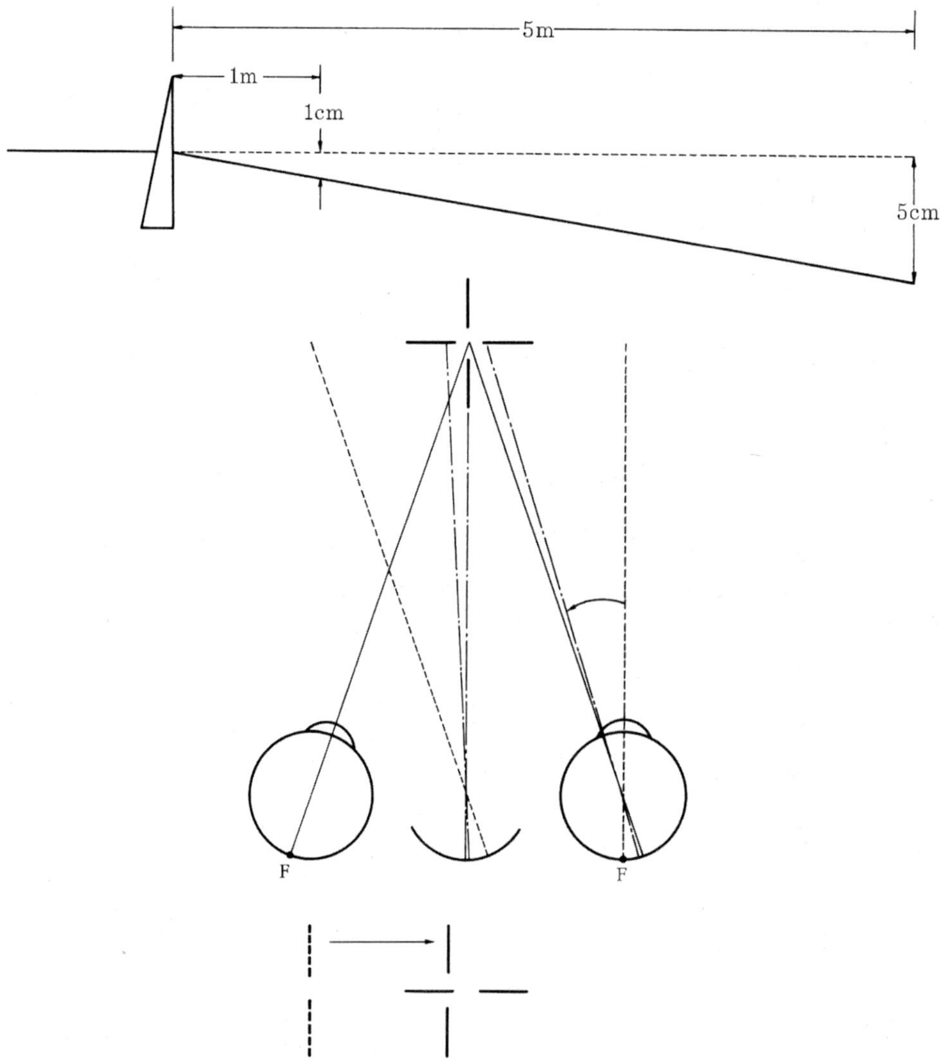

(생리적 안정위는 파선 부분이지만 안쪽곧은근(내직근)의 긴장에 의해 십자시표의 어긋남은 작아지게 된다.)

(5) 주시어긋남(fixation disparity)

주시어긋남을 수반하지 않는 눈은 항상 두 눈 모두 황색원반 중심오목에 대응관계가 유지되고 있지만, 주시어긋남을 갖고 있는 눈은 한쪽 눈의 중심오목과 다른쪽 눈의 파눔 융합감각권 범위 내에 있는 중심오목 외의 한 점(비대응점)과 대응하고 있다.

가벼운 주시어긋남은 편위점(deviation point)이 정상적인 시방향성을 갖고 있지만 이 상태가 고정화됨에 따라 편위점이 다른쪽 눈의 중심오목과 같은 시방향성을 갖게 된다(시방향성의 변화). 결국 중심오목 외에서도 중심오목과 같은 시방향성을 갖게 되어 양안시 상태에서 한쪽 눈의 중심오목과 같은 대응점으로 작용하게 된다. 이러한 주시어긋남을 갖고 있는 눈이 십자시표를 보게 되면 세로선이나 가로선의 초점이 맞지 않아 흐리게 보인다(단, 한쪽 눈을 가려도 흐리게 보일 경우에는 굴절교정에 잘못이 있다).

또한 양안시 상태에서는 파눔 융합감각권 범위 내에서 양안시를 유지하기 위하여 중심오목에서 억제가 생기기도 하고 시표의 미세한 움직임이 생길 수 있으므로 입체감이 저하되거나 입체시 축반전검사에서 시간의 지체가 보여지기도 한다. 그러나 오랫동안 고정된 주시어긋남 외에는 프리즘으로 교정하면 억제가 해소된다.

(6) 억제

주시어긋남을 동반하는 사위는 억제를 동반하기 쉬우며 때때로 어느 쪽이든 한 쪽이 연하고 흐리게 보이는 경우에는 '억제 경향'이 있다고 말한다.

'완전 억제'는 어느 한 쪽 선이 전부 사라져 한 선만 보이고, '완전 억제 경향'은 어느 한쪽 선이 계속적이 아니라 때때로 사라지는 것을 말한다. 억제 및 '억제 경향'은 어느 한 쪽 눈에만 생기는 경우와 각 눈에 교대로 생길 수 있으며 이러한 경우를 '상호 억제'라 한다. 또한 세로선이나 가로선의 일부분에만 억제가 생기는 경우를 '부분 억제'라 한다.

'완전 억제 경향' 또는 '완전 억제'가 있을 경우에는 눈앞에 손바닥을 펴서 수직방향으로 빨리 움직여 자극을 주면 억제를 해제시키기도 한다. 또한 강한 억제가 있을 경우에는 눈앞(억제가 일어나고 있는 눈)에 적색필터를 착용시켜 억제가 해제되는 프리즘 보정을 하는 것이 좋다.

사위에 나타나는 억제는 안위 보정을 하여 두 눈의 중심오목에 정확하게 결상시키면 해소된다.

| 그림 222 | 십자검사에서 억제에 의하여 보이는 시표

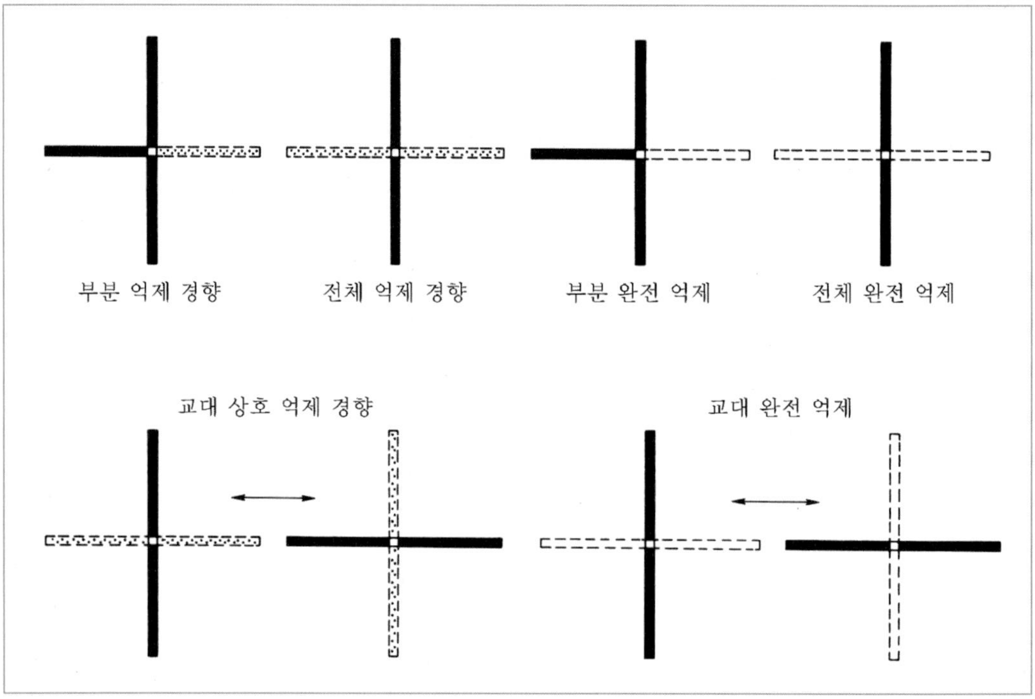

| 정리 |

■ 십자검사

1. 중심부에 융합자극이 없는 상태에서 양안 균형의 동시시가 가능한가.
   ① 세로선과 가로선이 모두 똑같이 검고 선명하게 보인다면 양안균형 상태이다(양안균형 정상).
   ② 세로선과 가로선 중에서 어느 한 쪽이 흐리게 보인다.
   - 진하게 보이는 눈을 가리고 한 눈으로 보는 상태에서도 흐리게 보이면 굴절이상의 교정에 잘못이 있다.
   - 진하게 보이는 눈을 가리고 한 눈으로 보는 상태에서는 선명하게 보이고, 양안시 상태에서는 흐리게 보이면 '억제 경향'을 나타내는 것이다.
2. 억제가 있는지의 유무
   ① 세로선과 가로선 중에서 어느 한 쪽이 흐리게 보인다면 '억제 경향'이 있다
   ② 세로선과 가로선이 때때로 사라져 보인다면 '완전 억제 경향'이 있다.
   ③ 세로선과 가로선이 사라지면 '완전 억제'가 있다.
3. 사위의 방향 및 크기의 정량검사
   ① 감각성 변화(주시어긋남)가 있다면 세로 또는 가로선이 움직인 위치로 사위의 방향을 판단하여 정확한 +자가 되도록 프리즘으로 교정한다.
   ② 억제가 있을 경우에는 억제를 해제시키면서 프리즘 교정을 한다.
   ③ 어긋남의 방향을 판단하여 +자가 정상으로 될 때까지 프리즘 교정을 한다(그림 223).

| 그림 223 | 십자검사의 교정

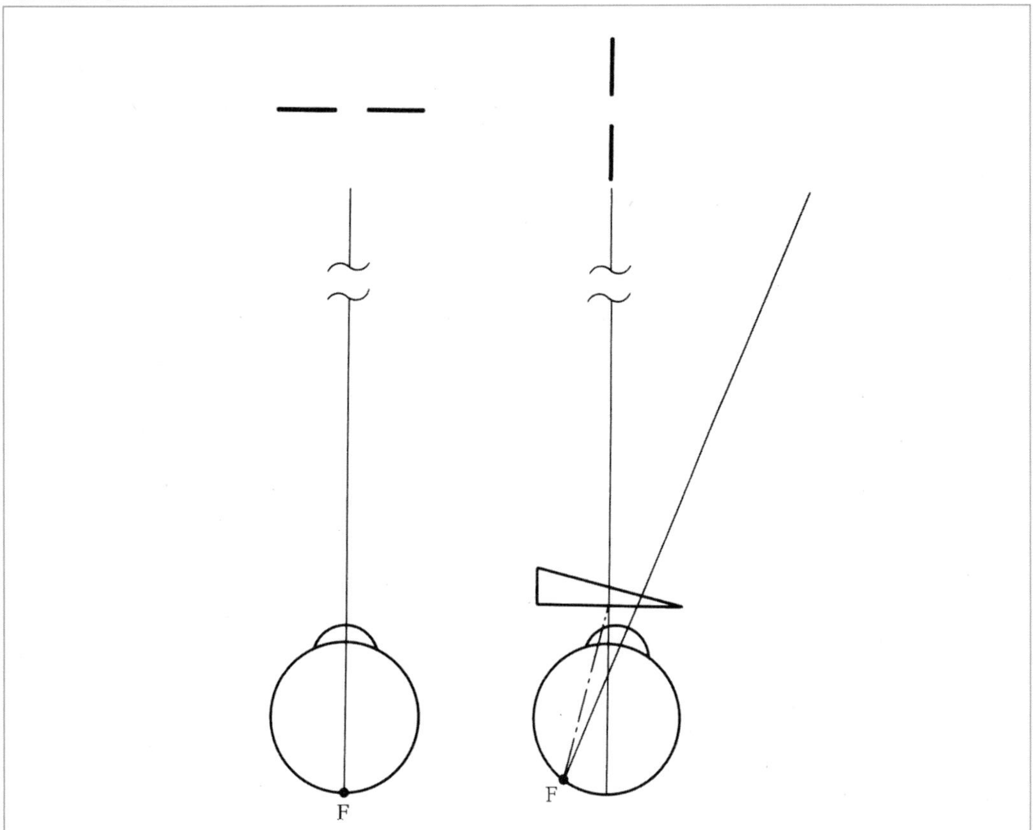

4) 시계 검사(시계 제 1검사)

이 검사는 감각성융합으로 보정되고 있는 수평사위와 회선사위 검사에 이용된다.

회선사위는 앞에서 설명하였으므로 생략한다. 시계검사의 중심부에는 두 눈 주시점이 있기 때문에 중심오목에 강한 융합자극을 주며 또한 주변부에도 강한 융합자극을 준다.

두 눈 주시점이 있는 검사에서 운동성융합만으로 보정되는 사위는 어긋나 보이지 않기 때문에 십자검사로 보정한 후 시계검사에서 어긋나 보인다면 그 차이가 감각성변화에 의한 안위 이상, 즉 주시어긋남이다(그림 224).

| 그림 224 | 감각성변화(주시어긋남)를 수반하는 사위

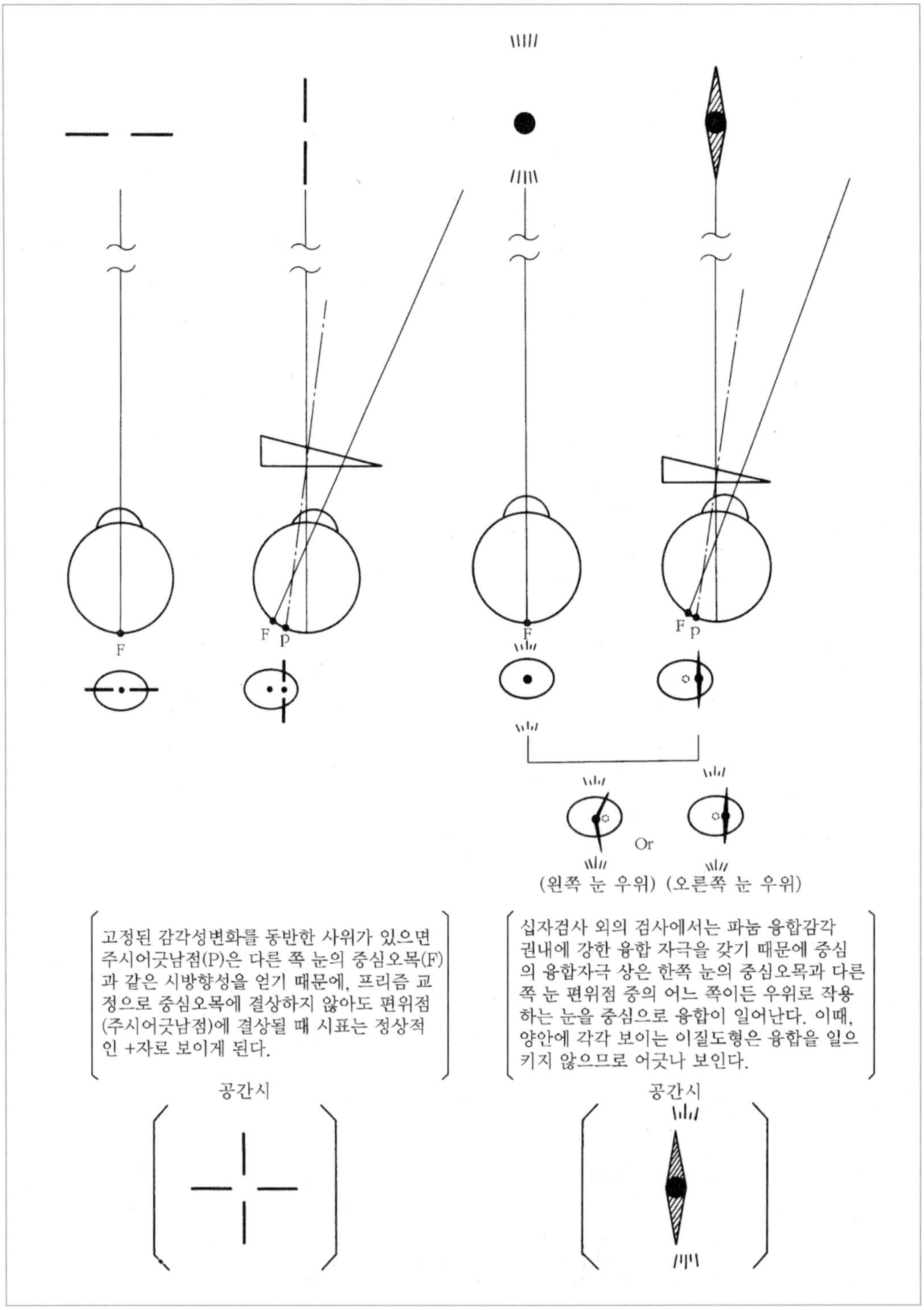

(1) 시표의 크기

반경 105 mm 원의 외부는 검게 칠해져 주변부에 융합자극을 준다. 이것은 시각 2° 20′으로 중심오목에 결상된다. 중심부의 두 눈 주시점은 직경 28 mm(18.7′)로 중심소와에 결상하여 중심부에 융합자극을 준다. 시계 바늘의 전체 길이는 158 mm(1° 45′)이며, 중심소와로부터 중심오목까지 결상된다. 시계의 문자판은 한 눈금이 5°의 각을 갖고 있으며 중심오목에 결상하고 있다(그림 225 및 226).

(2) 사위의 시계검사

시계검사는 중심부에 두 눈 주시점을 갖고 있으므로 사위가 운동성융합에 의해 완전히

| 그림 225 | 시계검사

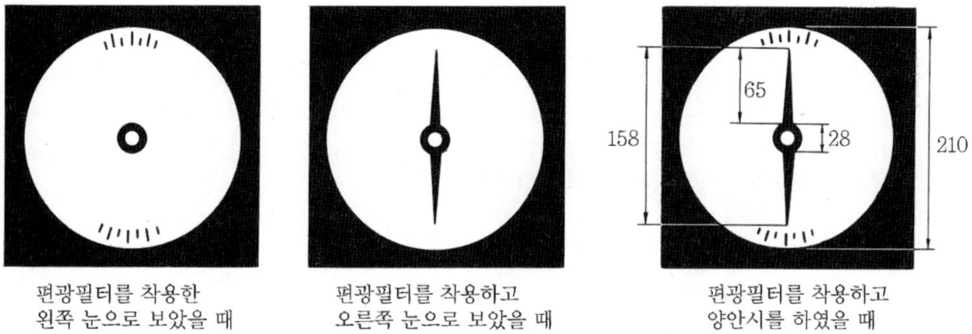

| 그림 226 | 중심소와의 크기와 시표의 크기

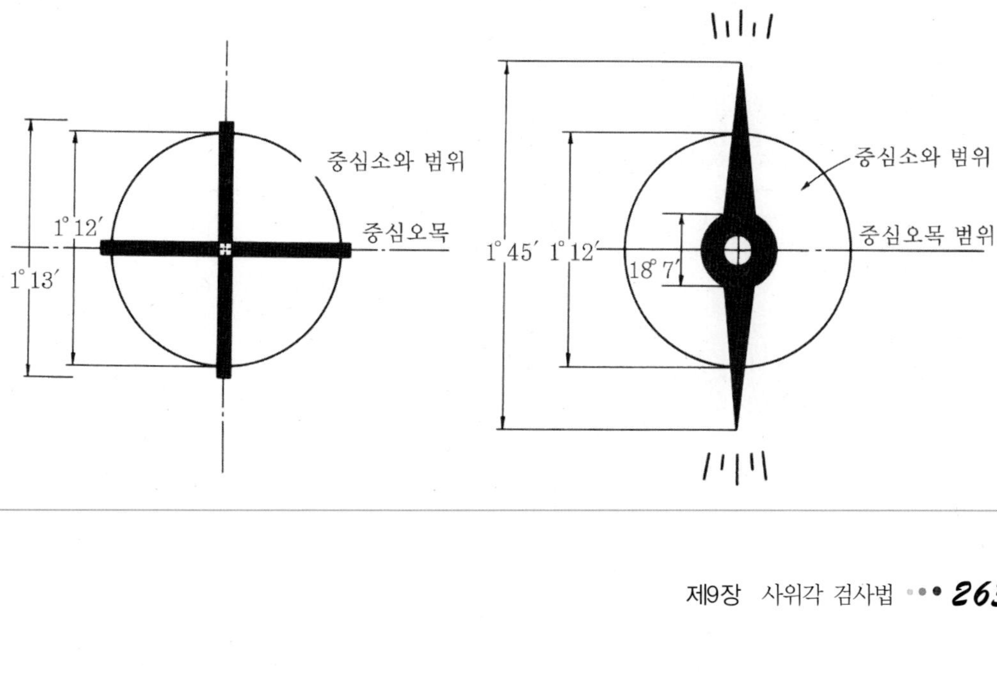

보정되고 있는지를 판별하는 검사이다. 즉, 십자검사에서는 정상으로 보이더라도 시계검사에서 어긋나 보이는 경우에는 주시어긋남을 발생시키고 있다는 것을 의미하므로 이러한 경우에는 점점 프리즘의 굴절력을 가하여(0.5△씩) 시계가 정각 6시에 오도록 보정한다.

망막 위에서의 시방향 변화가 불균등하게 되면 유사회선사위(pseudo cyclophoria)를 일으킬 수 있으며 이러한 경우에는 위나 아래 어느 방향이든 어긋남이 있다면 어긋나 있는 쪽의 시계침만 어긋나고 다른 쪽 시계침은 정상 위치에서 안정되어 있다.

또한 위와 아래 시계침이 향하는 위치에서도 변화를 나타내는데 이때에는 프리즘으로 교정하면 어긋나 있는 시계침만 정상 위치로 되돌아오고, 어긋나지 않은 시계침의 위치는 변하지 않는다. 이것은 주시어긋남이 되는 과도기에 중심부와 주변부에서의 진행 속도가 다르기 때문에 일어나는 현상이다(그림 227).

| 그림 227 | 시계검사에서 사위가 있는 경우의 어긋남과 교정 방법

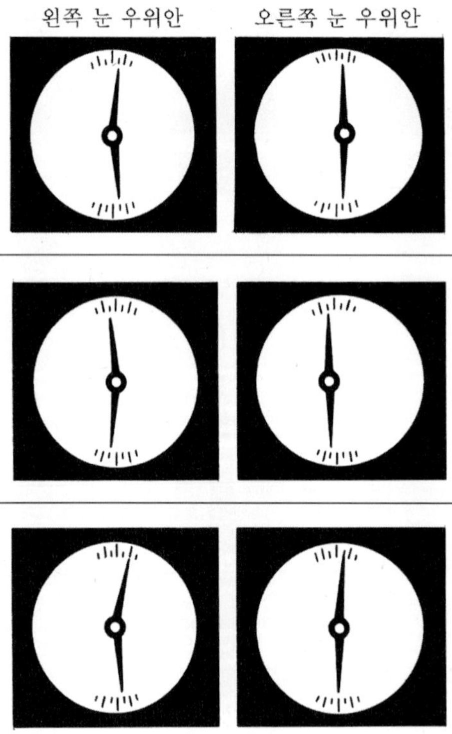

주시어긋남을 수반하는 내사위.
프리즘을 기저외방으로 조금씩 가하면서 교정한다(십자검사에서 정상으로 보인 경우에는 프리즘 기저외방으로 교정한다).

주시어긋남을 수반하는 외사위.
프리즘을 기저내방으로 조금씩 가하면서 교정한다(십자검사에서 정상으로 보인 경우에는 프리즘 기저내방으로 교정한다).

주시어긋남의 과도기에 보여지는 현상.
프리즘을 기저외방으로 조금씩 가하여 교정한다.

| 정리 |

■ 시계검사

1. 중심부에 융합 자극이 있는 상태에서 두 눈 동시시가 가능한가.
   ① 중심소와에 억제가 있다면 한쪽의 주시점은 볼 수 없다.
   ② 주변부에 억제가 있다면 시계의 문자판은 보이지 않는다.
2. 사위의 방향 및 크기의 정량검사
   ① 시계검사에서 어긋남을 정상으로 교정하는 프리즘은 수평방향에서의 사위각을 나타낸다. 십자검사의 프리즘 교정 값과 시계검사의 프리즘 교정 값과의 차이가 주시어긋남의 크기를 의미한다.
   ② 불균등한 주시어긋남을 유발하는 유사회선사위는 프리즘 교정을 하면 시계침이 정상 위치로 되돌아오고 어긋나지 않은 시계침의 위치는 변하지 않는다.
3. 회선사위의 검사
   본태적 회선사위와 광학적 회선사위가 있으면 시계침이 비스듬하게 향한다.
   ① 본태적 회선사위는 프리즘으로 교정이 불가능하다.
   ② 광학적 회선사위는 사난시의 굴절력, 축 또는 둘을 병행하여 수정하면 경감되거나 정상으로 보이게 된다.

5) ㄷ자 검사

ㄷ자 검사는 수직사위 및 부등상시 검사를 위한 시표이다. 두 개의 ㄷ자가 마주 보고 각각 반대방향으로 편광시키고 있다. 중심부는 두 눈 주시점을 갖고 있기 때문에 운동성융합에 의한 보정이 불가능하므로 수직사위의 경우에는 ㄷ자가 어긋나 보인다.

(1) 시표의 크기

시표의 크기는 그림 228과 같이 외경이 188 mm(시각 125′, 2° 5′)이므로 중심오목의 주변부에 결상되고 오른쪽 · 왼쪽 ㄷ자의 간격은 8 mm(5.3′)로 시력 0.2 이상이면 인식할 수 있다. 중앙부에는 두 눈 주시점이 있으며 외경은 28 mm(18.7′)이고 중앙의 하얀 부분은 12 mm(8′)이므로 중앙의 주시점은 중심소와에 결상하는 융합자극을 부가하고 있음을 알 수 있다.

(2) 사위의 ㄷ자 검사

오른쪽 · 왼쪽 마주보는 ㄷ자에 아래 · 위로 어긋남이 있는지를 검사하는 것이 ㄷ자 검사의 목적이므로 오른쪽 · 왼쪽의 ㄷ자가 확실히 분리되어 보이는지 여부가 매우 중요하다.

■ 오른쪽 · 왼쪽 ㄷ자의 수평부분이 분리되어 보이지 않는 경우에는 아래 · 위 어긋남

| 그림 228 | ㄷ자 검사 : 정위 또는 사위를 교정한 상태

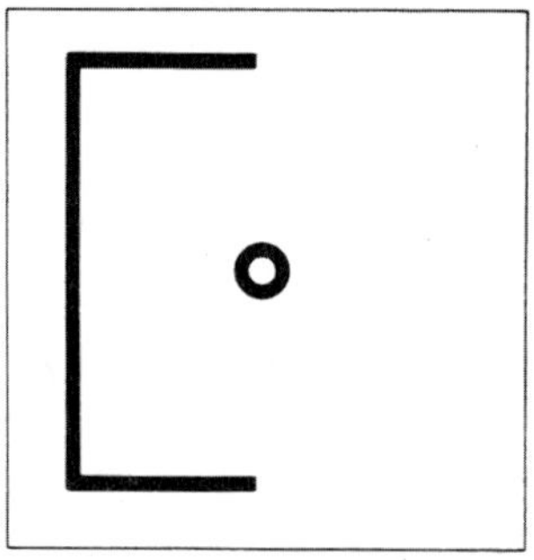

편광필터를 사용하여
왼쪽 눈으로 보았을 때

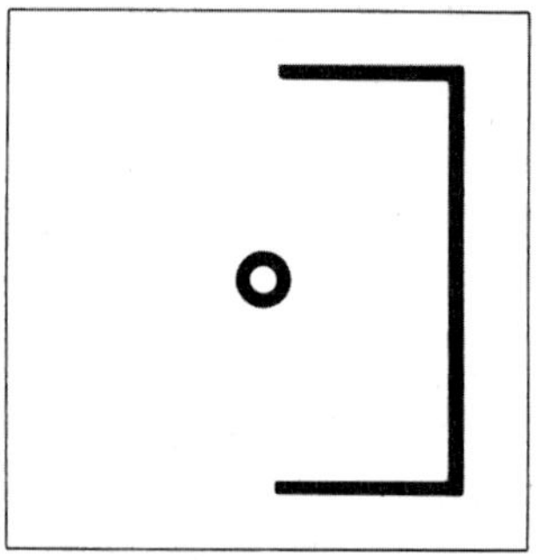

편광필터를 사용하여
오른쪽 눈으로 보았을 때

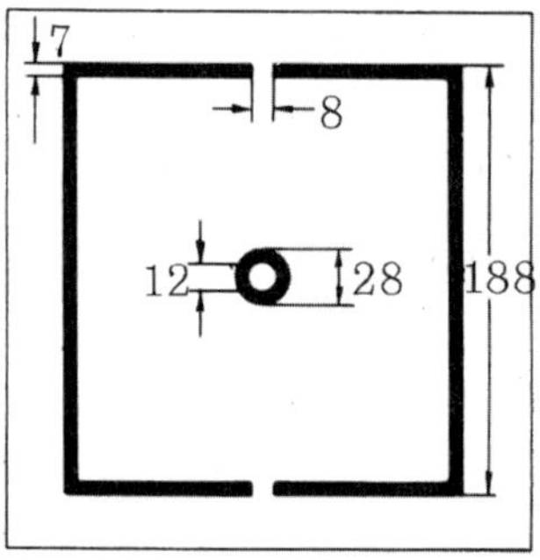

편광필터를 사용하여
양안시를 하였을 때

을 판단할 수 없으므로, 두 눈으로 주시점을 보게 하여 오른쪽 · 왼쪽 수평부분이 분리되어 보이게 한다.

미교정된 외사위 상태로 ㄷ자 검사를 하면 오른쪽 · 왼쪽의 ㄷ자가 겹쳐지는 경우가 있으므로 이때에는 오른쪽 · 왼쪽의 편광필터를 반전시켜 오른쪽 눈에는 왼쪽 ㄷ자, 왼쪽 눈에는 오른쪽 ㄷ자가 보이도록 하여 검사한다(제 2 단계에서 시계검사를 하므로 이러한 경우는 거의 일어나지 않는다.).

- ㄷ자 검사의 수직선이 수평방향의 안위어긋남을 보정하는 융합 자극을 초래할 수 있다. 그러므로 중심부에 억제가 생기는 경우에는 세로로 긴 직사각형 모양으로 보이기도 하고 ㄷ자의 등이 마주보게 보

| 그림 229 | 유사부등상시

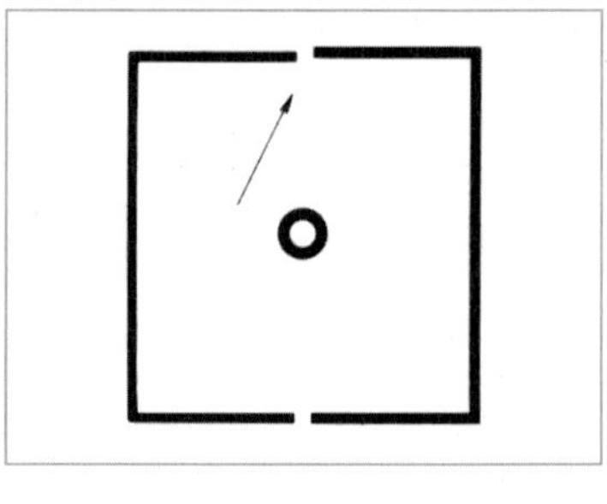

일 수도 있다. 이러한 경우에는 억제를 해제시킨 후 검사해야 한다.

- 십자검사에서 보정할 수 없는 주시어긋남을 수반한 수직사위는 어긋나 보인다. 어긋남의 방향을 확인하여 정확한 ㄷ자로 보일 때까지 프리즘으로 교정한다.

| 그림 230 | ㄷ자 검사에서 사위가 있는 경우 상의 어긋남과 교정 방법

시표의 어긋남	판 정	교정 방법
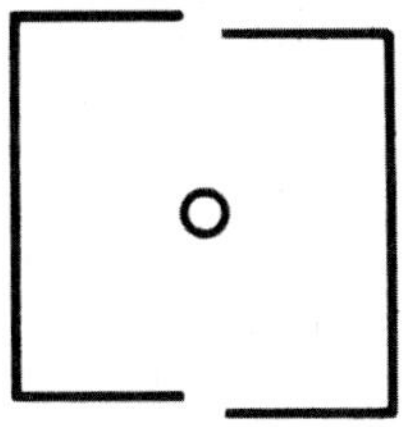	주시어긋남을 수반하는 수직사위 오른쪽 눈 상사위 (왼쪽 눈 하사위)	R : B.D L : B.U
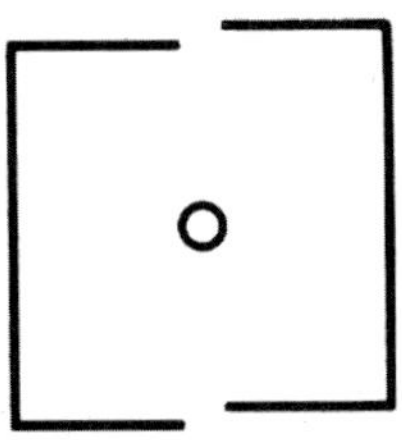	주시어긋남을 수반하는 수직사위 왼쪽 눈 상사위 (오른쪽 눈 하사위)	R : B.D L : B.U
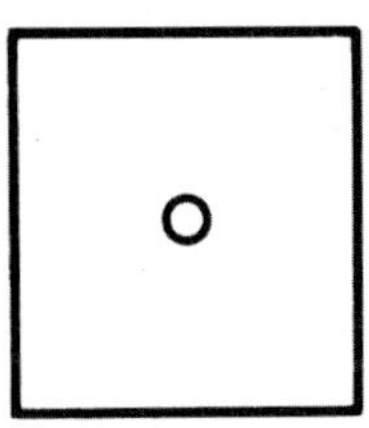	ㄷ자가 융합하고 있으므로 수직어긋남의 측정이 불가능하다	[대책] 1. 피검자에게 중심의 두 눈 주시점을 주의해서 보게 한다 2. 수평방향의 사위를 제 2 입체시 검사로 확인한다
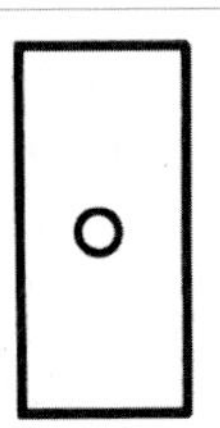 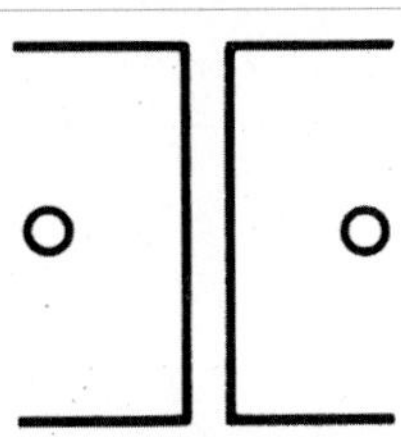	중심억제가 있으면 세로로 긴 직사각형 또는 등을 마주하고 있는 것처럼 보인다.	[대책] 1. 억제를 해제시키면서 검사한다 2. 시계 십자검사(제 2 시계검사)로 상·하 방향의 어긋남검사를 한다 * 억제 암점의 범위를 넘으면 2개로 보인다

■ 수직방향의 망막 시방향 변화에 불균등이 있으면 어느 한 쪽 ㄷ자의 수평선 위치가 어긋나 보인다. 이것을 유사부등상시라 한다. 그림 229의 경우라면 오른쪽 눈에 프리즘을 기저상방으로 넣으면 수평선만 정상 위치로 돌아온다.

(3) 부등상시 검사

부등상시 검사에서 선의 폭 3.5%는 전체 ㄷ자의 크기 188 mm에 대한 선의 굵기가 6.5 ~ 7 mm이므로 6.5/188 = 0.035라는 계산으로 구할 수 있다(그림 231).

| 그림 231 | 부등상시 : 7%

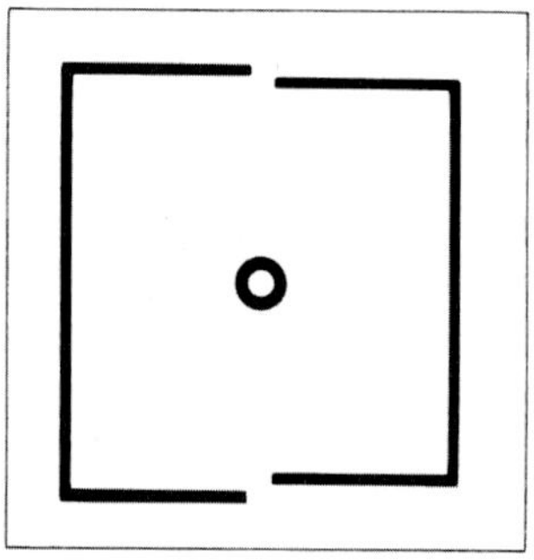

기능적 부등상시 또는
광학적 부등상시 : 선의 폭은 3.5%

| 정리 |

■ ㄷ자 검사

1. 중심부에 융합자극이 있는 상태로 ㄷ자를 중심오목 주변부에 결상시켜 두 눈 동시시가 이루어지고 있는지를 검사한다.
   ① 망막의 주변부에 억제가 일어나고 있을 때에는 ㄷ자가 한쪽만 보이거나 흐리게 보인다.
   ② 중심 억제가 있으면 융합이 생겨 세로로 긴 직사각형 모양이 되기도 하고, ㄷ자가 등을 마주보고 있기도 하여 억제 암점의 범위를 나타내는 두 눈 주시점이 두 개로 보인다.
2. 사위의 방향 및 크기의 정량적 검사
   ① ㄷ자 검사에서 정상으로 교정하는 프리즘 굴절력은 수직 방향의 사위각을 의미한다. 십자검사에서와 ㄷ자 검사에서의 수직사위의 교정 프리즘 굴절력의 차이는 수직방향의 주시어긋남 양을 의미한다.
   ② 수직방향의 주시어긋남이 불균등하게 발생되면 유사부등상시가 생기는데 이것은 프리즘으로 교정하면 해소된다.
3. 부등상시 검사
   진성 부등상시는 좌 · 우 상의 크기에 차이가 생기는데 이것은 프리즘으로 교정이 불가능하다.

| 그림 232 | 시계 제 2검사

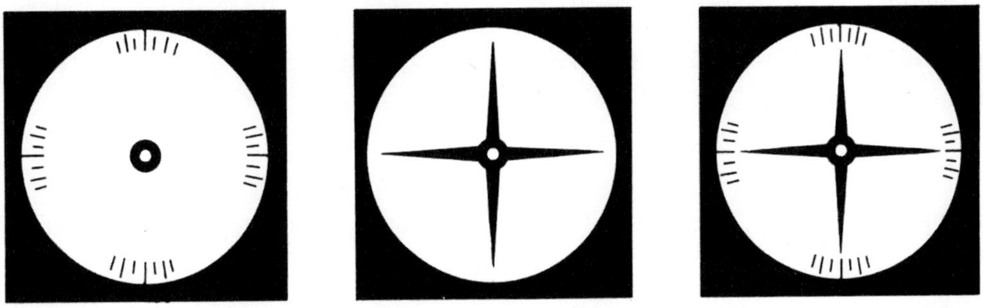

편광필터를 사용하여 왼쪽 눈으로 보았을 때	편광필터를 사용하여 오른쪽 눈으로 보았을 때	편광필터를 사용하여 양안시를 하였을 때

6) 시계 십자검사(시계 제 2검사)

시계 제 2검사는 시계 제 1검사 및 ㄷ자 검사에서 남아 있는 사위각의 측정과 회선사위의 검사에 사용한다. 시표의 크기는 시계검사와 같으며 중심부에는 두 눈 주시점이 있다(그림 232).

(1) 사위의 시계 십자검사

사위 교정 중 시간이 지남에 따라 안근의 긴장이 완화되어 시계 제 1검사, ㄷ자 검사로

| 그림 233 | 사위가 있는 경우 보이는 상과 교정 방법

시표의 어긋남

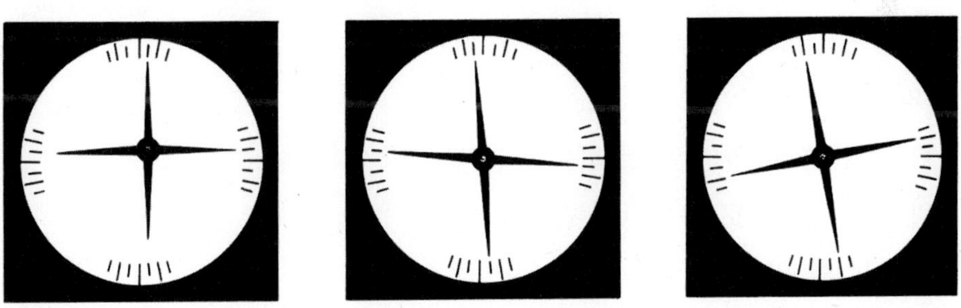

판정	내사위 + 수직사위 (내사위 + 오른쪽 눈 하사위 / 왼쪽 눈 상사위)	광학적 회선사위 (수직과 수평시계침이 직교하지 않는다)	본태적 회선사위 (수직과 수평시계침이 직교한다)
교정방법	R : B.O +B.U L : B.O +B.D	· 난시굴절력의 경감 · 난시축을 수직과 수평으로 이동 · 두가지 모두	수술

완전하게 보정되어진 사위도 새롭게 나타나는 경우가 있다. 이럴 때는 프리즘을 부가하여 올바른 위치에 올 때까지 교정한다. 이 검사의 장점은 수평·수직 사위를 동시에 검사할 수 있으며 본태적 회선사위와 광학적 회선사위의 구별이 가능하다는 점을 들 수 있다(그림 233).

7) 제 1 입체시검사

중앙에 한 개의 두눈 주시점이 있고 그 아래·위에 오른쪽·왼쪽으로 어긋난 편광 삼각형이 각각 두개 있다. 오른쪽 눈으로 보면 삼각형은 중심의 원에 대하여 왼쪽으로 어긋나 보이고 왼쪽 눈으로 보면 오른쪽으로 어긋나 보인다. 편광필터를 반전시키면 삼각형의 위치는 반대 방향으로 어긋나 보인다(그림 234).

이 오른쪽·왼쪽의 어긋남 폭은 2 cm이며 그림 235와 같은 상태로 보면, 삼각형은 중심에서 앞으로 떠올라 보이고 반전시키면 뒤로 들어가 보인다. 이것은 양안시의 생리에서 중심의 원은 두 눈의 중심오목에 결상되고, 삼각형은 원에 대하여 안쪽 또는 바깥쪽으로 어긋나게 결상되는데 그 어긋남에 대응해서 융합하므로 입체시로 보이게 된다.

동공거리 65 mm, 검사거리 5 m라면 입체시는 앞쪽으로는 약 117 cm, 뒤쪽으로는 약 222 cm이다.

(1) 시표의 크기

전체 세로의 길이는 137 mm(1° 31′), 중앙의 주시점은 32 mm(21′)의 크기로 삼각형의 상은 중심오목에 결상되고 있는 것을 알 수 있다. 어긋남의 폭은 2 cm이며, P.D 65 mm, 검사거리 5 m라면 입체시각은 약 11′으로 파눔 융합감각권 범위 내에 있으므로 융합되어 입체시가 가능하다(그림 234 및 235)

그림 234 | 편광필터 없이 보았을 때(mm)

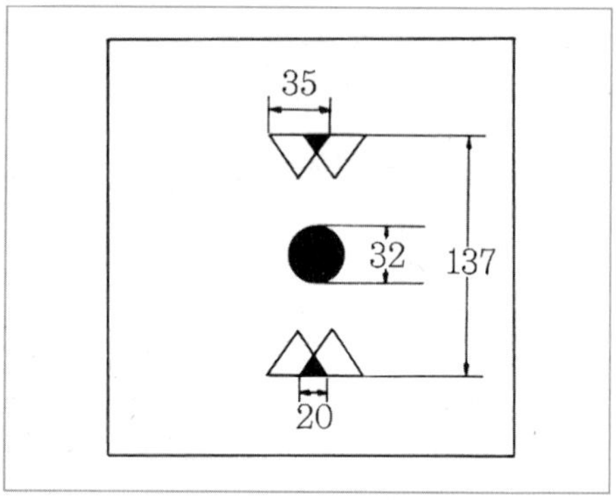

(2) 사위에서 제 1 입체시검사

입체시의 기능이 충분하지 않으면 떠오르거나 들어가 보이는 감각이 없거나, 시간이 지체되고 있거나 또는 그 거리가 충분하지 않게 되는데 이것은 굴절 교정의 불충분, 사위의 불완전 교정, 부등상시, 융합폭이 좁은 경우에 일어나게 된다. 여기서는 이 중에 사위의 불완전교정에 관해서만 설명하고자 한다.

| 그림 235 | 제 1 입체시 검사

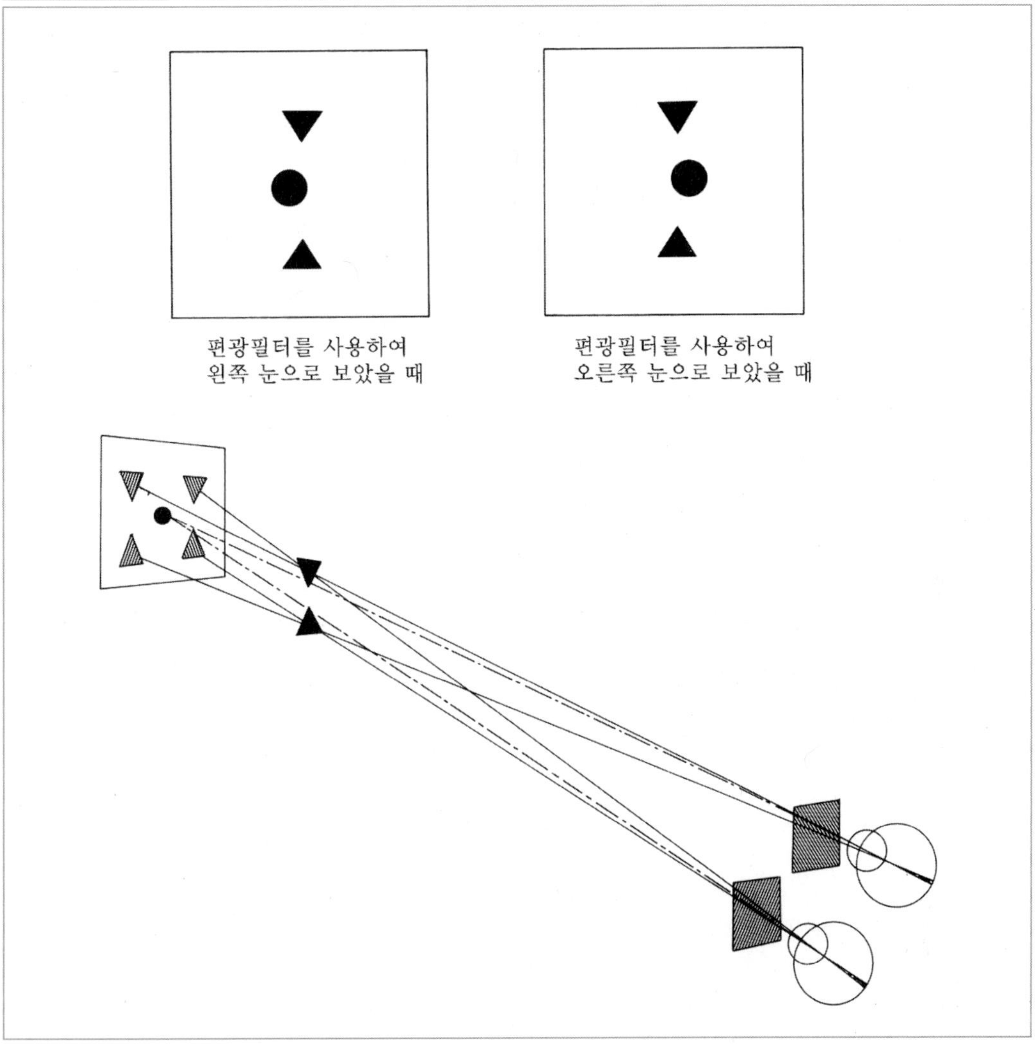

입체시의 기능이 약해지는 것은 양안시의 감각성융합에 문제가 발생되고 있다는 표시이다. '입체시 축반전검사'에서 삼각형이 앞쪽으로 떠올라 보이는 경우에는 파눔의 융합감각권 귀쪽에, 뒤쪽으로 들어가 보이는 경우에는 코쪽에 결상되는 것을 의미한다. 입체시 축반전검사가 원활하지 않은 경우에는 중심오목 양안시 상태에서 완전히 교정되지 않음을 나타낸다. 사위가 교정되지 않고 남아 있을 경우 입체시를 위해서 파눔 융합감각권 내에 상을 끌어 들여야 하기 때문에 추가적으로 운동성융합이 필요하게 되어 시간이 늦어지기도 한다.

■ 삼각형이 앞으로 나오는 시간이 늦어진다면 외사위

: 외사위로 인한 융합성 눈모음(융합성 폭주)이 필요하기 때문이다.

■ 삼각형이 뒤로 들어가 보이는 것이 늦어지면 내사위

: 내사위로 인한 융합성 눈벌림(융합성 개산)이 필요하기 때문이다.

■ 삼각형이 앞으로 나오는 것이나 뒤로 들어가 보이는 것이 모두 늦어진다면 수직사위

: 수직사위 때문에 수직융합이 작용하기 때문이다.

■ 삼각형의 입체시 거리가 불충분한 경우에도 위와 같다. 이때에는 입체시의 지연이 해소될 때까지 0.5△씩 가입한다. 삼각형이 원의 중심에 온다면 정확한 상태로 교정되었다고 판단할 수 있다.

또한 이와 같은 축반전테스트를 여러 번 반복하면 파눔 융합감각권을 자극하여 잠복되어 있는 사위를 현성화 하는 것과 동시에 중심오목 억제의 해소에 효과가 있다.

❙ 정리 ❙

■ 제 1 입체시 검사

1. 두 눈 입체시가 가능한가를 검사한다.
2. 삼각형의 입체시 거리에 의해
   - 삼각형이 앞으로 떠올라 보일 때의 거리가 길다 – 외사위 미교정
   - 삼각형이 뒤로 들어가 보일 때의 거리가 길다 – 내사위 미교정
3. 입체시 전·후 교환 테스트에 의해
   - 삼각형이 앞으로 떠올라 보이는 것이 늦어진다 – 외사위
   - 삼각형이 뒤로 들어가 보이는 것이 늦어진다 – 내사위
   - 삼각형이 앞으로 떠올라 보일 때와 뒤로 들어가 보이는 것이 모두 늦어진다 – 수직사위
4. 전·후 교환 테스트를 반복함에 따라
   - 파눔 융합감각권을 자극하여 잠복사위를 현성화 한다.
   - 중심오목의 억제 해소에 효과가 있다.

8) 제 2 입체시 검사

이 검사는 중앙의 눈금에 대한 삼각형의 정점 위치를 읽을 수 있는 것으로 중심의 원에 대한 삼각형의 수평어긋남 상태를 검사한다. 양안시에서 어느 한쪽 눈이 우위에 있다면 삼각형은 수평으로 어긋나게 된다.

| 그림 236 | 제 2 입체시 검사

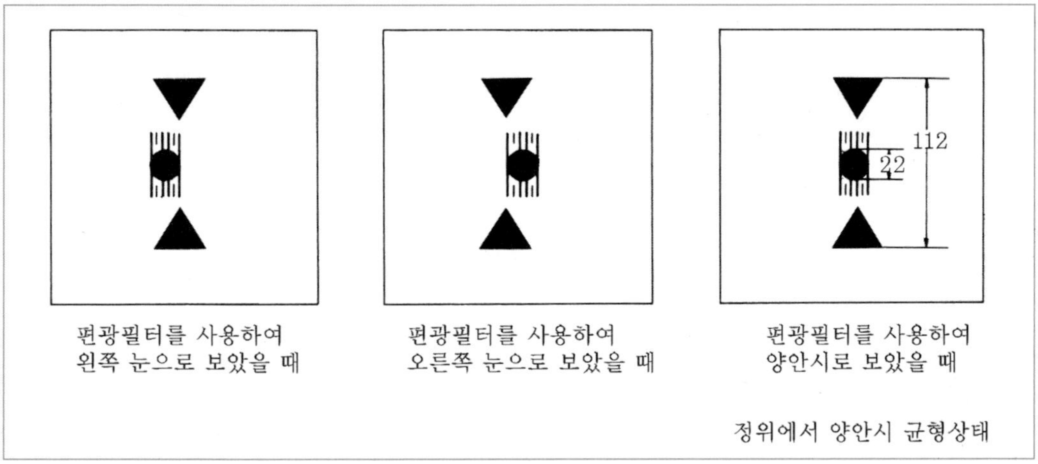

(1) 시표의 크기

제 1 입체시 검사에 비하여 전체적으로 작게 만들어져 있다. 아래·위의 폭은 112 mm(1° 15′), 중앙의 원은 22 mm(약 15′)로 전체는 중심소와 안에 거의 들어가는 크기이다(그림 236).

(2) 사위에서 제 2 입체시검사

양안시에서 왼쪽 눈과 오른쪽 눈이 같은 정도로 작용하면 삼각형이 눈금의 중앙에 입체적으로 보인다. 한 쪽 눈이 보다 강하게 작용하면 삼각형은 그 눈(우위안)의 반대쪽으로 어긋나게 된다. 삼각형의 정점이 눈금의 중심에 있으면 두눈 입체시 균형상태라고 한다. 오른쪽 눈 우위의 외사위는 삼각형이 앞으로 떠오르고 있는 상태에서는 왼쪽으로 어긋나고, 내사위는 뒤로 들어가 있는 상태에서 오른쪽으로 어긋나게 된다. 외사위는 기저내방, 내사위는 기저외방으로 각각 프리즘을 부가하여 중앙에 오도록 한다(0.5△씩 부가한다.).

프리즘을 부가하면 대부분의 경우에는 중앙에 오게 되지만 완전하게 중앙으로 오지 않는 경우에는 나중에 추가검사를 하면 중앙에서 보이게 된다.

- 삼각형이 앞으로 떠올라 보이거나 뒤로 들어가 보이거나 수평으로 어긋나 보인다면 전·후 어느 쪽이 더 크게 어긋나는가를 확인한다.
- 삼각형이 뒤로 들어가 있을 때보다 앞으로 떠올라 보일 때의 어긋남의 정도가 더 클 경우에는 외사위가 있으므로 프리즘 기저내방으로 교정한다.

- 삼각형이 앞으로 떠올라 보일 때보다 뒤로 들어가 보일 때의 어긋남의 정도가 더 클 경우에는 내사위가 있으므로 프리즘 기저외방으로 교정한다.
- 삼각형이 앞으로 떠올라 보일 때나 뒤로 들어가 보일 때 모두 어긋남의 정도가 같다면 수직사위가 있거나 주시어긋남이 고정화된 사위인 경우이므로 수직방향의 프리즘으로 교정한다.

제 2 입체시검사는 오랫동안 교정하지 않고 방치되었던 사위로 주시어긋남이 고정화되어 있는 경우에 가장 유효한 검사라고 할 수 있다(그림 237).

❙ 정리 ❙

■ 제 2 입체시검사

1. 두눈 입체시 상태에서
   ① 축반전검사로 앞·뒤쪽 모두 삼각형이 중앙에 있다 - 양안시 균형 상태
   ② 삼각형이 앞으로 떠올라 보일 때의 어긋남 정도가 삼각형이 뒤로 들어가 보일 때의 어긋남보다 크다 - 외사위
   ③ 삼각형이 뒤로 들어가 보일 때의 어긋남 정도가 앞으로 떠올라 보일 때의 어긋남 보다 크다 - 내사위
   ④ 삼각형이 앞으로 떠올라 보이거나 뒤로 들어가 보이거나 똑같은 정도로 어긋나 보인다 - 수직사위, 주시어긋남이 고정화된 사위

9) 정밀 입체시검사

지금까지 설명한 검사에 의해 사위가 완전하게 교정되었다면 높은 정도의 입체시가 가능하다. 정상 입체시각은 10″ 또는 24″라고 하지만 사위가 있는 경우라도 여기까지의 입체시는 가능하다.

정밀 입체시검사는 위에서부터 4′, 3′, 2′, 1′의 시차를 두고, 제 2 입체시검사는 위에서부터 4′, 3′, 2′, 1′, 30″의 시차를 두고 만들어져 있으므로 제 2 정밀 입체시검사에서 한 번에 아래에 있는 수직봉이 떠올라 보이는 상태를 판정할 수 있으면 최고의 양안시 상태라고 할 수 있다.

| 그림 237 | 제 2 입체시검사에 의한 사위가 있는 경우의 상의 어긋남과 교정방법 : 오른쪽 눈 우위

시표의 어긋남	판정	교정 방법
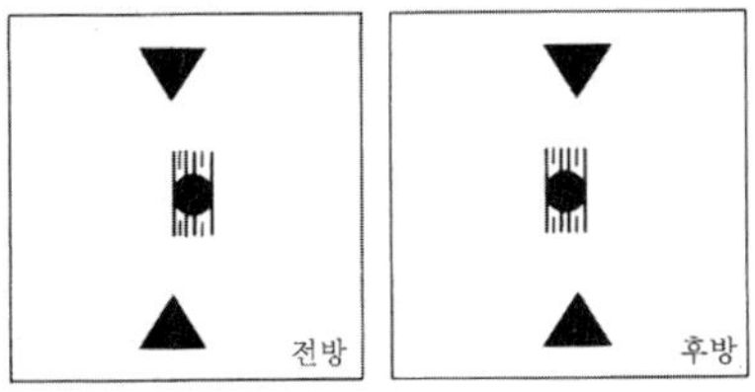	삼각형이 앞으로 떠올라 보일 때의 어긋남 〉 삼각형이 뒤로 들어가 보일 때의 어긋남 외사위	R : B.I L : B.I
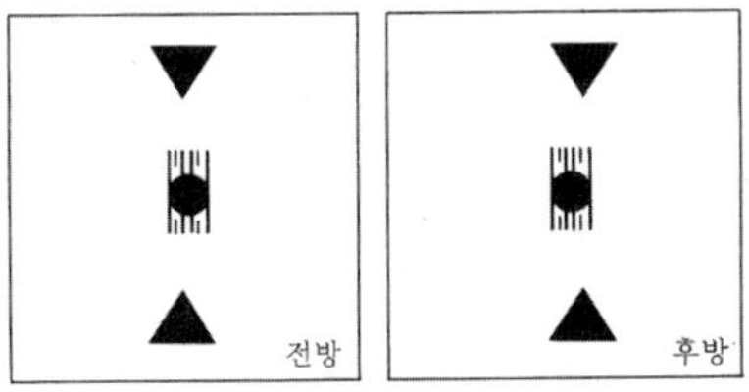	삼각형이 앞으로 떠올라 보일 때의 어긋남 〈 삼각형이 뒤로 들어가 보일 때의 어긋남 내사위	R : B.O L : B.O
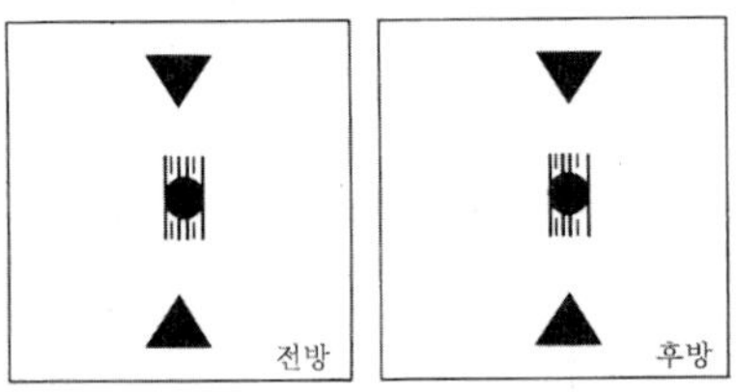	삼각형이 앞으로 떠올라 보일 때의 어긋남 = 삼각형이 뒤로 들어가 보일 때의 어긋남 수직사위	R : B.U L : B.D

| 그림 238 | 정밀 입체시검사

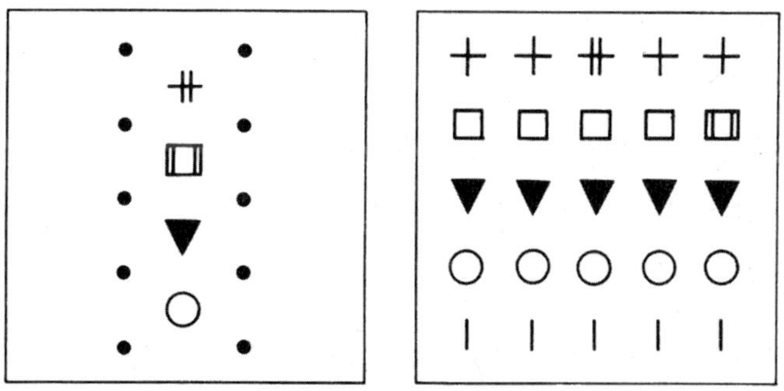

제 1 정밀 입체시검사 　　 제 2 정밀 입체시검사

이러한 검사가 끝난 다음에도 정밀 입체시가 불가능하다면 다시 처음부터 검사를 할 필요가 있으며 현재 교정한 프리즘 안경을 며칠간 착용한 후 검사한다. 안근 긴장의 이완,

중심 억제의 해제 등에 의해 잠재되어 있던 사위가 현성화되어 추가 프리즘 교정으로 정밀 입체시가 가능하게 된다(그림 238).

10) 마지막 시력 확인

마지막으로 완전교정된 프리즘을 착용하고 한눈시력 및 두눈시력을 검사하는 동시에 편광 이색검사를 실시하여 굴절이상 교정굴절력을 확인하는 것이 중요하다.

안위 이상이 완전히 교정되어 두 눈의 중심오목에 정확하게 결상되면 시력이 향상되는 경우가 많다.

Chapter 10

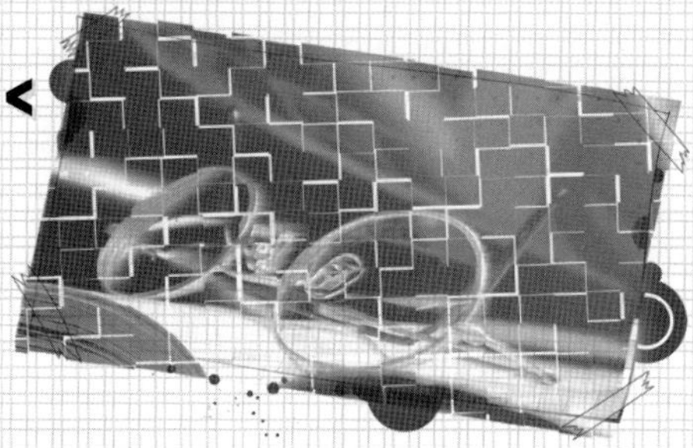

안위측정검사(Phorometry)

안위측정검사(Phorometry)는 조절, 눈모음(폭주) 및 관련 작용의 상호관계를 측정하는 일련의 검사를 총칭하는 단어이다.

안위이상이 있는 경우, 간단한 안위검사에서 측정된 프리즘량을 전교정량이라고 생각하면 안된다. 안위이상과 밀접한 관계가 있는 조절과 눈모음 등의 시기능 전반에 관한 검사를 하지 않으면 종합적 판단에서 기본적인 대처 방법을 생각하는데 큰 어려움이 발생한다.

가장 기본적인 검사는 다음과 같다.

■ 원거리 볼 때의 검사
- 수평사위 검사
- 눈벌림능력(개산력) 측정
- 눈모음능력(폭주력) 측정
- 수직사위 검사
- 수직 끌림운동 측정

■ 근거리 볼 때의 검사
- 수평사위 검사
- 눈벌림능력 측정

· 눈모음능력 측정
· 사위 검사
· 수직눈벌림운동 측정
· 조절력 측정
· 양성상대조절력 측정
· 음성상대조절력 측정(AC/A 비 측정)

사위검사에 관해서는 이미 앞 장에서 설명하였으므로 본 장에서는 생략한다.

01 원거리 볼 때의 눈모음 및 눈벌림능력 측정

1. 검사 순서

■ 피검안의 굴절이상은 완전교정하여 조절휴지상태에서 검사한다
■ 원거리(5 m 또는 6 m)에 있는 시력 0.7 정도의 세로일렬문자시표를 보게 한다.
■ 포롭터는 두 눈에 로타리 프리즘의 0 눈금이 수직 위치에 오도록 맞춘다(그림 239).

| 그림 239 | 로타리프리즘의 셋팅

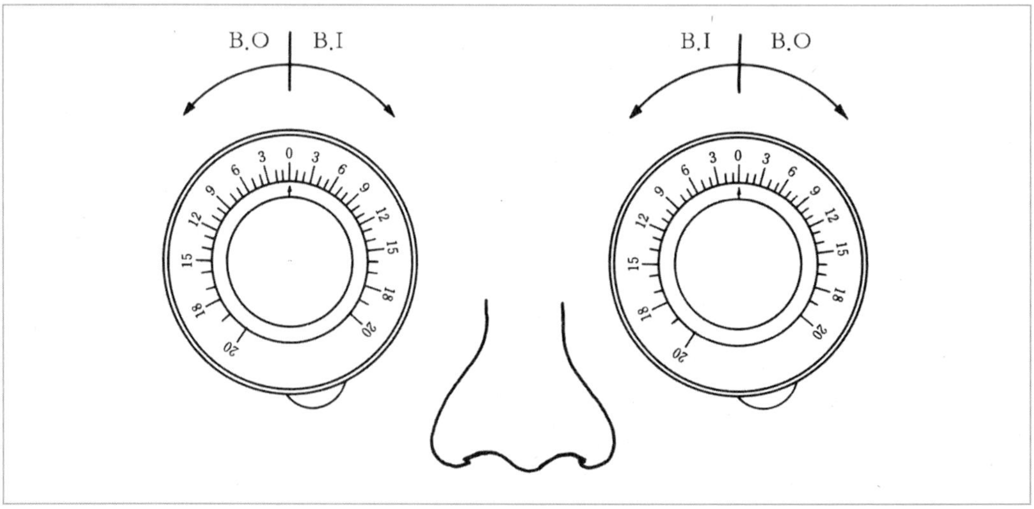

■ 눈벌림능력 측정 : 두 눈 앞에 위치된 로타리프리즘을 동시에 천천히 기저내방(B.I)으로 돌린다. 조절 등 시기능이 미치는 영향을 고려하여 눈모음능력보다 눈벌림능력을 먼저 측정한다.

■ 서서히 프리즘을 기저내방으로 부가하면 아무리 노력하여 시표를 주시해도 어떤 시점에 이르면 세로일렬시표는 분리되어 2열로 보인다. 이 점을 분리점(break point, 파괴점, 복시가 일어나는 점)이라 한다.

■ 분리점에서 기저내방의 프리즘을 반대방향으로 서서히 회전하여 그 양을 감소시키면 2열로 보이던 시표가 다시 1열로 보이게 된다. 이 점을 회복점(recovery point)이라 한다. 최초의 분리점이 7△, B.I이고, 회복점이 5△, B.I이라면 7/5로 기록한다(그림 240).

| 그림 240 | 눈벌림능력의 측정

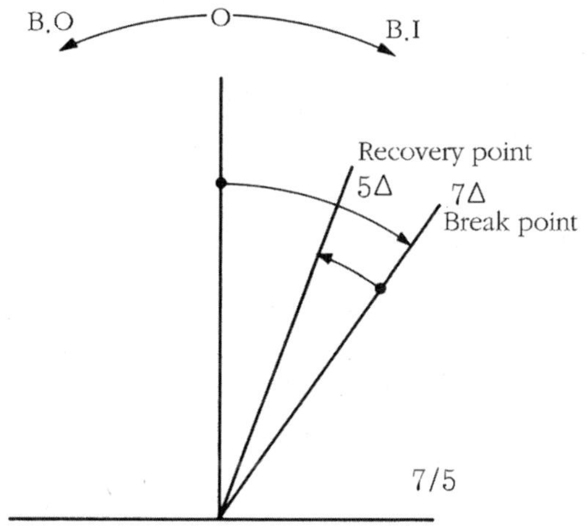

■ 눈모음능력 측정 : 회복점에서 시표가 단일시할 수 있도록 한 다음, B.I 프리즘 굴절력을 감소시키는 방향으로 천천히 계속해서 로타리프리즘을 회전시키면서 0 눈금을 지나 B.O 방향으로 프리즘을 부가한다.

■ 프리즘을 부가함에 따라 아무리 노력하여 시표를 주시하려고 해도 세로일렬문자시표가 분리되기 전에 먼저 흐리게 보이게 된다. 이 점을 흐린점(blur point)이라 한다.

■ 흐린점에서 프리즘을 B.O 방향으로 계속 부가하면 세로일렬시표가 분리되어 2열로

보이는 분리점에 이르게 된다(개인차는 있을 수 있으며 사람에 따라서는 흐린점이 나타나지 않고 분리점에 이르는 경우도 있다).

- 분리점에서 기저외방의 프리즘을 반대방향으로 서서히 회전하여 그 양을 감소시키면 2열로 보이던 시표가 다시 1열로 보이는 회복점을 구할 수 있다. 흐린점이 10△, 분리점이 17△, 회복점이 14△라면, 10/17/14로 기록한다(그림 241).

| 그림 241 | 눈모음능력의 측정

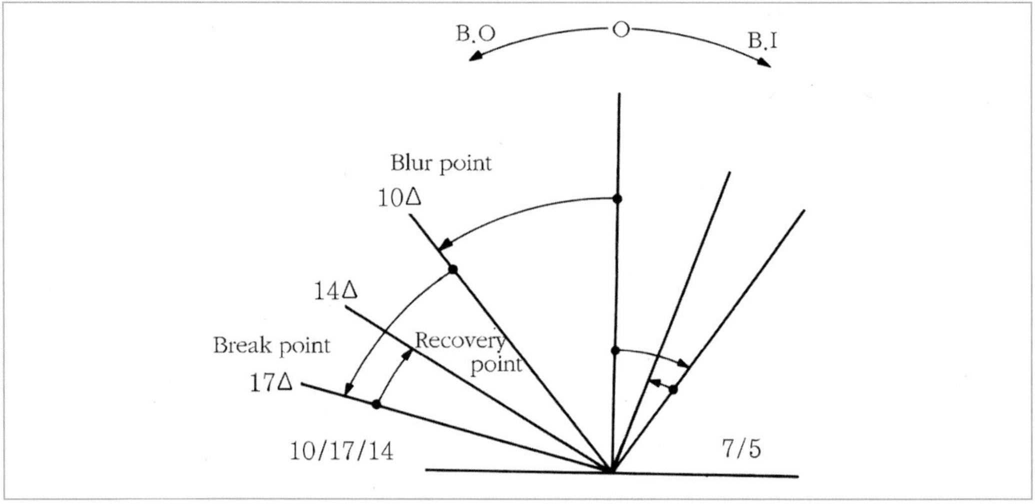

2. 원거리를 볼 때 눈벌림 및 눈모음능력의 측정에서 흐린점과 분리점이 발생하는 이유

1) 눈벌림능력의 측정(5 m B.I limit, 기저내방 프리즘검사)

그림 242와 같이 기저내방 프리즘의 영향으로 주시 물체는 중심오목에서 코쪽으로 어긋난 자극을 받게 되어 눈은 바깥쪽으로 회전을 강요받게 된다. 눈은 음성융합성눈모음(융합성 개산)에 의해 양안 단일명시를 유지하도록 노력하지만 한계에 도달하게 되면 단일시가 불가능해지고 복시를 호소하게 된다. 이 점이 분리점이다.

원거리를 볼 때의 눈벌림능력 측정에서 흐린점이 생기지 않는 이유는 음성눈모음(개산)에서는 조절을 이완하는 작용은 있지만 조절을 강하게 하는 작용은 없기 때문에 조절이 관여하는 흐림이 생기지 않는다. 그러나 원거리를 볼 때의 굴절교정에서 근시의 과교정 또는 원시의 미교정으로 인하여 흐린점이 생기는 경우가 있다.

| 그림 242 | 눈벌림능력의 측정(원거리 볼 때)

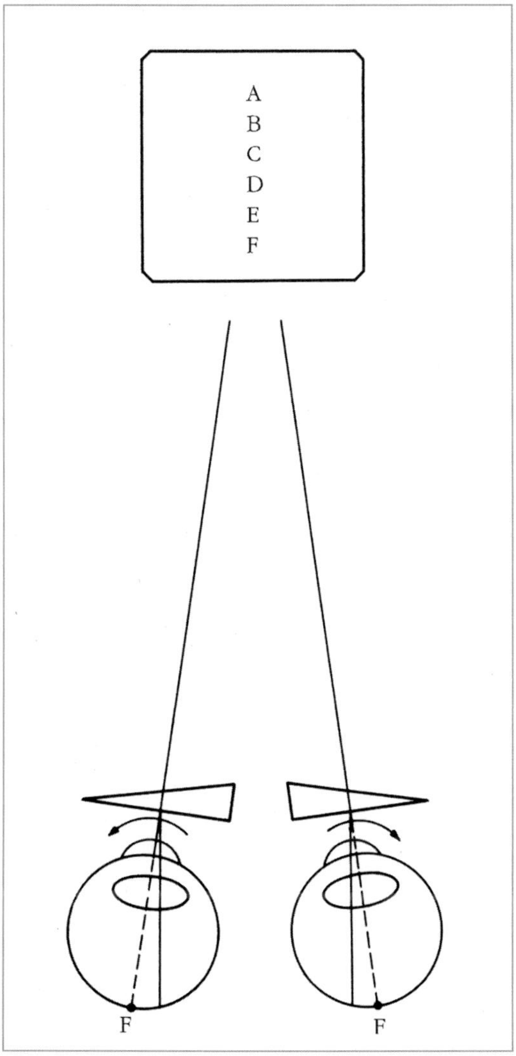

| 그림 243 | 눈모음능력의 측정(원거리 볼 때)

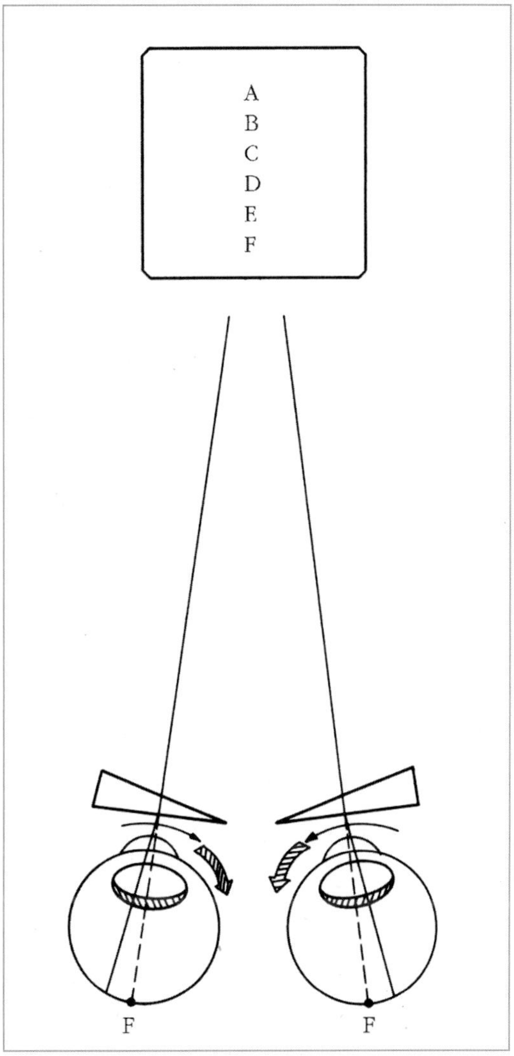

2) 눈모음능력의 측정(5 m B.O limit, 기저외방 프리즘검사)

인간에게는 눈앞의 주시 물체가 희미하게 보이거나 복시로 보이면 싫어하는 본능이 있으므로 두눈에서 외계의 상을 전달받은 대뇌뒤통수엽(후두엽)의 시각영역은 융합운동으로 두 눈의 상을 완전히 합치시키는 양안시를 하게 된다. 이러한 작용으로 이루어지는 양안시를 양안 단일명시라 한다.

양안 단일명시는 선명시(흐림이 없는 상태)와 단일시(복시가 없는 상태)로 분류될 수 있으며 인간은 본능적으로 흐리게 보이는 것보다 복시를 더 싫어하므로 양안 단일시 상태에서 흐림이나 복시가 일어나지 않도록 최대한 노력하면서 움직인다.

그림 243에 나타나 있듯이 기저외방 프리즘의 영향으로 주시 물체는 중심오목에서 귀쪽으로 어긋난 자극을 받게 되어 눈알은 코쪽으로 회전을 강요받게 된다. 눈은 양성융합성눈모음에 의해 가능한한 양안 단일명시를 유지하기 위해서 노력하지만 한계에 도달된 시점에서 프리즘 기저외방을 부가하게 되면 복시가 되므로, 눈모음자극에 의한 조절의 개입을 허용하여 그 결과 조절성눈모음이 생긴다. 이 조절성눈모음이 개입된 시점에서 양안 단일명시를 포기하게 되고, 조절의 영향으로 흐림이 생기게 된다(흐린점). 그러나 이 시점에서는 양안 단일명시가 유지되고 있으며 그러한 부담을 준 부가된 프리즘 기저외방을 없애도록 움직인다. 조절성눈모음의 한계에 도달하는 시점에서는 양안 단일시를 포기하기 때문에 복시가 생기게 된다(분리점)(그림 244).

| 그림 244 | 눈모음 및 눈벌림능력의 측정(정위)

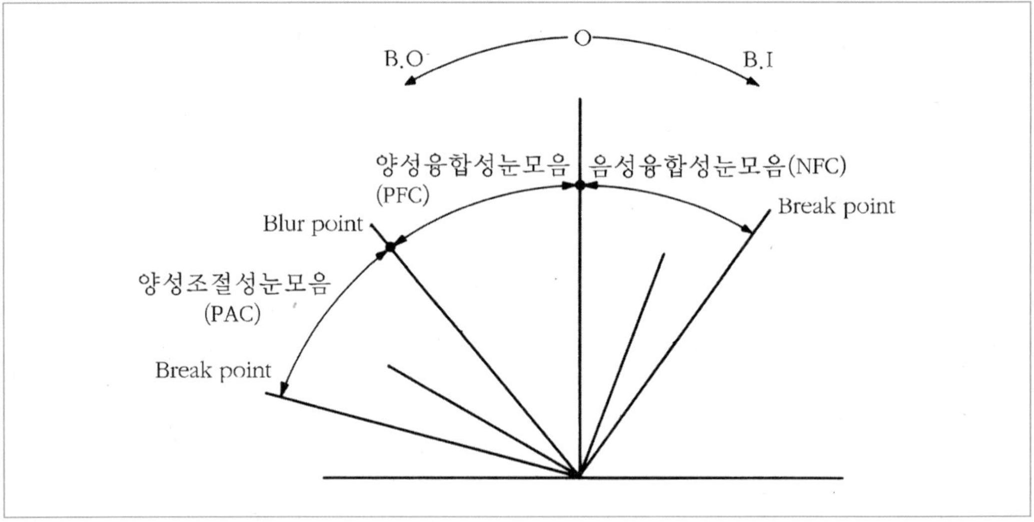

3) 용어 해설

눈모음과 눈벌림의 용어에 대한 여러 가지 설명이 있으나 두 용어의 차이를 명확하게 할 필요가 있다.

(1) **양성(실성, positive)과 음성(허성, negative)**

눈모음에서 사용하는 양성(positive)은 프리즘을 기저외방으로 착용하고 주시물체를 두 눈으로 단일시하기 위하여 눈모음능력을 사용할 때 쓰이는 반면, 음성(negative)은 프리즘을 기저내방으로 착용하고 눈벌림능력을 사용할 때 쓰여진다.

(2) **양성융합성눈모음(Positive Fusional Convergence, PFC, 양성융합성폭주)**

수평사위를 프리즘으로 교정한 위치에서 기저외방 프리즘을 부가하여 눈모음을 시키고 시표를 양안 단일명시할 수 있는 한계점까지를 말한다. 즉, 사위 위치에서 흐린점까지를 말한다. 눈모음능력의 측정은 프리즘 0 눈금의 위치에서 시작하므로 양성융합성눈모음의 양은 눈모음능력에 외사위량을 더하거나 내사위량을 뺀 프리즘량이 된다.

(3) **음성융합성눈모음(Negative Fusional Convergence, NFC, 음성융합성폭주)**

수평사위를 프리즘으로 교정한 위치에서 기저내방 프리즘을 부가하여 눈벌림이 일어나게 하고 시표를 양안 단일명시 할 수 있는 흐린점까지를 말한다. 원거리를 볼 때에는 사위 위치에서 분리점까지를 말한다(그림 245). 이 양은 눈벌림능력에 내사

| 그림 245 | PFC와 NFC

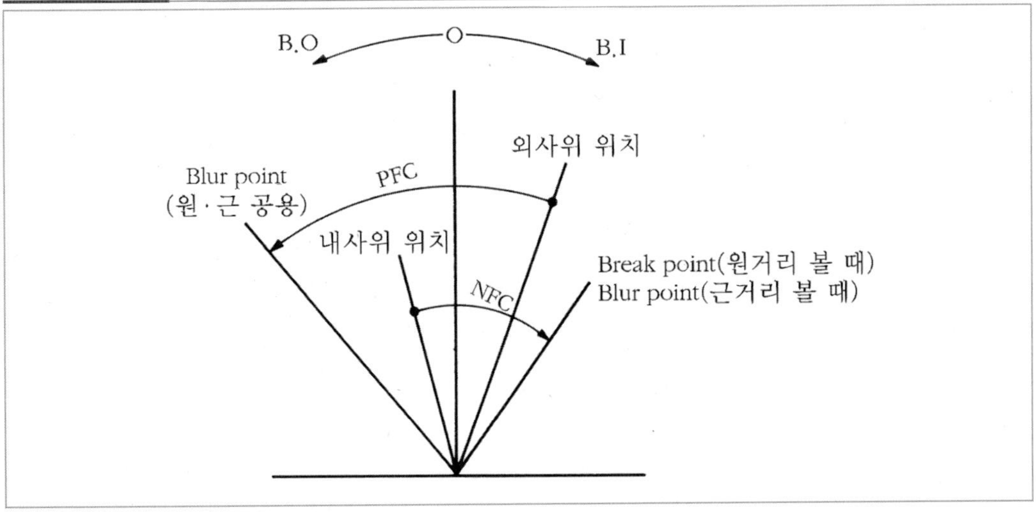

위량을 더하거나 외사위량을 뺀 프리즘량이 된다.

(4) **양성상대눈모음**(Positive Relative Convergence, PRC, **양성상대폭주**)

수평사위량과 관계없이 프리즘 0의 위치에서 기저외방 프리즘을 부가하여 눈모음이 일어나게 하고 시표를 양안 단일명시할 수 있는 한계점까지를 말한다. 즉, 프리즘 0의 눈금에서 흐린점까지이다. 안위가 외사위라면 이를 교정하기 위하여 로타리프리즘에 프리즘이 기저내방으로 들어가 있지만, 그것을 0으로 하기 위해서는 반대방향인 기저외방 프리즘을 부가하여 양안 단일명시의 한계를 구하는 프리즘량은 외사위를 스스로 보정하는 동시에 남아있는 눈모음량을 의미한다. 이 남아있는 눈모음량을 눈모음여력(폭주여력)이라 한다. 즉, 양성상대눈모음량은 눈모음여력이다.

(5) **음성상대눈모음**(Negative Relative Convergence, NRC, **음성상대폭주**)

프리즘 0의 위치에서 기저내방 프리즘을 부가하여 눈벌림을 하게 하여 시표를 양안 단일명시할 수 있는 한계점인 흐린점까지인데, 원거리를 볼 때에는 분리점까지를 말한다. 안위가 내사위라면 이를 교정하기 위하여 로타리프리즘에 프리즘이 기저외방으로 들어가 있지만, 그것을 0으로 하기 위해서는 반대방향인 기저내방 프리즘을 부가하여 양안 단일명시의 한계를 구하는 프리즘량은, 잔존하는 눈벌림량을 의미한다. 이 잔존 눈벌림량을 눈벌림여력(개산여력)이라 한다. 즉, 음성상대눈

| 그림 246 | PRC(눈모음여력)과 NRC(눈벌림여력)

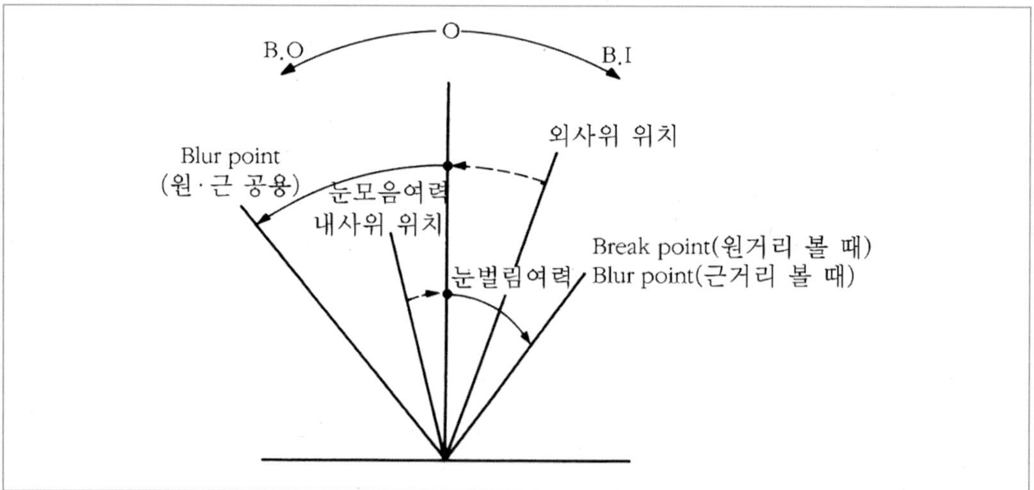

모음량은 눈벌림여력이다(그림 246).

(6) **양성전눈모음**(Positive Total Convergence, PTC, **양성전폭주**)

수평사위에 관계없는 프리즘 0의 눈금에서 프리즘을 기저외방으로 부가하여 눈모음시킨 시표에 대한 양안 단일명시가 가능한 한계점까지를 말한다. 즉, 프리즘 0의 눈금에서 복시가 일어나는 분리점까지를 말한다. 이것은 원거리를 볼 때라면 긴장성, 융합성, 조절성 눈모음이 포함되고, 근거리를 볼 때라면 근접성 눈모음이 포함되는 것이다.

(7) **음성전눈모음**(Negative Total Convergence, NTC, **허성전폭주**)

프리즘 0의 위치에서 기저내방의 프리즘 부가로 눈벌림을 일어나게 하여 시표의 양안 단일명시가 가능한 한계점인 분리점까지를 말한다.

(8) **양성조절성눈모음량**(Positive Accommodative Convergence, PAC, **양성조절성폭주량**)

프리즘 0의 위치에서 기저외방의 프리즘을 부가하여 양안 단일명시의 한계에 도달하면(흐린점), 선명시는 포기하고 양안 단일시를 유지하려고 양성조절성눈모음이 작용하게 되지만 그 한계에 도달하면 포기하게 되어 복시를 일으키게 된다(분리점). 이러한 양성조절성눈모음량은 흐린점에서 분리점까지이다.

| 그림 247 | 용어 정리

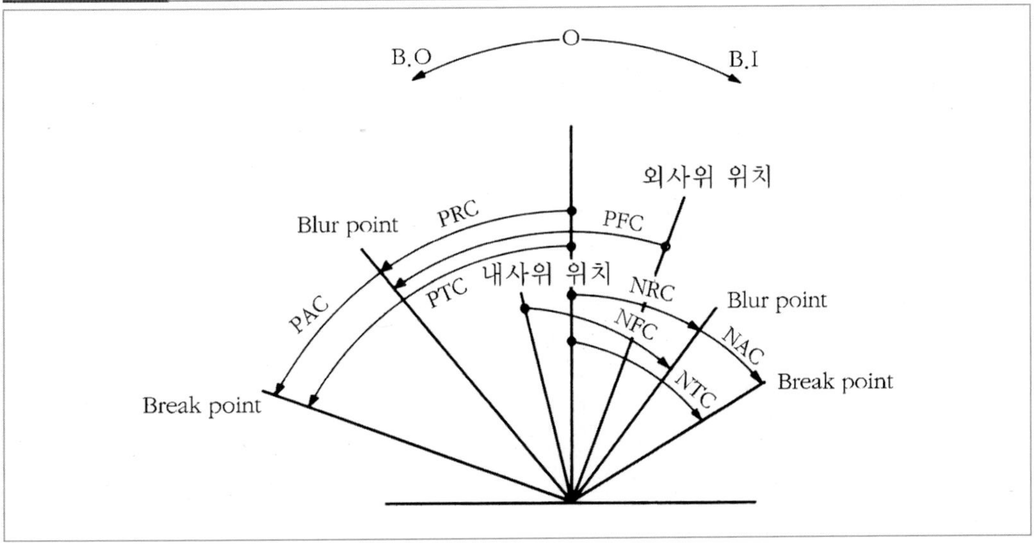

(9) 음성조절성눈모음량(Negative Accommodative Convergence, NAC, 음성조절성폭주량)

프리즘 0의 위치에서 기저내방의 프리즘을 부가하여 양안 단일명시를 할 수 있는 한계점(흐린점)에 도달하면, 선명시를 포기한 양안 단일시를 유지하기 위해서 음성조절성눈모음이 작용하게 되고 그 한계에 이르면 복시를 일으킨다. 단, 원거리를 볼 때에는 흐린점이 없기 때문에 음성조절성눈모음량이 존재하지 않는다.

이상에서 설명한 용어를 그림으로 나타내면 그림 247과 같다.

용어를 더 깊이 이해하기 위하여 예를 들어 설명하면 다음과 같다.

예

■ 원거리 볼 때

- 측정거리 : 5 m, 사위 : 외사위(4△ B.I)

1. 눈모음능력 검사 :
   프리즘 0의 위치에서 프리즘 B.O을 부가하여 흐림이 보인 지점(blur point) : 15△
   복시가 일어난 지점(break point) : 20△
   기록 : 15/20
2. 눈벌림능력 검사 :
   프리즘 0의 위치에서 프리즘 B.I을 부가하여 복시가 일어난 지점(break point) : 9△

풀이

■ 양성상대눈모음량(PRC) : 15△(0에서 blur point까지－눈모음여력)
음성상대눈모음량(NRC) : 9△(0에서 blur point까지, 원거리를 볼 때에는 흐림은 나타나지 않으므로 break point까지이다－눈벌림여력)

■ 양성전눈모음량(PTC) : 20△(0에서 break point까지)
음성전눈모음량(NTC) : 9△(0에서 break point까지)

■ 양성융합성눈모음량(PFC) : 19△(사위 위치에서 blur point까지이며 외사위 때문에 PRC에 사위량을 더한다(15＋4).
음성융합성눈모음량(NFC) : 5△(사위 위치에서 blur point(원거리 볼 때에는 break point)까지이며 외사위 때문에 B.I을 부가하면 외사위는 교정되므로 외사위량을 뺀 만큼이 NFC의 값이 된다(9－4).

■ 양성조절성눈모음량(PAC) : 5△(blur point에서 break point까지, 20－15)
음성조절성눈모음량(NAC) : 0(원거리를 볼 때에는 blur point가 나타나지 않음)

이것을 그림 248에서는 로타리프리즘의 형태로 나타내었고, 그림 249는 그래프를 그리기 쉬운 형태로 나타낸 것이다. 두 그림에서 프리즘의 기저방향이 다르다는 점에 주의해야 한다.

| 그림 248 | 눈모음 및 눈벌림능력(로터리프리즘 이용)

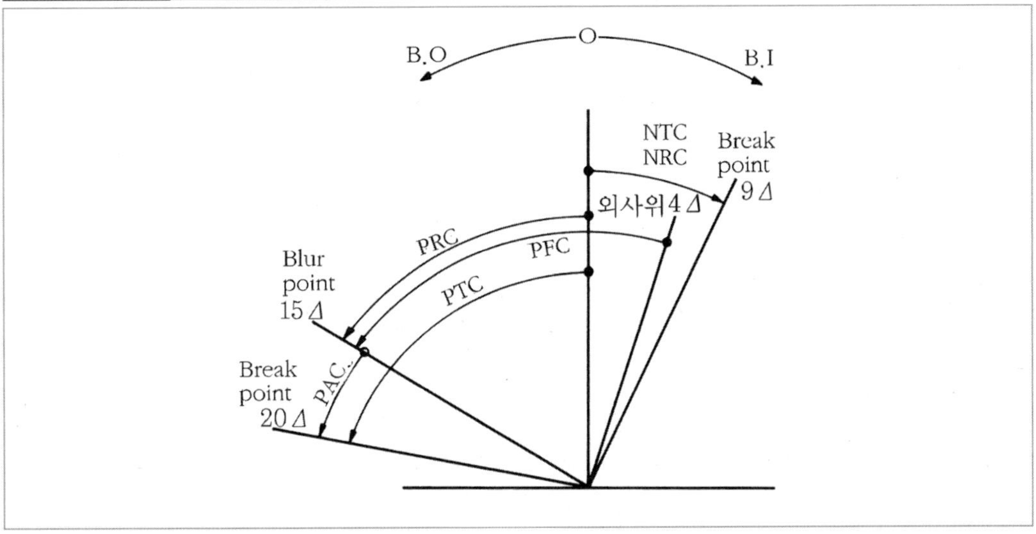

| 그림 249 | 눈모음과 눈벌림의 표시 방법(그래프 이용)

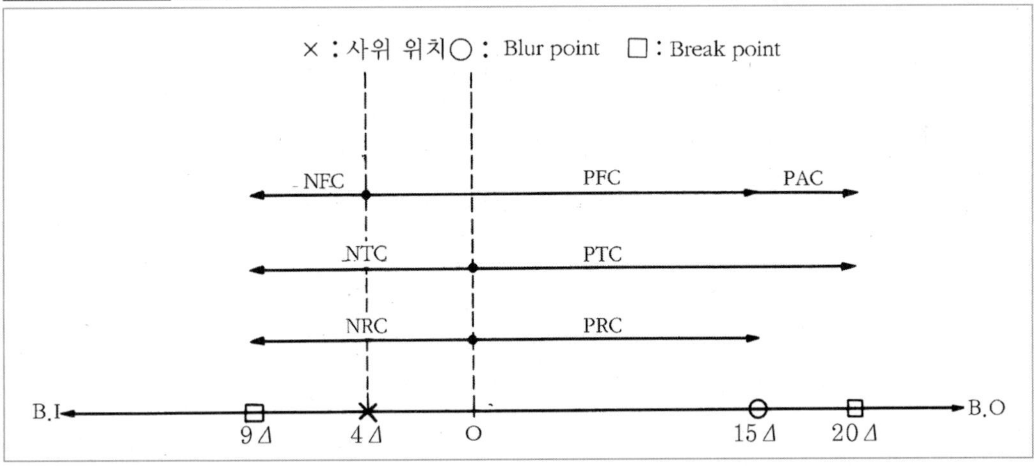

02 근거리를 볼 때의 눈모음 및 눈벌림능력의 측정

1. 검사 순서

- 피검안의 굴절이상을 완전교정하고 40 cm 거리로 포롭터의 P.D를 맞춘 후 0.7 정도의 세로일렬문자시표를 보게 한다.
- 포롭터는 두 눈에 로타리프리즘의 0 눈금이 수직 위치에 오도록 맞춘다.
- 눈벌림능력 측정: 두 눈앞에 있는 로타리프리즘을 동시에 기저내방으로 천천히 회전한다.
- 서서히 프리즘을 기저내방으로 부가하면 어떤 시점에서 세로일렬시표가 흐리게 보이게 된다. 이 점을 흐린점이라 한다.
- 시표를 주시하도록 지시하고 기저내방의 프리즘을 더 부가하면 세로일렬시표가 분리되어 2열로 보이는 분리점에 도달한다.
- 분리점에 도달한 후, 기저내방의 프리즘량을 감소시키면 2열로 보이던 시표가 다시 1열로 보이는 회복점을 얻게 된다.
- 눈모음능력의 측정: 회복점에서 시표를 단일시할 수 있도록 한 후, 기저내방 프리즘 굴절력을 감소시키는 방향으로 천천히 계속해서 로타리프리즘을 기저외방쪽으로 회전하여 기저외방 프리즘을 부가한다.
- 더욱 더 기저외방의 프리즘 굴절력을 부가하면 흐린점 · 분리점 · 회복점을 각각 얻을 수 있다.

2. 눈벌림 및 눈모음능력의 측정으로 흐린점과 분리점이 발생하는 이유

1) 눈벌림능력의 측정(40 cm B.I. limit, 기저내방 프리즘검사)

40 cm거리에서 검사를 하기 때문에 원거리를 볼 때의 검사와는 다음과 같은 차이가 있다.

- 40 cm 거리에 따른 조절을 하고 있다.

| 그림 250 | 40 cm B.I. limit

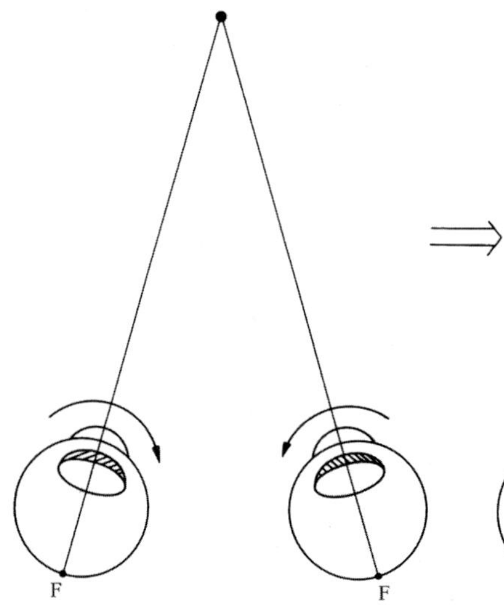

눈모음 : 조절성 + 근접성
조절 : 40 cm를 명시하기 위하여 조절이 관여

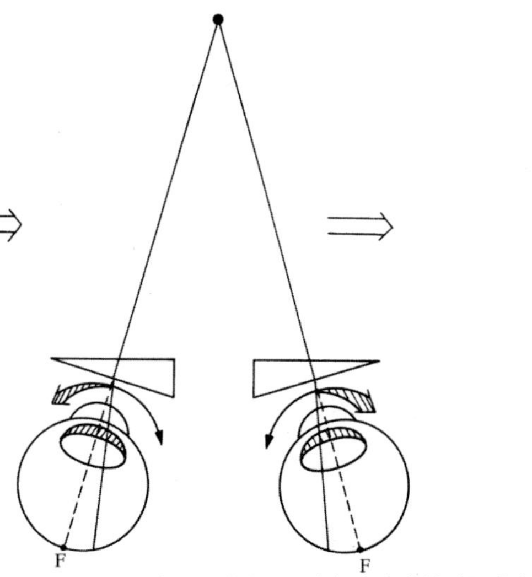

눈모음 : 조절성 + 근접성 + 음성융합성(융합성눈벌림)
조절 : 40 cm를 명시하기 위하여 조절이 관여

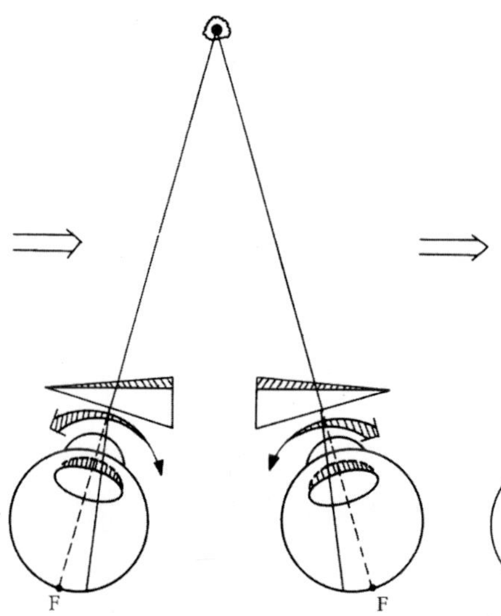

눈모음 :
- 음성융합성눈모음이 한계에 도달한다
- 조절성눈모음은 조절의 해제에 수반하여 음성조절성눈모음이 일어나 양안단일시를 유지하려고 노력한다.
- 근접성눈모음은 이완되려는 움직임이 생긴다.

조절 : 40 cm를 명시하기 위하여 조절이 관여하고 있으며 음성융합성눈모음의 한계에 도달한 시점에서 명시를 포기한다. 조절을 해제시켜서 음성조절성눈모음을 일으켜 단일시를 하려고 하기 때문에 시표가 흐림을 수반한다.

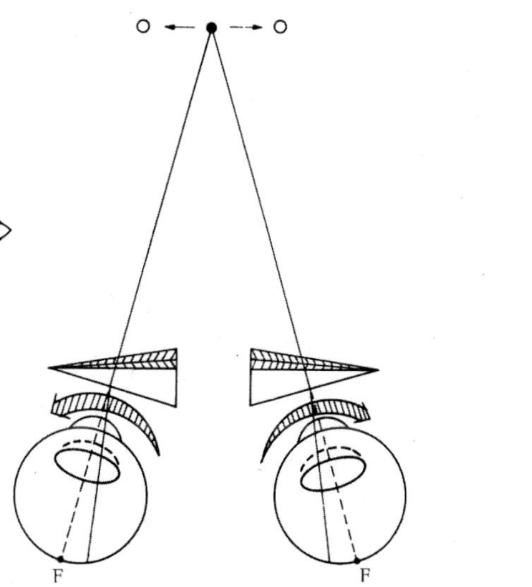

조절 · 눈모음: 조절의 해제도 한계에 도달됨에 따라 양안단일시를 포기하게 되어 복시가 나타난다.

■40 cm에 따른 조절성눈모음이 일어나고 있다.

■40 cm를 보고 있기 때문에 근접성눈모음이 관여하고 있다.

이 상태에서 그림 250과 같이 로타리프리즘을 기저내방으로 부가하면서 측정하면 프리즘 기저내방의 영향으로 눈알은 바깥쪽으로 회전하게 된다. 눈은 음성융합성눈모음(융합성개산) 및 근접성눈모음을 일으켜 양안 단일명시를 유지하려고 그 한계까지 노력하지만 한계에 도달하게 되면, 조절을 이완시켜 조절성눈모음이 해제되어(음성조절성폭주), 눈벌림을 하게 되므로 시표에 대한 흐림이 생기는 것이다(흐린점).

프리즘을 부가함에 따라 조절성눈모음의 해제(음성조절성폭주) 즉, 한계에 도달하면 단일시를 포기하게 되어 복시가 생기게 된다(분리점).

그러나 드물게는 흐린점이 생기지 않고 분리점을 호소하는 피검자도 있으며, 이것은 근시안이 교정안경을 사용하지 않는 사람, 노안으로 조절력이 쇠약한 사람, 눈모음 및 눈벌림능력이 매우 약한 사람들에게서 볼 수 있다.

2) 눈모음능력의 측정(40 cm B.O limit, 기저외방 프리즘검사)

눈모음능력의 측정에서 흐린점 및 분리점이 나타나는 이유는 원거리를 볼 때의 설명과 같다. 즉, 프리즘을 기저외방으로 부가함에 따라 양성융합성눈모음 및 근접성눈모음으로 가능한한 양안 단일명시를 유지하려고 한계까지 노력하지만, 그 한계에 도달한 시점에서 발생되는 복시를 싫어하기 때문에 눈모음자극에 의한 조절의 개입 때문에 흐림이 생기게 된다. 결국 프리즘의 부가에 따라 조절에 수반되는 양성조절성눈모음을 개입시켜 양안 단일시를 유지하려는 노력이 그 한계에 도달하게 되면 양안 단일시를 포기하게 되어 복시가 생기게 된다(그림 251).

내용을 이해하기 쉽게 하기 위하여 예를 들어 설명하면 다음과 같다(그림 252).

▌예▐

■근거리를 볼 때

- 측정거리 : 40 cm, 사위 : 내사위(6△ B.O)

1. 눈모음능력 검사 :

   프리즘 0의 위치에서 프리즘 B.O을 부가하여 흐린점이 나타남 : 20△

| 그림 251 | 40 cm B.O. limit

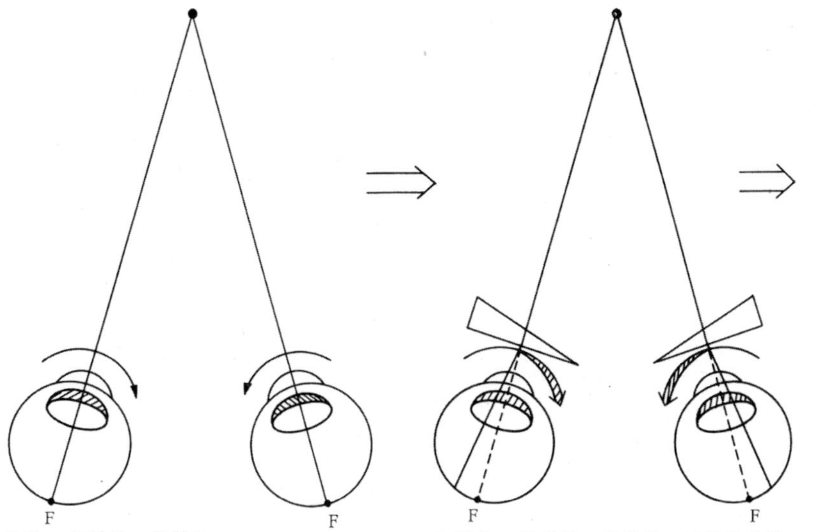

눈모음 : 조절성 + 근접성
조절 : 40 cm를 명시하기 위하여 조절이 관여

눈모음 : 조절성 + 근접성 + 양성융합성
조절 : 40 cm를 명시하기 위하여 조절이 관여

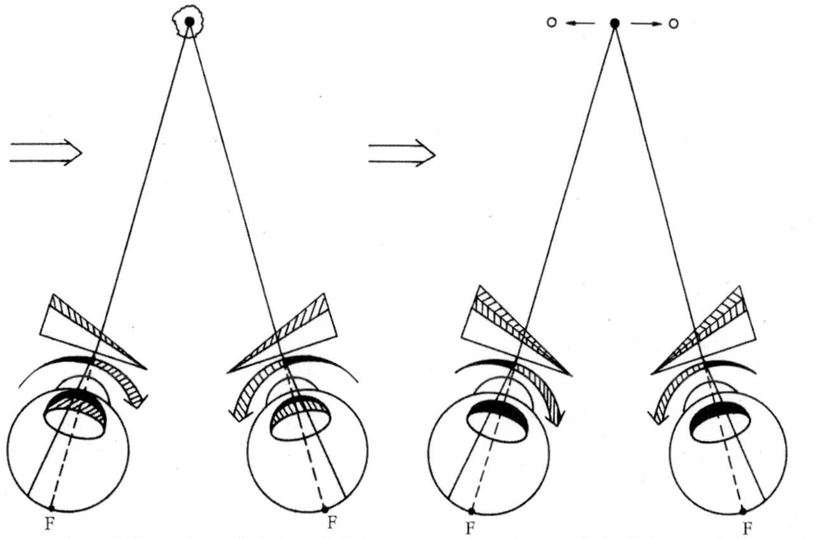

눈모음 : · 양성융합성눈모음이 한계에 도달한다
· 조절성눈모음은 조절을 개입시켜 양성 조절성눈모음이 일어나 양안 단일시를 유지하려고 노력한다.
· 근접성눈모음도 하려고 한다

조절 : 40 cm을 명시하기 위하여 조절도 그에 상응하는 만큼 움직이고 있으며, 양성융합성눈모음의 한계에 도달한 시점에서 명시를 포기한다. 조절을 더 개입시켜서 양성조절성눈모음을 하여 단일시를 하려고 하기 때문에 흐림을 수반한다.

조절 · 눈모음 : 조절의 개입도 한계에 도달됨에 따라 양안 단일시를 포기하게 되어 복시가 나타난다.

분리점이 나타남 : 32△
기록 : 20/32

2. 눈벌림능력 검사 :
   프리즘 0의 위치에서 프리즘 B.I을 부가하여 흐린점이 나타남 : 12△
   프리즘 0의 위치에서 프리즘 B.I을 부가하여 분리점이 나타남 : 18△
   기록 : 12/18

풀이

- 양성상대눈모음량(PRC) : 20△(0에서 blur point까지)
  음성상대눈모음량(NRC) : 12△(0에서 blur point까지−눈벌림여력)
- 양성전눈모음량(PTC) : 32△(0에서 break point까지)
  음성전눈모음량(NTC) : 18△(0에서 break point까지)
- 양성융합성눈모음량(PFC) : 14△(사위 위치에서 blur point까지, 20−6)
  음성융합성눈모음량(NFC) : 18△(사위 위치에서 blur point까지, 12+6)
- 양성조절성눈모음량(PAC) : 12△(blur point에서 break point까지, 32−20)
  음성조절성눈모음량(NAC) : 6△(blur point에서 break point까지, 18−12)

| 그림 252 | 눈모음과 눈벌림의 표시 방법(근거리)

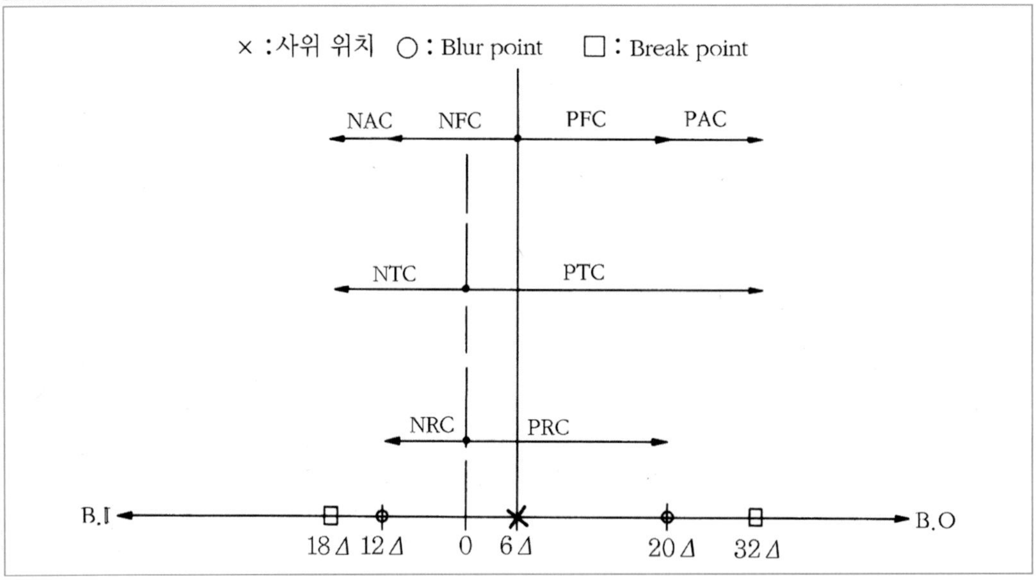

3) 눈벌림 및 눈모음능력을 측정할 때의 주의점

여러 요인에 의해 프리즘의 끌림운동 측정값이 변하므로 검사자는 이 점을 충분히 이해하고 검사를 실시하는 것이 매우 중요하다.

- 측정값은 검사자의 유도나 피검자의 노력 등 집중력에 의한 영향이 있을 수 있으므로 적절한 지시를 해야 한다.
- 피검자의 시야 안에는 광원 또는 움직이는 물체를 제거하여 융합이 방해를 받지 않도록 한다.
- 포롭터와 시표가 평행이 되도록 맞춘다
- 포롭터의 광학중심과 동공중심을 반드시 일치시켜서 검사한다. 특히 강도 굴절이상 및 부등시에서는 주의가 필요하다.
- 정점간거리(V.D.)를 유지하도록 해야 한다. 정점간거리가 길어지면 시야가 좁아져서 측정값에 영향을 주므로 주의한다.
- 프리즘을 부가할 때 빠른 속도로 하면 정확한 검출이 불가능하므로, 2△/초 정도가 적당하다.
- 각종 검사를 연속적으로 실시하면 피검자에게 피로감을 유발시키므로 적당한 휴식을 취하도록 하는 것이 중요하다.
- 글자 시표를 사용하면 주시점에 대한 집중력을 잃게 되므로 반드시 수직일렬 또는 수평일렬시표를 사용한다.
- 시표의 크기에 의해 측정값이 영향을 받으므로 주의해야 한다. 일반적으로 0.7 시표가 적당하다.
- 잠복사위의 양과 질은 측정 결과에 영향을 미칠 수 있으므로 한 눈 가림을 20 ~ 30분 정도 한 후에 실시하면 안정된 결과가 나온다. 또한 사위 검사 후 눈모음 및 눈벌림능력의 측정 순서는 일관성을 유지해야 한다.

03 수직눈벌림능력의 측정

수직사위 검사에서 수직사위가 검출되면 그 확인의 의미와 실제 대처 방법을 생각하는 의미로 수직방향의 눈벌림능력을 측정한다.

수직눈벌림능력의 측정은 수평방향의 눈모음이나 눈벌림의 측정과는 달리 조절의 관여가 없으므로 흐린점이 없고 그 힘도 매우 약하다.

실제 측정 방법에 들어가기 전에 제 2 장의 눈알운동을 한번 더 복습하고 수직 끌림운동에 관계하는 눈알운동에 관해서도 다시 한번 간단히 설명하고자 한다.

1. 수직운동에 관계하는 눈알운동

두눈의 눈알운동은 한눈 운동의 조합으로 일어나며 두 눈에서 같은 정도로 운동한다. 두눈 운동에는 동향운동(version)과 이향운동(vergence)이 있다. 동향운동은 오른쪽과 왼쪽을 볼 때와 같이 두눈이 같은 방향으로 움직이는 운동을, 이향운동은 두눈 모두 반대방향으로 움직이는 운동을 말한다. 여기에서는 동향운동에 대해서는 생략하고 이향운동에 대해서 설명하고자 한다(그림 253).

이향운동에는 일상 행해지고 있는 눈모음과 눈벌림 외에 수직사위 또는 눈앞에 수직 프리즘을 착용시켰을 때 일어나는 수직눈벌림운동이 있다.

| 그림 253 | 동향운동과 이향운동

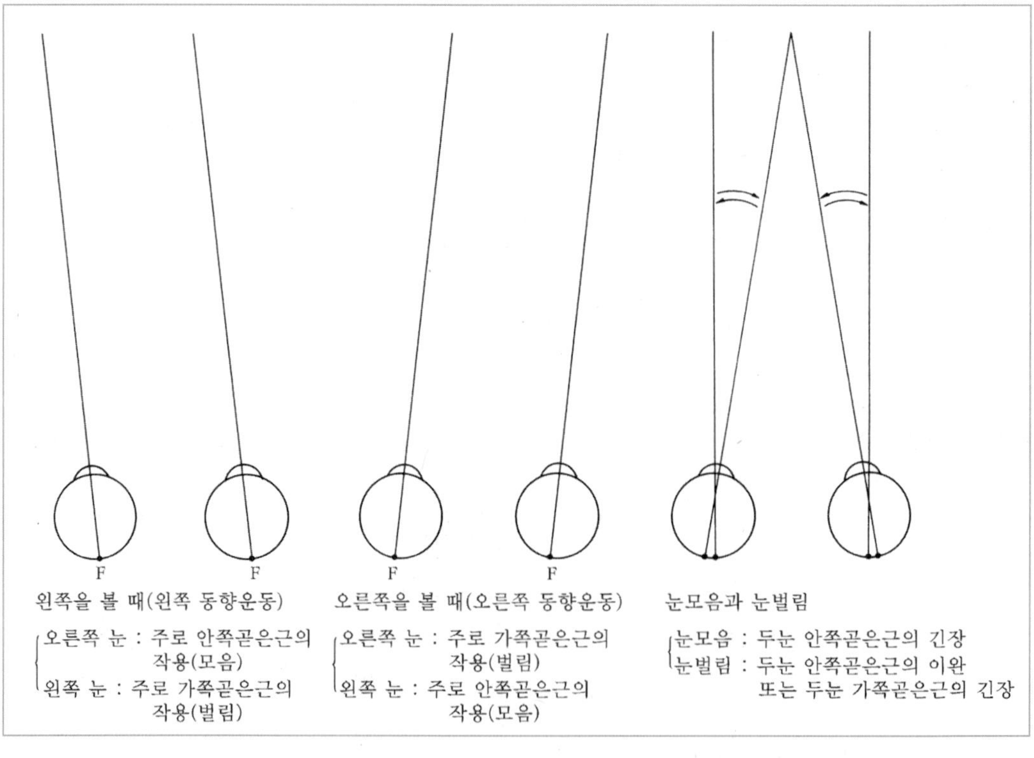

눈알의 주요 운동에서 안근의 공동관계 및 길항관계는 표 27에 나타나 있다. 올림(상전)할 때는 두 눈의 위곧은근(상직근)와 아래빗근(하사근)이, 내림(하전)할 때에는 아래곧은근(하직근)과 위빗근(상사근)이 공동작용을 한다.

표 27 주요 운동에서 안근의 공동 및 길항관계

방 향	공 동	길 항
모음(내전)	**안쪽곧은근(내직근)**	**가쪽곧은근(외직근)**
	위곧은근(상직근)	아래빗근(하사근)
	아래곧은근(하직근)	아래빗근(하사근)
벌림(외전)	**가쪽곧은근(외직근)**	**안쪽곧은근(내직근)**
	위빗근(상사근)	위곧은근(상직근)
	아래빗근(하사근)	아래곧은근(하직근)
올림(상전)	**위곧은근(상직근)**	**아래곧은근(하직근)**
	아래빗근(하사근)	위빗근(상사근)
내림(하전)	**아래곧은근(하직근)**	**위곧은근(상직근)**
	위빗근(상사근)	아래빗근(하사근)

그림 254에 나타나 있는 것처럼 왼쪽 눈 상사위인 경우에 가림법(cover test)으로 왼쪽 눈을 가리면 가려진 왼쪽 눈은 안정위상태에서 올림(supraduction)을 하고, 오른쪽 눈을 가리면 오른쪽 눈은 내림(infraduction)을 한다. 가림을 제거하면 눈알은 정위상태를 유지하고 있다. 이러한 정위상태를 유지하는 것은 그림 254에서 알 수 있듯이 왼쪽 눈은 가림을 제거하는 순간, 왼쪽 눈의 아래곧은근과 위빗근의 작용으로 주시점을 주시하려고 내림하는 동시에 오른쪽 눈도 헤링의 법칙(Hering's law : 눈알운동을 할 때 중추에서 보내지는 신경 충격량은 그 방향에 따라 수축하는 근과 다른쪽 눈의 근에 전달되는 양이 같다)에 따라 내림을 한다. 복시를 방지하기 위하여 위곧은근과 아래곧은근이 작용함에 따라 올림을 하여 두 눈 공동으로 주시점을 주시하게 된다. 그림 256에 나타나 있는 수직눈벌림능력의 측정에서도 마찬가지이다. 눈앞에 프리즘을 기저상방으로 부가하면 왼쪽 눈은 내림을 하지만 오른쪽 눈은 올림을 하여 융합하려고 노력하다가 그 한계에 도달하게 되면 복시가 일어난다.

따라서 왼쪽 눈에 프리즘 기저상방을 착용하여 수직눈벌림능력을 측정한다고 하는 것은 왼쪽 눈을 내림시키는 한계 즉, 오른쪽 눈을 올림시키는 한계를 측정한다는 의미가 된다. 또 왼쪽 눈에 프리즘 기저하방을 착용한다는 것은 왼쪽 눈을 올림시키는 한계 즉, 오른쪽 눈을 내림시키는 한계를 나타내는 의미가 된다(그림 257).

| 그림 254 | 교대가림검사(ACT)에 의한 수직사위

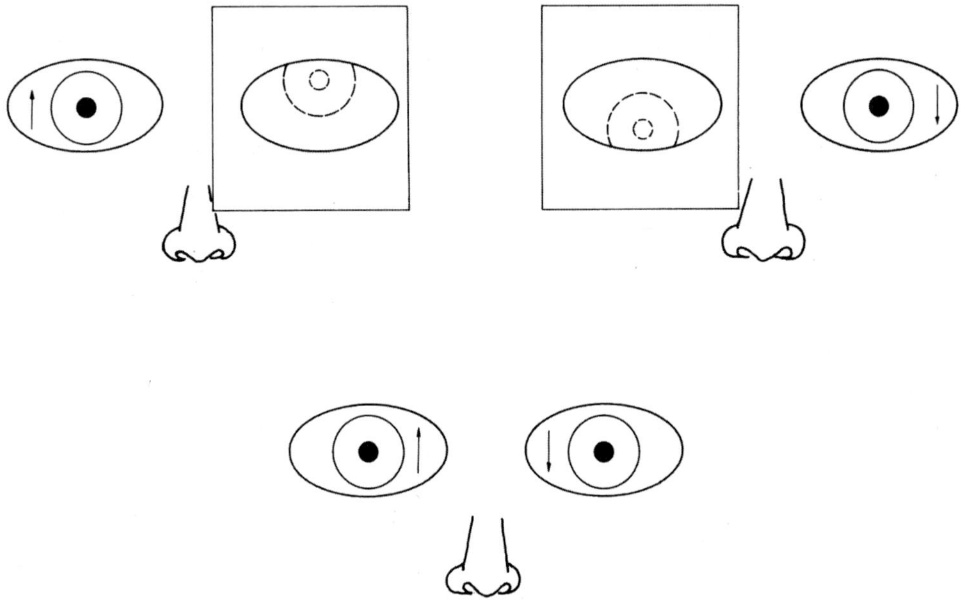

(왼쪽 눈 상사위로 인하여 왼쪽 눈은 내림을 하고 오른쪽 눈은 올림을 한다)

| 그림 255 | 왼쪽 눈 상사위에서의 수직눈알운동

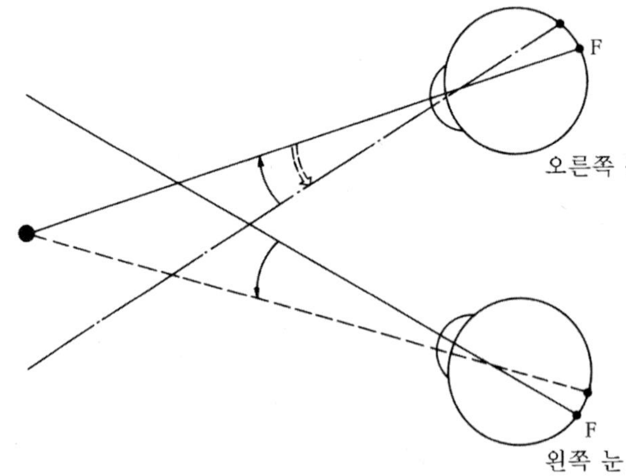

(왼쪽 눈은 내림을 하지만 오른쪽 눈은 올림을 하여 융합하려고 한다)

| 그림 256 | 수직눈벌림능력의 측정

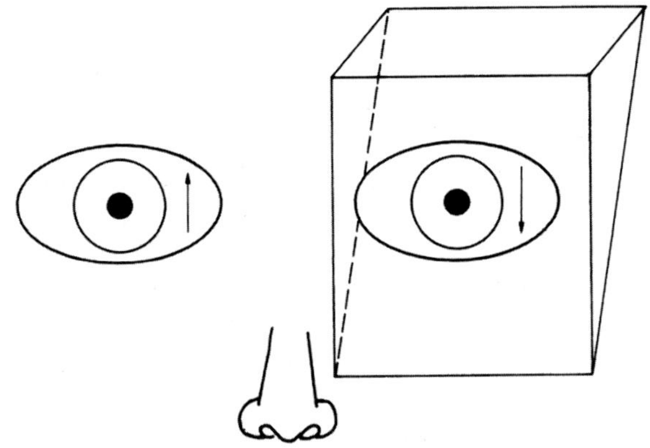

| 그림 257 | 수직눈벌림능력의 측정에 의한 수직눈알운동

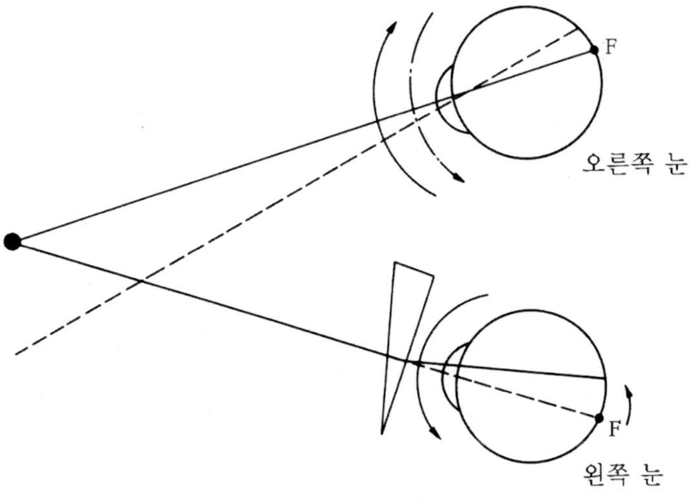

(왼쪽 눈은 내림을 하지만 오른쪽 눈은 올림을 하여 융합하려고 한다)

2. 원거리를 볼 때의 수직눈벌림능력 검사할 때의 순서

- 피검안의 굴절이상을 완전교정한다.
- 원거리 5 m에서 피검사자에게 0.7시표의 수평일렬문자시표를 보게 한다(그림 259).

| 그림 258 | 수직눈벌림운동의 측정

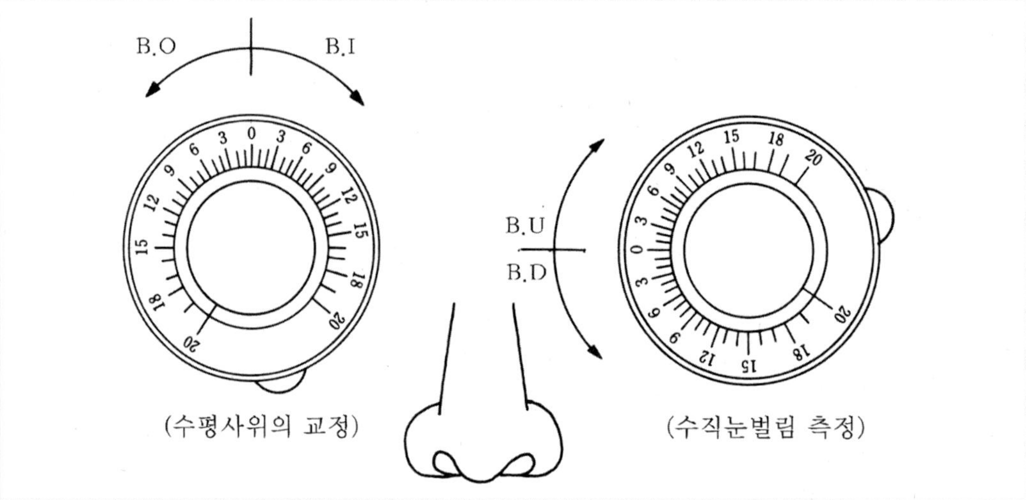

| 그림 259 | 수직눈벌림운동에 사용하는 수평일렬 시표

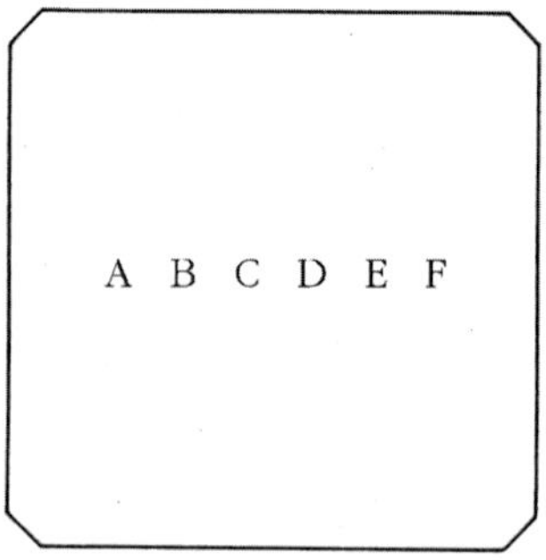

- 포롭터의 로타리프리즘을 오른쪽 눈에는 수평사위의 교정에 필요한 프리즘 굴절력을 가입하고, 왼쪽 눈에는 로타리프리즘의 0 눈금이 수평 위치에 오도록 맞춘다.
- 시표를 주시시키고 왼쪽 눈 앞에 있는 로타리프리즘을 기저상방쪽으로 서서히 부가하여 시표가 이중으로 보이는 점을 구한다(분리점, 그림 258).
- 그 위치에서 반대방향으로 프리즘을 회전하여 시표가 다시 양안 단일시되는 회복점을 구한다. 만약 복시가 생긴 지점이 4△, B.U이고, 회복점이 2△ B.U이라면 4/2라고 기록한다(그림 260).

이것은 앞에서 설명한 바와 같이 왼쪽 눈을 기저상방 프리즘으로 내림시키는 한계이며 또한 오른쪽 눈을 올림시키는 한계이기도 하다. 일반적으로 수직사위의 표현은 상방을 우선으로 사용하므로 오른쪽 눈 위쪽눈벌림능력(상방개산력)이라 한다(그림 261).

| 그림 260 | 수직눈벌림능력의 표시 방법

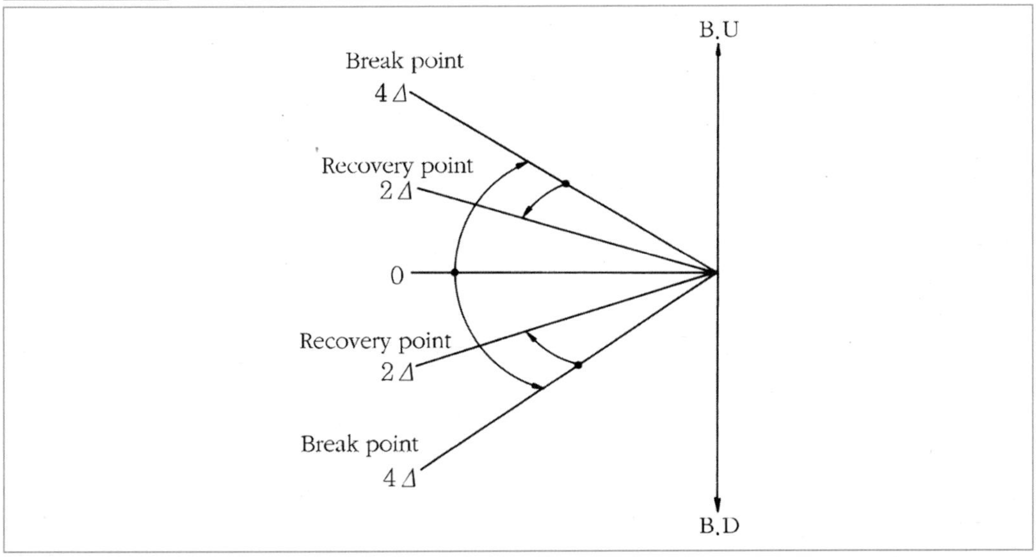

| 그림 261 | 오른쪽 눈 위쪽눈벌림능력의 측정

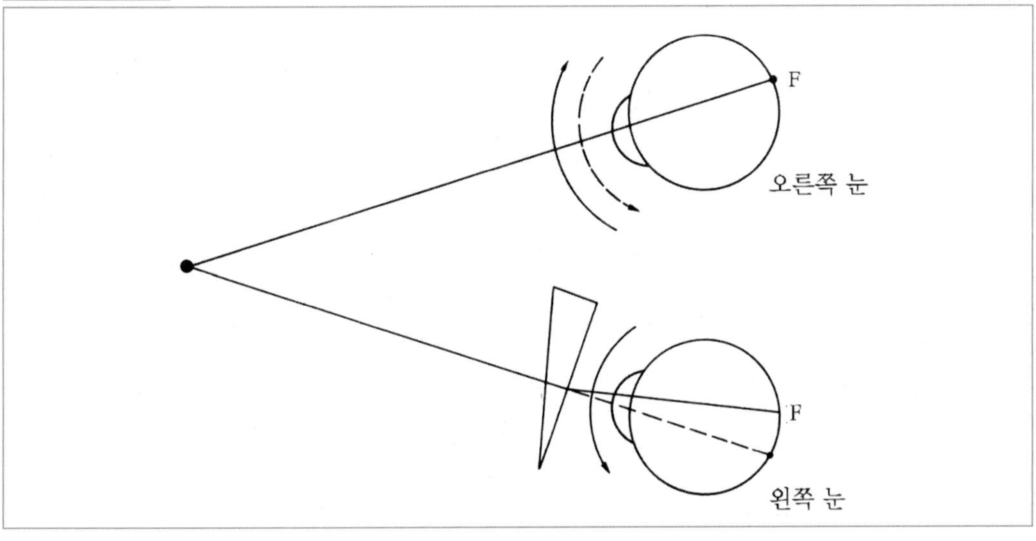

■ 계속하여 왼쪽 눈은 프리즘을 기저하방으로 하여 같은 방법으로 측정한다. 이 경우에는 왼쪽 눈 위쪽눈벌림능력(상방개산력)이라고 한다.

다른 주장을 제기하는 학자도 있지만 임상적으로 오른쪽 눈이 위쪽눈벌림운동과 왼쪽 눈 아래쪽눈벌림운동, 왼쪽 눈의 위쪽눈벌림운동과 오른쪽 눈 아래쪽눈벌림운동의 정도는 모두 같다는 전제하에서 한쪽 눈만 측정한다(그림 262).

| 그림 262 | 왼쪽 눈 위쪽눈벌림능력의 측정

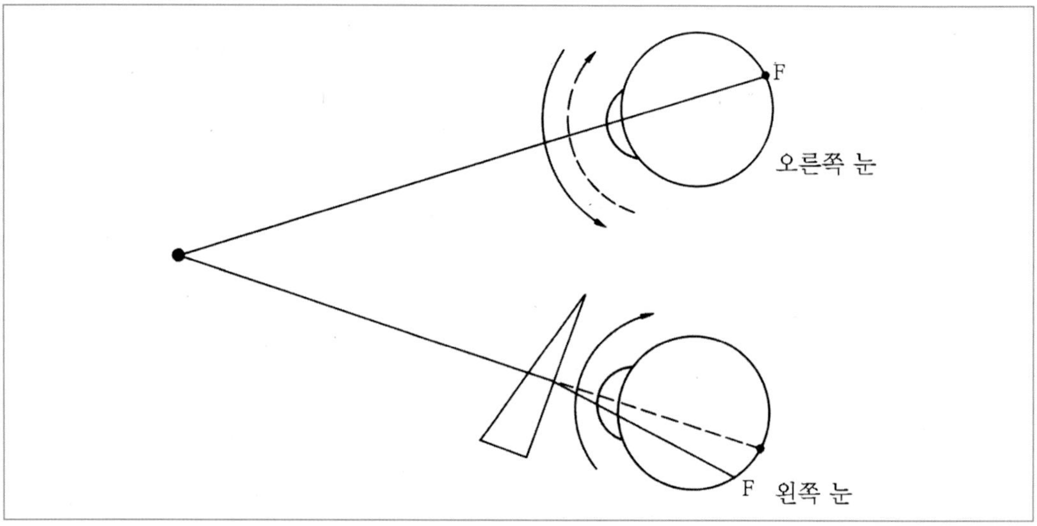

일반적으로 수직사위가 존재하지 않으면 이러한 두 값의 크기는 같은 값을 나타낸다.

만약 오른쪽 눈 위쪽눈벌림능력이 7/4, 왼쪽 눈 위쪽눈벌림능력이 3/2와 같이 서로 다른 결과가 나올 경우에는 두 눈의 복시가 생기는 프리즘 굴절력 차이값의 1/2 정도 수직사위의 존재를 예측할 수 있다. 이 경우에는 $(7-3)/2 = 2\triangle$이므로 약 $2\triangle$의 오른쪽 눈 상사위로 추정할 수 있다(그림 263).

이와 같은 수직사위의 증명으로 잠복해 있는 수직사위를 발견할 수 있다. 이것은 앞에서 설명하였듯이 프리즘 기저하방 또는 기저상방을 부가하여 얻어지는 수직 눈벌림능력은 같다는 가정하에서, 부가할 수 있는 프리즘굴절력이 많은 방향은 그 눈에 부가되는 기저방향에서 교정되어야 할 수직사위가 존재하고 있음을 나타낸다.

3. 근거리를 볼 때 수직눈벌림능력의 측정 순서

수직눈벌림능력의 검사는 원거리를 볼 때와 방법은 같고 검사거리만 다르므로 생략

| 그림 263 | 수직눈벌림능력의 표시

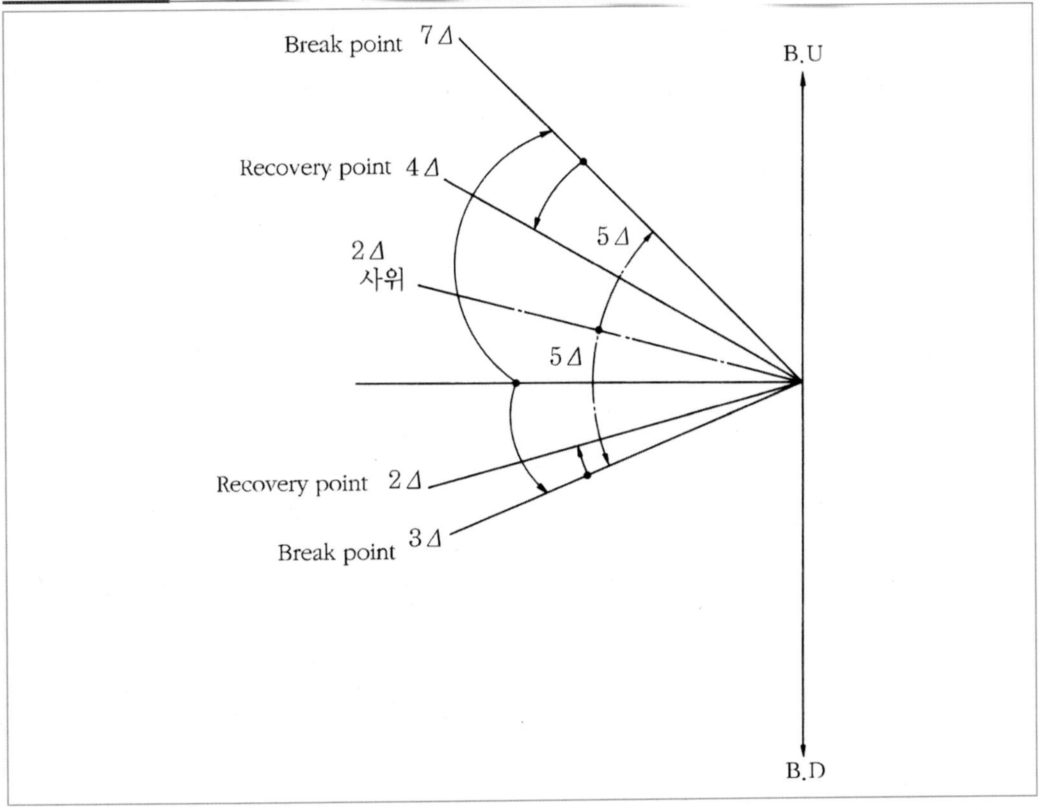

한다.

사위와 융합여력의 관계는 오른쪽 눈 상사위는 왼쪽 눈 위쪽눈벌림여력(상방개산여력)으로 보완되며, 왼쪽 눈 상사위는 오른쪽 눈 위쪽눈벌림여력으로 보완된다. 그러나 수직방향의 여력은 수평방향에 비해 매우 작으므로 수직사위는 피로해지기 쉽다.

04 조절래그(Accommodation lag)

1. 조절자극과 조절반응

1) 조절래그

눈앞의 한 점에 초점을 맞추는데 필요한 조절을 조절자극이라 하며 초점거리의 역수로 나타낸다.

예를 들면, 눈앞 40 cm의 물체를 보기 위해서는 2.5D(1/0.4 m)가 조절자극이 된다. 그러나 실제 주시거리에 따르는 조절자극에 대한 조절반응은 조절자극과 일치하지는 않는다. Sheard는 20 ~ 25세에서는 평균적으로 S+0.50 ~ +0.75D 조절반응이 조절자극에 비해 적다고 주장하였다. 이러한 조절자극에 대한 조절반응의 차이를 조절래그라고 한다(그림 264).

| 그림 264 | 조절래그

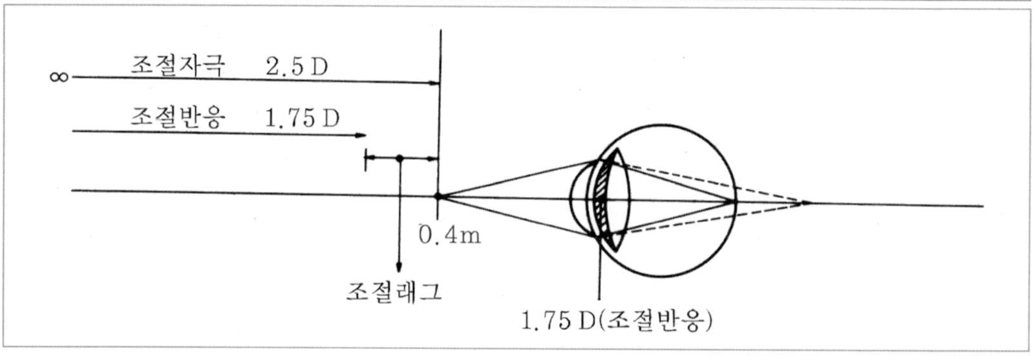

조절래그의 크기는 주로 눈의 초점심도에 따라 변한다. 즉 동공이 작으면 초점심도가 깊어지기 때문에 조절래그는 커지고, 동공이 커지면 초점심도가 얕아져 망막 위의 흐림 정도가 증가하므로 이러한 흐림을 적게 하기 위해서 조절래그는 감소한다(그림 265).

이와 같은 눈의 조절기능은 초점심도와 관계가 깊다.

조절의 목적은 일반적으로 망막 위에 선명한 상을 맺기 위한 것이라고 할 수 있으며, 조절래그가 존재하는 것은 망막 위에 어느 정도 흐린 상이 맺힌다는 것을 의미한다. 즉,

조절 메커니즘은 어떤 한계량의 흐림을 수반한 망막 상을 흐림의 정도가 그 이상 되지 않도록 조정하는 것이라고 할 수 있다.

| 그림 265 | 동공의 크기와 초점심도

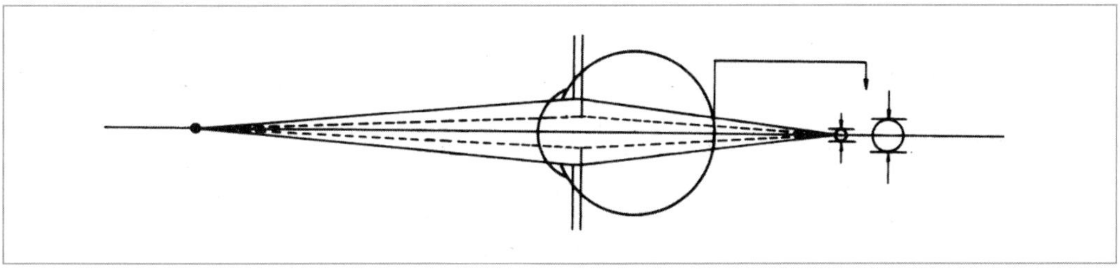

2) AC/A 비의 신뢰성

조절 변화에 수반하여 생기는 조절성눈모음을 수량적으로 표시한 것이 AC/A 비이다.

AC/A 비는 1.0 D의 조절에 대한 조절성눈모음량이다. 그러나 AC/A 비를 측정할 때 50 cm를 보고 있을 때 실제로 2.0 D의 조절을 하고 있는지 또는 눈앞에 S−2.00 D의 렌즈를 가입했을 때 실제로 2.0 D의 조절을 하고 있는지의 여부를 확인할 수 없다. 그러므로 이론적인 조절자극을 기준으로 한 AC/A 비를 자극 AC/A 비(stimulus AC/A ratio), 실제 조절반응을 기준으로 한 AC/A 비를 반응 AC/A 비(respones AC/A ratio)라고 구별하기도 하지만, 임상적으로는 실제 조절량을 고려하기 어려우므로 일반적인 AC/A 비는 자극 AC/A 비를 의미한다. 그러므로 자극 AC/A 비에 절대적인 신뢰성을 둘 수 없다는 점에도 주의하여야 한다.

2. 조절래그의 측정

타각적인 조절래그의 측정에는 검영법이 사용되며, 자각적인 측정에는 교차원주렌즈(crosscylinder lens)를 이용한다.

조절래그의 양은 항상 일정한 것이 아니라 변화한다. 조절반응량은 여러 가지 요인에 의해 영향을 받는다. 예를 들면, 수험생과 같이 계속해서 가까운 것을 보는 경우와 그렇지 않은 경우, 눈앞에 어떤 한 점을 볼 때 자연스럽게 보는지 또는 주시하려고 노력하는지에 따라서 다르며, 밝기의 차이, 시표의 콘트라스트(contrast), 시표까지의 거리 등에 따라서도 다르다. 그러나 조절자극이 변동적으로 작용하면 조절래그의 측정이 곤란하므로 어떤 일정한 조절자극의 조건하에서 조절래그를 측정하여야 한다.

자각적 측정방법으로는 노안교정에서 사용하는 근용 십자검사가 다음과 같은 이유로 가장 안정되어 있다고 할 수 있다.

- 눈앞에 교차원주렌즈를 착용시키면 인위적으로 혼합성난시 상태가 되므로 초점을 맞추기 어렵게 되어 조절반응을 억제한다.
- 문자 또는 숫자시표를 사용하는 것과 달리 십자시표는 조절반응이 일어나기 어렵다.
- 낮은 조도에서 검사하므로 조절반응을 억제한다.
- (+)구면렌즈 가입에 의해 운무상태가 되므로 조절반응이 억제된다.

이와 같이 조절반응을 억제하여 조절을 안정시킨 상태에서 측정하는 것이 신뢰할 수 있는 결과를 구할 수 있다.

1) 조절래그 측정 원리

(1) 교차원주렌즈의 구조

강주경선과 약주경선 굴절력의 절대값은 같고 부호를 달리한 렌즈를 교차원주렌즈라고 하며 1894년에 Stoke가 처음으로 고안하였으나 이것에 손잡이를 붙여 난시검사에 널리 보급한 사람은 Jackson(1983~1930)이므로, Jackson의 교차원주렌즈라고 한다.

이 교차원주렌즈의 구조는 (±)원주렌즈가 한 조로 두 개의 축방향은 서로 직교하며 그 굴절력의 절대값이 같으므로(그림 266) 두 축의 중간축인 45°에서 굴절력은 0 D가 되고 이 위치에 손잡이가 부착되어 있다(그림 267).

이와 같은 교차원주렌즈를 완전교정된 눈에 착용하면 그림 268과 같다. 예를 들면, 완전교정된 눈에 Cr±0.50 D를 착용하면 수직경선은 +0.50 D 만큼 강하게 굴절되고, 수평경선은 0.50 D 만큼 약하게 굴절된다. 즉, S+0.50 D ⊂ C−1.00D, Ax 90°의 혼합성 직난시 상태가 되어 최소착란원이 망막에 위치하므로 십자시표의 가로선과 세로선 모두 같은 진하기로 흐리게 보인다.

| 그림 266 | Cr±0.50D의 교차원주렌즈

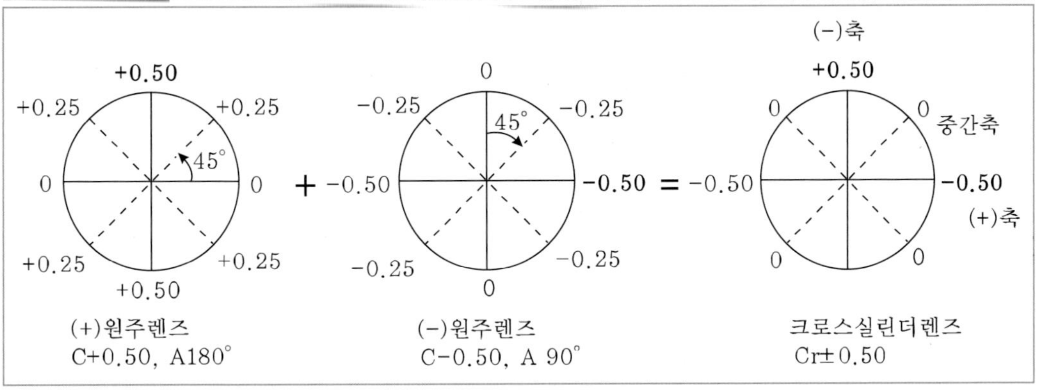

| 그림 267 | 교차원주렌즈의 반전

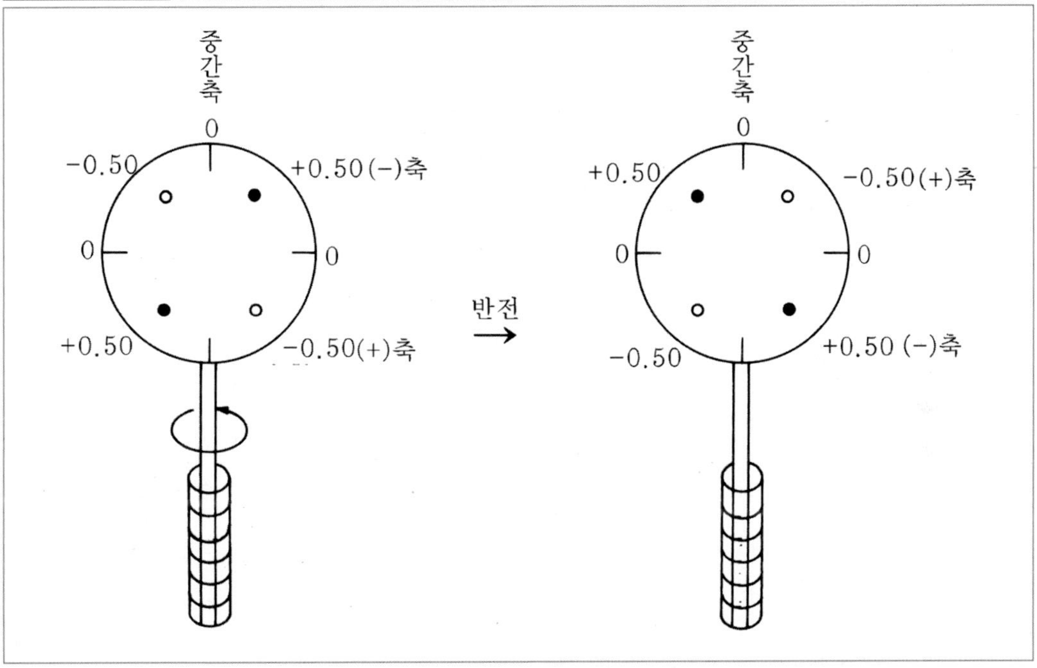

| 그림 268 | Cr±0.50 D를 착용했을 때의 원추체(conoid) 상태(망막의 위치)

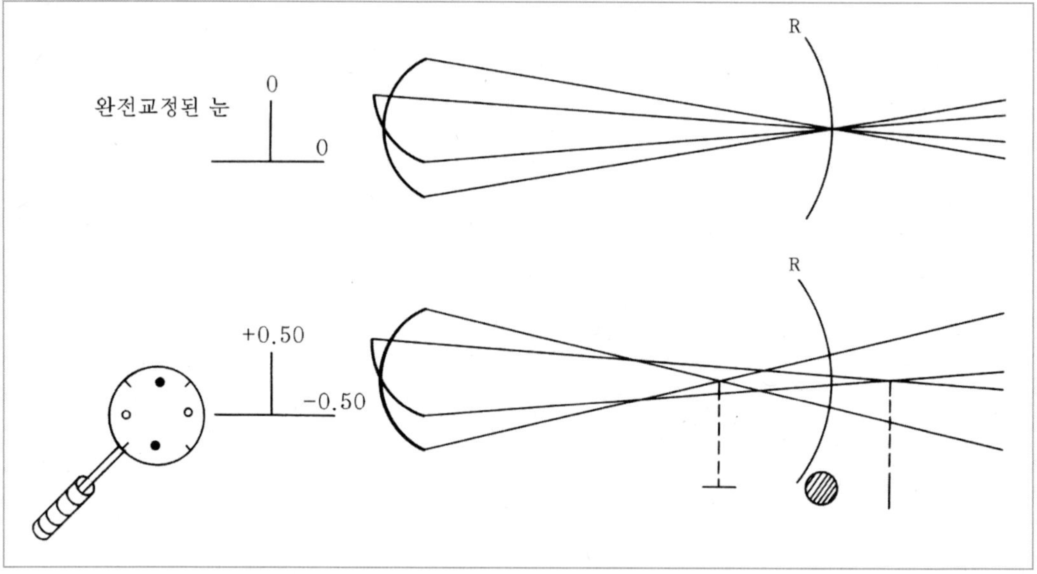

(2) 조절래그의 측정 원리

40 cm 거리에 놓인 근용 십자시표는 조절휴지상태에서는 흐리게 보인다(그림 269-①).

이 상태에서 교차원주렌즈를 부가하면 가로선이 진하게 보이든지 전체적으로 희미하게 보인다(그림 269-②).

조절반응량에 따라서 십자시표가 보이는 것에 변화가 생기고, 십자시표의 가로선과 세로선이 같은 상태로 보였을 때 최소착란원 위에 정확하게 망막이 위치한다고 판단할 수 있다. 이러한 상태의 경우라면 40 cm에서의 조절자극에 대한 2.50 D의 조절반응이 일어나고 있는 것이므로 조절래그는 0이라고 생각할 수 있다(그림 269-③). 그러나 대부분의 경우 가로선이 더 선명하게 보인다고 대답하므로 40cm에서의 조절자극에 대한 조절반응의 지체가 발생되고 있다(그림 269-④). 이 상태에서 (+)구면도수를 가입하여 가로선과 세로선의 선명도가 같아지게 되었을 때의 (+)구면렌즈 도수가 조절래그의 양이 된다(그림 269-⑤⑥).

| 그림 269 | 조절래그의 측정 원리

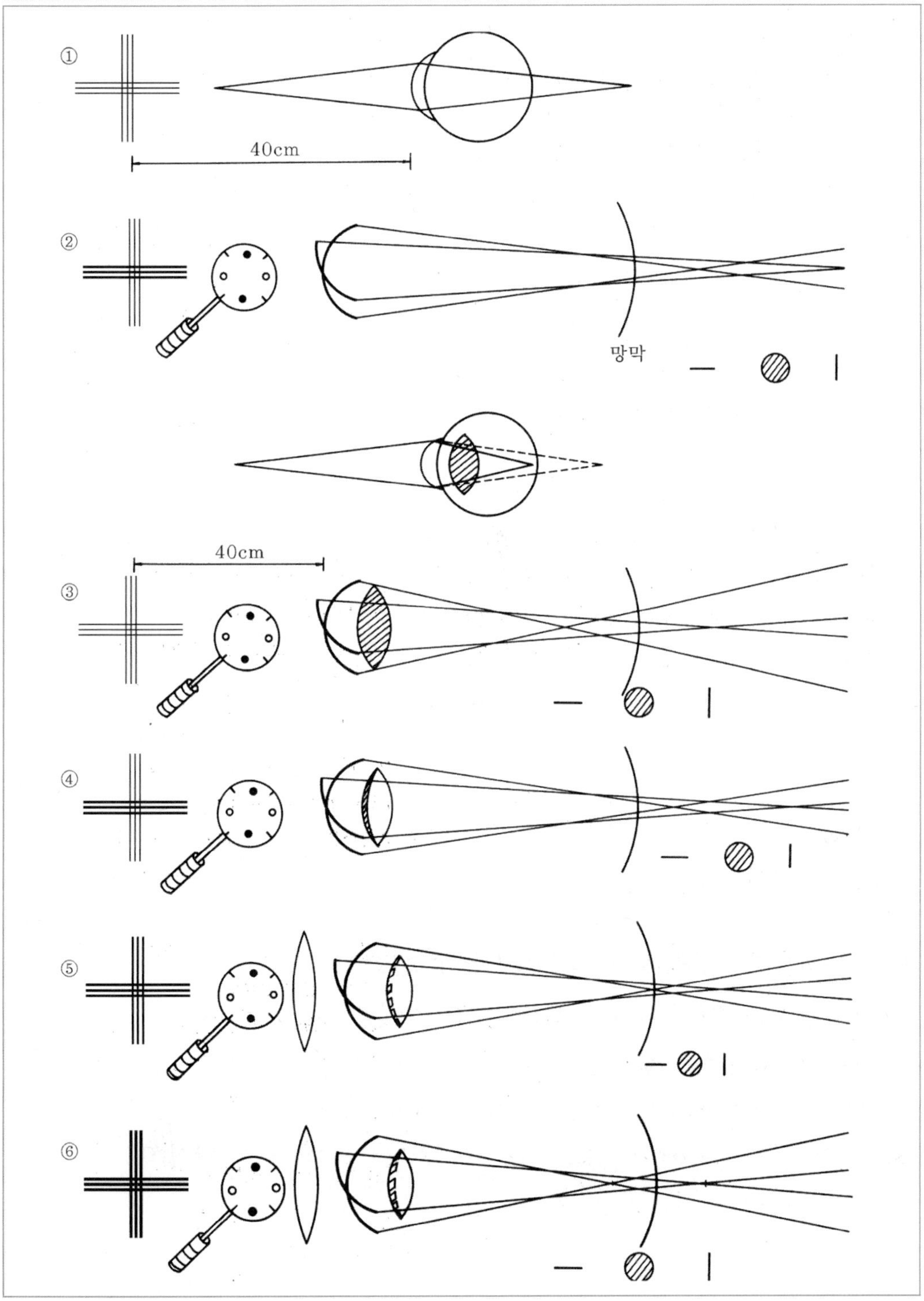

(3) 조절래그 측정법

- 포롭터의 굴절력을 원용 완전교정 굴절력으로 한다.
- 보조렌즈 다이얼을 ±0.50에 맞춘다.
- 십자시표를 40 cm의 거리에 맞춘다.
- 포롭터의 P.D를 근용 P.D에 맞춘다.
- 시표의 조도를 약간 낮춘다.
- 왼쪽 눈을 가리고 가로와 세로선 중 어느 선이 더 선명하게 보이는지를 묻는다.
- 가로선이 세로선보다 더 선명하게 보인다면 (+)구면렌즈를 0.25 D씩 가입하여 두 선의 선명도가 같아지도록 하였을 때의 굴절력이 조절래그량이다. 만약 같은 선명도가 되지 못한다면 세로선이 약간 더 선명하게 보이도록 한다.
- 오른쪽 눈을 가리고 왼쪽 눈도 같은 방법으로 측정한다.

| 그림 270 | 완전교정 후 Cr±0.50 D 착용

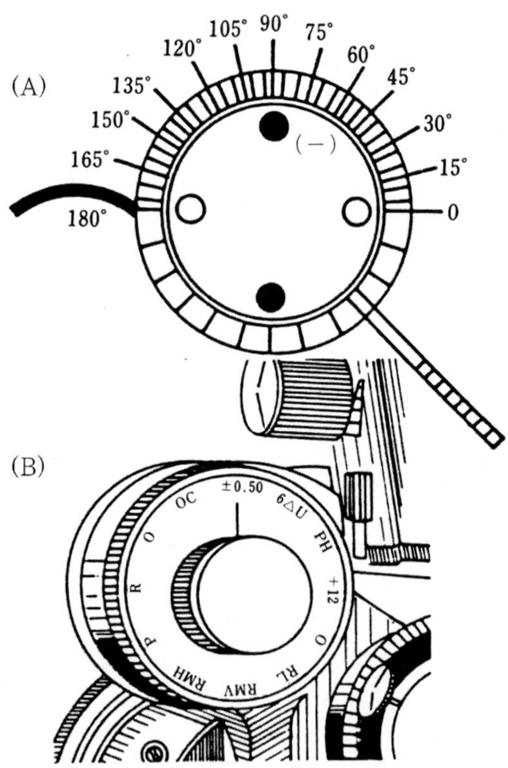

| 그림 271 | 십자시표

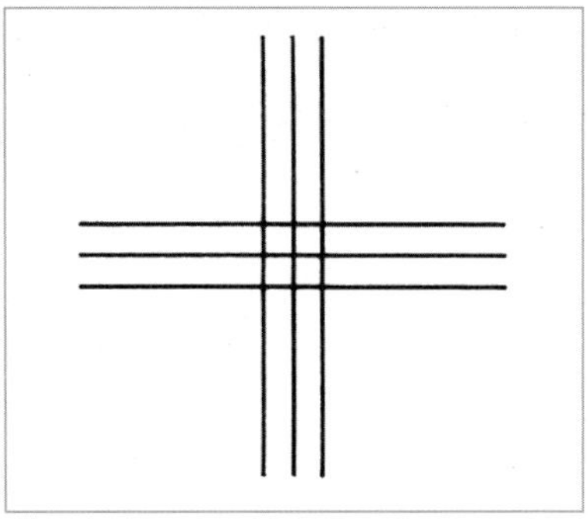

두 눈의 조절래그량이 다를 경우에는 자각적 검사에서 두 눈의 조절 균형이 맞는지, 난시의 교정이 정확하게 되었는지 확인해야 한다. 굴절교정에 문제가 없으면 두 눈에서의 조절력 불균형 때문으로 생각할 수 있다. 한쪽 눈씩 측정한 후에 두눈 조절래그량을 측정한다. 일반적으로 두눈 개방에서의 조절래그량은 한 눈에 비하여 약간 낮게 나타난다. 이것은 두눈 개방 상태에서 주시 물체를 주시하면 근거리 반사(near reflex)에 따르는 눈모음과 동공수축(축동)이 생겨 눈모음에 의한 조절이 커지는 동시에 동공수축에 의한 눈의 초점심도가 깊어지기 때문이라고 생각할 수 있다.

(4) 측정할 때의 주의점

조절래그검사는 피검자가 젊은층이므로 다음과 같은 점에 주의하여 측정하여야 한다.

- 조절력을 충분히 갖고 있으므로 교차원주렌즈를 착용한 상태에서 십자시표를 보면, 가로선과 세로선이 같은 선명도로 보이도록 조절을 할 수 있으므로 10 ~ 20초 정도 시표를 보게 하여 조절을 안정시킨 후 검사하는 것이 중요하다.
- 조절의 안정을 위해서 S+2.00 D로 운무시켜서 인위적인 근시성 복성직난시 상태로 만들어 후초선을 망막에 가깝게 위치시켜서 검사하는 방법도 좋다.
- 색수차 때문에 측정 중에 세로선은 녹색, 가로선은 적색으로 보인다고 대답하는 사람도 있으므로 질문을 할 때에는 '눈앞에 어느 쪽 선이 더 확실하고 선명하게 느껴지느냐'고 신중하게 물어야 한다.
- 조절래그가 (−)로 검출되는 조절리드(lead)의 경우에는 측정거리에 대하여 조절이 과하게 작용하고 있는 것이므로 운무상태를 더 오래 연장시켜서 검사해야 한다.

3) 검사 결과의 판단과 처방법

조절래그의 결과에 따른 판단에 관해서는 다음과 같이 설명할 수 있다.

(1) 한쪽 눈씩 검사하여 두 눈의 조절래그에 차이가 생긴 경우

- 두 눈 원용 구면굴절력의 균형이 맞지 않다 : 원용 굴절검사를 재확인한다.
- 두 눈에서 난시의 교정이 완전하지 않다 : 원용 굴절검사(난시축 및 굴절력)를 재확

인한다.

■ 두 눈의 조절력에 차이가 있다 : 근용 안경교정을 고려한다.

(2) 측정거리가 가까워질 때 한 눈의 조절래그량이 두눈의 조절래그량보다 현저하게 큰 경우

■ 눈모음부족이 기능적 변화에 의해서 나타난 것으로 이 경우는 다음과 같이 처치한다.

- 근시를 미교정 상태로 오랫동안 방치한 경우에는 근시를 완전교정 한다.
- 중등도 이상의 근시를 안경으로 교정한 경우에 근거리를 볼 때 기저내방 효과로 눈모음이 일어나기도 한다. 이때에는 콘택트렌즈를 착용하는 것이 좋다.

(3) 조절래그량이 기준값에 비하여 적은 경우

■ 근업 지속작업을 한 직후에 검사를 실시한 경우로 조절래그량이 낮게 나왔거나 (−)로 나타날 수 있으며 이것은 조절과다로 예상할 수 있다. 거짓근시(위근시)가 의심될 경우에는 그 치료를 하고 원시 미교정에 따르는 문제가 있다면 완전 교정안경을 착용하도록 한다.

■ 조절래그량이 낮다면 AC/A 비가 크다는 것을 예상할 수 있으므로 근거리 볼 때의 안위는 정위 또는 내사위 경향을 나타내는 경우가 많다. 피로를 수반할 경우에는 근용 가입을 고려해야 한다. 그래도 문제가 있다면 근거리를 볼 때 기저외방 프리즘 처방을 고려한다.

(4) 조절래그량이 기준값에 비교해서 큰 경우

■ 조절마비 등의 장애가 있다고 생각되므로 근거리 작업을 할 때 눈이 피로하다거나 흐리게 보인다는 호소를 한다. 이 경우에는 조절부족을 예상할 수 있으므로 원인치료와 함께 젊은이라도 근용안경을 착용하게 한다.

■ 조절래그량이 높게 나오면 AC/A 비가 적은 값이 된다는 것을 예상할 수 있으므로 근거리를 볼 때의 안위는 외사위 경향이 되기 쉽다는 것을 알 수 있다. 피로를 수반할 경우에는 시기능훈련(visual training)을 한다. 그래도 문제가 있다면 근거리를 볼 때 기저내방 프리즘 처방을 고려한다.

05 조절력 검사법

조절력을 측정한다는 것은 조절근점을 측정하는 것으로 원칙적으로 한 눈씩 측정하고, 노안 가입도를 측정할 때에는 두 눈을 동시에 측정한다. 측정할 때에는 원거리를 볼 때의 굴절이상을 완전히 교정한 상태에서 실시하여야 한다.

1. 조절력에 영향을 미치는 요인

1) 조도

근점거리 측정에 적합한 조도는 200 ~ 500 Lux이며 눈부심에 의한 장애가 일어나지 않는 범위에서는 조도가 높아짐에 따라 근점이 접근하는데 이것은 조도의 상승에 수반되는 동공 크기의 변화에 의한 것이다.

2) 시표

일본에서는 일반적으로 이시하라식 근점거리계의 시력 0.5 ~ 0.7 시표와 Slatuper의 조절카드를 많이 사용하고 있다. Slatuper의 조절카드는 굵기 0.2 mm, 길이 3.0 mm의 검은 수직선을 0.2 mm 간격으로 두 줄로 나란히 놓은 것이다(그림 272). 이 시표가 근점보다 더 눈쪽으로 접근하게 되면 한 줄로(때로는 여러 줄로) 보이게 되므로 판정하기 쉽다.

| 그림 272 | Slatuper의 조절카드

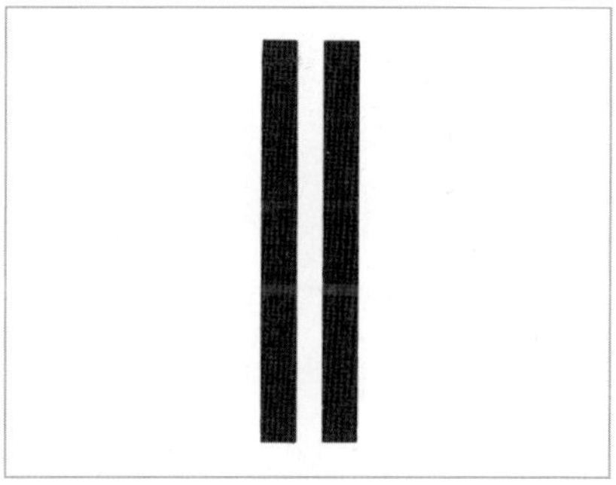

3) 볼록렌즈의 보조에 의한 측정

근점이 50 cm 이상 떨어져 있을 경우 피검안 앞에 볼록렌즈를 착용시켜 측정한다. 굴절이상이 있는 피검안을 교정하지 않으면 정확하게 볼 수 없는 경우가 많다. 이러한 경우 볼록렌즈를 착용하지 않고 근점을 측정하면 근시의 경우에는 실제 조절력보다 강하게 측정되고 원시는 약하게 측정되는 조절효과의 영향이 나타날 수 있다.

4) 한 눈의 측정과 두눈 측정의 차이

조절근점을 한 눈씩 측정하는 것에 비하여 두눈을 동시에 측정한 값은 눈모음에 의한 동공수축과 조절의 증가에 의하여(연령에 따른 차이도 있지만) 평균적으로 약 0.50 D 강하게 측정된다.

2. 이시하라식 근점거리계

길이 40 cm, 폭 28 cm, 높이 약 38 cm인 상자 모양의 기계로 책상 위에 올려놓고 사용한다(그림 273).

앞이마와 아래턱을 고정하는 받침대가 있고 피검안 앞에 시험 안경테가 있어 필요에 따라 교정렌즈나 가림렌즈를 넣을 수 있다. 일반적으로 한 눈씩 측정하므로 측정하지 않는 눈은 가림판으로 가린다. 피검자를 기기 앞에 앉게 하여 턱받침에 턱을 올려 놓고 이마를 이마받침대에 밀착시켜서 거리 변동이 없도록 턱받침대 아래에 있는 나사를 아래・위쪽으로 조절한다. 안경테에 있는 나사를 움직여 동공간거리를 피검자에게 맞추어 안경테의 중심에 동공이 오도록 한다.

피검자가 앉아 있는 쪽에서 양쪽 끝으로 10 cm 정도의 위치에 유리판이 수평면과 45°의 각도를 이루며 놓여 있다. 이 유리의 윗부분 반은 평면반사경이고 나머지 아래 부분은 일반유리로 되어 있다. 이 유리판을 위에서 들여다보면 평면반사경으로 피검자의 옆얼굴이 투영되고 아래쪽 유리를 통해서는 1 mm 간격의 이동 가능한 눈금이 보인다. 이 눈금을 움직여서 각막정점이 2 mm 눈금에 오도록 한다. 조절력 측정은 각막정점보다 약 1.35 mm 후방에 있는 제 1 주점(물측주점)을 기점으로 하는 것이 정확한 방법이나, 임상적으로 이 1.35 mm는 문제가 되지 않는다. 각막정점이나 눈금을 볼 때에는 정확한 위치에서 보는 것이 가장 중요하다.

기계는 가능한 한 창문 옆의 밝은 곳에서 시표면이 창을 향하도록 한다. 시표의 크기는 피검자가 읽을 수 있는 범위 내에 둘 수 있는 작은 것이 좋으며 일반적으로 이시하라식 근거리 시력표의 0.6 정도의 시표를 사용하고 있다. 시표는 오른쪽과 왼쪽 눈금의 정중

| 그림 273 | 이시하라식 근점거리계

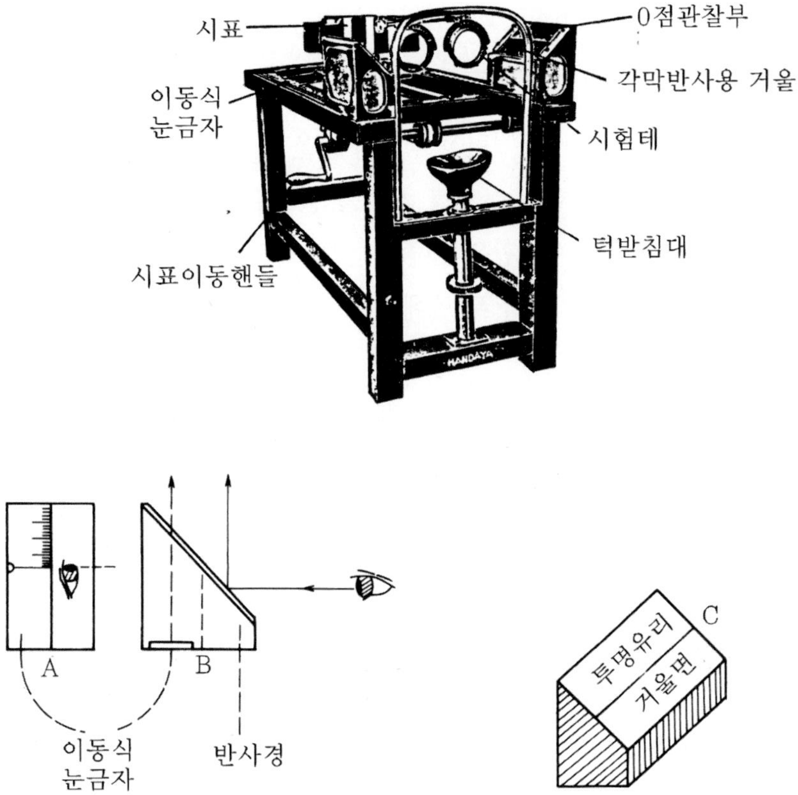

A : 각막반사경에 비추어진 각막정점과 눈금판의 0 mm와 맞춘다
B : 상반부는 투명유리로 눈금판이 직접 보이며, 하반부는 거울면으로 각막정점이 반사되어 보인다.
C : 입체도

앙을 움직여서 작은 금속대에 넣게 되어 있다.

피검안에 시표를 접근시키면 희미해지기 때문에 확실한 겹상이 생겼을 때 신호를 하도록 지도한다. 그리고 기기의 측면에 있는 핸들을 돌려 시표를 먼 방향에서 천천히 눈쪽으로 움직이다가 피검자가 신호를 한 위치에서 핸들를 멈추고 눈금을 읽는다. 이때 실제 위치와 읽혀지는 위치가 다를 수 있으므로 주의해야 한다. 다시 시표를 먼쪽으로 움직여서 확실히 보이는 점의 눈금을 읽어서 두 눈금의 산술평균을 근점거리로 한다. 이 거리를 조절근점이라하며 다음의 공식으로 조절력을 구한다. 원점은 굴절이상이 완전교정 되었으므로 무한대로 볼 수 있다.

조절력 = 1/원점거리(m) − 1/근점거리(m)

즉, 조절력 = 원점굴절력 − 근점굴절력이다.

시표의 이동 속도가 빠르면 조절력이 생기지 않을 수 있으므로 천천히 이동시키는 것이 좋다. 또한 피검자에게는 항상 동일한 시표를 보여주어야 한다.

한쪽 눈의 측정이 끝나면 가림판을 다른쪽 눈으로 옮기고 앞에서와 같은 방법으로 측정한다. 시표가 부착된 금속 막대가 두 곳에서 오도록 되어 있으며 눈 앞 35 ~ 40 cm까지 시표를 이동할 수 있다.

근점이 40 cm보다 먼 경우에는 볼록렌즈를 작용시켜서 측정하며 이때에는 측정된 조절력에서 작용한 볼록렌즈의 굴절력만큼 빼주어야 한다. 렌즈를 작용시키고 측정할 경우에는 오차를 적게 하기 위해서 각막정점간거리를 가능한 짧게 할 필요가 있다.

3. 가장 간단한 측정법

피검자에게 이시하라식 근점 시력표의 0.5 ~ 0.6 시표를 명시하게 하고 서서히 피검안에 접근시켜 시표가 겹상이 되는 순간의 거리를 측정한다. 원시적인 방법이지만 반복 측정해서 평균값을 내면 충분히 활용할 수 있다.

4. 포롭터를 사용하는 측정법

포롭터를 사용하는 방법은 근용 측정에 사용되는 근거리측정용 막대를 내리고 근용 시력표를 명시 가능한 먼 곳에서 천천히 일정한 속도로 눈앞으로 접근시켜 시표가 겹상으로 되는 순간의 거리를 측정한다.

이 측정법의 장점은 완전 교정된 상태에서 조절력이 측정된다는 점이다.

5. 근점 연속 측정법

조절성 안정피로가 의심스러울 경우(특히 조절쇠약)에 이 방법이 이용된다. 처음에는 앞에서 설명한 방법으로 한쪽 눈씩 근점거리를 측정하고 몇 분간 휴식을 취한 후 한쪽 눈을 가리고 15회 연속 측정한다. 시표의 이동 속도는 보통으로 하는 것이 좋으나 처음으로 되돌렸을 때에는 신속하게 이동하는 것이 좋다.

정상은 15회까지는 근점거리가 같거나 약간 단축되는 경향이 있으나 그 후 15 ~ 40회 계속해도 측정값에는 거의 영향을 미치지 않는다. 이상이 있을 경우에는 1회마다 2 ~ 5 cm 정도 근점거리가 연장되어 결국에는 측정이 불가능해진다. 일반적으로 10 ~ 15회 측정으로 5 cm 이상 연장되면 이상이 있다고 판단하는 것이 좋다.

6. (−)렌즈 부가법

조절력은 눈에서 (+)요소를 만들어 내는 작용이다. 현재 −5.00 D의 안경렌즈를 착용하고 있다면 5.0 D의 조절력이 있어야 원거리의 선명시가 가능하다. 따라서 눈앞에 (−)렌즈의 굴절력을 점점 높여가면서 명시가 불가능한 한계를 구하는 방법이다. 이 경우 물체가 작게 보여도 한 순간 확실하게 보인다면 조절력이 있다고 판단한다(그림 274).

| 그림 274 | (−)렌즈 부가법에 의한 조절력 측정 원리

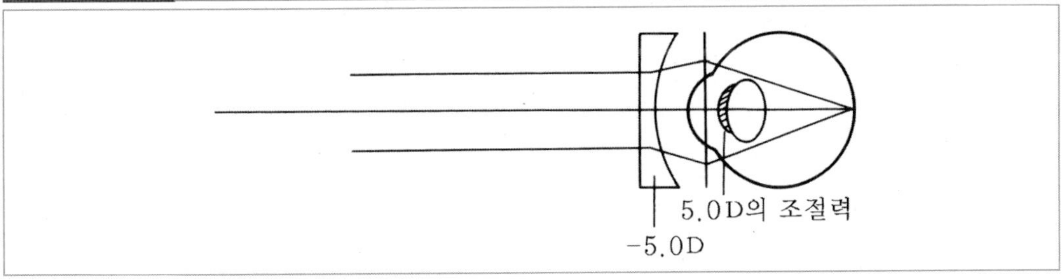

일반적으로 포롭터를 사용하여 눈앞 33 cm에서 0.7의 문자시표를 주시하게 하여 문자시표가 흐린 상으로 될 때까지 (−)렌즈의 굴절력을 높여간다(한쪽 눈씩 그리고 두눈 동시에). 두눈을 동시에 검사할 때에는 조절력의 증가와 함께 눈모음을 유발하므로 시표를 단

일시하기 위하여 충분한 눈벌림능력이 필요하게 된다. 이때 조절력 또는 눈벌림능력의 부족 때문에 시표가 흐린 상으로 되거나 복시를 발생시킬 수 있으므로 주의해야 한다.

이 방법으로 조절력을 계산하면 그림 275에 나타난 바와 같다. 즉, 33 cm의 거리에 −2.00 D의 렌즈가 가입되었다면 3.0 + 2.0 = 5.00 D가 된다. 단, 피검자가 노안으로 33 cm에 놓인 문자시표를 판독하기 위하여 +2.00 D의 렌즈를 가입하였다면, 그 굴절력을 서서히 감소시켜 +1.00 D일 때 흐린 상이 생긴 경우에는 3.0 + 1.0 − 2.0 = 2.00 D가 된다(그림 275).

| 그림 275 | (−)렌즈 부가법에 의한 조절력 측정

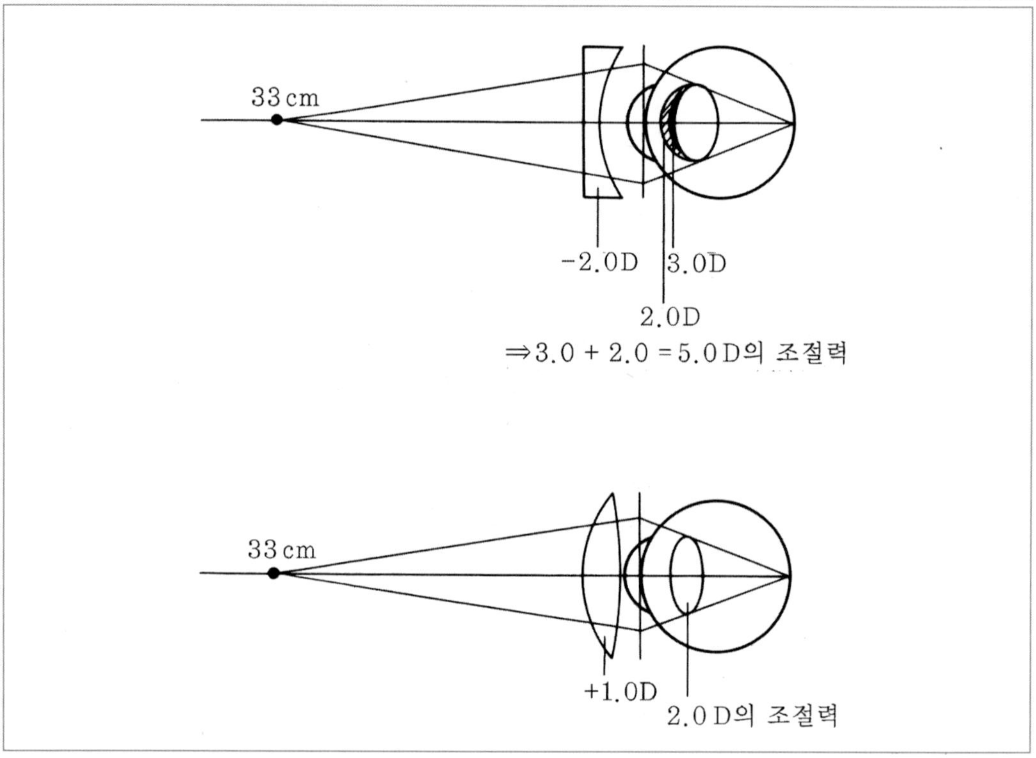

06 상대조절력

상대조절력은 눈모음을 일정하게 유지시키고 조절을 강하게 또는 약하게 만드는 조절 반응의 변화를 나타낼 때 사용하는 용어이다. 실제로는 조절과 눈모음은 상호관계이기 때문에 눈모음을 일정하게 유지시킨다고 조절의 변화만 생기는 것은 아니지만 관습적으로 이 용어를 사용하고 있다.

| 그림 276 | 상대조절력의 측정 원리

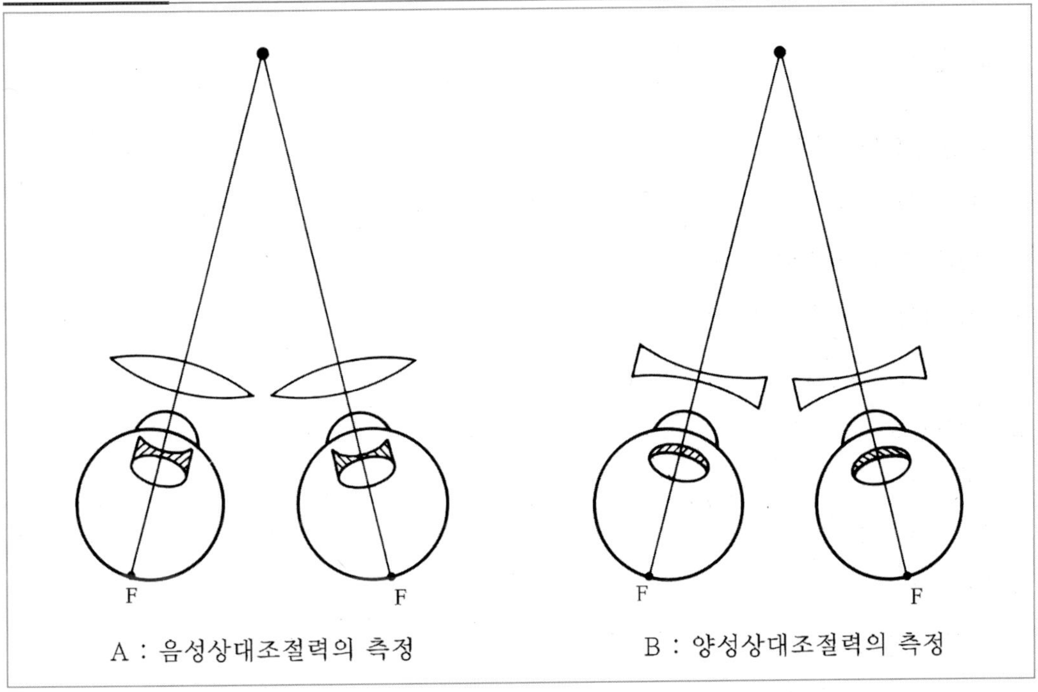

1. 상대조절력의 측정

- 굴절이상을 완전교정한다.
- 포롭터의 근거리시력 측정용 막대를 내려서 40 cm 거리에 시표를 맞춘다.
- 시표는 일반적으로 0.7 정도의 문자시표를 사용한다.

■ 두눈에 (+)렌즈를 동시에 0.25 D씩 부가하여 문자시표가 흐린 상이 되거나 복시가 되는 굴절력을 구한다(음성상대조절력 : Negative Relative Accommodation, NRA). 이때 흐린 상의 판단 기준은 완전하게 흐린 상이 된 위치를 응답하게 하여 구하는데, 도중에 흐린 상이 시작된 시점의 굴절력에서 다시 한번 시표를 주시하도록 하여 천천히 렌즈를 부가하는 것이 중요하다.

■ 다음에는 굴절력을 0.00 D에 두고 반대로 두 눈 동시에 (−)렌즈를 0.25 D씩 부가하여 흐린 상이 되는 위치의 굴절력을 구한다(양성상대조절력; Positive Relative Accommodation, PRA, 그림 276).

2. 상대조절력 측정의 의미

1) 양성상대조절력 측정의 의미

두눈 앞에 (−)렌즈를 부가함에 따라 눈은 시표의 선명도를 유지하기 위하여 조절이 작용하게 되고, 조절이 관여하게 되면 이에 동반되는 양성조절성눈모음(PAC)이 개입되는 복시가 발생하게 된다. 시기능에서는 복시를 싫어하는 본능이 있으므로 그 복시를 없애기 위해서 음성융합성눈모음(NFC)이 작용하여 양성조절성눈모음(PAC)을 없애고 양안 단일시를 유지하려고 노력한다. 따라서 음성융합성눈모음이 가능할 때까지 두 눈에 (−)렌즈를 부가시킬 수 있다.

이와 같이 음성융합성눈모음이 한계에 도달한 시점에서는 다음의 두 가지 경우를 생각하게 한다.

첫째, 한계에 도달한 시점에서 (−)렌즈를 부가하는 것에 의해 조절이 작용하여 양성조절성눈모음(PAC)의 개입을 허락하여 복시가 된다.

둘째, (−)렌즈에 조절이 반응하지 않아서 흐린 상이 생기는 것으로 일반적으로 시기능은 흐린 상보다는 복시를 더 싫어하기 때문에 음성융합성눈모음의 한계에 도달하면 흐린 상이 생기게 되는 것이다.

이와 같이 양성상대조절력 측정의 의미는 조절과 눈모음의 상호관계에서 균형을 깨지 않는 범위 내에서 허용된 조절력을 측정하는 것이다. 다시 말하면 음성융합성눈모음의 영향을 받은 조절력을 측정하는 것이다(그림 277).

| 그림 277 | 양성상대조절력 측정

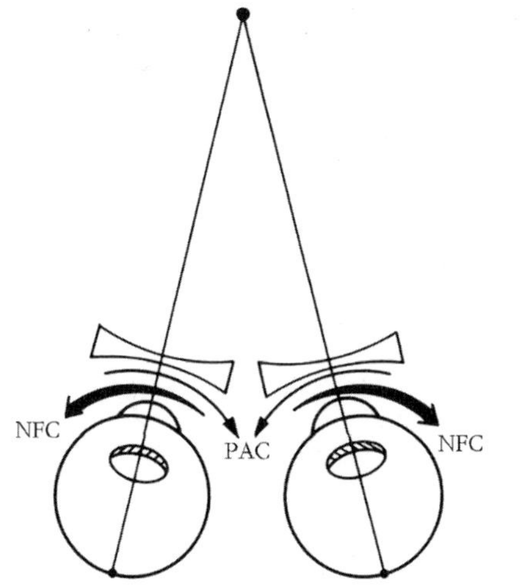

(−)렌즈의 부가 때문에 조절이 일어나며 그에 수반되는 PAC가 개입하게 되고 그것을 보완하기 위해서 NFC가 작용하게 된다.

| 그림 278 | 음성상대조절력 측정

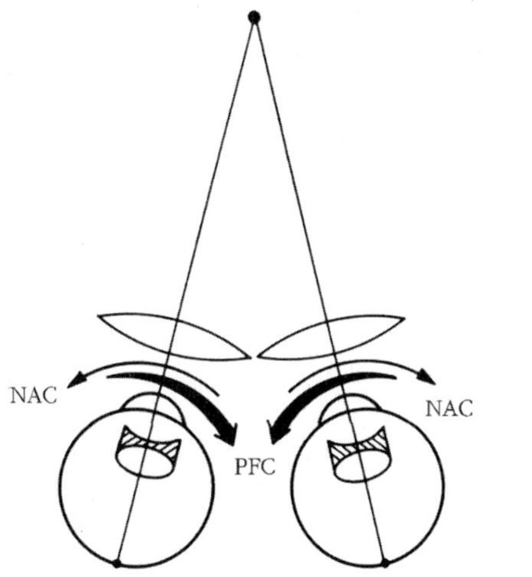

(+)렌즈의 부가 때문에 조절의 이완이 일어나게 되며 그에 수반되는 NAC가 개입하게 되므로 그것을 보완하기 위해서 PFC가 작용하게 된다.

2) 음성상대조절력 측정의 의미

두 눈 앞에 (+)렌즈를 부가함에 따라 눈은 시표의 선명도를 유지하기 위하여 조절을 이완시키려고 한다. 조절을 이완시킴에 따라 음성조절성눈모음(NAC)이 개입하여 복시가 생기게 되지만 시기능에서 복시를 싫어하기 때문에 복시를 없애기 위하여 양성융합성눈모음이 작용하게 되어 음성융합성눈모음(NAC)을 없애고 양안 단일시를 유지하려고 노력하게 된다. 따라서 양성융합성눈모음(PAC)이 가능할 때까지 (+)렌즈를 양안에 부가할 수 있으며, 그 한계에 도달한 시점에서는 흐린 상이 생기게 된다.

이와 같은 음성상대조절 측정의 의미는 조절과 눈모음의 상호관계에 따른 균형을 깨지 않는 범위에서 허용되어진 조절이완량을 측정하는 것이다. 즉, 양성융합성눈모음(PAC)에 영향을 받은 조절이완량을 측정하는 것이라고 생각할 수 있다(그림 278).

3. 상대조절력의 크기에 영향을 미치는 요인

상대조절력의 크기는 다음과 같은 피검자의 요인에 의하여 영향을 받는다.

■ 조절기능 상태

■ 융합성눈모음(양성, 음성)

■ AC/A 비

■ 사위의 방향과 양

■ 동공 크기에 의한 초점심도

■ 측정에 대한 경험과 흐린 상을 판단하는 기준

예를 들면, 피검자가 충분한 음성융합성눈모음능력(음성융합성폭주력)을 가지고 있으며 조절력이 7.00 D라면, 이론적으로 양성상대조절력은 4.50 D가 되어야 하지만, 실제로는 4.50 D보다 적은 값이 된다. 그 이유는 (−)렌즈를 가입하기 때문에 시표가 작게 보이거나 렌즈와 각막정점간거리의 영향에 의한 것이라고 생각된다.

또한 반대로 충분한 양성융합성눈모음능력(양성융합성폭주력)이 있다면 음성상대조절력(NAC)은 초점심도 등에 의하여 2.50 D 이상이 되어야 하지만 실제로는 2.50 D보다 적은 값이 된다. 그 이유는 시표의 존재를 의식하기 때문에 근접성눈모음에 의한 조절작용의 영향과 실제로 40 cm 거리에 대한 2.50 D의 조절을 하고 있지 않는 것 등이라고 생각할

| 그림 279 | 양성상대조절력의 이론값

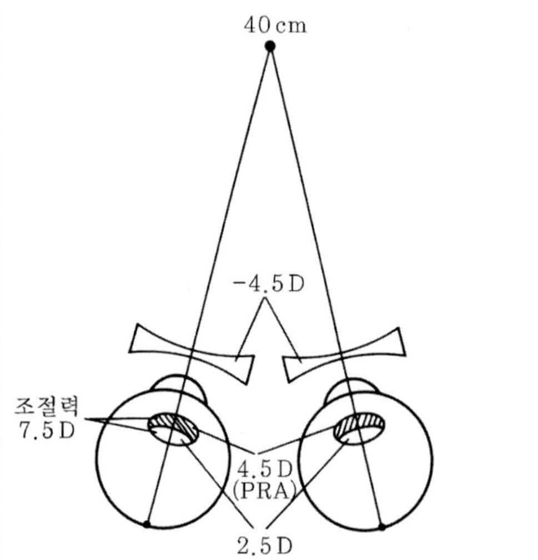

(2.50 D = 40 cm를 명시하기 위하여 필요한 조절량)

| 그림 280 | 음성상대조절력의 이론값

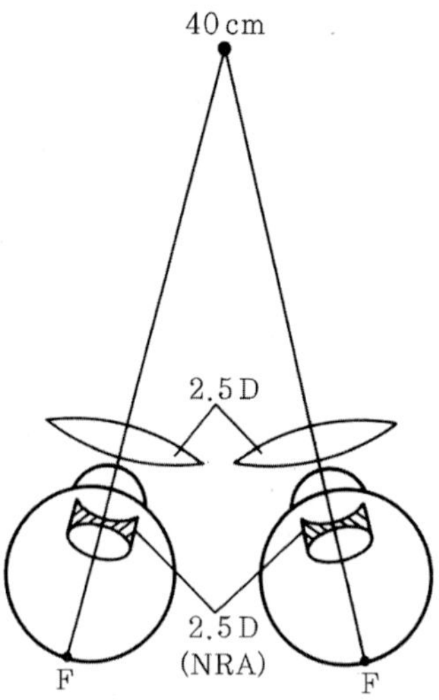

(2.50 D = 40 cm를 명시하기 위하여 사용하고 있는 조절량에만 (+)렌즈를 착용시키면 이론적으로는 이완이 가능하다.)

수 있다.

Morgan은 양성상대조절력(PAC)의 표준값을 2.37±0.62 D, 음성상대조절력의 표준값을 2.00±0.25 D라고 보고하였다.

상대조절력은 조절성눈모음(양성, 음성)의 변화에 대하여 시표의 양안 단일시를 유지하기 위한 융합성눈모음능력(양성, 음성)에 따라 결정된다. 이 융합성눈모음능력(양성, 음성)이 상대조절력(양성, 음성)의 한계를 가져오는지의 여부는 피검자의 사위량, AC/A 비, 융합성눈모음능력의 크기와 관계있다.

| 예제 1 |

■ 근거리 볼 때의 사위 : 6△ Exo(외사위)
■ 양성상대눈모음능력(PRC ; 눈모음여력) : 6△ B.O
■ AC/A 비 : 4△/A 인 피검자에게 (+1.00D)를 가입했다.

■ 양성융합성눈모음능력 : 12△ B.O(PRC에 외사위량을 더한 값)
■ 근거리 볼 때의 사위량 : 10△ 외사위 (피검자에게 +1.00 D를 가입하면 조절이 1.00 D 이완되기 때문에 음성조절성눈모음의 영향으로 AC/A 비만큼 외사위의 양이 증가하여 6△+4△=10△ B.O이 된다.
■ 이때의 양성상대눈모음능력 : 2△ B.O (근거리 볼 때의 외사위량을 보충하는 음성융합성눈모음이 10△ 작용하여 양성상대눈모음능력은 12△−10△=2△ B.O이 된다.)
■ 이 피검자에게 (+1.50 D)를 가입했을 경우에 근거리 볼 때의 사위 : 12△ 외사위로 6△+(4△+2△)=12△이 된다.)
■ (+1.50 D)를 가입했을 경우에 양성융합성눈모음능력 : 근거리 볼 때 생긴 사위를 보충하기위하여 양성융합성눈모음능력이 12△ 작용되므로 흐린 상이나 복시를 예상할 수 있다.

이렇게 음성상대조절력이 낮은 값을 나타낼 경우에는 양성융합성눈모음능력이 약하고 노안이 아닌 피검자에게서는 눈모음부족이 원인일 수 있다고 예상할 수 있다.

예제 2

- 근거리를 볼 때의 사위 : 2△ Eso(내사위)
- 음성상대눈모음능력(NRC) : 12△, B.I
- AC/A 비 : 8△/A
- 이 피검자에게 (−2.00 D)를 가입했다.

- 음성융합성눈모음능력(NFC) : 14△ B.I(음성상대눈모음능력(NRC)에 내사위의 양을 더한 값, 12△+2△=14△ Eso)
- 근거리를 볼 때의 사위량 : 18△ B.I(S−2.00 D의 가입으로 인하여 조절이 2.00 D 만큼 증가하기 때문에 양성조절성눈모음의 영향에 의해 AC/A 비의 2배만큼 내사위가 증가한다. 따라서 근거리 볼 때의 사위는 {2△+(8△×2)}가 되어 음성융합성눈모음능력의 한계를 넘기 때문에 흐린 상은 복시가 생기게 된다.

양성상대조절력이 낮은 피검자는 조절이상이 있다고 생각되며 이러한 예에서는 AC/A 비가 매우 높거나, 음성융합성눈모음능력이 약하거나, 근거리를 볼 때 내사위가 강하거나, 또는 2 ~ 3개의 요인이 중복되었다고 생각된다.

이러한 상대조절력의 한계는 반드시 조절력의 한계만으로 결정되는 것은 아니다. 측정에 대한 경험, 흐린 상을 판단하는 기준, 동공의 크기에 따른 초점심도 등에 의해서도 영향을 받는다는 것을 잊지 말아야 한다.

4. 상대조절력 측정값의 응용

1) 젊은이를 검사할 때는 조절이완 때문에 상대조절력의 측정값을 고려한다.

근거리 주시의 지속에 따른 섬모체근(모양체근)의 일과성 경련에 의하여(가성근시 상태) 근시 상태에 있다고 생각되는 젊은이에게 두 눈에 (+)렌즈를 일정 시간(20 ~ 30분) 착용시켜 조절을 이완한 후에 굴절검사를 한다(안과에서는 조절마비제를 점안한다.). 이 경우, 어느 정도의 (+)렌즈를 착용시켜야 하는지의 기준은 음성상대조절력 검사를 하여 흐린 상이 생기는 (+)렌즈를 사용한다.

2) 조절과다 상태의 발견

가성근시 또는 원시의 미교정 상태로 양성상대조절력은 측정하면 측정값이 상대적으로 낮아질 수 있으므로 젊은이에게서 양성상대조절력이 현저하게 낮은 경우에는 가성근시나 원시의 미교정을 어느 정도 수량적으로 예측할 수 있다.

07 AC/A 비 측정

제 3장에서 눈모음은 긴장성 · 조절성 · 융합성 · 근접성의 네 가지 요소로 구성됨을 설명하였다. 여기에서는 조절성눈모음에 대해서만 설명하고자 한다.

1. 조절성눈모음

조절과 눈모음(폭주)은 밀접한 관계의 연합운동이다. 어느 쪽이나 한 쪽에 자극을 주어도 두 가지가 동시에 반응하는데, 조절자극에 의해 나타나는 눈모음을 조절성눈모음이라 한다.

일정한 조절과 함께 일정한 눈모음이 일어나지만 그 값은 개인 차이가 있으므로 이것을 나타내는 것으로는 1.00 D의 조절자극에 대한 조절성눈모음량이 이용된다.

예를 들면, 정시 · 정위인 사람에게 S−3.00 D의 렌즈를 착용시켜 5 m 거리에 있는 시표를 주시하게 하면 시표를 주시하기 위하여 3.00 D의 조절이 작용하고 그것에 동반하는 조절성눈모음이 일어나 안위는 내사위 경향을 나타내게 된다. 이와 같은 내사위를 측정함으로서 3.00 D의 조절자극에 따라 발생한 조절성눈모음량을 알 수 있게 된다. 즉, 조절성눈모음/조절이며 AC/A 비로 나타낸다. 위 예의 경우 내사위가 15△이라면 15△/3D = 5△/D로 1.00 D의 조절자극에 대하여 5△의 조절성눈모음이 일어나게 되며, 5△/D로 표기한다.

AC/A 비의 이론값은 동공간거리 60 mm에서 조절과 눈모음의 균형이 이루어지고 있다면 6△/D가 이상적이다. 그 이유는 1 m의 거리를 보기 위하여 P.D 60 mm의 사람에게 필요한 눈모음량은 $\text{P.D} \times \frac{1}{\text{주시거리}}$ MA이므로 6 × 1 M.A = 6△이고 AC/A 비가 6△/D라면 1 m를 주시할 때 1.0 D의 조절이 일어나, 이에 수반되는 조절성눈모음인 6△으로 야기

되는 긴장성 및 근접성눈모음을 고려하지 않는다면 P.D 60 mm인 사람이 1 m를 보기 위하여 필요한 눈모음량과 조절성눈모음량은 일치하게 된다. 따라서 조절량과 조절성눈모음량은 항상 균형을 유지할 수 있게 된다(그림 281).

AC/A 비는 6△/D보다 낮으며 Morgan의 표준값은 4△/D±1△/D이다. 따라서 근거리를 볼 때 사위검사를 하면 외사위를 나타내고 있는 경우가 많다(그림 282).

| 그림 281 | AC/A 비의 예상값(6△/D)

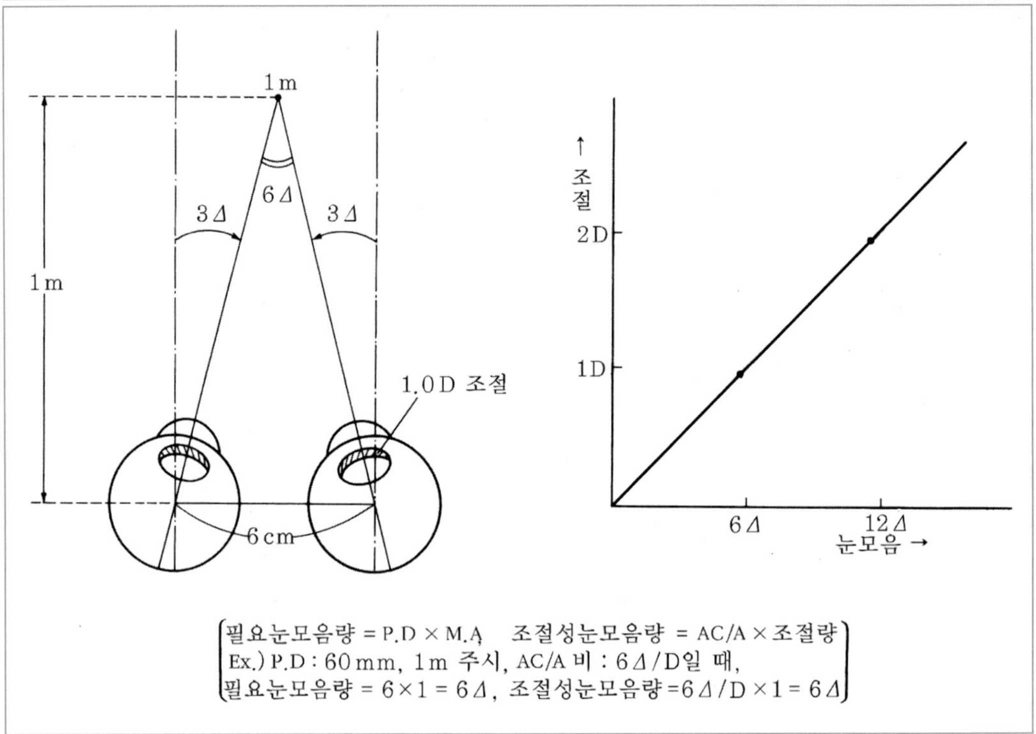

또한, AC/A 비를 논할 때 문제가 되는 것은 조절래그에서 설명한 바와 같이, 조절자극을 기준으로한 자극AC/A 비와 실제 조절반응을 기준으로한 반응AC/A 비가 있으나, 임상적으로 실제 조절량을 고려하기는 곤란하므로 일반적인 AC/A 비는 자극AC/A 비를 가리킨다.

또한 AC/A 비가 이상적인 6△/D라고 해도 굴절상태에 따라 근거리를 볼 때 안위이상이 나타나기도 한다.

예 1

- P.D : 60 mm
- AC/A : 6△/D
- S −2.00 D의 근시 미교정 상태에서 근거리 33 cm를 볼 때의 안위

- 조절성눈모음량 : 6△(AC/A 비×조절력 = 6×(3−2) = 6△, 근시의 미교정이므로 33 cm 보는데 조절력은 1 D이다.
- 필요눈모음량 : 18△(P.D×1/주시거리(m) = 6×1/0.33 M.A = 18△)
- 근거리 볼 때의 안위 : −12△(조절성눈모음량에서 P.D 60 mm가 33 cm을 보기에 필요눈모음량을 뺀다. 6△−18△ = −12△의 눈모음부족으로 외사위를 나타낸다.

근거리를 볼 때, (−)는 눈모음부족(폭주부족)으로 외사위를, (+)는 눈모음과다(폭주과다)로 내사위를 나타낸다.

| 그림 282 | 근거리 볼 때 외사위(AC/A 비가 4△/D인 경우)

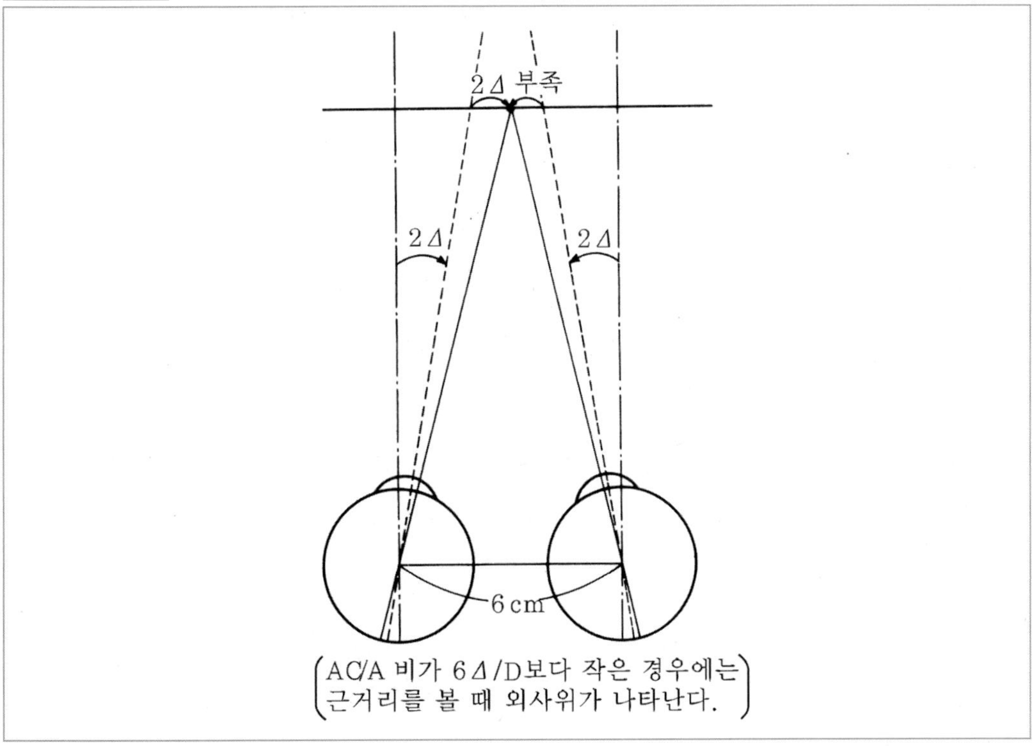

| 예 2 |

- P.D : 60 mm
- AC/A : 6△/D
- S+2.00 D의 원시 미교정 상태에서 근거리 33 cm를 볼 때의 안위

- 조절성눈모음량 : 30△(AC/A 비×조절력 = 6×(3+2) = 30△, 원시의 미교정이므로 조절력은 5 D가 된다.
- 필요눈모음량 : 18△(P.D×1/주시거리(m) = 6×1/0.33 M.A = 18△)
- 근거리 볼 때의 안위 : 12△ 내사위(근거리 볼 때의 안위 = 조절성눈모음량 − 필요눈모음량이므로 30△−18△ = 12△의 눈모음과다로 내사위를 나타낸다.

| 그림 283 | 6△/D에서 S−2.00D 미교정의 경우

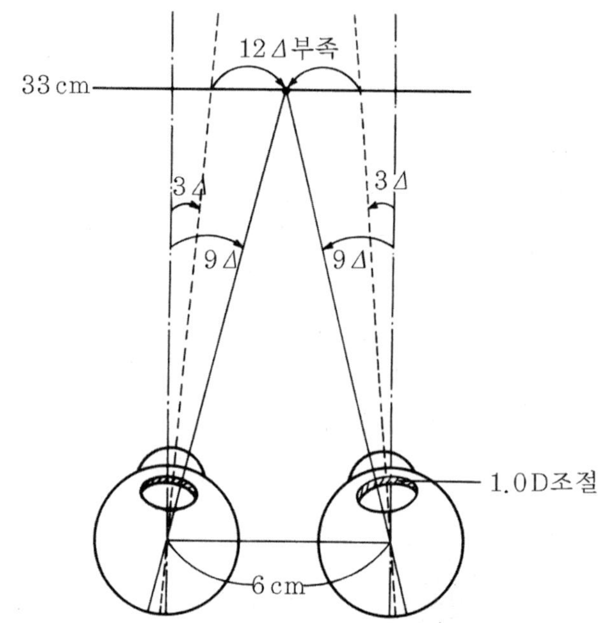

조절성눈모음량 = AC/A비 × 조절량 → 6 × (3−2) = 6Δ
필요눈모음량 = P.D × M.A → 6 × 3 = 18Δ
근거리를 볼 때의 안위 : 조절성눈모음량 − 필요눈모음량
→ 6 − 18 = −12Δ
(12Δ 외사위. 눈모음부족)

이와 같이 AC/A 비의 높고 낮음, 굴절이상 미교정 등에 의하여 근거리를 볼 때 안위이

| 그림 284 | 6△/D에서 S+2.00D 미교정의 경우

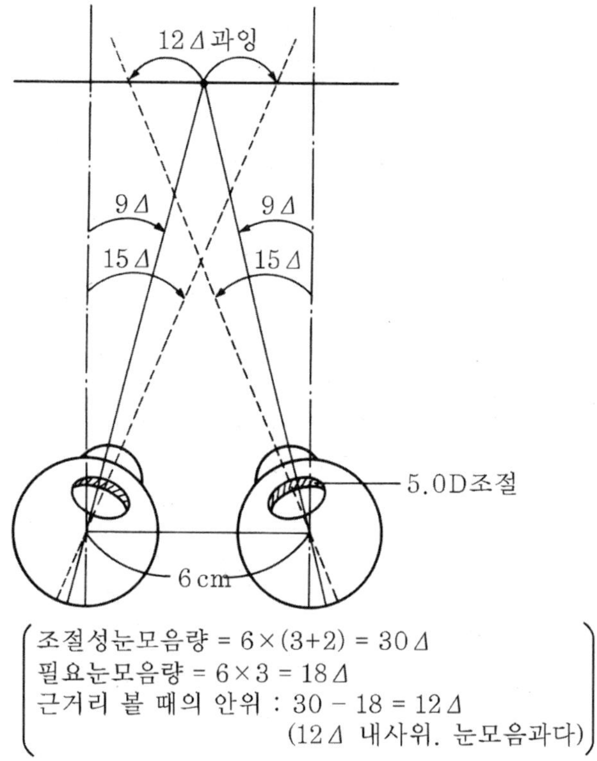

상이 나타나며 이러한 안위이상을 보완하는 것이 융합성눈모음이다. 외사위는 양성융합성눈모음, 내사위는 음성융합성눈모음으로 보완한다. 따라서 사위량에 비하여 융합력의 강하고 약함에 따라 근성 안정피로의 정도 차이가 생기게 된다.

또한 AC/A 비가 낮으면 원거리를 볼 때에는 정위이지만 근거리를 볼 때에는 외사위가 나타나고, AC/A 비가 높으면 근거리를 볼 때 내사위가 나타나는 것을 알 수 있다.

2. AC/A 비 측정법

AC/A 비 측정법에는 그래디언트(Gradient)법과 헤테로포리아(Heterophoria)법이 있다.

| 그림 285 | AC/A 비의 측정 원리

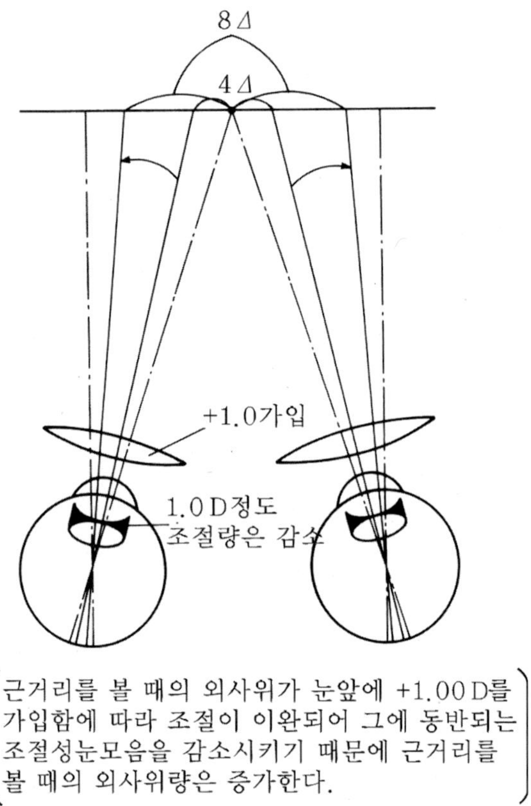

1) 그래디언트법

- 피검자의 굴절이상을 완전교정한다.
- 포롭터의 동공중심간거리를 근용으로 맞추고 근거리 측정용 막대를 내린다.
- 근용 시력표 0.5 ~ 0.7 정도의 세로일렬문자시표를 측정거리 40 cm에 둔다.
- 본 그래페법에 의하여 포롭터의 보조렌즈다이얼을 오른쪽 눈에는 6△ B.U, 왼쪽 눈에는 수평사위 측정용 로타리프리즘을 놓는다. 교대가림검사를 여러 차례 반복한 후 사위량을 측정한다(근거리 볼 때 사위량).
- 두 눈에 +1.00 D를 넣은 상태에서 다시 수평사위를 측정한다(가입 후 근거리 볼 때의 사위량).

  두 눈에 +1.00 D를 가입함에 따라 조절은 1.00 D만큼 이완되고 그에 따라 조절성눈모음도 감소하므로 가입 전에 비하여 기저내방 방향으로 이동한다.

■ AC/A 비를 구하는 식은 다음과 같다.

$$\text{AC/A 비} = \frac{(\Delta_N - \Delta_1)}{D}$$

· 가입전의 수평사위 : Δ_N

· 가입후의 수평사위 : Δ_1

· 가입 굴절력 : D

· Exo : (−)　　Eso : (+)

| 예 1 |

■ 가입 전의 수평사위 : Exo 4△
■ 가입 후의 수평사위 : Exo 8△
■ 가입 굴절력 : S+1.00 D

$$\text{AC/A 비} = \frac{-4-(-8)}{1} = 4\triangle/D$$

| 예 2 |

■ 가입 전의 수평사위 : Eso 4△
■ 가입 후의 수평사위 : Exo 1△
■ 가입 굴절력 : S+1.00 D

$$\text{AC/A 비} = \frac{4-(-1)}{1} = 5\triangle/D$$

■ Gradient법은 근거리 볼 때의 사위 측정 후, S+1.00 D를 가입하여 구할 수 있다. 또한 측정 방법으로 S+1.00 D의 가입 대신에 S−1.00 D의 렌즈를 부가해도 좋지만 (−)렌즈를 부가함에 따라 과도하게 조절이 변동될 수 있으므로 조절의 안정성을 생각하면 (+)굴절력의 가입 방법이 좋다.

| 그림 286 | 왼쪽 눈의 수평프리즘 이동(정면에서 볼 때)

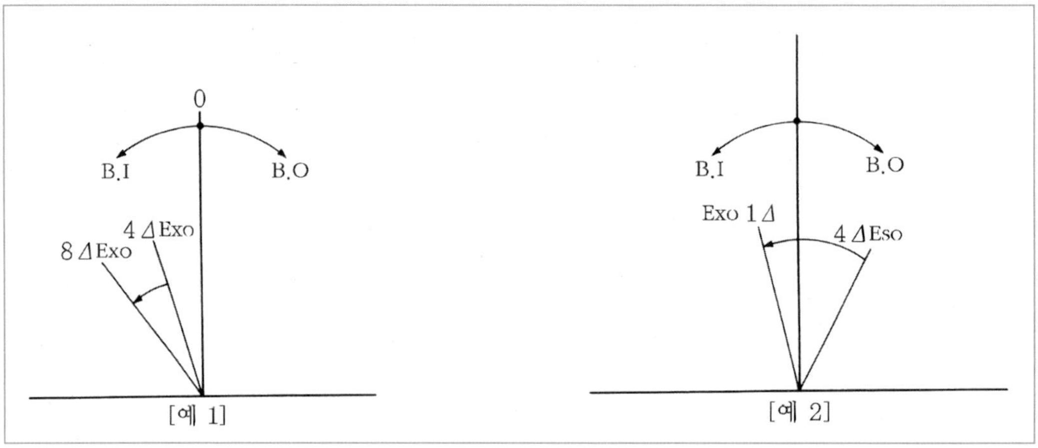

2) 헤테로포리아법

그래디언트법은 (+)렌즈를 가입함에 따른 조절성눈모음량 변화값의 차이를 구하는 방법이며, 헤테로포리아법은 원거리 볼 때의 사위량과 근거리 볼 때의 사위량이 조절에 따라 얼마나 변하는가를 구하는 방법이다.

두 방법의 차이는 그래디언트법은 가입 전과 후의 사위량 변화를 40 cm에서 측정하기 때문에 근접성눈모음의 개입이 있지만, 두 사위량 모두 근접성눈모음이 측정값에 포함되어 있다고 한다면 서로 상쇄시켜 AC/A 비의 값에는 포함되지 않게 된다. 반면에, 헤테로포리아법은 원거리 볼 때의 사위량과 근거리 볼 때의 사위량의 차이를 취하는 것이기 때문에 근거리를 볼 때만 근접성눈모음이 개입하여 그래디언트법과 같이 두 사위량의 측정값을 서로 상쇄시킬 수 없는 문제가 있다. 따라서 일반적으로 근접성눈모음의 영향을 받지 않는 그래디언트법을 AC/A 비의 값으로 하고 있다.

헤테로포리아법의 측정 방법은 다음과 같다.

- 피검자의 굴절이상을 완전교정한다.
- 본 그래페법에 의하여 원거리 볼 때의 수평사위를 구한다(세로일렬시표).
- 포롭터의 동공중심간거리를 근용으로 맞추고 근거리검사용 막대를 아래로 내린다.
- 근용시력표의 0.5 ~ 0.7정도의 세로일렬문자시표를 측정거리 40 cm에 둔다.
- 본 그래페법에 의한 근거리 볼 때의 사위량을 구한다(원거리 볼 때와 동일한 측정법을 사용한다)

■ AC/A 비 구하는 식은 다음과 같다.

$$\text{AC/A 비} = \frac{(\varDelta_N - \varDelta_F)}{D} + P.D$$

· 근거리 볼 때의 사위량 : $\varDelta_N$

· 원거리 볼 때의 사위량 : $\varDelta_F$

· 측정거리에 따른 조절력 : D

· 동공간거리 : P.D(단위 : cm)

· Exo : (−) Eso : (+)

예 1

■ 원거리 볼 때의 사위량 : Exo 2△
■ 근거리 볼 때의 사위량 : Exo 7△
■ 측정거리 : 40 cm(2.50D)
■ P.D : 60 mm

$$\text{AC/A 비} = \frac{-7-(-2)}{2.5} + 6$$
$$= 4\triangle/D$$

예 2

■ 원거리 볼 때의 사위량 : Eso 6△
■ 근거리 볼 때의 사위량 : Exo 1△
■ 측정거리 : 40 cm(2.50D)
■ P.D : 60 mm

$$\text{AC/A 비} = \frac{-1-(+6)}{2.5} + 6$$
$$= 3.2\triangle/D$$

이것을 그림으로 나타내면 세로축은 조절력을, 가로축은 눈모음량을 나타내는데 실선의 수직선과 수평선의 교점은 원거리 볼 때 안위의 출발점이고 쇄선(실선과 점이 이어진 선)의 교점은 근거리 볼 때 안위의 출발점이다(그림 287).

[예제 1]을 설명하면 원거리 볼 때의 안위가 Exo 2△이므로 실선의 수평축 B.I 방향에 2△, 근거리를 볼 때의 안위는 7△ Exo이므로 쇄선의 수평축 B.I방향에 7△을 표시한다.

이 두 점을 연결한 선이 사위선(Phoria line)이 되어 조절의 변동과 함께 변하는 사위를 구할 수 있다.

| 그림 287 | 헤테로포리아법에 의한 AC/A 비를 구하는 법

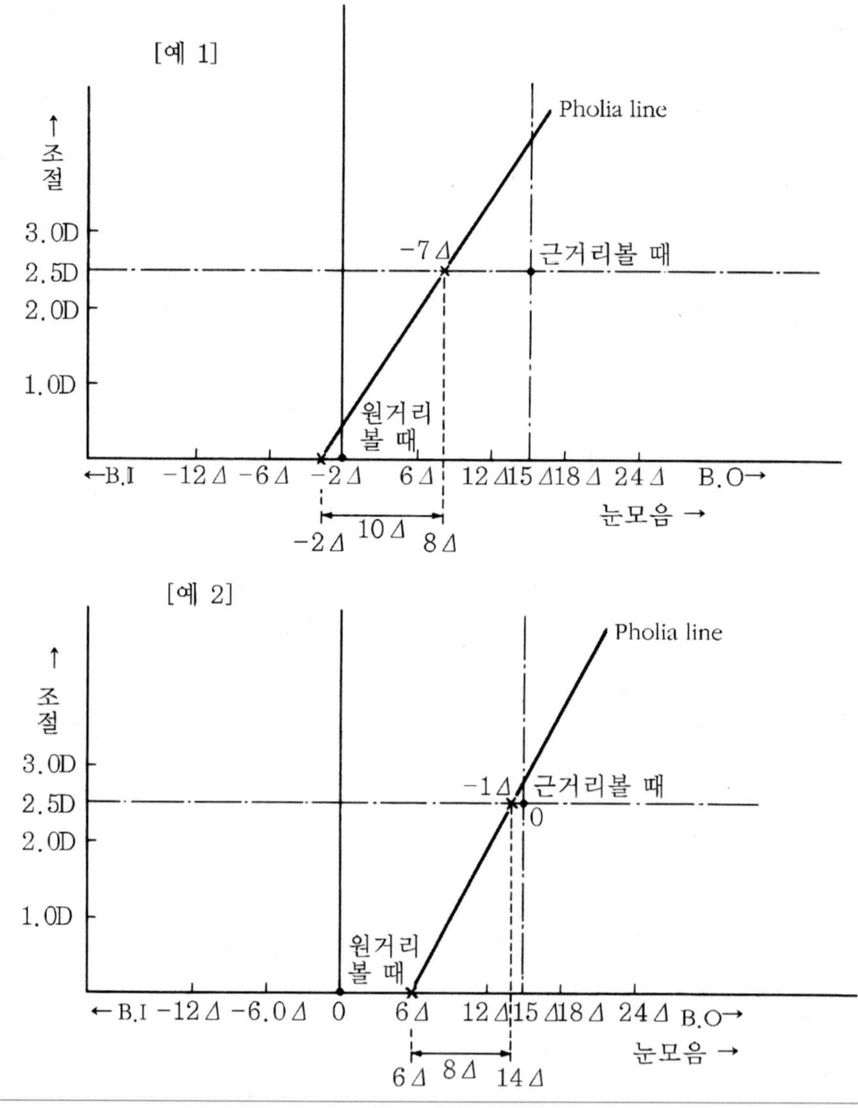

AC/A 비를 구하는 방법은 사위 위치에서 수직선을 내려 긋고 그때 나타나는 원거리 볼 때의 프리즘 양을 구한다. 그 결과 2.5D의 조절에 대한 안위의 변화량은 10△/2.50D가 되어 AC/A 비는 4△/D가 된다.

3. AC/A 비의 응용

AC/A 비를 알게 되면 근거리 볼 때 사위의 위치, 정도, 방향 등을 간단하게 계산으로 구할 수 있으며, 검사 후에 구면굴절력을 조정하면 어떤 안위 변화가 일어나게 되는지 등을 예측할 수 있다.

예 1

AC/A 비 : 4△/D, 정시・정위인 사람

- 눈앞 33 cm의 거리에 있는 물체를 명시하는데 필요한 조절성눈모음량은? 12△
  조절성눈모음량 = AC/A 비 × 조절력이므로 4△ × 3 = 12△이 된다.
- P.D 60 mm인 사람이 눈앞 33 cm의 거리에 있는 물체를 명시하는데 필요한 눈모음량은? 18△
  필요눈모음량 = P.D × M.A이므로 6 × 3 = 18△이 된다.
- 근거리 볼 때의 안위는? 6△ 외사위(눈모음부족)
  근거리 볼 때의 안위 = 조절성눈모음량 − 필요눈모음량이므로 12 − 18 = −6△이 된다.

예 2

S +3.00D의 원시안에서 AC/A 비 : 4△/D, 완전교정 상태에서는 정위인 사람

- P.D 60 mm인 경우 굴절이상 미교정상태에서 원거리를 볼 때 필요한 조절력은? 3.00 D
- 이때 필요한 조절성눈모음량은? 12△
  조절성눈모음량 = AC/A 비 × 조절력이므로 4△ × 3 = 12△이 된다(+3.0 D 미교정이므로 원거리 볼 때는 12△의 내사위가 된다).
- 눈앞 33 cm의 거리에 있는 물체를 명시하는데 필요한 조절성눈모음량은? 24△
  4△/D × (3 + 3) = 24△(33 cm을 보기 위해서는 3.0 D의 조절이 필요하다)
- P.D 60 mm인 경우 눈앞 33 cm의 거리에 있는 물체를 명시하는데 필요한 눈모음량은? 18△

(6×3=18△이 된다)

- 이 경우 근거리 볼 때의 안위는? 6△ 내사위(눈모음과다)

  근거리 볼 때의 안위 = 조절성 눈모음량 − 필요눈모음량이므로 24−18 = 6△의 내사위가 된다.

- S+3.00 D의 안경을 착용했을 경우의 근거리 볼 때 안위는? 6△ 외사위(눈모음부족)

  4△/D×3 = 12△ 근거리 볼 때의 안위 =12−18 = −6△의 외사위가 된다.

  이러한 원시는 완전교정 안경을 착용하는 것이 좋다.

예 3

정시, AC/A 비 : 6△/D, P.D : 60 mm

- 눈앞 33 cm의 거리에 있는 물체를 명시할 때의 안위는? 정위

  조절성눈모음량 = 6△/D×3 = 18△

  필요눈모음량 = 6×3 = 18△

  근거리 볼 때의 안위 = 18−18 = 0가 되어 정위상태이다.

예 4

S−3.00 D의 근시안, AC/A 비 : 4△/D, P.D : 60 mm

- 눈앞 33 cm의 거리에 있는 물체를 명시하는데 필요한 조절성눈모음량은? 0△

  4△/D×0 = 0△(−3.00 D는 조절휴지상태에서 33 cm 명시 가능).

- 눈앞 33 cm의 거리에 있는 물체를 명시하는데 필요한 눈모음량은? 18△

  6△×3 = 18△

- 이때의 근거리 볼 때의 안위는? 18△ 외사위(눈모음부족)

  0−18 = −18△

- 굴절이상 완전교정 안경을 착용했을 경우의 근거리 볼 때 안위는? 6△ 외사위(눈모음부족)

  조절성눈모음량 = 4△/D×3 = 12△

  필요눈모음량 = 6△×3 = 18△

  근거리볼 때의 안위 = 12 − 18 = −6△

예 5

S+2.00 D의 원시안, AC/A 비 : 10△/D, P.D : 60 mm

- 눈앞 33 cm의 거리에 있는 물체를 명시하는데 필요한 조절성눈모음량은? 50△

  10△/D×(3+2) = 50△(33 cm를 확실하게 보기 위해서는 +5.00 D 조절력이

필요함)

- 눈앞 33 cm의 거리에 있는 물체를 명시하는데 필요한 눈모음량은? 18△

  6△×3 = 18△

- 이때의 근거리 볼 때의 안위는? 32△ 내사위(눈모음과다)

  50−18 = 32△

- 굴절이상 교정안경을 착용한 경우의 근거리 안위는? 12△ 내사위(눈모음과다)

  조절성눈모음량 = 10△/D×3 = 30△

  필요눈모음량 = 6△×3 = 18△

  근거리 볼 때의 안위 = 30−18 = 12△

  근거리 볼 때의 안위를 0으로 하기 위해서 근용 가입도를 처방한다.

  $\text{Add} = \dfrac{\text{근거리 내사위}}{\text{AC/A 비}}$ 이므로 이 예제의 경우에는 $\dfrac{12\triangle}{10\triangle} = 1.2$ 가 된다.

  따라서, S+1.25D의 안경을 근용으로 착용하면 근거리 볼 때의 안위는 0에 가까워진다.

  조절성눈모음량 = 17.5△{10×(3−1.25) = 17.5△}

  필요눈모음량 = 18△(6△×3 = 18△)

  근거리 볼 때 안위 = 17.5−18 = −0.5△ 외사위(눈모음부족)

예 6

정시, P.D : 60 mm, AC/A 비 : 5△/D, 원거리 볼 때의 안위 : 4△ 외사위

- 눈앞 33 cm의 거리에 있는 물체를 명시하는데 필요한 조절성눈모음량은? 15△

  5△/D×3 = 15△

- 눈앞 33 cm의 거리에 있는 물체를 명시하는데 필요한 눈모음량은? 22△

  (6△×3) + 4(외사위량) = 22△

- 이때의 근거리 볼 때 안위는? 7△ 외사위(눈모음부족)

  15−22 = −7△

예 7

정시, P.D : 60 mm, AC/A 비 : 5△/D, 원거리 볼 때의 안위 : 4△ 내사위

- 눈앞 33 cm의 거리에 있는 물체를 명시하는데 필요한 조절성눈모음량은? 15△

  5△/D×3 = 15△

- 눈앞 33 cm의 거리에 있는 물체를 명시하는데 필요한 눈모음량은? 14△

  (6△×3)−4(내사위량) = 14△

- 이때의 근거리 볼 때의 안위는? 1△ 내사위(눈모음과다)

  15−14 = 1△

Chapter 11

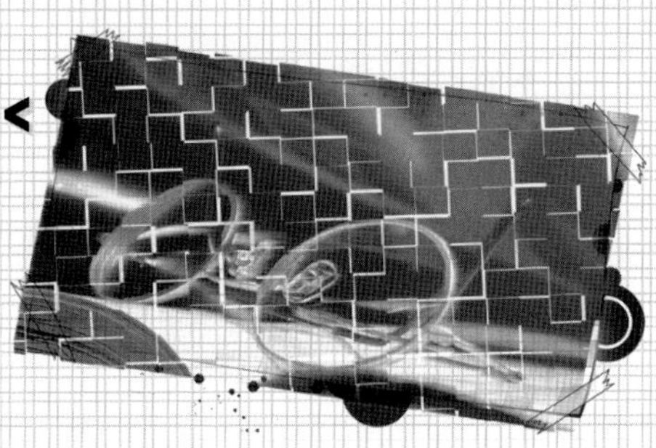

시기능의 분석

이 장에서는 개인의 측정값과 관련하여 피검자의 시기능을 종합적으로 분석하는 방법에 대해서 설명할 것이다.

시기능의 분석 방법으로는 그래프에 의한 분석법(Donders, 1864), 모건의 표준값에 의한 분석법(Morgan, 1944), OEP 분석법(OEP재단, 1930) 등이 있으나 여기에서는 그래프에 의한 분석법만 소개하고자 한다.

01 그래프분석 용지의 작성

1864년 Donders가 조절과 눈모음의 관계를 분석하기 위한 방법으로 소개한 이래 적절한 안경 조정을 위하여 이용되고 있는 분석 방법의 하나로 그래프분석법이 있다.

1) 그래프에 기록하는 검사 항목

그래프 작성에 기본적으로 필요한 검사는 다음과 같은 10개 항목이다.

■ 원거리 볼 때

- 수평사위 측정
- 눈모음능력(폭주력) 측정(PRC)
- 눈벌림능력(개산력) 측정(NRC)

■ 근거리 볼 때

- 수평사위 측정
- 눈모음능력 측정(PRC)
- 눈벌림능력 측정(NRC)
- 양성상대조절(PRA)
- 음성상대조절(NRA)
- 한눈의 조절력(NPA)
- 눈모음근점(폭주근점, NPC)

이러한 측정 결과를 그래프용지에 기록할 때에는 사위값은 ×표, 흐린점(blur point)은 ○표, 분리점(break point)은 □표, 회복점(recovery point)은 △표로 표시한다.

2) 그래프 작성 방법

검사 내용을 그래프에 기입하기 전에 그래프 용지에 대하여 설명하면 다음과 같다.

■ 왼쪽 세로축 : 시표거리를 디옵터(Diopter)로 나타낸다(조절자극). 따라서 0.00D는 원거리 볼 때의 기준점이다.

■ 오른쪽 세로축 : 40 cm의 위치를 기준으로 렌즈의 가입도를 나타낸다(상대조절량). 따라서 0.00 D를 기준으로 위쪽은 양성상대조절량이고 아래쪽은 음성상대조절량이다.

■ 아래쪽 가로축 : 원거리 볼 때의 안위를 중심으로한 눈금이며 프리즘 디옵터(△)로 표시한다(사위, 눈모음능력, 눈벌림능력). 0△은 원거리 볼 때의 기준점이며 왼쪽은 B.I., 오른쪽은 B.O.을 나타낸다.

B.I. : 외사위량 및 음성상대눈모음량(음성상대폭주력)을 기입.

B.O. : 내사위량 및 양성상대눈모음량(양성상대폭주력)을 기입.

■ 위쪽 가로축 : 근거리볼 때의 안위를 중심으로한 눈금이며 프리즘디옵터로 나타낸다

(사위, 눈모음능력, 눈벌림능력). 0△은 근거리 볼 때의 기준점이며 왼쪽은 B.I., 오른쪽은 B.O.을 나타낸다.

- 원거리 볼 때의 기준점 : 5 m 또는 6 m의 조절자극값 0.00 D 및 안위 · 눈모음능력 · 눈벌림능력 0△의 교점이다.
- 근거리 볼 때의 기준점 : 40 cm의 조절자극값 2.50 D 및 안위 · 눈모음능력 · 눈벌림능력은 동공간거리 60 mm일 때 15△의 교점이다.

  △ = P.D. × M.A의 공식에 따라 △ = 2.5 × 6 = 15△이 된다. 엄밀하게 말하면, 각 피검자의 동공중심간거리를 구하여 원거리 볼 때의 기준점을 구할 수 있으나, 시기능 상태 파악을 위하여 사용하는 것이므로 일반적으로 P.D. 60 mm로 한다.

| 그림 288 | 그래프 작성 방법

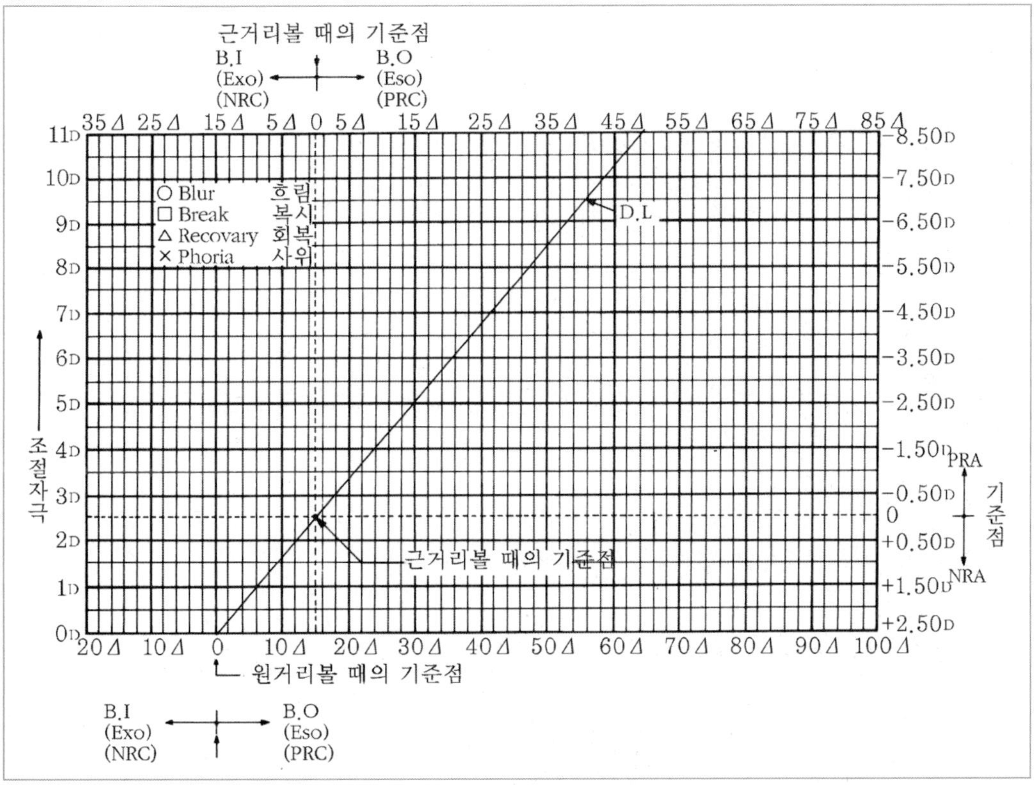

- Donders' line : 조절값과 눈모음값이 같은 점을 연결한 것이다. 즉, 조절에 관해서는 측정거리(m)의 역수로서 디옵터(D)로 표시하고, 눈모음에 관해서는 측정거리(m)의 역수로 미터각(M.A.)을 구하여 P.D를 계산하여 프리즘디옵터(△)로 표시한다. 따라서 원거리 볼 때의 기준점과 근거리 볼 때의 기준점을 연결한 선이 된다.

3) 그래프 작성 방법

(1) 한 눈 조절력선(NPA)

한 눈의 조절력을 구하고 그 수치를 왼쪽 세로축 위의 값에서 찾아 가로축과 평행하는 선을 그어 한 눈 조절력의 한계선을 나타낸다. 일반적으로 두 눈의 조절력은 같으나 차이가 있는 경우는 조절력이 큰 값을 데이터로 사용한다.

(2) 눈모음근점에 의한 눈모음능력선(폭주력선, NPC)

눈모음근점을 프리즘디옵터로 환산하여 가로축 위의 값에서 찾아 세로축과 평행하는 선을 그어 눈모음능력(폭주력)의 한계선을 나타낸다. 눈모음근점을 측정할 때는 각막정점에서 눈모음근점까지의 거리를 정확하게 측정하여야 하며 각막정점에서 눈알(안구)회선점까지의 거리 13 mm도 더해서 계산한다. 즉, 안구회선점을 기준으로 한다.

| 예 |

- 눈모음근점 : 8 cm
- P.D. : 65 mm일 때 눈모음능력선(폭주력선)은?

$8+1.3 = 9.3\text{ cm} = 0.093\text{ m}$

$\text{M.A.} = 1/0.093$

$= 10.75$

$\triangle = \text{P.D(cm)} \times \text{M.A}$이므로

$= 6.5 \times 10.75$

$\fallingdotseq 70\triangle$

(3) 사위선(phoria line, PL)

원거리 및 근거리 사위값을 x로 표시하고 두 점을 연결한 직선을 사위선이라 한다. 사위선은 한 눈 조절력의 한계선까지 나타낸다.

(4) 상대눈모음 자극선(Relative Convergence Stimulatory line, RCS line)

원거리에서의 양성상대눈모음능력(양성상대폭주력, PRC)과 음성상대조절력(NRA) 그리고 근거리에서의 양성상대눈모음능력의 순으로 그래프 용지에 ○표로 표시하고 그것을 차례로 연결한 선을 RCS 선이라 한다. 단, 원거리에서의 양성상대눈모음능력이 15△이상인 경우는 근거리 음성상대조절력보다 오른쪽에 위치하므로 이 때는 원거리 및 근거리 양성상대눈모음능력만 연결한다.

| 참고 |

- 원거리 및 근거리에서의 양성상대눈모음능력(PRC)에 음성상대조절력(NRA)를 연결하는 이유는 다음 예에 나타나 있는 것처럼 음성상대조절력 측정에서 나타나는 흐린점은 양성상대조절력의 영향을 받기 때문이다.
  또한 PRC가 어떤 크기의 값이라도 40 cm에서 +2.50 D 이상의 가입은 그 이상 조절이완이 일어나지 않으므로 흐림이 나타난다. 따라서 조절이완 한계를 결정하게 되는 것이다.

| 예 |

RCS 선

실성상대눈모음능력 : 9△, AC/A 비 : 4△/D				
가입도	+1.0	+2.0	+2.25	+2.50
조절이완 (음성상대조절력)	−1.0	−2.0	−2.25	−2.50
음성조절성 눈모음능력(NAC)	4△ 눈벌림	8△ 눈벌림	9△ 눈벌림	10△ 눈벌림
양성상대눈모음능력(PRC)	4△ 눈모음	8△ 눈모음	9△ 눈모음	9△ 눈모음
			단일 명시 ←	
			한계	

(5) 상대눈모음억제선(Relative Convergence Inhibitory line, RCI line)

원거리를 볼 때 음성상대눈모음능력(음성상대폭주력, NRC)의 분리점을 □로 표시하고, 근거리를 볼 때의 음성상대눈모음능력(NRC) 및 양성상대조절력(PRA)의 흐린점을 ○표로 표시하여 그것을 연결한 선을 RCI 선이라고 한다.

| 예 |

RCI 선

음성상대눈모음능력 : 13△, AC/A 비 : 4△/D					
가입도	−1.00	−2.00	−3.00	−3.25	−3.50
조절력 (양성상대조절력)	+1.00	+2.00	+3.00	+3.25	+3.50
양성조절성 눈모음능력(PAC)	4△ 눈모음	8△ 눈모음	12△ 눈모음	13△ 눈모음	14△ 눈모음
음성상대 눈모음능력(NRC)	4△ 눈벌림	8△ 눈벌림	12△ 눈벌림	13△ 눈벌림	13△ 눈벌림
				단일 명시 ←	
				한계	

| 참고 |

- 원거리 및 근거리에서의 음성상대눈모음능력(NRC)에 양성상대조절력(PRA)을 연결하는 이유는 아래의 예에서와 같이 양성상대조절력 측정에서의 흐린점은 음성상대눈모음능력의 한계를 나타내기 때문이다.

02 그래프 분석

이상에서 설명한 그래프 작성 방법에 대해서 예제를 보고 구체적으로 그래프를 작성해 보자.

| 예 |

- 원거리 볼 때
  - 수평사위 : 1△ exo(외사위)
  - 양성상대눈모음(PRC) : 9△
  - 음성상대눈모음(NRC) : 7△
- 근거리 볼 때
  - 수평사위 : 3△ exo(외사위)
  - 양성상대눈모음(PRC) : 17△
  - 음성상대눈모음(NRC) : 13△
  - 양성상대조절(PRA) : −2.50 D
  - 음성상대조절(NRA) : +2.00 D

• 한 눈 조절력(NPA) : 6.00 D
• 눈모음근점(NPC) : 8 cm
  8 + 1.3 = 9.3
  6 × 1/0.0093 = 64.5△

1) 두눈의 단일명시역

위의 예제를 그래프에 나타낸 바와 같이 위쪽은 조절력선, 아래쪽은 원거리 볼 때의 조절자극 0의 기준선, 오른쪽은 상대눈모음자극선(상대폭주자극선, RCS 선), 왼쪽은 상대눈모음억제선(RCI 선)이다. 이러한 선들이 둘러싸고 있는 범위는 여러 조절자극에 대하여 두눈의 단일명시가 가능한 눈모음자극의 범위를 프리즘으로 측정한 것이며, 또한 눈모음자극에 대하여 두눈의 단일명시가 가능한 조절자극의 범위를 구면렌즈로 측정한 것이다. 그러므로 이렇게 측정한 눈모음 및 조절자극의 범위는 모두 두눈에서 단일명시가 가능한 범위라고 말할 수 있다. 이 범위를 두눈의 단일명시역이라 한다(그림 289의 사선부분).

| 그림 289 | 그래프 기입 방법(사선부분은 두눈의 단일명시역)

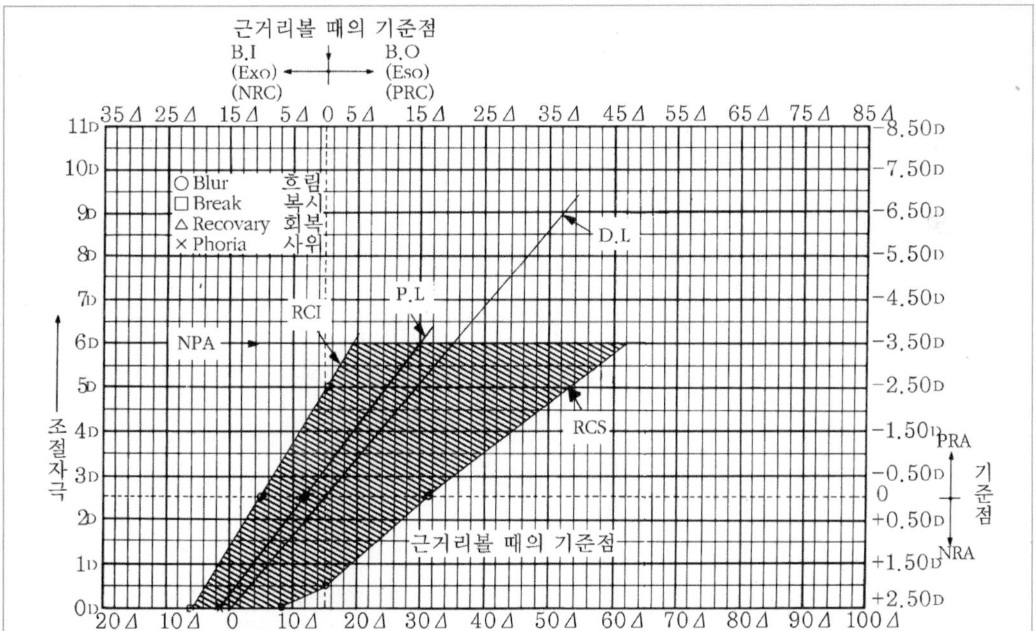

이 범위는 일반적으로 평행사변형의 형태를 이루며 그 위치와 너비(폭), 높이, 기울기 등에 따라 피검자의 시기능 상태를 분석할 수 있다.

(1) 위치

두눈 단일명시역의 수평방향 위치는 원거리에서의 사위에 의해 결정된다. 때에 따라 동일 피검자의 두눈 단일명시역 위치가 변동되는 경우가 있는데 이것은 간헐성사시와 관련된 것으로 피검자가 사시를 의식하지 못함에 따라 증상이 없는 경우에 볼 수 있다.

(2) 높이

두눈 단일명시역의 높이는 조절력에 따라 좌우되므로 나이가 많아지면 낮아지는 경향이 있다. 또한 상대조절폭의 높이는 나이, 상대눈모음능력, AC/A 비의 크기 등의 영향을 받는다.

(3) 너비

두눈 단일명시역의 너비는 상대눈모음능력의 너비를 나타내며 조절자극의 크기에 관계없이 거의 일정하다. 그러나 조절래그의 영향이 있다고 한다면, 조절자극이 커지게(근거리를 볼 때) 되면 RCS 선과 RCI 선이 위로 움직이게 되고 이에 따라 너비도 벌어지는 사다리꼴 형태가 된다. 이 RCS 선과 RCI 선에 의한 너비는 시기능 훈련으로 변할 수 있다. 특히 양성상대 눈모음능력(PRC)을 강하게 할 수 있으므로 RCS 선이 오른쪽으로 확대되고 너비도 넓어지게 된다. 그러나 두눈 단일명시역의 너비가 변해도 사위의 위치는 변화가 없는 것이 일반적이다.

(4) 기울기

두눈 단일명시역의 기울기는 중앙부에서는 직선이지만 주변부에서는 반드시 그렇지 않다. 이 기울기는 피검자의 조절과 눈모음과의 관계를 나타내는 것이므로 그래프로 AC/A 비를 구할 수 있다(그림 290). AC/A 비를 구하는 방법은 이미 앞에서 설명하였으나 복습하는 의미로 다시 한번 설명하면 다음과 같다.

예

원거리 볼 때의 사위 : 3△ Eso(내사위)
근거리 볼 때의 사위 : 2△ Exo(외사위)

■ 원거리 및 근거리에서의 사위량을 그래프에 표시한다.

- 근거리 볼 때의 사위량에서 수직선을 내린다.
- 그 사위량을 원거리 볼 때의 프리즘량에서 읽는다.
- 원거리 볼 때의 사위량과 위에서 구해진 사위량이 조절 2.50 D에 의해 변화된 사위이다.
- 따라서 AC/A 비 = (13−3)/2.5
  = 4△/D이다.

이것을 계산으로 구하면

$$\text{AC/A 비} = \frac{\triangle_N - \triangle_F}{D} + P.D$$

원거리 볼 때의 사위량 : $\triangle_F$

근거리볼 때의 사위량 : $\triangle_N$

측정거리에 대한 조절량 : D

동공간거리 : P.D(cm)

외사위 : (−)　　내사위 : (+)

$$\text{AC/A 비} = \frac{-2.0 - 3.0}{2.5} + 6$$

= 4△/D가 된다

| 그림 290 | AC/A 비 구하는 법

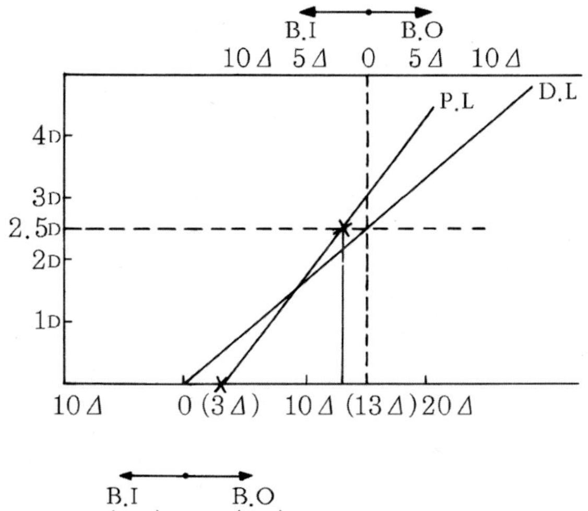

그래프 분석용지

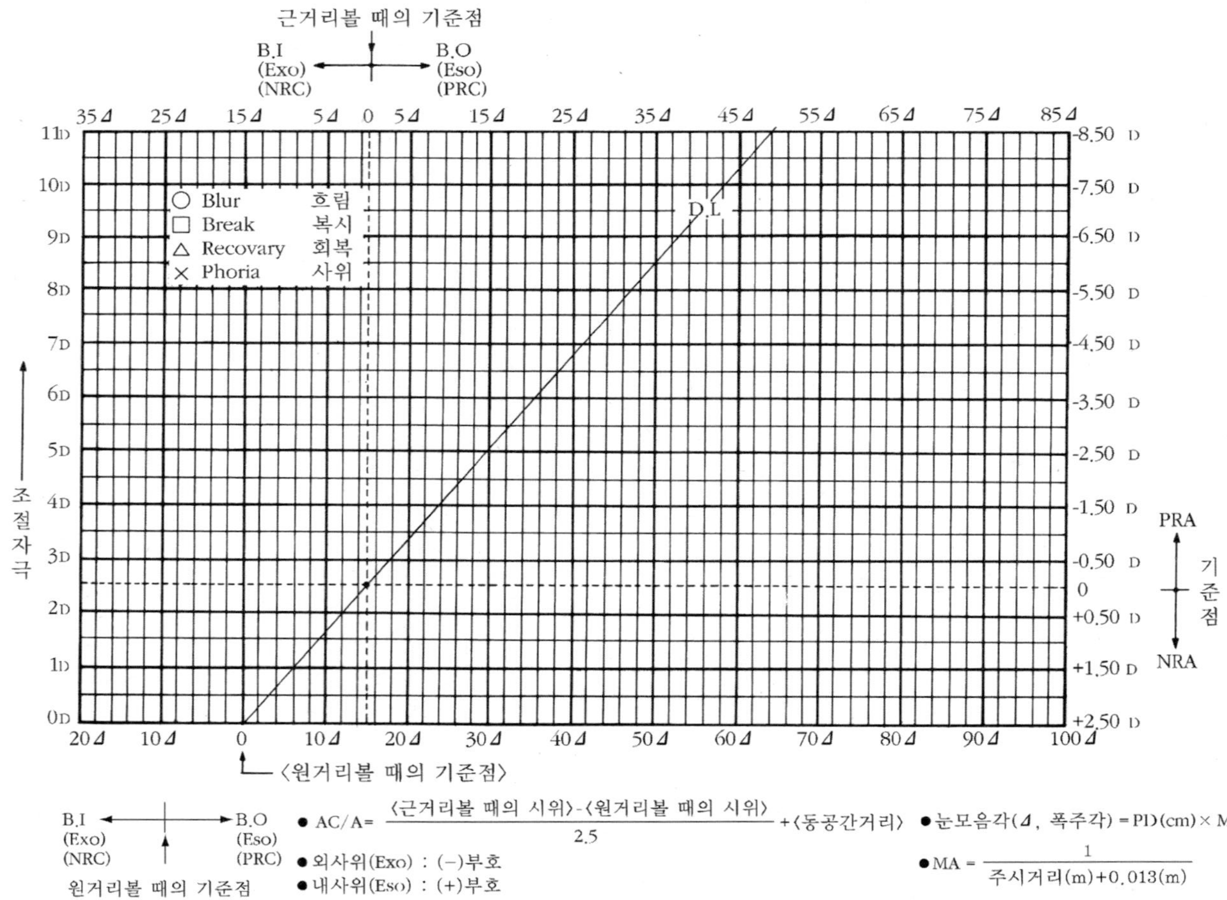

● $AC/A = \dfrac{\text{〈근거리볼 때의 시위〉-〈원거리볼 때의 시위〉}}{2.5} + \text{〈동공간거리〉}$

● 외사위(Exo) : (−)부호

● 내사위(Eso) : (+)부호

● 눈모음각(⊿, 폭주각) = PD(cm) × MA

● $MA = \dfrac{1}{\text{주시거리(m)} + 0.013\text{(m)}}$

03 사위와 프리즘 끌림운동과의 관계

사위는 융합성눈모음능력(양성 및 음성)에 의해서 보정되고 두 눈의 단일시가 유지된다. 즉, 외사위는 양성융합성눈모음능력(양성융합성폭주력), 내사위는 음성융합성눈모음능력에 의해서 두 눈의 단일명시가 이루어진다. 따라서 사위량에 비하여 융합성눈모음능력이 작으면 복시가 일어나게 된다. 또한 외사위 12△에 대하여 양성융합성눈모음능력이 12△ 또는 그 이상이면 두 눈의 단일명시는 유지되지만 이러한 상태에서는 안정피로가 따른다는 것을 충분히 예측할 수 있다. 눈의 피로를 느끼지 않고 지속적으로 쾌적한 시기능 상태를 얻기 위한 사위와 눈모음능력과의 관계에 대해서는 쉐어드 기준(Sheard's criterion)과 퍼시발 기준(Percival's criterion)이 있다.

1) 쉐어드 기준

눈모음 및 눈벌림능력을 측정하기 위해서는 사위 위치에 관계없이 프리즘 0의 눈금에서 시작한다. 예를 들면, 3△ 외사위에서 B.O. limit 15△로 흐림이 나타난다면 양성융합성눈모음은 18△이고, 양성상대눈모음은 15△이다. 따라서 양성상대눈모음은 외사위를 보정한 후의 여력 즉, 눈모음여력(폭주여력)이 된다(그림 291).

또한 4△ 내사위에서 B.I limit 12△로 흐림이 일어난다면 음성융합성눈모음은 16△, 음성상대눈모음은 12△이 된다. 따라서 외사위와는 반대로 음성상대눈모음은 내사위를 보정한 후의 여력 즉, 눈벌림여력(개산여력)이 된다(그림 292).

쉐어드 기준에서는 '정상적인 시기능을 유지하기 위해서는 눈모음여력이 사위의 2배 또는 그 이상이 필요하다'는 것이다. 따라서, 앞에서 언급한 예제의 3△ 외사위에서 양성상대눈모음량(폭주여력)이 15△이라면, 사위를 교정할 필요가 전혀 없다고 할 수 있다. 이 예에서 사위의 교정이 필요한 경우는 눈모음여력이 6△ 이하일 때이다. 또한, 4△ 내사위에서 눈벌림여력이 12△일 경우는 교정이 필요없으며 8△이하일 경우에만 문제가 된다.

이 관계를 나타낸 것이 그림 293이다. 쉐어드의 기준을 공식으로 나타내면 다음과 같다.

| 그림 291 | 눈모음여력

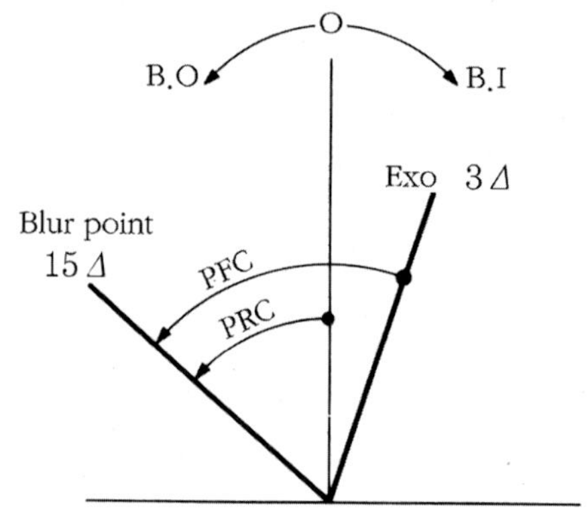

(Exo 3Δ
양성융합성눈모음량(PFC) : 15 + 3 = 18Δ
양성상대눈모음량(PRC, 폭주여력) : 15Δ)

| 그림 292 | 눈벌림여력

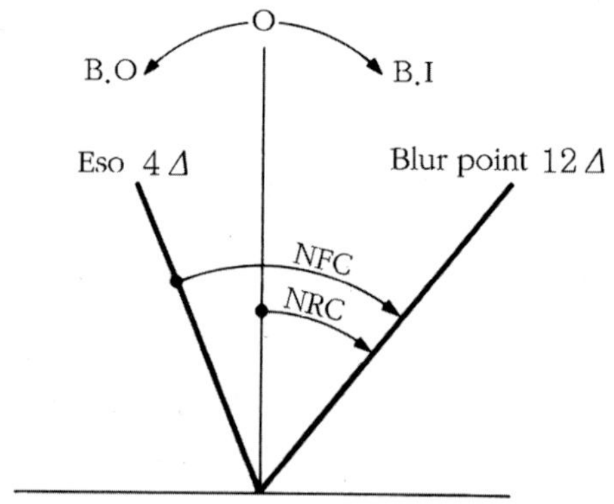

(Eso 4Δ
음성융합성눈모음량(NFC) : 12 + 4 = 16Δ
음성상대눈모음량(NRC, 개산여력) : 12Δ)

$$\triangle = \frac{2H-S}{3}$$

H : 사위량

S : 여력

식에서 H와 S는 모두 절대값을 취하고 계산 결과, 필요로 하는 프리즘디옵터(△)가 (−)로 나올 경우에는 프리즘 교정이 필요없으며, (+)가 나올 경우에도 반드시 프리즘으로 교정하는 것이 아니라 시기능을 종합적으로 판단해서 프리즘 처방이 필요한 경우의 기준 프리즘 굴절력이라고 할 수 있다.

| 그림 293 | 사위와 여력과의 관계

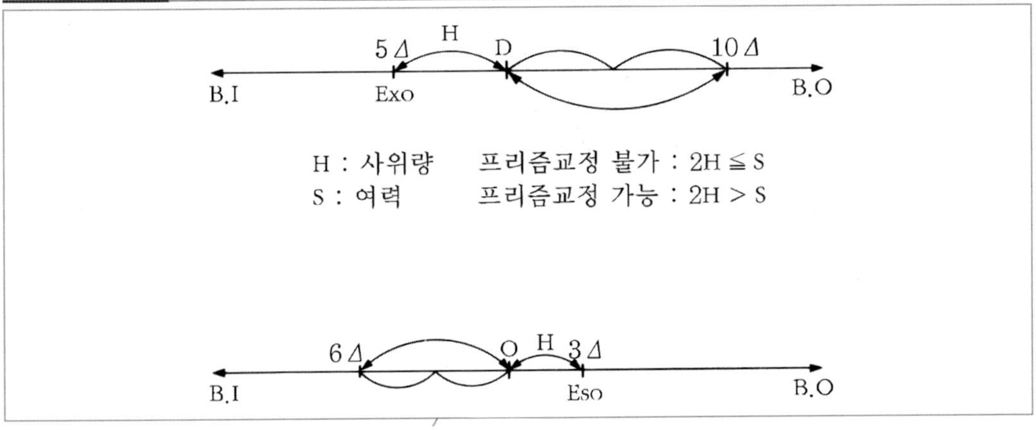

| 예 |

Exo 6△. 양성상대눈모음량 : 9△

■ 필요한 프리즘 : 공식에 의해 $\triangle = \frac{(2\times6)-9}{3}$

$= (12-9)/3$

$= 1\triangle$

Exo 6△을 교정하는데 1△ B.I.이 필요하게 된다.

이것을 그림 294로 나타내면 1△ B.I을 처방하면 6△인 사위는 5△으로 감소되고 눈모음여력은 1△ B.I을 가입시키기 때문에 10△이 된다. 따라서 2H = S라는 관계가 성립되고 쉐어드의 기준을 만족시키게 된다(그림 294).

| 그림 294 | 쉐어드 기준의 설명

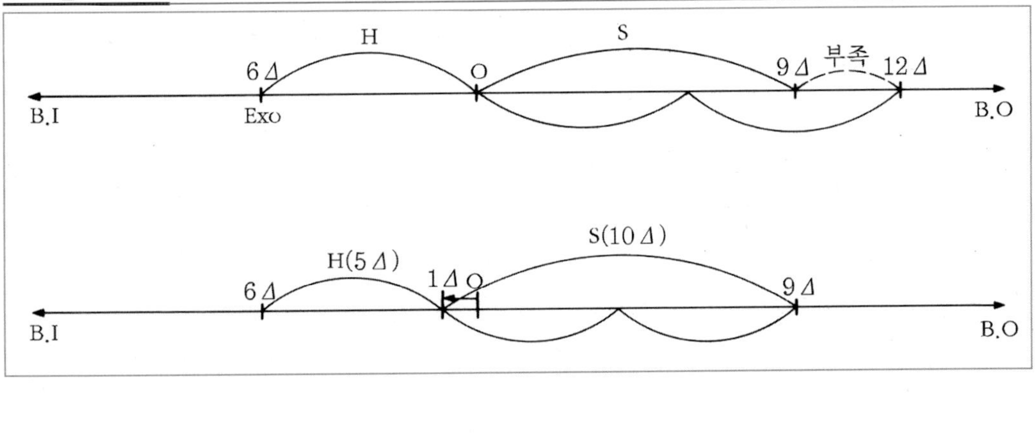

| 예 |

Eso 4△. 음성상대눈모음량 : 5△

■ 필요한 프리즘 : 공식에 의해 $\triangle = \frac{(2\times4)-5}{3}$

$= (8-5)/3$

$= 1\triangle$

Eso 4△을 교정하는데 1△ B.O.이 필요하게 된다. 1△ B.O을 처방하면 4△인 사위는 3△으로 감소되고 눈벌림여력은 1△ B.O을 가입시키기 때문에 6△이 된다. 따라서 쉐어드의 기준을 만족시키게 된다(그림 295).

| 그림 295 | 쉐어드 기준의 설명

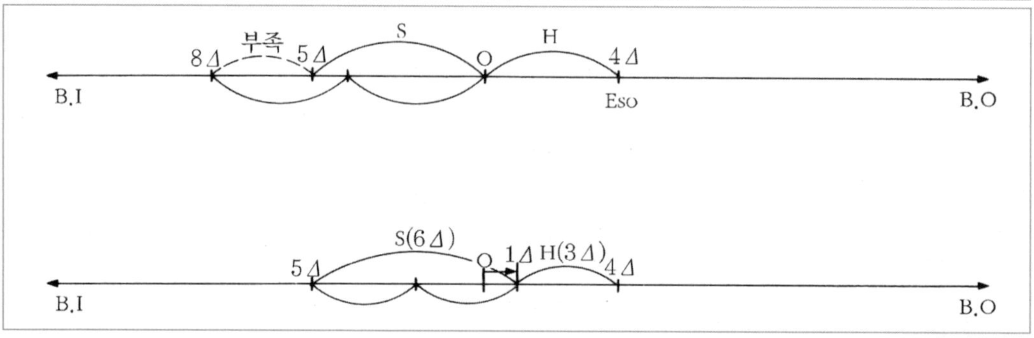

2) 퍼시발 기준

란돌트(Landolt)는 피검자가 갖고 있는 전눈모음능력(전폭주력)의 1/3 이상은 피로를 수반하지 않고 계속해서 사용할 수 없다고 주장하였다. 퍼시발(Percival)은 란돌트의 학설을 기준으로 쾌적시영역은 전상대눈모음량(Total Relative Convergence)의 중앙 1/3 이내에 있으며 이것을 무한대에서 33 cm까지의 범위로 한정했다(그림 296). 이 설에 따르면 '상대눈모음량 중앙의 1/3을 돈더즈선(Donders' line)이 통과하는 것이 정상적인 두눈 단일명시의 조건이다'라고 하였다. 단, 이 주장은 정상적인 두눈 단일시에 관하여 사위량을 고려하지 않았다는 점에 주의해야 한다.

그림 296에 제시되어 있는 예로 퍼시발의 쾌적시영역을 설명하면, 원거리에서의 전상대눈모음량은 9+7 = 16△이며, 쾌적시영역은 그 중앙의 1/3이므로 좌우 양쪽에서 5.3△(9+7/3)씩 좁혀진 눈금을 취한다. 근거리에서도 같은 방법으로 중앙의 1/3 영역은 좌우 양쪽에서 10△씩 좁혀진 눈금을 취한다. 원거리 및 근거리 눈금을 연결하고 조절자극 3.0 D까지

의 범위가 쾌적시영역이 된다. 퍼시발의 학설을 만족시키기 위한 조건은 다음과 같다.

$$\triangle = \frac{L+S}{3}$$

L : 절대값이 큰 상대눈모음량

S : 절대값이 작은 상대눈모음량

이 곳을 돈더즈선이 통과하고 있기 때문에 L = 2S 또는 L 〈 2S인 경우가 된다. 반대로 L 〉 2S인 경우에는 중앙 1/3을 통과하지 않게 된다.

| 그림 296 | 퍼시발의 쾌적시영역

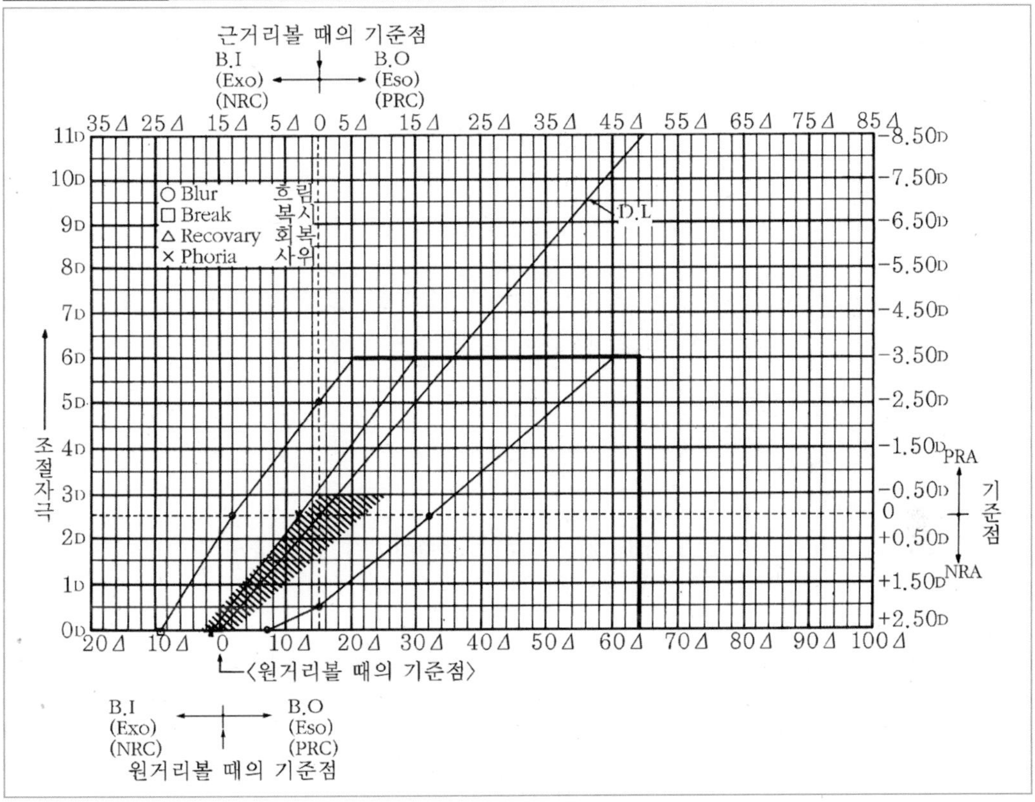

양성상대 눈모음량을 일정하게 하고 음성상대 눈모음량이 변화된 경우를 예를 들어 설명하면 다음과 같다.

예 1

L = 2S

L : 양성상대눈모음량 20△
S : 음성상대눈모음량 10△

△ = (20+10)/3
= 10△이 된다. 이 경우에는 중앙 1/3의 쾌적시영역 끝에 돈더즈선이 통과하고 있으므로 퍼시벌의 기준을 겨우 만족시킨다(그림 297).

| 그림 297 | L=2S의 예

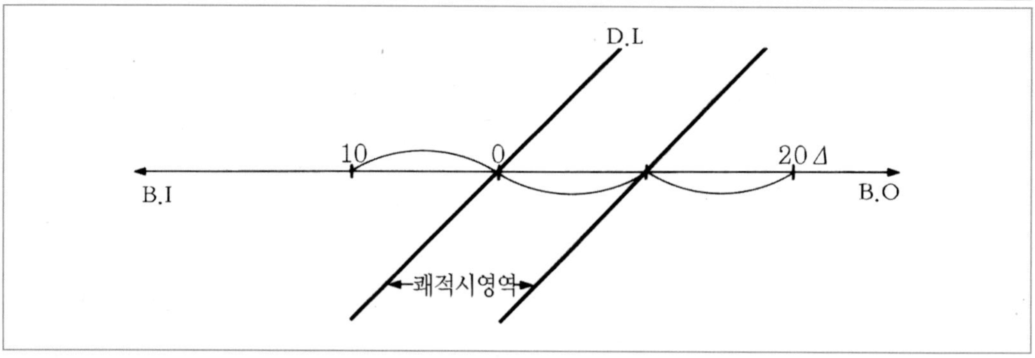

| 예 2 |

L 〈 2S
L : 양성상대눈모음량 20△
S : 음성상대눈모음량 13△

△ = (20+13)/3
= 11△이 된다. 이 경우에는 중앙 1/3의 쾌적시영역 안에 돈더즈선이 통과하고 있으므로 퍼시벌의 기준을 충분히 만족시킨다(그림 298).

| 그림 298 | L 〈 2S의 예

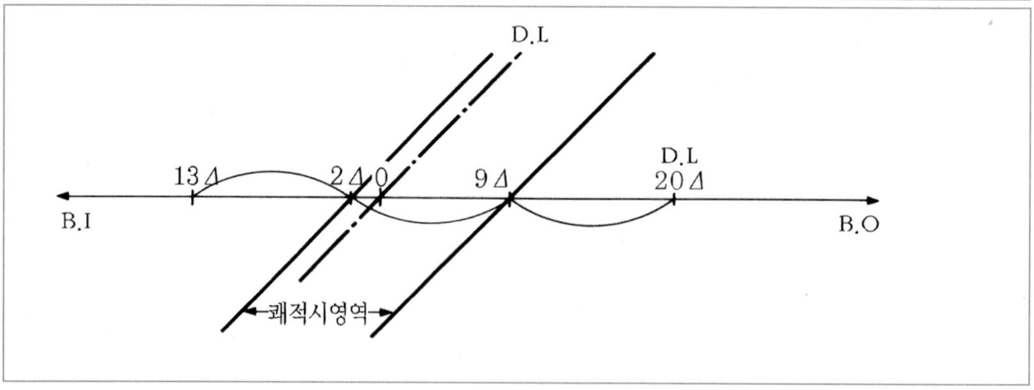

| 예 3 |

L 〉 2S
　L : 양성상대눈모음량 20△
　S : 음성상대눈모음량 7△

△ = (20 + 7)/3

= 9△이 된다. 이 경우에는 중앙 1/3의 쾌적시영역 안에 돈더즈선이 통과하고 있지 않으므로 퍼시벌의 기준을 만족시키지 못한다(그림 299).

| 그림 299 | L 〉 2S의 예

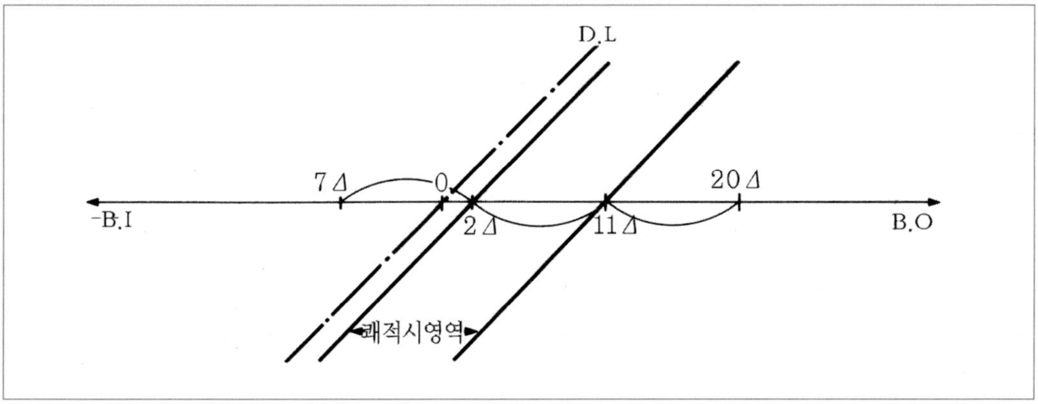

| 그림 300 |

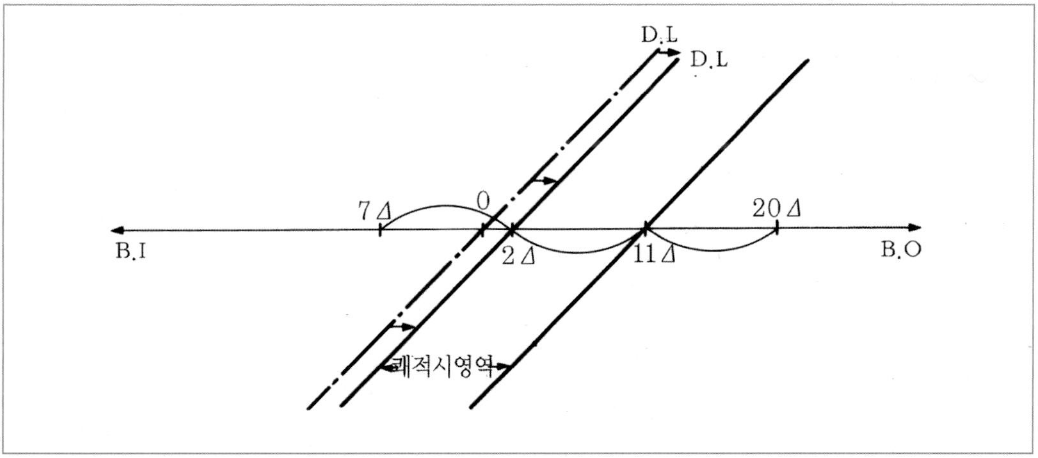

퍼시발의 기준을 만족시킬 수 없는 경우는 프리즘으로 교정하여 돈더즈선을 쾌적시영역 안으로 들어 오도록 하는 것이 안정피로를 적게 하고 쾌적한 상태에서 시기능을 유지

하도록 하므로 바람직한 것이며 다음과 같은 공식으로 프리즘 굴절력을 구한다.

$$\triangle = \frac{L-2S}{3}$$

L : 절대값이 큰 상대눈모음량

S : 절대값이 작은 상대눈모음량

따라서 프리즘량이 (+)로 나올 경우는 퍼시벌 기준을 만족시키지 않으므로 프리즘 처방이 필요함을 의미하고, (−)로 나올 경우에는 기준을 만족시키고 있으므로 프리즘을 처방할 필요가 없다는 의미이다. 위의 예제를 계산으로 구해보면 다음과 같다.

풀이

1. $\frac{20-2\times10}{3}=0$ 이므로 프리즘 처방 필요 없음.
2. $\frac{20-2\times13}{3}=-2\triangle$ 이므로 프리즘 처방 필요 없음.
3. $\frac{20-2\times7}{3}=2\triangle$ 이므로 프리즘 처방 필요함.

; 퍼시발 기준을 만족시키지 않으므로 2△의 처방이 필요하게 되며 이때 기저방향은 절대값이 큰 상대눈모음량의 방향인 B.O이 된다. 이 학설에서는 돈더즈선의 기준값을 2△ 만큼 B.O으로 이동시켜 중앙 1/3의 쾌적시영역안으로 들어가게 한다.

쉐어드의 기준과 마찬가지로 퍼시발 기준도 프리즘 처방을 할 경우에 기준이 될 수 있다. 그러나 쾌적한 시기능의 조건을 얻기 위해서 쉐어드와 퍼시발 기준 중 한 가지를 선택해야 한다면, 쉐어드의 기준을 선택하는 것이 바람직하다는 의견이 많다.

3) 그래프 분석의 응용

예제를 이용하여 그래프 분석의 응용에 관해서 설명하고자 한다.

예 1

■ 원거리 볼 때
- 수평사위 : 4△ Exo(외사위)
- 양성상대눈모음(PRC) : 13/18/14
- 음성상대눈모음(NRC) : 7/4

■ 근거리 볼 때
- 수평사위 : 3△ Eso(내사위)

- 양성상대눈모음(PRC) : 18/21/18
- 음성상대눈모음(NRC) : 3/7/5
- 양성상대조절(PRA) : −0.50 D
- 음성상대조절(NRA) : +2.00 D
- 한눈 조절력(NPA) : 5.00 D
- 눈모음근점(NPC) : 8 cm

풀이

1. 그래프를 작성한다(그림 301).

| 그림 301 | 예제 1의 그래프

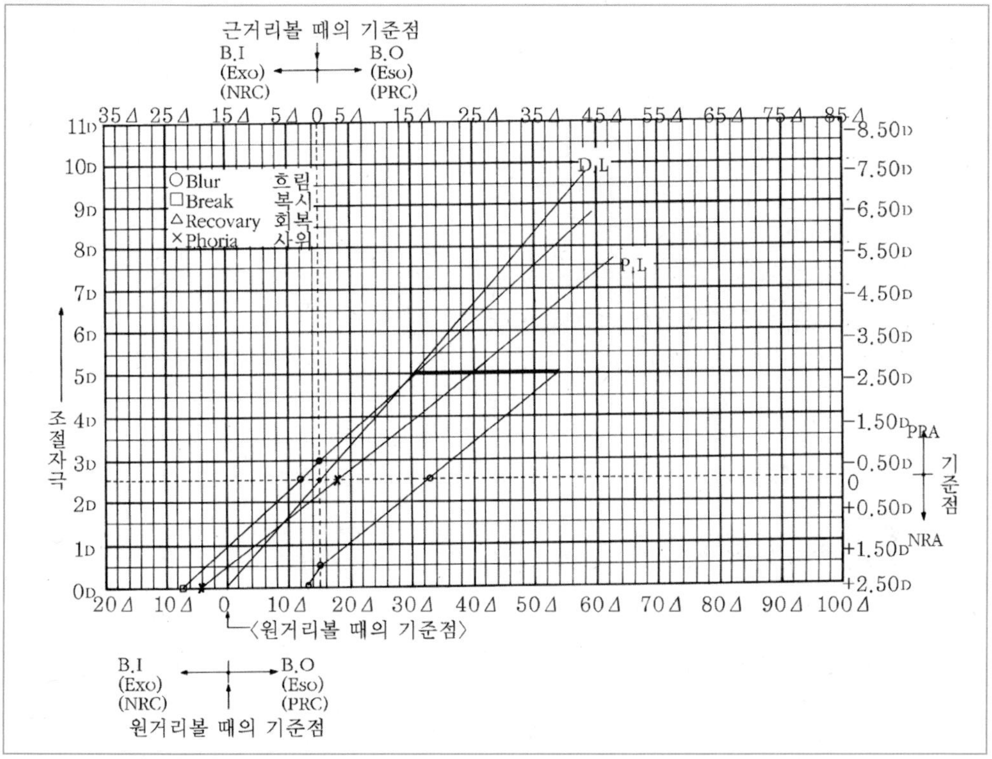

2. AC/A 비를 계산한다.

$$\frac{3-(-4)}{2.5}+6 = 8.8\triangle/D$$

$$\fallingdotseq 9\triangle/D$$

3. 피검자의 안위가 정위가 되는 거리를 구한다
   - ■ P.D 6 cm인 피검자의 필요눈모음량(D.L) : 6△/m
   - ■ 피검자의 사위를 나타내는 P.L : 9△/D

- P.L과 D.L 직선이 분리되는 부분 : 9−6 = 3△/D
- 원거리 볼 때의 사위 : 4△ Exo
- P.L과 D.L이 교차하는 점 : $\frac{4\triangle\ \text{Exo}}{3\triangle/\text{D}}$ = 1.33 D
- 이것을 거리로 나타내면 1/1.33 ≒ 75 cm가 되므로 P.L과 D.L이 교차하는 75 cm의 거리에서 피검자는 사위가 0이 된다. 또 이 거리보다 가까워지면 내사위가 된다.

4. AC/A 비와 D.L의 관계 :
   - D.L은 피검자의 주시거리에서 필요한 눈모음량이다.
   - AC/A 비는 1.0 D의 조절에 대한 조절성 눈모음량을 나타낸다.

   D.L과 AC/A 비와의 관계는 다음과 같다.

   D.L = AC/A 비 : 항상 원거리 볼 때의 안위와 근거리 볼 때의 안위가 일치.

   D.L 〉 AC/A 비 : 근거리를 보는 동안 근거리 안위는 외사위가 된다.

   D.L 〈 AC/A 비 : 근거리를 보는 동안 근거리 안위는 내사위가 된다.

   그러므로 이 예제의 경우에서는 원거리 볼 때는 외사위가 되고 근거리를 볼 때에는 내사위가 된다.

5. 음성상대 눈모음량이 0이 되는 거리를 구한다.
   - P.D 6 cm인 피검자의 필요눈모음량(D.L) : 6△/m
   - 피검자의 음성상대눈모음선의 기울기 : $\frac{7+12}{2.5}$ = 7.6△/D
   - 음성상대눈모음선과 D.L 직선의 분리점 : (7.6−6) = 1.6△/D
   - 원거리 볼 때의 허성상대눈모음 : 7△
   - 음성상대눈모음선과 D.L이 교차하는 점 : $\frac{7\triangle}{1.6\triangle/\text{D}}$ = 4.375 D
   - 이것을 거리로 나타내면 1/4.375 ≒ 23 cm가 되므로 D.L과 RCI 선이 교차하는 23 cm가 음성상대눈모음량이 0이 되는 점이며 이 거리보다 가까워지면 주시 물체는 모두 복시가 된다.

6. 쉐어드의 기준을 만족시키기 위한 프리즘량을 공식에 따라 계산한다.

   $$\triangle = \frac{2H-S}{3}$$

   - 원거리 볼 때

   $$\triangle = \frac{2\times4-13}{3}$$
   $$= (8-13)/3$$
   $$= -(5/3)\triangle\text{이 된다.}$$

   그러므로 원거리를 볼 경우에는 2배만큼 눈모음여력이 있으므로 프리즘 교정은 필요없다.

   - 근거리 볼 때

   $$\triangle = \frac{2\times3-3}{3}$$
   $$= (6-3)/3$$
   $$= 3/3$$
   $$= 1\triangle$$

   그러므로 근거리를 볼 경우에는 내사위를 보완하기 위한 눈벌림여력이 부족한 상태이므로 1△ B.O의 프리즘이 필요하다.

7. 퍼시벌의 기준을 만족하는 프리즘량을 계산으로 구한다.

$$\triangle = \frac{L-2S}{3}$$

■ 원거리 볼 때

$$\triangle = \frac{13-2\times7}{3}$$
$$= (13-14)/3$$
$$= -(1/3)\triangle \text{이 된다.}$$

그러므로 원거리를 볼 때에는 퍼시벌 기준을 만족시키고 있으므로 프리즘 교정이 필요 없다.

■ 근거리 볼 때

$$\triangle = \frac{18-2\times3}{3}$$
$$= (18-6)/3$$
$$= 12/3$$
$$= 4\triangle$$

근거리를 볼 경우에는 퍼시벌 기준을 만족시키지 못하므로 4△ B.O의 프리즘이 필요하다.

앞에서 설명하였듯이 두 방법 중 하나를 선택한다면 쉐어드 기준을 선택하는 것이 더 좋으므로 여기에서는 1△ B.O 프리즘 처방을 할 때의 그래프를 작성하였다(그림 302). 단, 프리즘을 착용하기 전에 다음과 같은 경우에는 시기능 개선을 우선 고려하여야 한다.

■ 시기능 훈련으로 올바른 시기능을 회복하기 어려운 경우
■ 위의 경우에 구면렌즈 조정으로도 개선이 되지 않는 경우
■ 구면렌즈의 조정으로도 개선이 되지 않고 안정피로를 호소할 경우

8. 1△ B.O을 가입하였을 때 예제 1의 측정값에 변동이 있는 부분에 대해서 설명하면 다음과 같다.

■ 원거리를 볼 경우에는 변화가 없다(근용에만 1△ B.O을 가입하였기 때문).
■ 근거리를 볼 때는 내사위가 3△에서 2△로 감소하였다. 허성상대눈모음량(개산여력)이 3△에서 4△로 증가하였고 양성상대눈모음량은 18△에서 17△로 감소되었다.
■ 이 결과를 그래프로 나타내면 그림 302와 같다.

| 그림 302 | 예제 1에 대한 1△ B.O을 처방한 그래프

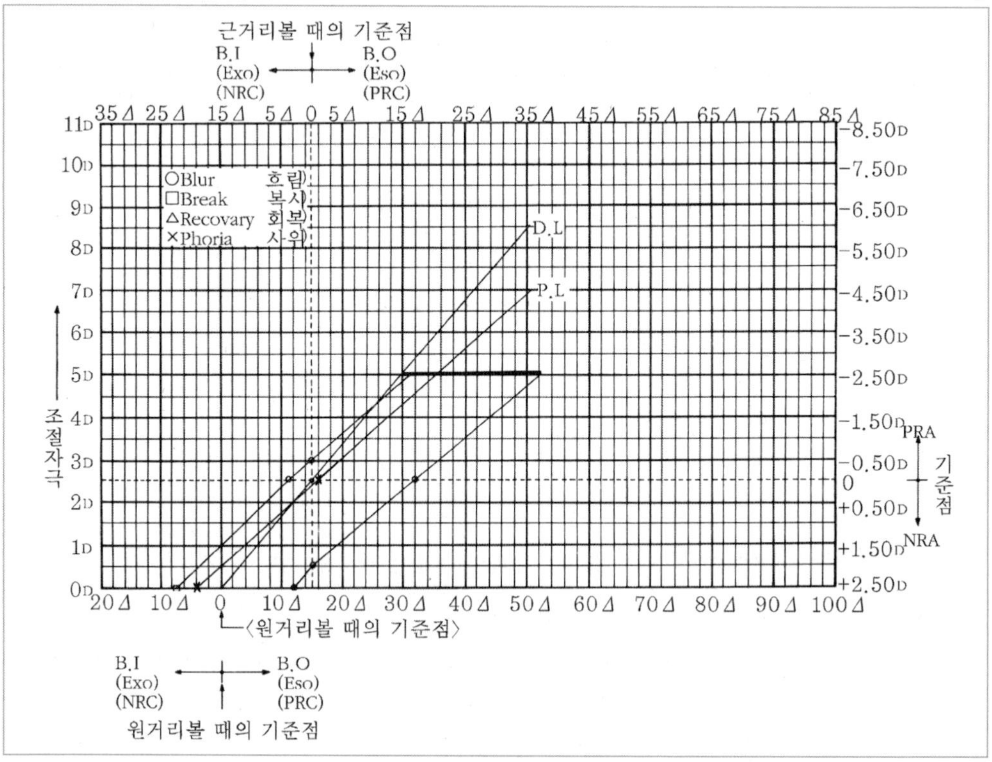

| 참고 |

Morgan의 표준값(표준값의 변동 범위를 포함)

용도	No.	검사항목	표준값	표준값의 변동 범위	분류
원거리 볼 때	# 8	수평사위	1△ Exo ± 1△	정위 ~ 2△ Exo	(C)
	# 9	양성상대눈모음(흐림)	9 ± 2△ B.O	7 ~ 11△ B.O	(B)
	# 10	〃 (복시)	19 ± 4△ B.O	15 ~ 23△ B.O	(B)
		〃 (회복)	10 ± 2△ B.O	8 ~ 12△ B.O	
	# 11	음성상대눈모음(복시)	7 ± 2△ B.I	5 ~ 9△ B.I	(A)
		〃 (회복)	4 ± 1△ B.I	3 ~ 5△ B.I	
	# 5	동적 검영법	+1.37 ± 0.12 D	+1.25 ~ +1.50 D	B
	# 14A	한눈 Cr. 검사	+1.00 ± 0.25 D	+0.75 ~ +1.25 D	B
	# 14B	두눈 Cr. 검사	+0.50 ± 0.25 D	+0.25 ~ +0.75 D	B
	# 13B	수평사위	3△ Exo ± 3△	정위 ± 6△ Exo	(C)
	# 16A	양성상대눈모음(흐림)	17 ± 3△ B.O 또는 흐림 없음	14 ~ 20△ B.O 또는 흐림 없음	B

근거리 볼 때	# 16B	〃 (복시)	21±3△ B.O	18 ~ 24△ B.O	B
		〃 (회복)	11±4△ B.O	7 ~ 15△ B.O	
	# 17A	음성상대눈모음(흐림)	13±2△ B.I 또는 흐림 없음	11 ~ 15△ B.O 또는 흐림 없음	A
	# 17B	〃 (복시)	21±2△ B.I	19 ~ 23△ B.I	A
		〃 (회복)	13±3△ B.I	10 ~ 16△ B.I	
	# 20	양성상대조절	−2.37±0.62 D	−1.75 ~ −3.00 D	A
	# 21	음성상대조절	+2.00±0.25 D	+1.75 ~ +2.25 D	B
		AC/A 비(Gradient)	4△ Exo±1△ (#13 B에서)	3 ~ 5△ Exo (#13 B에서)	(C)
	# 19	조절폭	나이에 따라	±2.00D	A

* Cr. ; cross cylinder lens

* 검사항목 #5, 14A, 14B, 20, 21의 표준값은 피검자가 노안이 아닌 경우에는 굴절이상의 자각적 교정값(#7)에 가입된 값(+ 또는 −)을 나타낸다.

* AC/A 비(Gradient)를 나타낸 값은 근거리볼 때의 사위(#13B)가 (+)렌즈의 가입에 의해 더 외사위가 되는 변화량을 나타낸다. 따라서 #13B의 측정값이 6△ Exo일 때 +1.00 D를 가입하여 측정값이 10△ Exo라면 그 차이인 4△ Exo를 의미한다.

* 원거리 볼 때의 검사항목의 분류란은 #5를 제외한 ( )안으로 나타내고 있지만 Morgan의 분석에서는 근거리 볼 때의 감사항목으로만 이용되고 원거리를 볼 때는 특별히 분류되고 있지 않다.

* 동적 검영법(#5)의 표준값은 중화값을 나타낸다.

그래프 분석에 관하여 예제 2를 이용하여 다시 한번 설명하고자 한다.

예 2

■ 원거리 볼 때
- 내사위 : 1△ Eso
- 양성상대눈모음(PRC) : 12△
- 음성상대눈모음(NRC) : 5△

■ 근거리 볼 때
- 내사위 : 6△ Eso
- 양성상대눈모음(PRC) : 14△
- 음성상대눈모음(NRC) : 8△
- 양성상대조절(PRA) : −2.00D
- 음성상대조절(NRA) : +2.00D
- 한눈 조절력 : 6.0D

풀이

1. 그래프에 표시한다(그림 303).
2. AC/A 비를 계산한다.
   (6−1)/2.5+6 = 8△/D
3. 양성융합성눈모음(PFC)과 음성융합성눈모음(NFC)을 구한다.

■ 양성융합성눈모음(PFC)

융합성 눈모음은 사위의 위치 보다 양성 또는 음성의 눈모음 한계(흐린점)를 의미하는 것이므로 외사위에서는 양성상대눈모음량을 사위값에 더하고, 내사위에서는 사위값에서 빼야 한다.

예제 2의 경우에서 원거리 볼 때의 사위는 12△−1△ = 11△, 근거리 볼 때의 사위는 14△−6△ = 8△이 된다.

■ 음성융합성눈모음(NFC)

양성융합성눈모음의 경우와는 반대로 외사위에서는 음성상대눈모음량에서 사위값을 빼고, 내사위에는 음성상대눈모음량을 사위값에 더한다(그림 304). 따라서 이 경우에서 원거리 볼 때는 5△+1△ = 6△, 근거리 볼 때는 8△+6△ = 14△이 된다.

4. 쉐어드의 기준을 만족시키기 위하여 프리즘 량을 계산한다.

$$\triangle = \frac{2H-S}{3}$$

| 그림 303 | 예제 2의 두눈 단일명시역

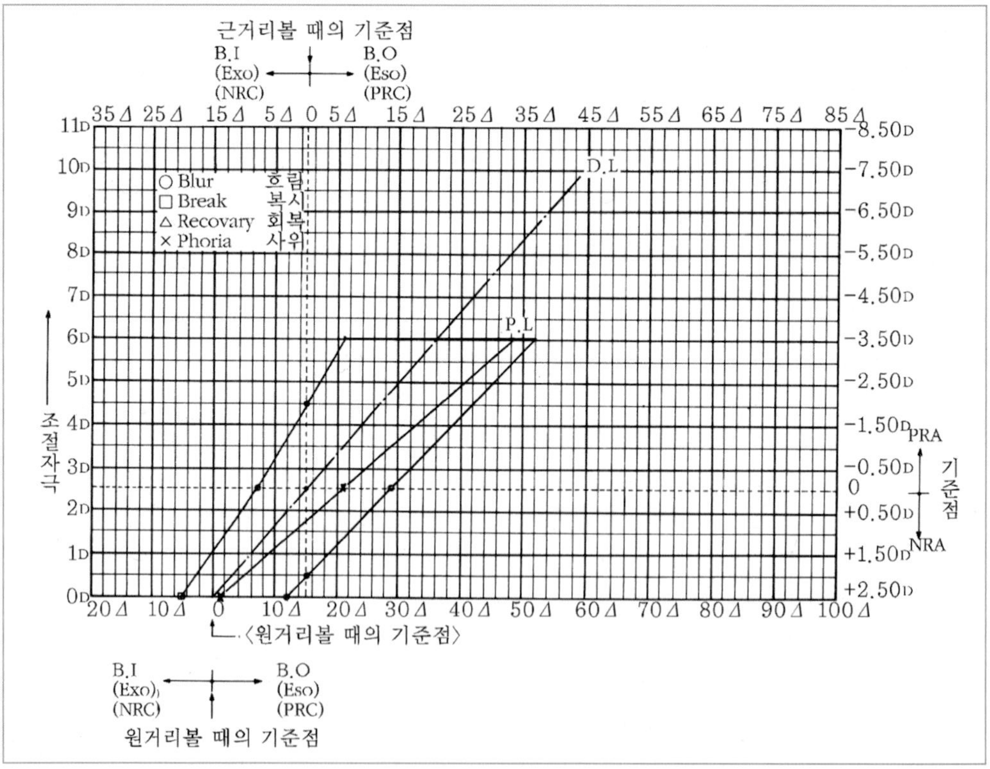

| 그림 304 | 융합성눈모음량

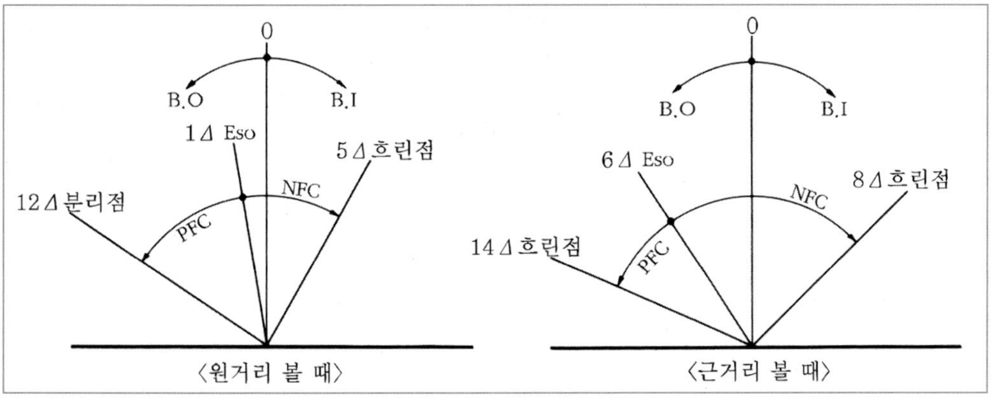

■ 원거리 볼 때

$$\triangle = \frac{2\times1-5}{3}$$
$= (2-5)/3$
$= -(3/3)\triangle$
$= -1\triangle$이 된다.

그러므로 원거리를 볼 때 1△ Eso는 교정이 필요 없다.

■ 근거리 볼 때

$$\triangle = \frac{2\times6-8}{3}$$
$= (12-8)/3$
$= 4/3$
$\fallingdotseq 1.3\triangle$

그러므로 근거리를 볼 때에는 1△ B.O의 교정이 필요하다.

5. 퍼시벌의 기준을 만족시키기 위하여 프리즘 량을 계산한다.

$\triangle = \dfrac{L-2S}{3}$ 에 의해

■ 원거리 볼 때

$$\triangle = \frac{12-2\times5}{3}$$
$= (12-10)/3$
$= 2/3\triangle$이 된다.

그러므로 원거리를 볼 때에는 2/3△ B.O.으로 교정할 필요가 있다.

■ 근거리 볼 때

$$\triangle = \frac{14-2\times8}{3}$$
$= (14-16)/3$
$= -(2/3)\triangle$

근거리를 볼 때에는 프리즘 교정을 할 필요가 없다.

6. 근용 구면굴절력 가입으로 근거리를 볼 때 내사위를 0으로 한다.

근용에 구면렌즈를 가입할 때 외사위에는 (−)를, 내사위에는 (+)를 가입하면 근용에서의 사위가 약간 감소하거나 0이 될 수 있다. 그러나 (−)렌즈를 완전교정된 근시에 가입할 경우는 조절 문제를 고려해야 하므로 일반적으로 잘 사용하지 않는 원용은 저교정하고 근용만 그것보다 강하게(완전교정에 가깝게)하는 방법을 사용한다.

근용 구면가입을 할 때는 근거리에서의 사위를 0으로 하는 방법과 쉐어드 및 퍼시벌기준을 만족시키는 사위량을 0으로 하는 두 가지 방법이 있다. 근용 구면가입의 최대값은 전자로, 최소값은 후자로 파악하면 좋다. 최종 구면굴절력을 결정하기 위해서는 안위에만 한정시키지 말고 조절, 나이, 사위 변화의 정도 등도 고려하여 시험테 착용검사를 하여 신중하게 결정하는 것이 바람직하다.

$$\text{근용 구면 가입도} = \frac{\text{근거리 볼 때의 안위}}{\text{AC/A 비}}$$

예제 2의 경우 내사위를 0으로 하는 구면굴절력은 $\frac{6\triangle}{8\triangle/D} = 0.75\,D$가 된다.

+0.75 D의 구면 가입을 함에 따라

- 필요눈모음량 = PD×MA − 원거리 볼 때의 안위

  원거리 볼 때의 안위에서 내사위는 융합제거안위가 코쪽에 있으므로 근거리를 볼 때에는 그만큼 눈모음량이 적어지고, 반대로 외사위는 눈모음을 많이 사용하게 되므로 필요 눈모음량은 원거리 볼 때의 내사위는 그 양 만큼 빼고, 외사위는 더한다.

  $6\times2.5-1 = 14\triangle$

- 조절성 눈모음량 = (AC/A 비)×조절량

  $(8\triangle/D)\times(2.5-0.75) = 14\triangle$

- 근거리 볼 때의 안위 = 조절성 눈모음량 − 필요 눈모음량

  $14-14 = 0$

  따라서 +0.75 D를 가입하면 근거리 볼 때의 안위는 0이 되는 것을 알 수 있다.

7. 예제 2에서 +0.75 D를 근용으로 가입한 경우, 아래의 항목은 각각 어떻게 변화되는지를 계산으로 구해보자(근거리 볼 때에서만).

- 양성상대눈모음량(PRC)을 구한다.

  (+0.75 D)를 가입한 후부터 근거리 볼 때의 사위 6△ Eso가 0이 되므로 양성상대눈모음량은 6△만큼 B.I. 방향으로 이동하기 때문에 감소한다.

  $14\triangle-6\triangle = 8\triangle$

  따라서 양성상대눈모음량은 8△이 된다.

- 음성상대눈모음량(NRC)을 구한다.

  (+0.75 D)를 가입함에 따라 근거리 볼 때의 사위는 6△ Eso가 0이 되므로 양성상대눈모음량은 6△만큼 B.I 방향으로 이동하기 때문에 증가한다.

  $8\triangle+6\triangle=14\triangle$

  따라서 음성상대눈모음량은 14△이 된다(그림 305).

- 양성상대조절량(PRA)을 구한다.

| 그림 305 | 근용 구면가입에 의한 상대눈모음량의 변화

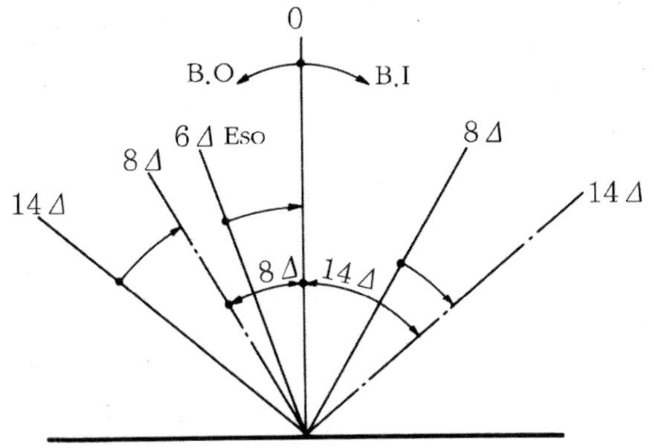

(근용에서 6Δ Eso가 교정되기 위해서는 상대눈모음량을 측정하는 출발점이 6Δ 만큼 B.I.방향으로 이동한다.)

+075 D를 가입함에 따른 양성상대조절량을 구할 경우 출발점이 +0.75 D 가입한 상태가 되므로 그만큼 양성상대조절량은 많아져서 −2.75 D가 된다.

- 음성상대조절량(NRA)을 구한다.
  +0.75 D를 가입함에 따라 음성상대조절량을 구하는 것과 동일하게 출발점이 +0.75 D 가입한 상태가 되므로 그만큼 음성상대조절량은 적어지게 되어 +1.25 D가 된다(그림 306).
- +0.75 D가 가입한 그래프를 그린다(두눈 단일시 부분, 그림 307).

이상과 같이 원거리(5 m) · 근거리(40 cm)의 기본 검사를 이용하여 다시 검사를 하지 않고도 그래프 분석에 의하여 그 변화를 시각적으로 파악할 수 있다. 또한 두눈 단일명시

| 그림 306 | 근용 구면가입에 의한 상대조절량의 변화

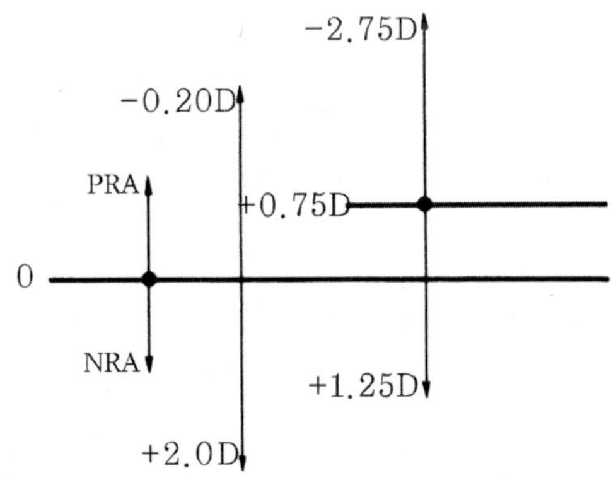

(근용에서 +0.75D 가입하기 위해서는 상대조절량을 측정하는 출발점이 +0.75D 만큼 이동한다.)

역의 형태가 거의 평행사변형이라는 특징을 이용하여 데이터의 신뢰도를 확인할 수 있다. 그래프는 익숙해지면 간단히 작성할 수 있으므로 각 개인의 데이터를 그래프로 만들 것을 권장한다.

| 그림 307 | 예제 2에 +0.75 D 가입한 상태에서의 두눈 단일명시역

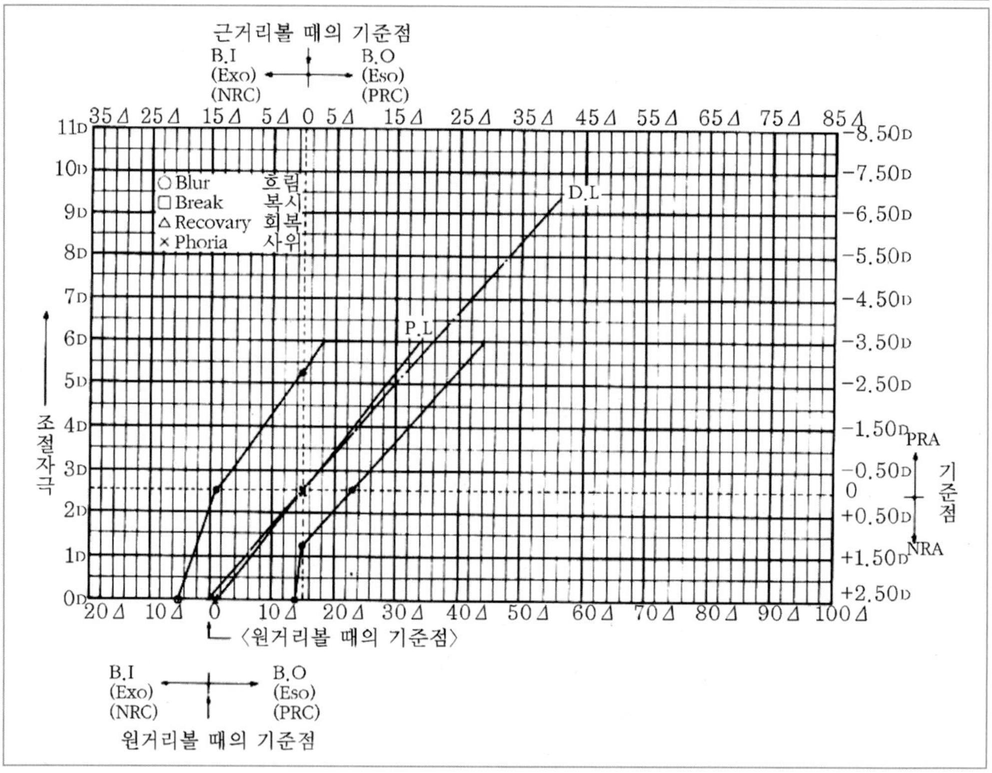

04 AC/A 비와 사위에 의한 양안시기능 이상의 분류

이미 설명하였듯이 원거리 볼 때의 안위가 정위이고 AC/A 비가 6△/D이면, 근거리 볼 때의 안위도 정위이고 돈더즈선 위에서 사위선이 일치하며 어느 측정 거리에서도 정위 상태가 된다. 그러나 모간의 표준값에 의하면 원거리 볼 때의 수평사위는 Exo 1±1△, 근거리 볼 때의 수평사위는 Exo 3±3△, AC/A 비는 4±1△/D이므로 정상안에서 사위선과 돈더즈선이 거의 일치하지 않는다.

타이트(Tite)는 사위선과 돈더즈선과의 관계 및 AC/A 비에서 양안시기능 이상을 표 28과 같이 분류했다.

| 표 28 | 양안시기능 이상의 분류(Tite)

	원거리 볼 때의 안위		근거리 볼 때의 안위	AC/A 비	참고 그림
눈모음부족형	거의 정위		커진 외사위 (6△ 이상의 Exo)	낮다	그림 308
눈모음과다형	거의 정위		기대값보다 큰 내사위	높다	그림 309
눈벌림부족형	A. 내사위	>	내사위	정상	그림 310 A
	B. 내사위	<	내사위	높다	그림 311 B
눈벌림과다형	커진 외사위		정상인 사위 (6△ 이하의 Exo)	높다	그림 312

| 그림 308 | 눈모음부족형

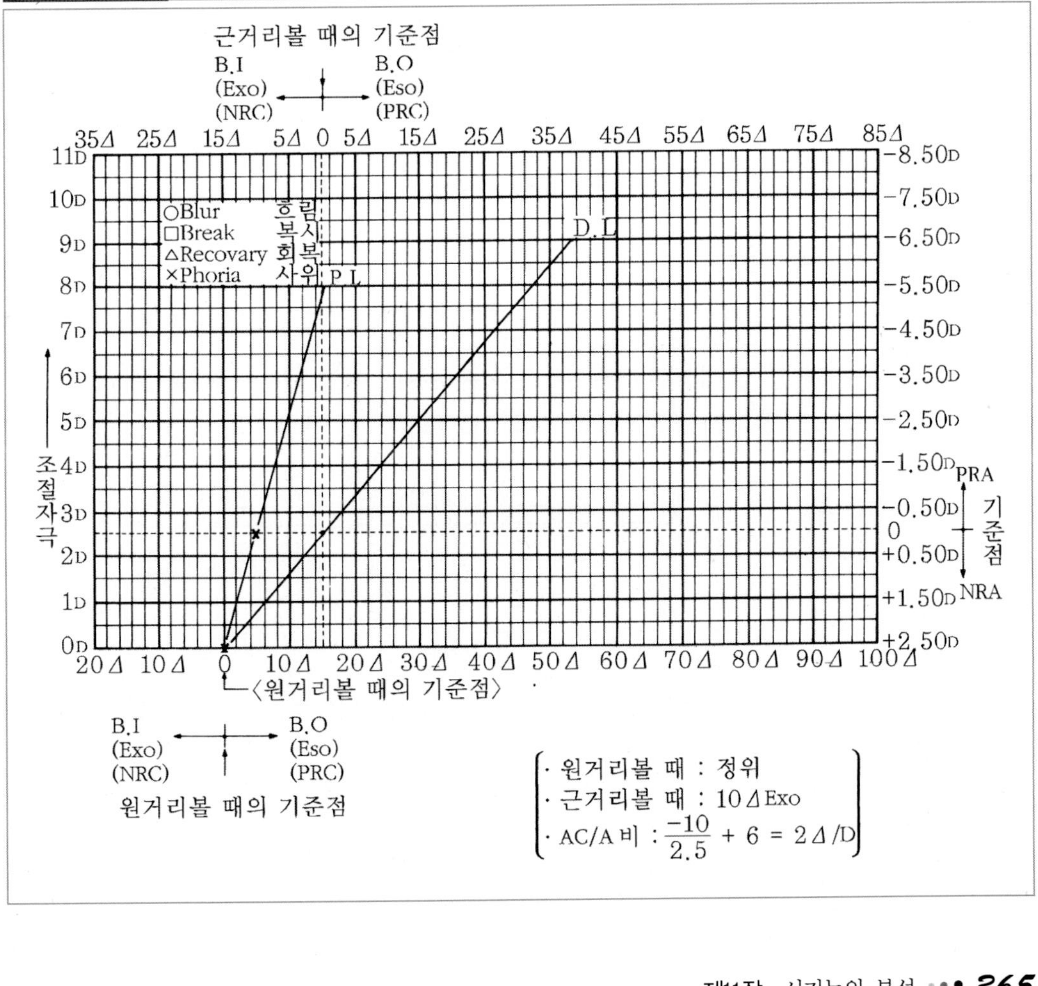

| 그림 309 | 눈모음과다형

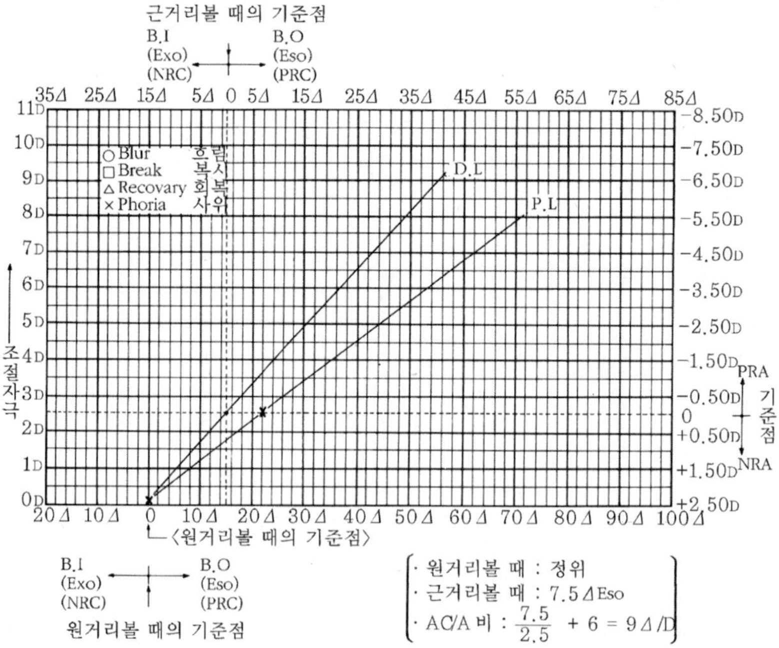

· 원거리볼 때 : 정위
· 근거리볼 때 : 7.5⊿Eso
· AC/A 비 : $\frac{7.5}{2.5}$ + 6 = 9⊿/D

| 그림 310 | 눈벌림부족형 A

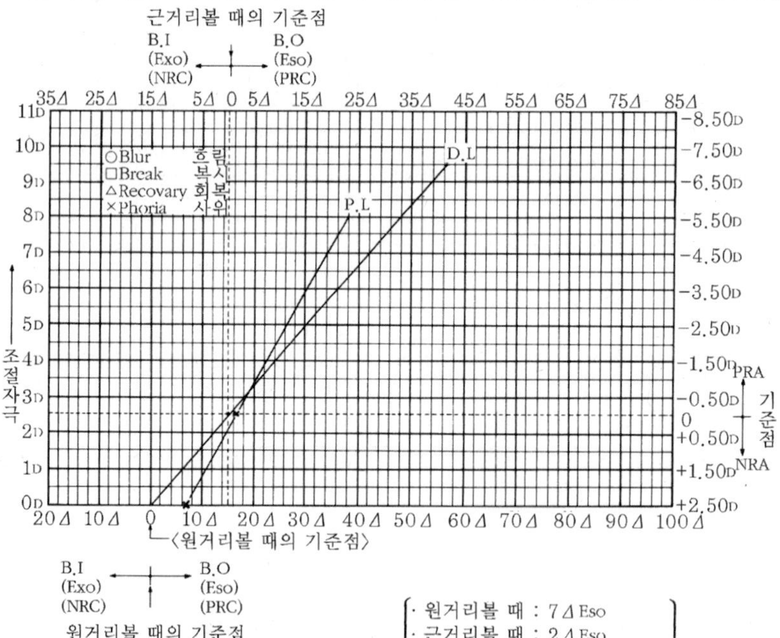

· 원거리볼 때 : 7⊿ Eso
· 근거리볼 때 : 2⊿ Eso
· AC/A 비 : $\frac{2-7}{2.5}$ + 6 = 4⊿/D

| 그림 311 | 눈벌림부족형 B

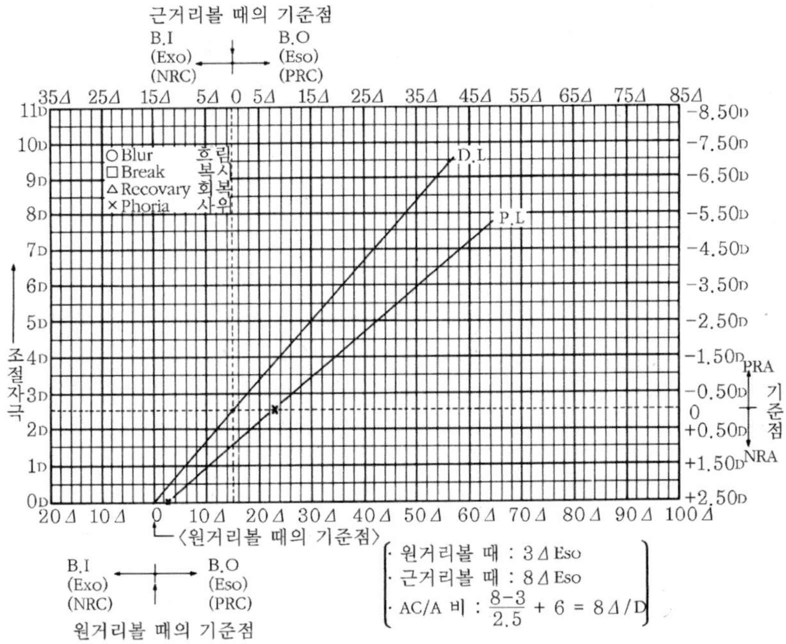

| 그림 312 | 눈벌림과다형

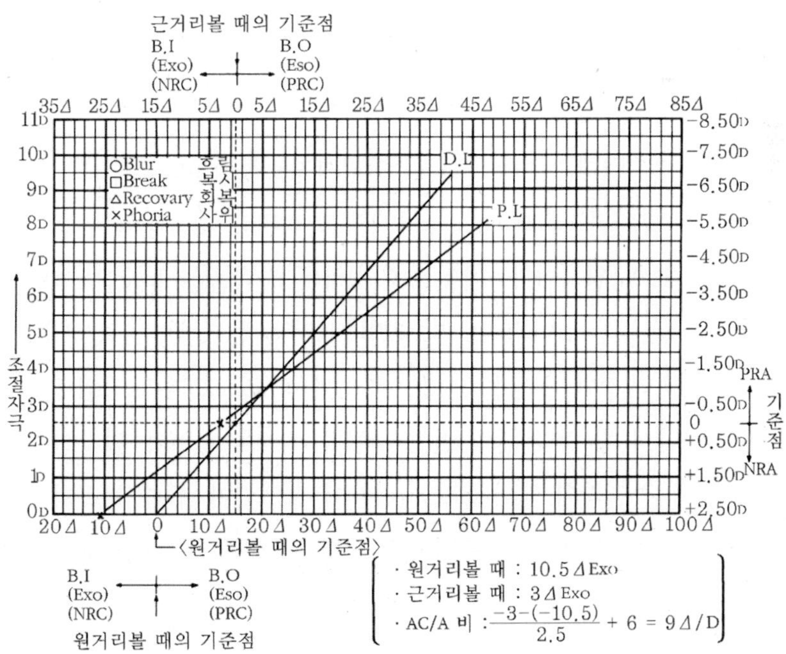

05 처방의 기본 원칙

여기서는 사위 교정에 대한 처방원리에 관해서 설명하고자 한다.

1. 사위교정 이론의 두 가지 흐름

검사방법에도 여러 가지가 있는 것과 마찬가지로, 사위교정에도 측정값을 기준으로 어떻게 바람직한 처방을 하는가에 대해서 여러 가지 의견이 있으나 일반적으로 두 가지 원칙이 있다.

첫 번째는 미국을 중심으로 하는 검안사들(optometrists)의 견해로, 사위는 측정된 프리즘량의 일부분만을 처방하여야 한다는 부분교정의 원칙이다. 이것을 지지하는 사람들의 이론적인 근거는 사위에 의해 생기는 안정피로는 신경 또는 근육 움직임의 부족을 나타내는 징후이고, 이러한 부족은 융합력 증강 훈련을 시키면 개선되므로 외안근 조직이 허약해도 그에 적절한 부담을 주는 운동을 하는 것이 외안근을 힘들게 하지 않는 것보다 외안근 조직 자체를 위해 좋다고 주장하고 있다. 따라서 사위가 일상 시생활에서 어떠한 위화감(sence of incompatibility)을 주지 않는다면 프리즘 교정은 거의 필요없다고 주장하고 있다.

이것에 대립하는 두 번째 견해는 베를린 안경사진광학전문학교의 H.J 하제 교수를 중심으로 전개되는 것으로 편광검사(pola test)에서 측정된 프리즘량 전부를 교정하여야 한다고 주장하는 완전교정 원칙이다. 이것을 지지하는 사람들은 눈모음조직이 자연스러운 휴지상태가 되지 않기 때문에 안정피로가 생긴다고 주장하고 있다. 즉, 사위가 있으면 융합작용 때문에 계속적인 운동 부담을 외안근에 주게 되고, 그 계속 작업에 부담이 생기면 감각신경성 변화(양안시 때 망막 상의 인식력 변화)가 일어나는데, 감각신경성 변화는 피로 정도에 따라 입체시 감각이 늦어지고, 거리감이 오인되며, 융합 능력의 저하를 일으킨다는 것이다. 따라서 사위를 완전히 교정하는 것이 정확한 양안시기능을 유지하는 데에 매우 중요하다고 주장하고 있다. 또한 이것은 위화감을 전혀 동반하지 않는 사위의 경우에도 똑같이 생기는 현상이라고 한다.

이상과 같은 대립적인 견해가 있으나 여기서는 첫 번째 견해를 중심으로 설명하고자 한다.

2. 처방에 대한 기본적인 생각

문진을 할 때 피검자에게 증상에 관하여 여러 각도로 질문하고 답을 들어본 후, 어떤 문제가 있어서 방문하게 되었으며 어떤 검사를 바라는 것인가를 확실히 알아야 한다. 또한 안정피로가 있을 경우에는 어떠한 상황(직업, 작업 거리, 환경 등)에서 피로가 발생하는지 알아내는 것도 매우 중요하다.

시력이 불량하다고 해서 단순히 교정시력이 1.0 또는 1.2가 되는 안경을 제공하면 좋은 것이라고 생각해서는 안된다. 안정피로가 없고, 시력이 일상생활을 하는데 불편감이 없어야 하며, 원근감・입체감・속도감 등도 좋아야 하고, 피검자의 요구을 충분히 만족시켜 주는 안경을 고려해야 한다. 또한 원거리를 볼 때의 시력에만 중점을 두지 말고 근거리를 볼 때의 시력에도 충분한 주의를 기울여야 한다.

따라서 시각정보처리계로서의 시력・광학계로서의 굴절(교정렌즈계)・조절(초점조절기능) 및 정렬(alignment) 구조로서의 눈알운동계(눈모음 포함)・안위 등의 제기능을 단독 또는 관련된 검사를 한 결과를 기초로 하여 종합적인 분석을 한 후 최종 판단을 내리는 일련의 과정이 필요하다. 그러기 위해서는 전문 직업인으로서 의식이 있어야 한다. 안정피로에 관해서는 아래 도표(그림 313)와 같이 분류할 수 있다.

3. 수직(상・하)사위의 교정

수직사위의 교정은 원거리 볼 때의 수직 사위량과 수직 눈벌림능력(개산력), 근거리 볼 때의 수직 사위량과 수직 눈벌림능력의 네 가지 측정값에 의문이 생기지 않는다면 완전교정하는 것이 좋다. 단, 프리즘에 의한 수차 등의 영향을 고려하여 프리즘 굴절력을 단계적으로 완전교정에 가깝게 하는 신중함이 필요하다.

| 그림 313 | 안정피로의 분류

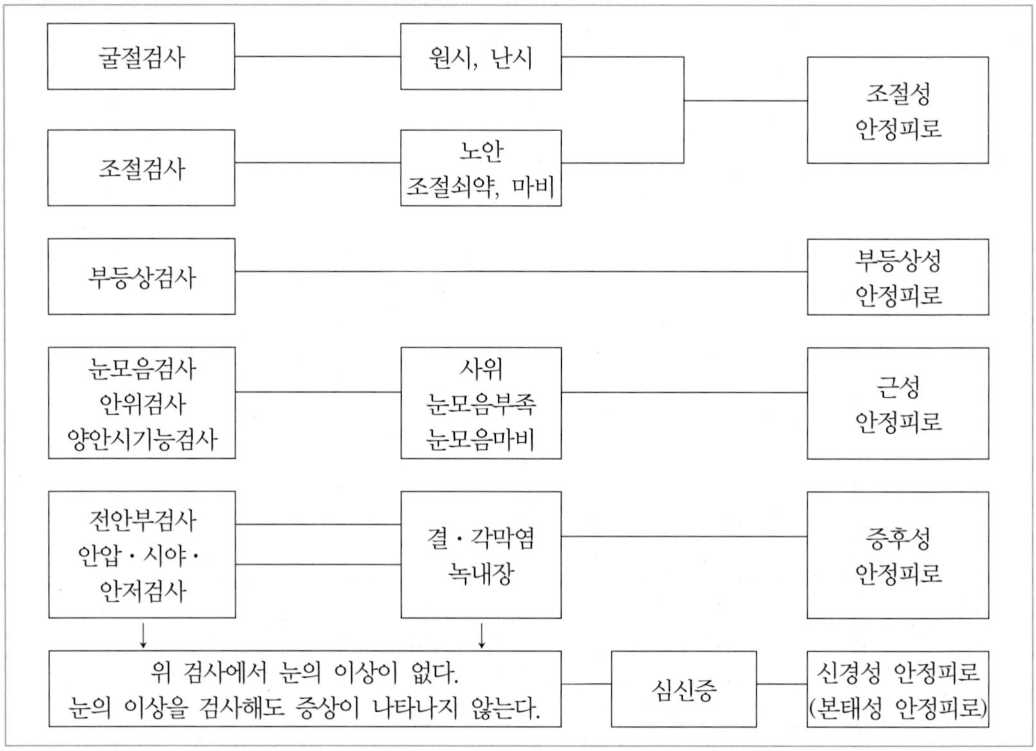

4. 수평사위의 교정

수평사위의 교정은 원거리 볼 때의 수평사위, 근거리 볼 때의 수평사위, AC/A 비의 측정 결과를 기초로 하여 피검자가 다음과 같은 분류 중 어디에 해당되는가를 검토한다. 분류상의 전제 조건은 다음과 같이 정한다.

■ 안위(원거리, 근거리)

외사위 Exo(Low)

정위 Normal

내사위 Eso(High)

■ AC/A 비

6△/D 초과 High

4△/D ~ 6△/D Normal

4△/D 미만 Low

이상을 고려하면, 표 29와 같이 13가지로 분류된다(단, 이 분류의 기준은 절대적인 것은 아니다).

| 표 29 | 사위의 형태 분류

원거리 볼 때의 사위	AC/A 비	근거리 볼 때의 사위
Exo(Low)	High	Exo(Low)
		Normal
		Eso(High)
Normal	High	Normal
		Eso(High)
Eso(High)	High	Eso(High)
Exo(Low)	Normal	Exo(Low)
Normal	Normal	Normal
Eso(High)	Normal	Normal
		Eso(High)
Exo(Low)	Low	Exo(Low)
Normal	Low	Exo(Low)
Eso(High)	Low	Normal

수평사위의 교정은 다음과 같은 순서로 하는 것이 바람직하다.

1) 시기능 훈련(Visual Training, V.T.)으로 개선한다.

- 외사위는 양성상대눈모음능력(양성상대폭주력)을 강화한다.
- 내사위는 음성상대눈모음능력(음성상대폭주력)을 강화한다.

2) 원용과 근용 모두 구면굴절력을 조정하여 개선한다.

3) 1)과 2)에도 개선이 되지 않으면 적절한 프리즘을 가입한다.

그러나 안위만을 교정할 때 예를 들면, AC/A 비가 높은데 원거리 및 근거리 볼 때의 내사위를 완전교정하면 근거리를 볼 때 사위가 증가하기 때문에 저교정으로 하는 것이 바람직하다고 알려져 있지만, 원거리 볼 때의 저교정 때문에 발생되는 시력 저하, 입체시 능력 저하 등을 무시한 처방은 바람직하지 못하다. 따라서 앞에서 설명한 바와 같이 시력 · 조절 · 안위 · 입체시 등의 영향을 모두 고려한 후에 최종적인 판단을 하는 것이 중요하다.

5. AC/A 비와 원거리 볼 때의 안위에 의한 시기능 분석

1) AC/A 비가 높은(high) 경우

(1) 원거리 볼 때의 안위 : Exo(Low)

High AC/A에서 원거리 볼 때의 안위가 외사위일 경우는 근거리 볼 때의 안위가 외사위, 정위 또는 내사위로 생각할 수 있다.

안정피로

- 원거리 볼 때의 외사위를 보충하기 위하여 눈모음여력이 작아지기 때문에 발생한다.
- 원거리 볼 때에는 외사위가 있으며 근거리를 볼 때에는 AC/A 비가 높기 때문에 내사위가 나타나는 경우에 발생한다.

  어느 쪽이든 양쪽이 피로의 원인이 되는 경우로 생각된다.

해결책

- 원거리 볼 때만 문제일 경우
  - V.T에 의한 양성상대눈모음능력을 강화한다.
  - 근거리를 볼 때 내사위가 생기지 않을 정도의 B.I. 프리즘을 처방한다.
- 근거리를 볼 때 내사위가 문제일 경우
  - 근시는 완전교정에 가깝게, 원시는 저교정으로하고 근용에서는 가입도를 고려한다.
  - 양성 및 음성상대눈모음능력 모두를 강화시키는 V.T를 한다.
  - 원거리 볼 때에는 B.I 프리즘을 처방하고 근용에서의 가입도를 병용한다(원용안경과 근용안경을 따로따로 착용시켜도 좋다).

(2) 원거리 볼 때의 안위 : Normal

High AC/A에서 원거리 볼 때의 안위가 정위라면 근거리 볼 때의 안위는 정위 또는 내사위로 생각된다.

안정피로

- 원거리 볼 때의 안위가 정상이므로 원거리에서의 눈모음여력 및 눈벌림여력을 측정하여 그것이 충분하다면 거의 문제가 없다.
- 문제가 되는 것은 AC/A 비가 높기 때문에 근거리를 볼 때 나타나는 내사위 때문이다.

해결책

- 원거리 보는데 굴절이상이 있다면 근시는 저교정하고, 원시는 완전교정으로 하여 근용 가입을 한다.
- 음성상대눈모음능력을 강화하는 V.T(단, 이러한 V.T는 효과가 적다).
- 근거리를 볼 때 B.O 프리즘 처방을 고려한다.

(3) 원거리 볼 때의 안위 : Eso(High)

High AC/A에서 원거리 볼 때의 안위가 내사위라면 근거리 볼 때의 안위는 내사위로 생각된다.

안정피로

- 원거리 볼 때 내사위를 보충하기 위하여 눈벌림능력이 적어지므로 발생한다.
- 원거리를 볼 때 내사위 또는 근거리를 볼 때는 AC/A 비가 높기 때문에 내사위가 발생하는 경우이거나 또는 양쪽이 모두 피로의 원인이 될 수 있다.

해결책

- 원거리 볼 때만 문제일 경우
  - 원거리 볼 때 굴절이상이 있다면 근시는 저교정, 원시는 완전교정으로 한다.
  - 음성상대눈모음능력을 강화하는 V.T.
  - 원거리를 볼 때 B.O. 프리즘 처방을 고려한다.
- 근거리를 볼 때 문제가 있을 경우
  - 근용 가입을 한다.
  - 원거리를 볼 때는 B.O 프리즘을 처방하고 근거리를 볼 때는 근용 가입을 한다.

2) AC/A 비가 정상(normal)인 경우

(1) 원거리 볼 때의 안위 : Exo(Low)

AC/A 비가 정상이고 원거리 볼 때의 안위가 외사위라면 근거리 볼 때의 안위도 외사위로 판단된다.

안정피로

- 원거리 볼 때의 외사위에서 눈모음여력이 작아지기 때문에 안정피로가 생기고, 근거리 볼 때에도 동일한 경향을 보인다.

해결책

- 실성상대눈모음능력을 강화하는 V.T.
- 원거리 볼 때 굴절이상이 있으면 근시는 완전교정, 원시는 저교정 한다.
- 원거리 볼 때에는 B.I 프리즘을 처방한다(근거리를 볼 때에는 외사위의 정도에 따라 프리즘을 고려한다).

(2) 원거리 볼 때의 안위 : Normal

AC/A 비가 정상이고 원거리 볼 때의 안위가 정위라면 근거리 볼 때의 안위도 거의 정위이다.

안정피로

AC/A 비, 원거리 볼 때의 안위가 정상이므로 안정피로가 생길 확률은 낮다. 피검자가 어떠한 증상을 호소할 경우에는 검사일을 다시 정하여 검사하는 것이 좋다. 그래도 문제가 있다면 다른 원인이 있다고 판단된다.

(3) 원거리 볼 때의 안위 : Eso(High)

AC/A 비가 정상이고 원거리 볼 때의 안위가 내사위라면 근거리 볼 때의 안위는 정위 또는 내사위로 판단된다.

안정피로

- 원거리를 볼 때 내사위를 보충하기 위하여 눈벌림능력이 작아지므로 생긴다.
- 원거리 볼 때의 내사위 때문에 근거리를 볼 때에도 내사위가 생겨 피로를 호소하는 경우는 둘 중 하나 또는 양쪽 모두가 피로의 원인이 되는 경우로 생각된다.

해결책

- 원거리 볼 때만 문제일 경우

- 원거리 볼 때 굴절이상이 있다면 근시는 저교정, 원시는 완전교정으로 한다.
- 음성상대눈모음능력을 강화하는 V.T.를 한다.
- 원거리 볼 때 B.O. 프리즘 처방을 한다.

■ 근거리를 볼 때 문제가 있을 경우

- 근용 가입을 한다.
- 음성상대눈모음능력을 강화하는 V.T.
- 원거리 볼 때에는 B.O 프리즘을 처방하고 근거리를 볼 때에는 근용 가입으로 한다.

3) AC/A 비가 낮은(Low) 경우

(1) 원거리 볼 때의 안위 : Exo(Low)

AC/A 비가 낮고 원거리 볼 때의 안위가 외사위라면 근거리 볼 때의 안위도 외사위로 판단된다.

안정피로

■ 원거리와 근거리 모두 눈모음능력이 적은 것이 피로의 원인이다.

해결책

■ 원거리와 근거리 모두 양성상대눈모음능력을 강화하는 V.T.를 한다.

■ 원거리 볼 때 굴절이상이 있으면 근시는 완전교정, 원시는 저교정 한다(근거리를 볼 때도 같다).

■ 원거리와 근거리 모두 문제가 있다면 B.I 프리즘을 처방한다.

(2) 원거리 볼 때의 안위 : Normal

AC/A 비가 낮고 원거리 볼 때의 안위가 정위라면 근거리 볼 때의 안위는 외사위로 판단된다.

안정피로

■ 근거리 안위가 외사위가 원인이다.

해결책

■ 근거리 볼 때 양성상대눈모음능력을 강화하는 V.T를 한다.

■ 근거리 볼 때 B.I. 프리즘을 처방한다.

(3) 원거리 볼 때의 안위 : Eso(High)

AC/A 비가 낮고 원거리 볼 때의 안위가 내사위라면 근거리 볼 때의 안위는 거의 정위로 판단된다.

안정피로

- 원거리 볼 때의 내사위가 피로의 원인이다.

해결책

- 원거리 볼 때 음성상대눈모음능력을 강화하는 V.T.를 한다.
- 원거리 볼 때에 B.O. 프리즘을 처방한다.

| 표 30 | AC/A 비와 원거리 볼 때의 안위에 의한 시기능 분석

원거리 볼 때의 사위	AC/A 비	근거리 볼 때의 사위	원거리 볼 때의 사위량을 줄이기 위한 굴절 교정	근거리 볼 때의 사위량을 줄이기 위한 굴절 교정	양안시 교정
Exo (Low)	High	Exo (Low)	원시 : 저교정 근시 : 완전교정	원거리 볼 때와 같다	· 눈모음여력을 강화시키는 V.T · 근거리 볼 때 내사위를 일으키지 않을 정도의 B.I 처방
		Normal	원시 : 저교정 근시 : 완전교정	원시 · 근시 : 완전교정	· 눈모음여력을 강화시키는 V.T · B.I 처방 + 근용가입
		Eso (High)	원시 : 저교정 근시 : 완전교정	원시 : 완전교정 근시 : 저교정	· 근시 완전교정 또는 원시 약교정 + 근용가입 · 눈모음여력 및 눈벌림여력을 강화시키는 V.T · 원거리 볼 때 B.I 처방 + 근용가입
Normal	High	Normal	원시 · 근시 : 완전교정	원거리 볼 때와 같다	· 근용가입
		Eso (High)	원시 · 근시 : 완전교정	원시 : 완전교정 근시 : 저교정	· 눈벌림여력을 강화시키는 V.T · 근거리 볼 때 B.O 처방
Eso (High)	High	Eso (High)	원시 : 완전교정 근시 : 저교정	원시 : 완전교정 근시 : 저교정	· 근용가입+눈벌림여력을 강화시키는 V.T · 원 · 근거리 볼 때 모두 눈벌림여력을 강화시키는 V.T · 원거리 볼 때 B.O 처방+근용가입

Exo (Low)	Normal	Exo (Low)	원시 : 저교정 근시 : 완전교정	원거리 볼 때와 같다	· 눈모음여력을 강화시키는 V.T · 원거리 볼 때 B.I 처방
Normal	Normal	Normal	원시 · 근시 : 완전교정	원거리 볼 때와 같다	· 안정피로를 호소하는 경우 재검사 · 근성 안정피로를 제외한 원인을 생각한다.
Eso (High)	Normal	Normal	원시 : 완전교정 근시 : 저교정	원시 · 근시 : 완전교정	· 눈벌림여력을 강하게 하는 V.T · 근거리를 볼 때 극단적인 외사위를 일으키지 않을 정도의 B.O 처방
		High	원시 : 완전교정 근시 : 저교정	원시 : 완전교정 근시 : 저교정	· 눈벌림여력을 강화시키는 V.T · 근거리 볼 때 내사위량을 낮게 하는 근용가입 · B.O 처방
Exo (Low)	Low	Exo (Low)	원시 : 저교정 근시 : 완전 교정	원거리 볼 때와 같다	· 원거리와 근거리 모두 눈모음여력을 강화시키는 V.T · B.I 처방
Normal	Low	Exo (Low)	원시 · 근시 : 완전교정	원시 : 저교정 (단, 원거리 볼 때의 사위는 High가 될 가능성이 있다) 근시 : 완전 교정	· 근거리 볼 때 눈모음여력을 강화시키는 V.T · 근거리 볼 때 B.I 처방
Eso (High)	Low	Normal	원시 · 근시 : 완전교정	원거리 볼 때와 같다	· 원거리 볼 때 눈벌림여력을 강화시키는 V.T · 원거리 볼 때 B.O 처방

이상으로 AC/A 비와 원거리 볼 때의 안위에 따른 분류에서 각각의 사례를 살펴보았으나 기본적인 생각을 요약하면 다음과 같다.

1. AC/A 비가 정상(normal) 또는 높은(high) 경우에는 굴절이상의 교정이나 근용 가입 등 렌즈에 의한 조정을 생각한다.
2. AC/A 비가 낮아(Low) 렌즈에 의한 효과를 기대할 수 없을 경우는 눈모음여력 또는 눈벌림여력을 강화하기 위한 V.T를 한다.
3. 렌즈에 의한 효과나 V.T.의 효과도 적은 경우에는 프리즘을 처방한다.

중요한 것은 프리즘 처방을 하기 전에 렌즈에 의한 조정이나 시기능 훈련에 의한 시기능의 개선을 시도하는 것이다. 지금까지 설명한 지침을 표 30에 정리했다.

06 시기능 훈련(Visual Training, V.T.)

양안시와 관련된 시기능 훈련에는 Pleoptics(약시 시기능 교정)과 Orthoptics(시기능 교정)으로 분류될 수 있지만, 여기에서는 사위(Heterophoria)의 시기능 훈련(V.T)이라는 차원에서 설명하기로 한다.

1. 시기능 훈련을 하기 위한 조건

- 시기능 훈련을 하기 위해서는 검사의 의미를 잘 이해한 후에 정확하게 데이터를 분석하여 그 결과로 시기능 훈련이 필요한 경우에만 한다. 또한 모든 시기능이상을 V.T로 회복시키는 것은 불가능하다는 점을 잊지 말아야 한다. 양성상대눈모음능력(양성상대폭주력)을 강화하는 것이 효과적이다.

| 참고 |

사위량과 상대눈모음능력의 관계에서 사위량이 많아도 그것은 보완하기 위한 상대눈모음능력이 있다면 문제는 없다. 즉, 앞에서 설명한 것처럼 외사위의 값이 커도 그것을 보완하는 양성상대눈모음능력이 강하다면 문제가 없고, 또 내사위라면 음성상대눈모음능력이 강해지면 좋다.

- V.T를 하기 위해서는 다음과 같은 피검자의 심리 상태가 매우 중요하다.
  - 시기능 이상의 개선에 대한 강한 욕구가 필요
  - 시기능 훈련에 대한 정확한 이해와 실행력이 필요
  - 훈련이 1개월 이상 걸리므로 인내력이 필요

이러한 시기능 훈련을 성공시키기 위한 필수 조건은 욕구, 이해, 실행, 인내이다. 또한 피검자가 어린이라면 가족의 협력도 필요하다.

2. 간단한 시기능 훈련 방법

훈련 방법에는 대약시경(synoptophore) 등의 기계를 이용하는 방법, 프리즘 바(prism bar) 등의 프리즘을 이용하는 방법이 있으며 어느 방법이든지 안과나 안경원을 방문해야 한다. 매일 안과나 안경원을 방문할 수 있는 사람이라면 문제는 없겠으나, 대부분은 불가능하므로 집에서 할 수 있는 간단하면서 효과적인 방법이 가장 이상적이라고 하겠다.

■ Pencil push-ups Training

두 자루의 연필을 사용하는 방법인데 가능하다면 색이 다른 연필을 사용하는 것이 좋다. 예를 들면, 적색과 녹색 연필을 사용하여 적색 연필은 눈앞 약 10 cm 위치에 두고 녹색 연필은 그것보다 뒤쪽에 둔다. 먼저 앞쪽에 있는 적색 연필을 보게 하여

| 그림 314 A | Pencil push-ups training

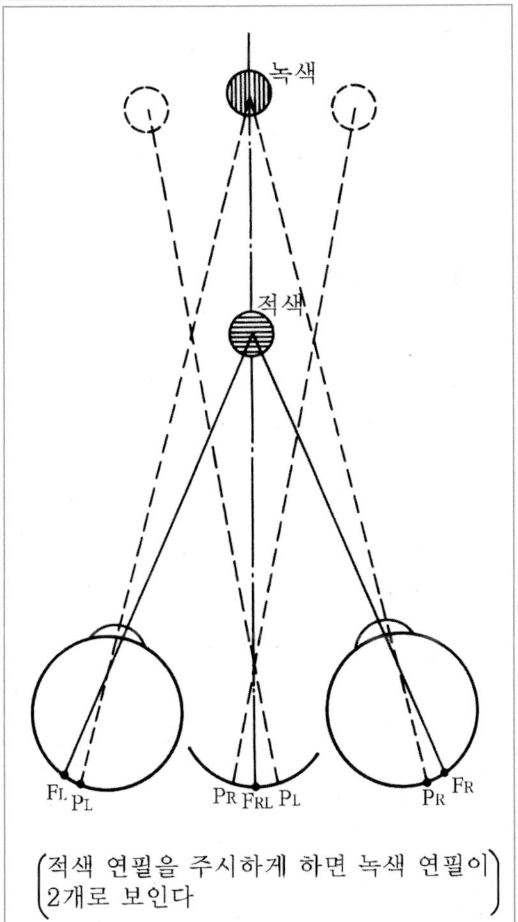

| 그림 314 B | Pencil push-ups training

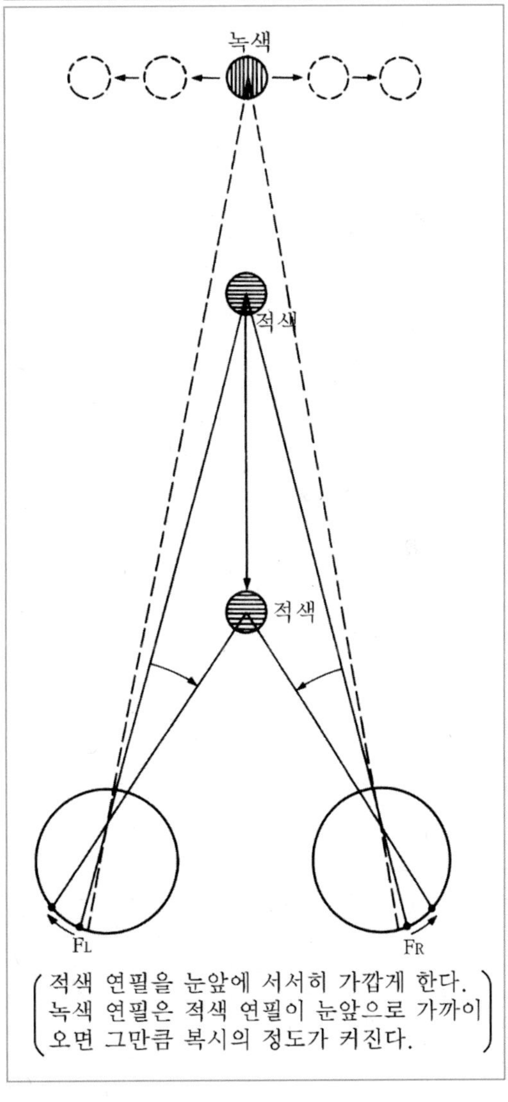

한 자루로 보이는가를 묻는다. 한 자루로 보이고 있다면 적색 연필을 보고 있는 상태로 녹색의 연필이 몇 자루로 보이는가를 묻는다. 이때 양안시를 하고 있다면 녹색 연필은 두 자루로 보인다고 대답한다.

이와 같이 생리적 복시에 의해 억제를 확인할 수 있으므로 피검자 스스로 양안시가 가능한지를 확인하게 된다. 훈련은 20 ~ 30 cm의 거리에서 눈모음근점(폭주근점)에 서서히 가깝게 하는 것을 반복함으로서 눈모음능력을 만든다. 일반적으로 하루에 5회 정도, 한번에 20번 왕복하는 훈련을 약 3 ~ 5주간 하면 자각적으로도 쾌적해진다. 일주일에 한 번은 방문하게 하여 그 경과를 본다(그림 314 A, B).

| 그림 315 | 입체시 훈련에 의한 방법

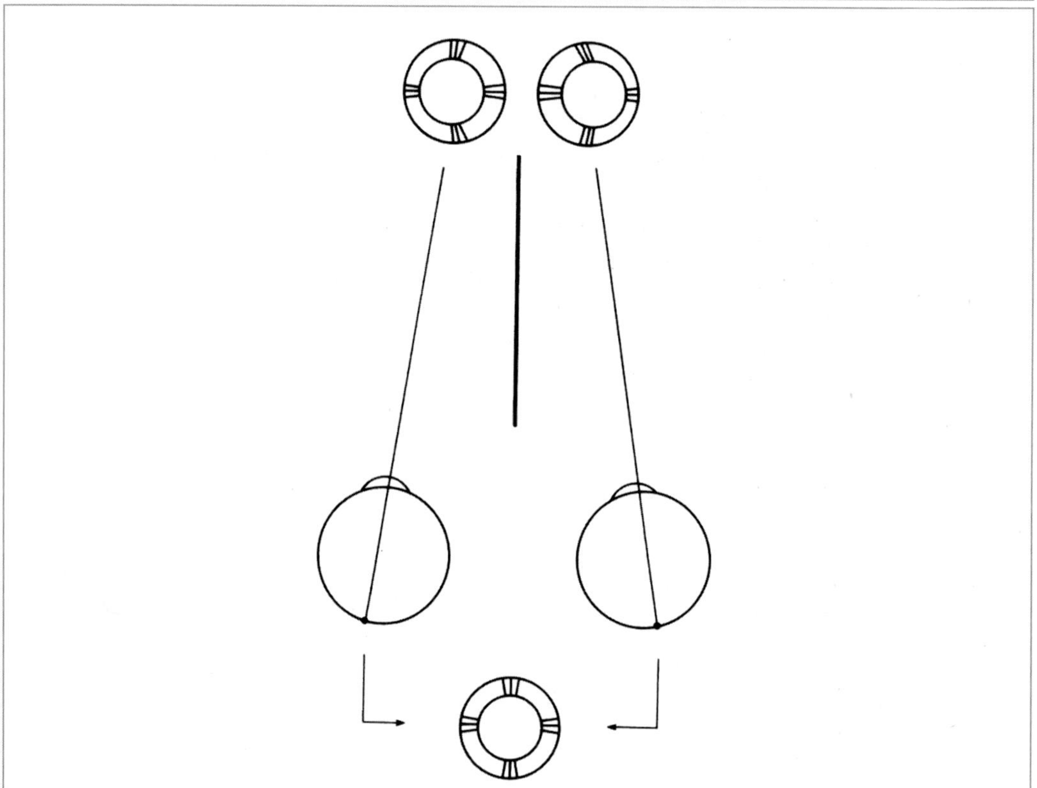

■ 입체시를 이용하는 방법

입체시를 이용하는 훈련 방법은 융합력이 필요하므로 어느 정도 훈련이 진행된 사람에게 실시하는 것이 보다 효과적이다. 또한 이 방법은 중심오목(중심와)을 자극하는 것이 가능하므로 눈모음능력을 강화하는 V.T의 최종 단계 훈련이라고 생각해도 좋다.

이 훈련의 가장 간단한 방법은 Stereo ring을 이용하는 것이다.

이 방법은 그림 315에 제시되어 있듯이, 도형을 만들고 두 도형의 중앙에 두꺼운 용지로 격벽을 만들어 두 눈으로 융합하려는 노력에 의해 하나로 보이게 된다. 이 방법의 기본은 피검자가 무리하지 않고 융합할 수 있는 거리에서부터 시작하여 천천히 눈 앞으로 가깝게 하는 것이 좋다. 또한 가정에서도 가능하므로 매일 훈련하는 것이 좋다.

| 그림 316 | Stereo ring

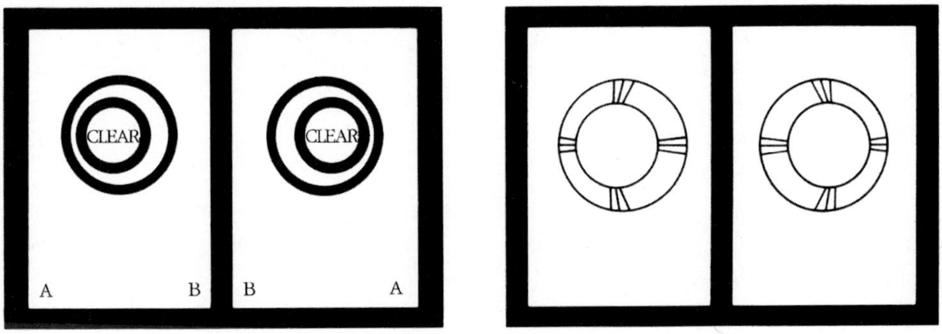

※그림을 복사하여 사용해도 좋다

| 그림 317 격벽판

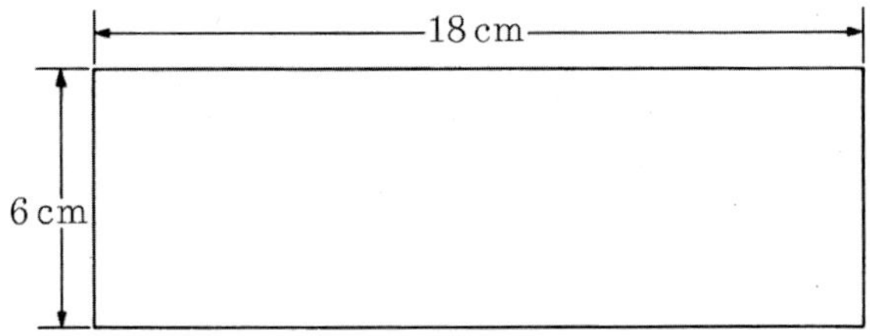

6×18, 6×12, 6×9의 격벽판을 4장정도 만들어 훈련 상황을 보면서 격벽판을 선택한다

3. 임상 사례(clinical case)

안과에서 실제로 행하고 있는 훈련법 및 임상 사례를 몇 가지 살펴보고자 한다.

1) 눈모음부족 훈련 방법

이 경우는 1개월 이상 훈련하면 거의 해결할 수 있다. 훈련은 집에서 할 수 있으므로 언제든지 가능하다. 손가락을 시표로 하여 시표에 주의를 집중시키는 것이 이 훈련의 주요점이다. 훈련의 목적은 호소하는 증상의 완화와 해소, 눈모음 개선・지속에 두고 있다.

- 1일 3회(아침, 점심, 저녁 각 1회) : 손가락을 시표로 하여 천천히 한번 할 때 10번 정도 복시가 나타날 때까지(1일 총 30번) 1개월간 매일 실시한다.
- 정기 검사는 훈련을 시작하고 2주째, 1개월째, 3개월째, 그 후 6개월째에 한다.

예 1

- 19세 여성, 근거리를 볼 때 미간부에 통증이 있다.
- 검사 결과

R.V. = 1.0(1.2×C−0.25 D, Ax 165°)
R.N.V. = 1.0(1.0)
L.V. = 1.2(1.2×S+0.25 D ⊃ C−0.25 D, Ax 5°)
L.N.V. = 1.0(1.0)
눈모음근점 : 20 cm
조절력 : R : 5.5 D, L : 5.5 D
일반적으로 이 나이에서는 8.5 D 정도임.
5 m APCT : 0△ pola test nt(1')
33 cm APCT : 20△ B.I phoria
TITMUS ; all pass

이 예는 조절력 불량에서 근거리 볼 때 외사위가 증가하는 눈모음부족의 예이다. 훈련을 시작하여 2주일 후에 눈모음근점이 8 cm, 조절력은 R : 8.0 D, L : 8.0 D가 되었으며 1개월 후에는 증상이 거의 없어졌다. 현재까지 약 2년 경과했는데 매우 양호하다.

| 예 2 |

■ 18세 여성, 독서할 때에 눈이 아프고 두통이 일어남.

■ 검사 결과

R.V. = 1.0(1.2×S−0.25 D)

R.N.V. = 1.0(1.0)

L.V. = 1.0(1.2×C−0.50 D, Ax : 90°)

L.N.V. = 1.0(1.0)

눈모음근점 : 약 20 cm

조절력(양호) : R : 9.0 D, L : 9.0 D

5 m APCT : 4△ B.I pola test nt(1′)

33 cm APCT : 25△ B.I phoria

TITMUS : all pass

이 예는 조절력이 양호한 상태에서 근거리를 볼 때 외사위가 증가하는 눈모음부족의 예이다. 훈련을 시작하여 눈모음근점은 2주 후에 10 cm, 1개월 후에는 5 cm 정도가 되었고 증상도 해소되었다. 현재까지 3년 반 경과하였는데 양호하다.

| 예 3 |

■ 16세 남성, 피로가 잦으며 때때로 근거리를 볼 때 글자가 겹쳐 보인다.

■ 검사 결과

R.V. = 0.8(1.2×S+0.50 D)

N.R.V. = 0.8(1.0×S+0.50 D)

L.V. = 0.8(1.2×S+0.50 D)

N.L.V. = 0.8(1.0×S+0.50 D)

Nebel R.V. = 0.7(1.2×S+0.75 D)

L.V. = 0.7(1.2×S+0.75 D)

눈모음근점 : 약 25 cm

조절력(약간 불량) : R : 7.5 D, L : 7.5 D

5 m APCT : 0△ pola test nt(1′)

33 cm APCT : 18△ B.I phoria

TITMUS : all pass

조절마비제 점안 후 교정

R.V. = 0.5(1.0×S+1.00 D)

L.V. = 0.5(1.0×S+1.00 D)

2일 후

R.V. = 0.8(1.2×S+0.75 D)

N.R.V. = 0.8(1.0)

L.V. = 0.8(1.2×S+0.75 D)

N.L.V. = 0.8(1.0)

눈모음근점과 조절력은 전과 같이 좋지 않으므로 양안 +0.75 D의 안경 처방과 함께 훈련을 하도록 지도하여 2주 후에는 눈모음근점 15 cm, 조절력은 두눈 모두 9.0 D로 개선되었다. 훈련을 시작하여 1년 만에 R.V. = 1.2(n.c), N.R.V. = 1.0, L.V. = 1.2(n.c), N.L.V. = 1.0이 되었고 안경을 벗었다. 현재까지 2년이 지났으나 경과는 매우 좋다.

이 예는 근거리를 볼 때 외사위가 증가하며 조절력이 좋지 않은 눈모음부족이다. 눈모음 강화에 (+)렌즈는 불필요하다고 생각되지만 기본적으로 근거리를 볼 때에도 (+)도수가 들어가며 절대원시라고 판단하기 때문에 굴절이상의 교정을 행하는 훈련을 한 예이다.

▌예 4 ▌

- 22세 여성, 때때로 가까운 글자가 희미하게 보임.
- 검사 결과

R.V. = 1.2(1.2×S +0.25 D)

N.R.V. = 1.0(1.0)

L.V. = 1.5(n.c)

N.L.V. = 1.0(1.0)

눈모음근점 : 약 25 cm

조절력(불량) : R : 5.0 D, L : 5.0 D

5 m APCT : 2△ B.I pola test nt(1′)

33 cm APCT : 25△ B.I phoria

TITMUS : all pass

조절마비제 점안 후 교정

R.V. = 0.9(1.2×S +0.25 D)

L.V. = 0.8(1.0×S +0.25 D)

병원 방문 다음날부터 훈련을 시작하여 2주 후 조절력은 두눈 모두 8.0 D, 눈모음근점 8 cm로 개선됨. 현재까지 2년 지났으나 경과는 양호하다.

이것은 근거리 볼 때 외사위가 증가하는 조절력이 좋지 않은 눈모음부족의 예이다.

▌예 5 ▌

- 14세 여성, 시력장애, 근거리 볼 때 물체가 2중으로 보이는 경우가 있음.
- 검사 결과

R.V. = 0.9(1.2×S−0.25 D)

N.R.V. = 1.0(1.0)

L.V. = 0.8(1.2×S−0.2 5D ⊃ C−0.25D, Ax 180°)

N.L.V. = 1.0(1.0)

눈모음근점 : 25 ~ 30 cm

조절력(양호) : R : 10.0 D, L : 10.0 D

5 m APCT : 0△ B.I pola test nt(1′)

33 cm APCT : 30△ B.I phoria

TITMUS : all pass

조절마비제 점안 후 교정

R.V. = 0.9(0.9×S+0.25 D)

L.V. = 0.9(0.9×C−0.25 D, Ax 180°)

다음날부터 훈련을 시작하여 눈모음근점은 2주 후 약 15 cm, 1개월 후 약 10 cm로 개선되었고, 현재까지 1년 반이 경과되었으나 양호하다.

이것은 근거리 볼 때 외사위가 증가하는 눈모음부족의 예이다.

Chapter 12

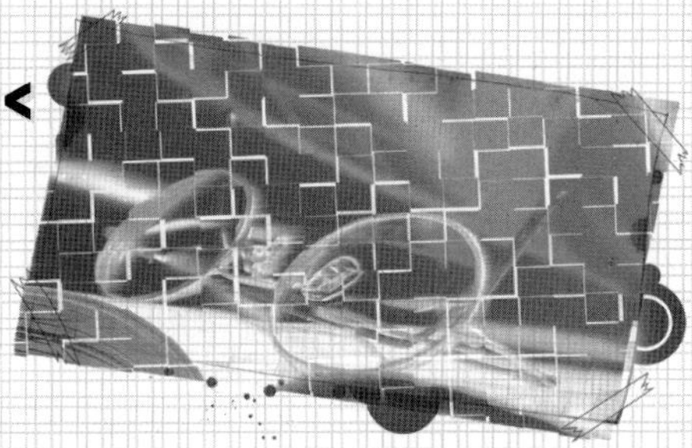

동공반응, 시야, 각막곡률반경 측정

이 장에서는 양안시 검사와는 직접적인 관계가 없으나 동공반응 검사, 시야 측정 및 각막곡률반경 측정에 관하여 설명하고자 한다.

01 동공의 생리

1. 동공의 역할

동공은 홍채 중앙에 있는 동그란 원으로 두 눈에서 크기는 거의 같다. 홍채에는 동공조임근(동공괄약근)과 동공확대근(동공산대근)이 있으며 이는 서로 상반작용을 하는 두 종류의 근으로 전자는 동공을 수축, 후자는 확대시키는 역할을 한다.

- 눈알(안구) 내에 들어오는 빛의 양을 조정한다.
- 동공의 수축에 의해 눈의 초점심도를 높이고 망막 상을 명료하게 한다.
- 안광학계(각막, 수정체 등)에 의해 일어나는 구면수차나 색수차를 감소시킨다.

2. 동공의 생리적 변화

| 그림 318 | 연령에 따른 동공 크기의 변화

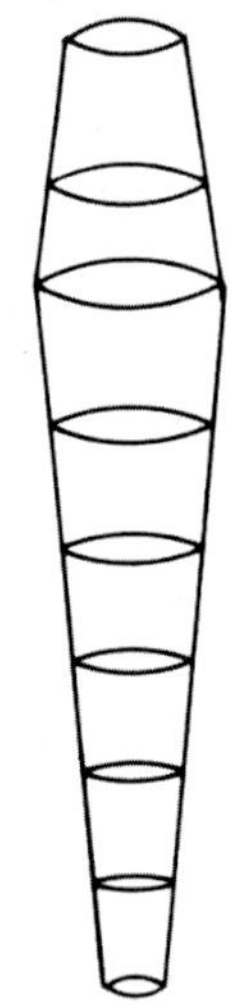

동공은 일반적으로 동그란 원이지만 때때로 타원형을 이루기도 한다. 우리가 보는 동공의 크기는 실제 동공 크기가 아니고 전방에 있는 각막에 의해 약 1/8 정도 확대된 상이다. 즉, 겉보기 동공 크기를 의미한다. 임상적으로 동공 직경은 약 2.5 mm ~ 4 mm이며 평균 동공 직경은 약 3.5 mm이다.

동공의 크기는 광선의 자극, 근거리반사(near reflex) 및 기타의 영향에 따라 변화가 있으나 일정한 조건에서는 연령에 따라 변화한다. 즉, 일반적으로 신생아는 직경이 2 mm 내외이며 성장과 함께 증가하여 20세 전후에 가장 커져 4 ~ 6 mm에 달한다. 이후에는 매년 조금씩 줄어들어 고령자는 신생아와 비슷한 크기가 된다(그림 318). 잠을 자고 있을 때 동공은 깨어있을 때에 비하여 작아지고, 심한 피로, 불안, 두려움, 놀람 등의 정신적인 영향을 받아 커진다.

3. 동공반응

1) 대광반응(광선반응)

눈으로 들어온 광선의 밝기에 따라 망막이 자극되어 반사적으로 동공이 수축 또는 확대되는 것을 광선반응(light reaction)이라 한다. 동공반응은 조절이나 눈모음 등과 같은 두 눈의 공동운동이다.

한쪽 눈에 갑자기 강한 광선이 들어오면 그 눈의 동공이 작아지며(직접반응), 빛이 들어오지 않은 쪽 눈도 함께 동공수축(축동, myosis)이 일어난다(간접반응). 이것은 자신의 의지와는 무관한 반사운동의 일종이다.

광선반응의 속도는 다소 개인차가 있으나 광선 입사 후 0.2초에 동공수축이 시작되어 끝나기까지의 시간은 약 1초이다. 광선을 차단하면 동공은 다시 확대되며 동공확대(산동, mydriasis)의 속도는 일반적으로 동공수축보다 늦다. 광선반응을 검사하려면 피검자를 암실에 두고 30초 이상 경과한 후 먼 곳을 보도록 하고 집광된 광선을 정면 가까운 방향에서 갑자기 한쪽 눈에 비추어 동공 안으로 입사시키고 그때의 동공 움직임을 관찰한다. 직접반응을 검사할 때에는 검사하지 않는 눈은 가린다.

광선반응의 신경경로에서 구심로(afferent pathway)는 시각전도로(visual pathway)의 경로와 같다. 즉, 눈 속으로 광선이 들어가면 그 자극은 망막의 시세포(receptor cell) - 양극세포(bipolar cell) - 신경절세포(ganglion cell) - 시각신경(시신경, optic nerve) - 시각신경교차(시신경교차, optic chiasm) - 시각로(시삭, optic tract)로 들어가 가쪽무릎체(외측슬상체, lateral geniculate body)에 이르기 전에 시각로를 떠나 시각전도로와는 다른 위둔덕(상구)완을 통하여 시개전역(pretectal nucleus)의 Edinger Westphal핵에 도달한다. 여기에서 나온 연락섬유는 대부분 후교연으로 교차해서 다른 쪽의 동공조임근핵(동공괄약근핵)에 닿고, 눈돌림신경(동안신경)을 지나 섬모신경절(모양신경절, ciliary ganglion)에 들어가고, 여기에서 나온 절후섬유(postgangalionic fiber)가 동공조임근에 도달한다(그림 319).

| 표 31 | 조도가 동공직경에 미치는 영향

조도(lux)	동공직경(mm)
0	7.63
0.1	6.65
1	5.88
10	4.98
100	3.92
1000	3.09
2000	2.61

2) 근견반응(눈모음반응)

눈앞 가까운 거리에 있는 물체를 주시하기 위하여 두 눈이 눈모음하면 이에 수반되어 두 눈의 동공수축이 일어나는 반응을 말한다. 이러한 눈모음 반응을 검사하려면 피검자에게 먼 곳을 보게 하고 피검자의 눈앞 25 cm에 검사자의 손가락을 주시하게 하여 그때의

| 그림 319 | 동공의 광선반사 및 근거리반사의 신경로

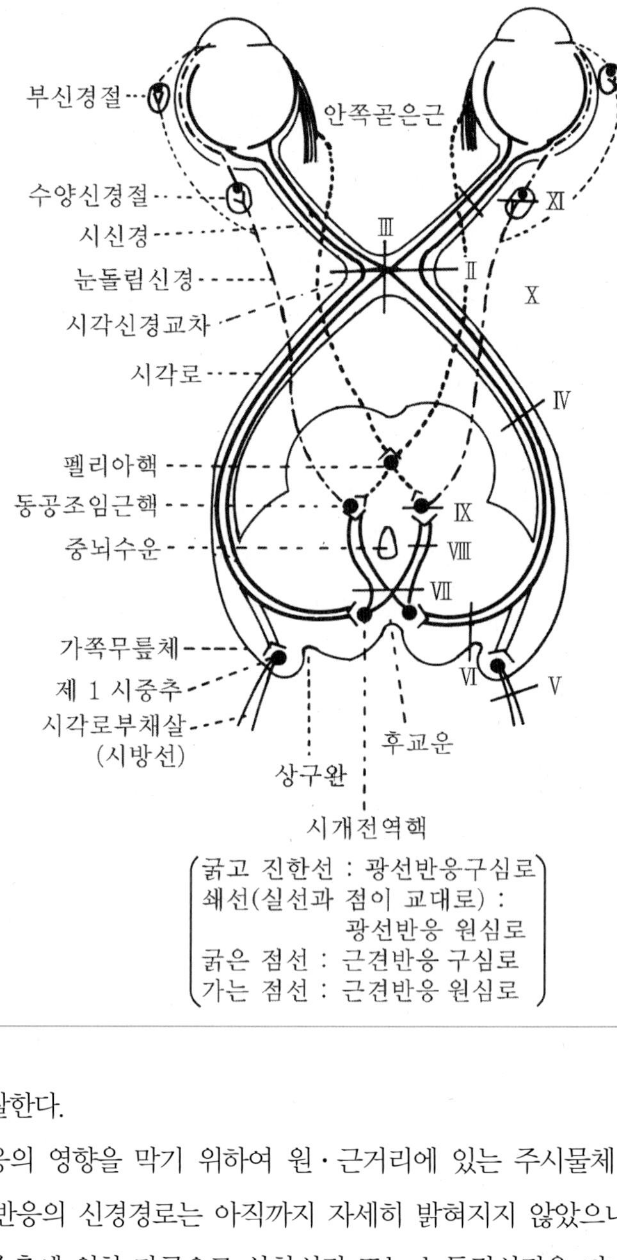

동공 변화를 관찰한다.

이때 광선반응의 영향을 막기 위하여 원·근거리에 있는 주시물체 밝기를 서로 같게 해야 한다. 근견반응의 신경경로는 아직까지 자세히 밝혀지지 않았으나 구심로는 안쪽곧은근(내직근)의 수축에 의한 자극으로 삼차신경 또는 눈돌림신경을 지나 펠리아핵에 도달하고 여기에서 나온 연락섬유가 양쪽의 동공조임근에 닿는다. 한편, 근견반응의 원심로는 동공조임근핵에서 나와서 눈돌림신경 안을 통과하지만 그 일부는 광선반응의 원심로와는 달리 섬모신경절을 통하지 않고 상부공막의 신경절을 지나 동공조임근에 도달한다고 알려져 있다.

3) 폐검반응

눈꺼풀을 강하게 감으면 그 눈은 동공수축이 일어나지만 한쪽 눈만 감을 경우에는 동공수축이 일어나지 않는다. 이러한 폐검반응을 검사하려면 검사자가 손가락으로 피검자의 눈꺼풀틈새(검열)를 빌려서 피검자에게 눈꺼풀을 감게 하면 눈알이 올림(상전)을 하거나 동공이 수축하는 것을 볼 수 있다. 이 반응은 눈둘레근(안륜근)을 지배하는 얼굴신경(안면신경)핵과 동공조임근핵 사이에 연락이 되기 때문에 일어난다고 알려져 있다.

4. 동공확대(산동)반응

1) 정신적 반응

정신적 자극으로 경악, 공포 등의 상태에서는 동공이 확대된다. 지각신경의 강한 자극으로 통각(pain)을 일으키는 자극에 의해서도 동공이 확대된다.

2) 안뜰눈반사(전정반사, vistibular reflex)

회전 또는 온열 등에 의해 안뜰(전정)이 자극되면 자극 중에 동공확대가 일어나 자극이 끝날 때까지 단시간 동안 지속된다.

3) Tournay 반응

강하게 옆쪽을 주시하게 하면 벌림(외전)한 쪽의 눈은 약하게 동공확대가 일어나고 모음(내전)한 눈은 약하게 동공이 수축된다. 이 반응은 벌림에 의해 단모양신경이 끌어당겨져 모양신경절에서 동공조임근으로 향하는 자극의 전도가 방해되기 때문이다.

5. 검사의 방법과 순서

동공반응 검사는 매우 간단하지만 항상 같은 조건에서 같은 순서로 실시하는 것이 중요하다.

- 관찰할 때 장애물이 없도록 하고 원거리의 시표를 주시하게 한다.
- 보통 밝기와 반암실 정도의 조명상태에서 두 눈의 동공 크기, 모양, 색조의 차이를 관찰한다.
- 피검자의 동공 변화가 판단될 정도의 밝기에서 펜라이트의 빛을 한쪽 눈에 입사시키고 그 눈의 동공수축 여부를 관찰한다(직접반응).
- 빛을 한쪽 눈에 입사시킬 때 다른 쪽 눈의 동공수축 여부를 관찰한다(간접반응).
- 펜라이트 빛을 두 눈에 교대로 입사시킨다. 한쪽 눈에 입사시키는 시간은 약 2초 정도로 빛을 입사시킨 눈의 동공 이상확대 여부를 관찰한다.

  예를 들면, 왼쪽 눈의 신경경로는 정상이지만 오른쪽 눈에 구후시신경염 등의 장애가 있으면, 빛을 왼쪽 눈에 입사시킬 때 두 눈의 동공은 직접반응과 간접반응에 의해 동공이 수축된다. 그러나 빛을 오른쪽 눈에 입사시키면 두 눈의 동공이 확대하거나, 미세한 동공수축이 일어난다. 즉, 오른쪽 눈의 신경경로(구심로)에 이상이 있기 때문에 빛을 왼쪽 눈에서 오른쪽 눈으로 이동시킬 때 오른쪽 눈의 자극에 의해 동공수축이 일어나지 않고 오히려 왼쪽 눈을 자극해서 수축하고 있는 동공이 확대되는 것을 볼 수 있다. 이 방법에 의하면 망막에서 동공조임근핵에 이르는 구심로 어딘가에 장애가 있으면 동공의 이상확대가 관찰되므로 신경경로의 이상을 발견할 수 있다.
- 광선반응이 정상이라면 근견반응 검사를 생략한다. 검사 방법은 원거리와 근거리 볼 때에 각각 적당한 시표를 정하고 피검자에게 원거리 시표로 시선을 이동하게 하여 그 때의 눈모음과 조절에 수반되는 동공수축이 일어나는가를 관찰한다(단, 주의깊게 관찰하지 않으면 판단하기 어렵다).

02 시야 측정

1. 시야의 정의

20세기는 시야란 '시선을 고정하여 동시에 시각을 느낄 수 있는 범위'라고 정의되었다. 그러나 최근에는 임상적으로 볼 수 있는 범위보다는 오히려 그 범위 안에서의 감도 이상이 문제가 됨에 따라 감도를 정량적으로 측정한다. 따라서 현재는 '시야는 시각의 감도분포'라고 정의하고 있다. 이에 대비하여 머리를 고정하고 눈을 움직이게 해서 주시할 수 있는 범위를 주시야라고 한다.

1) 정상인의 시야

정상인의 시야는 그림 320과 표 32와 같다. 유유아의 시야는 정확하게 알 수 없지만, 5 ~ 6세가 되면 성인과 거의 같은 넓이가 되며 노인이 되면 좁아진다. 시야는 귀쪽 아래 방향이 가장 넓고, 코방향이 좁은데 이것은 섬모체(모양체) 편평부의 바깥쪽이 안쪽보다 길어지기 때문이다.

| 그림 320 | 눈의 절점을 기준으로 시각이 미치는 외계의 범위

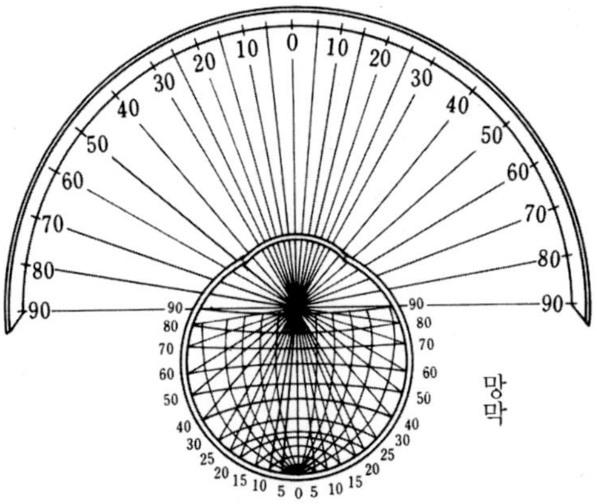

단, 중심오목은 안구후극에서 5°, 시신경 유두에서 약 15.5° 귀쪽으로 기울어지므로, 한 눈 시야에서 귀쪽은 코쪽보다 넓고 안면 시상축(sagittal axis)에 대하여 90° 이상 시야각에도 미치고 있다.

시각의 요소에서 광각과 색각은 시세포의 수용기능 조건에 의해 좌우되는 것이 많다. 그러나 형태각(시력)은 항상 망막의 뒤통수엽 피질에 도달하기까지의 시로 각 부분의 수용기능과 전달기능에 좌우된다.
이러한 형태각의 상황을 갖는 것이 시야이므로 시야검사는 망막 이상만을 알 수 있는 것이 아니라 시로 장애에 의한 여러 질환의 진단에도 이용된다.

| 표 32 | 각 방향에서의 시야 변화(직경 10 mm 시표에 의한 시야, 단위 : 도(°))

시표 \ 방향	위쪽	위쪽 귀방향	바깥쪽	바깥쪽 아래	아래쪽	아래쪽 코방향	코방향	코방향 위쪽
흰색	60 (55~65)	75 (70~80)	95 (90~100)	80 (75~85)	70 (65~75)	60 (50~70)	60 (50~70)	60 (50~70)
파란(노랑)색	45	55	80	65	55	50	50	50
빨간색	35	40	65	55	45	40	40	40
녹색	30	30	60	50	40	35	35	35

| 그림 321 | 아래쪽에서 본 시로(Schreck)

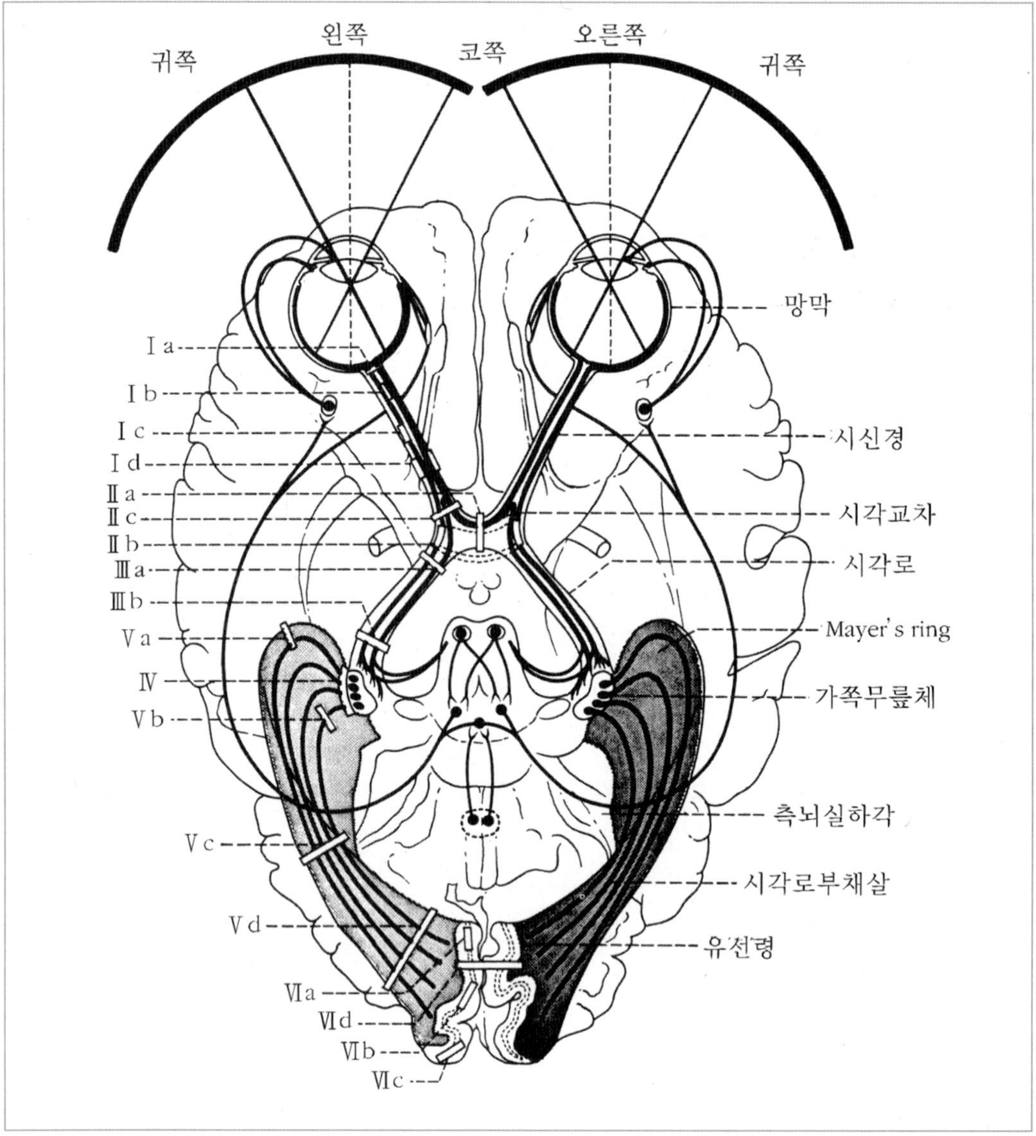

2) 절대시야와 상대시야

시선의 고정 방향에 따라 눈꺼풀, 눈확(안와), 코 등의 해부학적 조건에 시야가 제한되는 곳이 있다. 이때의 시야를 상대시야라고 하고, 이 제한을 제외했을 때의 시야를 절대시야라고 한다. 절대시야는 인종에 따라 별 차이가 없다고 알려져 있다. 일반적으로 시야는 상대시야를 의미한다.

| 그림 322 | 각 방향에서 시야의 변화

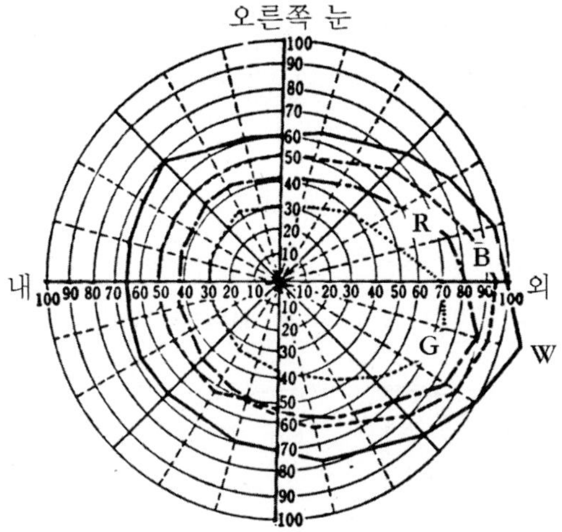

3) 중심시야와 주변시야

단안시야에서 시선을 중심으로 각으로 표시되는 주시점에서 25 ~ 30°이내를 중심시야라 하고, 30°를 넘는 범위의 시야를 주변시야라 한다. 주변시야는 외계의 정보를 수집하는 안테나와 같은 역할을 하고 있다. 따라서 아무리 중심시야가 정상이라도 주변시력이 이상을 나타내면 생활하는데 상당한 지장을 가져온다. 그 때문에 처음 안경을 착용할 때 안경테가 작은 것을 선택하면 불편한 느낌이 생길 수 있다.

| 참고 |

눈알운동과 머리운동의 영향

인간이 넓은 시야 안의 물체에 흥미를 가질 때, 약간의 개인차는 있지만 눈알만으로 탐색하는 범위는 좌우 수평방향 10 ~ 15°, 위로 5°, 아래로 10° 이내의 시야로 그 이상 넓이의 시야는 머리를 회전시켜야 보기 쉬운 상태가 된다(그림 320).

4) 귀쪽시야 반월부

한 눈 시야의 대부분은 다른쪽 눈의 시야와 공통으로 각 점은 서로 대응하고 있으나 주변시야의 귀쪽 부분만 두 눈에서 공통되지 않는다. 이를 귀쪽시야 반월부라고 한다(그림 323).

매리옷 암점(Mariott's blind spot)은 시각신경유두에 해당되는 암점으로, 주시점에서 귀쪽 약 15.5° 의 위치에 폭 약 5.5° 의 세로타원형으로 나타나며 그 중심은 수평선보다 약간 아래(1.5°)에 있다(그림 324 및 325). 즉, 75 cm 검사거리에서 약 110×80 mm, 1 m에서는 130×90 mm가 된다.

무수정체안에서는 절점의 위치가 각막에 가까워지기 때문에 1.35배로 확대되어 보인다.

| 그림 323 | 인간의 한 눈 시야와 두눈 공통 시야(사선부)

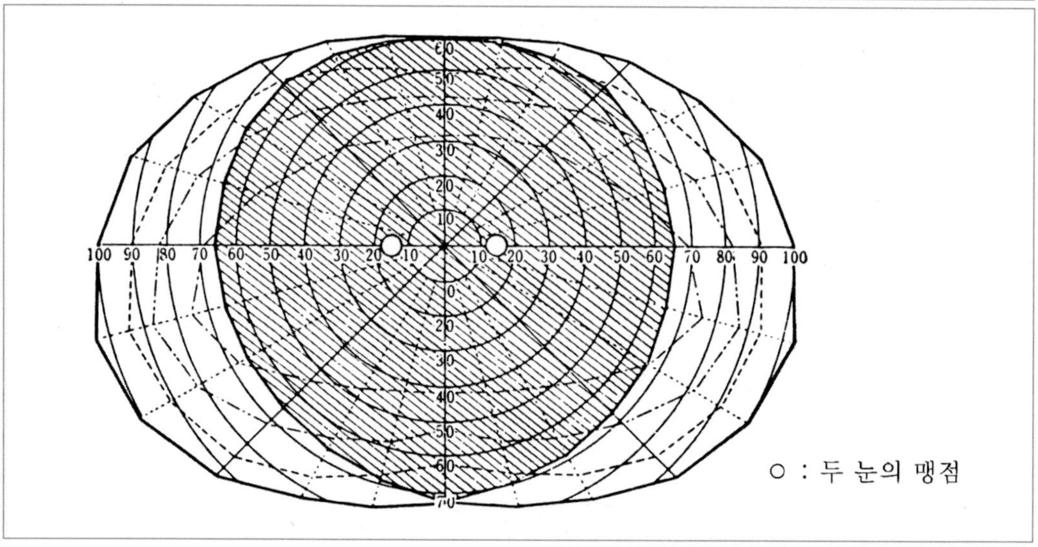

| 그림 324 | 매리옷 암점의 위치와 크기

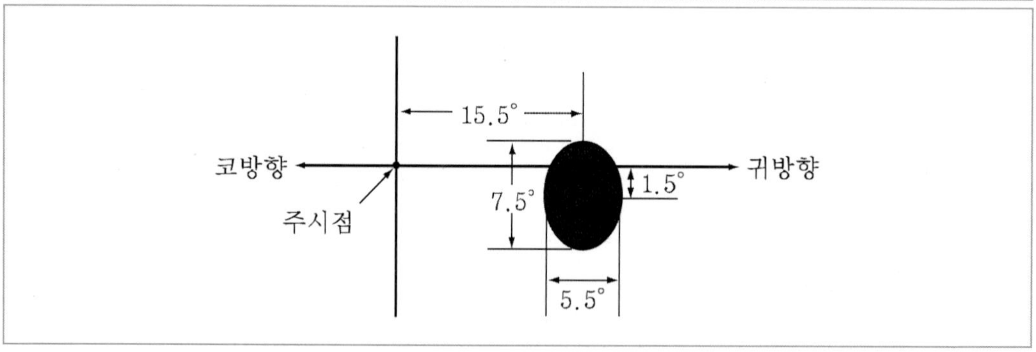

| 그림 325 | 매리옷 암점

(오른쪽 눈을 가리고 왼쪽 눈으로 ●을 주시하여 거리를 조정하면 왼쪽의 검은 사각형 가운데의 흰 동그라미가 없어지고 전부 검게 보인다)

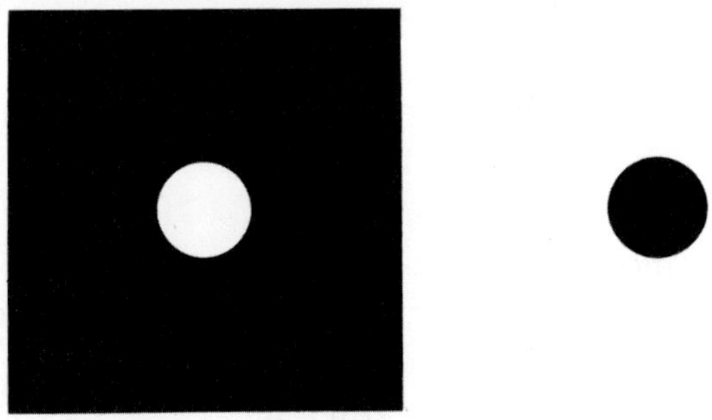

2. 시야검사법

시야검사 방법에는 몇 가지 종류가 있지만 시야 이상이 있을 때의 판정은 어떠한 종류를 사용하든 하나의 검사법만으로 진단하는 일은 피하고 적어도 두 가지 이상의 검사법에 의한 결과를 종합해서 판정해야 한다. 일반적인 시야검사 방법에는 다음과 같은 것이 있다.

1) 대면법(Confrontation Test)

가장 간단한 시야검사 방법으로 안경사가 안경원에서 어떠한 기구도 사용하지 않고 피검자의 시야 이상 유무 또는 정도를 알 수 있는 방법이다. 검사자와 피검자가 마주앉아 서로를 쳐다보며 한쪽 눈을 주시하고 다른 눈을 가려서 같은 거리에 있는 시표(손가락)를 시야의 바깥쪽에서 안쪽으로 천천히 움직여 처음으로 시표가 보여지는 경계를 그림으로 표시하여 검사자의 것과 비교하는 방법이다(한 쪽 눈씩 교대로 시야를 측정한다). 뚜렷한 반맹 등은 검출이 가능하다.

■ 측정할 때의 주의점

- 검사자와 피검자의 가려야 하는 눈은 안대 등으로 완전히 가려야 한다.
- 검사자의 개방되어 있는 눈과 피검자의 측정해야 하는 눈은 측정 중에 서로 시선

을 주시하고 있어야 한다.

- 측정할 때 시표는 항상 검사자와 피검자의 중앙에 있어야 한다.
- 이 검사법은 간편하게 시야를 검사할 수 있다는 장점이 있는 반면 정확성은 결여되어 있다는 단점이 있다.
- 굴절이상자는 안경을 벗고 검사한다.

2) 주변시야 검사법(Perimetry)

(1) 주변시야의 검사

그림 326 | 훼스터 시야계

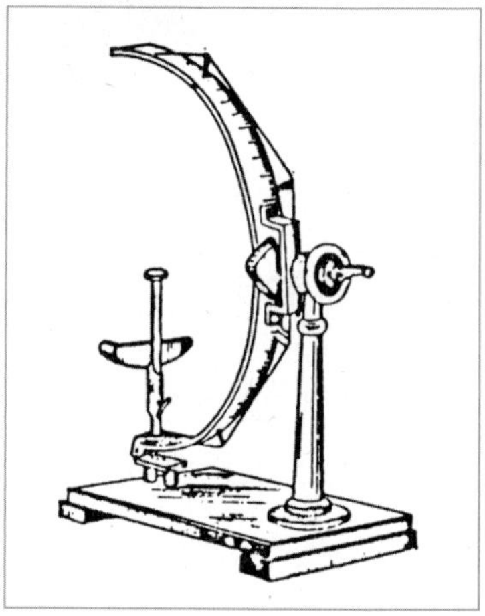

일반적으로 훼스터(Förster) 시야계를 이용하여 주변시야를 측정한다. 검사자의 턱을 턱받침대에 놓고 머리를 고정하고 한쪽 눈을 가린 후, 나머지 한쪽 눈으로 중앙의 백색 주시점을 주시하도록 한다. 시표는 활모양의 시야계 내면을 따라 끝에서부터 서서히 중앙으로 이동하며 시표가 보이면 응답하도록 하고 그때의 눈금을 시야 용지에 기록한다. 시야계를 회전시켜서 상·하·좌·우 30° 마다 12 방향에 대하여 기록한다.

시표는 직경은 5 mm 또는 10 mm를 사용한다(그림 326).

■ 측정할 때의 주의점

- 검사실의 밝기는 100 ~ 200 Lux가 적당하다.
- 시표는 천천히 약간씩 이동시킨다. 단, 시야계에 시표가 부딪히는 소리를 내지 않도록 주의한다.
- 머리는 움직이지 않고 눈은 주시표를 주시한다. 피검자에게 눈의 깜빡거림은 적당하게 하도록 하고, 검사자는 피검자가 시표를 항상 주시하고 있는가를 관찰하면서 검사한다.
- 측정은 가능하다면 두 사람이 하는데 한 사람은 검사 결과를 기록하도록 한다.
- 다른 눈은 눈알을 압박하지 않을 정도의 상태에서 안대를 착용시키는 것이 좋다.
- 측정 방법은 주변부의 보이지 않는 곳에서부터 서서히 중심으로 이동하는 구심법

을 이용하는 것이 좋다.

• 색시야의 측정에서는 광원에 주의한다(연색계수가 높은 형광등이 바람직하다).

3) 평면시야계 검사법(Campimetry)

(1) 평면시야계법

흑판에 동심원으로 그려져 있는 평면시야계(campimeter)를 이용한다. 특히 중심시야를 정밀하게 검사하는 방법으로 암점 측정에 주로 사용된다. 검사거리는 일반적으로 1 m이며, 중심을 주시시킨 시표의 소실, 불명료화, 색의 변화 유무 등을 검사한다.

생리적으로 존재하는 매리옷 암점의 검출이 되지 않는 피검자에게는 이 방법으로 검사해도 그 결과를 신뢰할 수 없다(그림 327).

| 그림 327 | 평면시야계(검사거리 1m용)

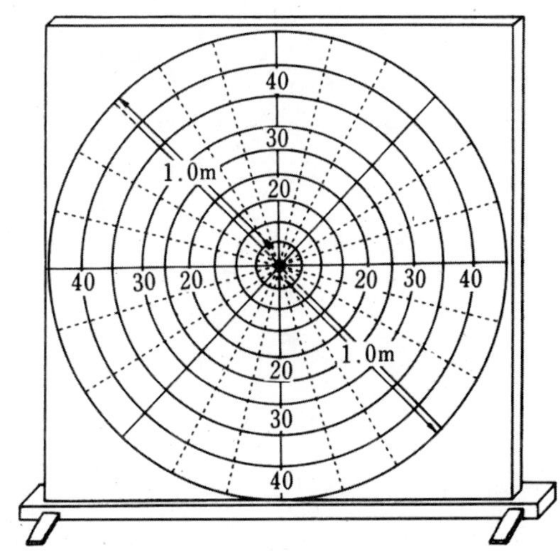

(2) 매리옷 암점의 검출

피검자의 한 눈을 주시표에 정확하게 대응하도록 하고 전면 한가운데에서부터 정해진 검사거리에서 검사를 하는데 이때 다른쪽 눈은 가린다. 시력이 매우 나쁠 경우에는 주시표의 크기를 20 mm 또는 그 이상의 크기로 하지만 시력이 좋을 때는 5 mm로 한다.

■ 측정할 때의 주의점

- 시야계와 피검자의 거리를 정확하게 지켜야 한다.
- 그 외에는 주변시야계 측정에 준한다.

(3) 중심암점계

중심 암점(central scotoma)이 의심되는 경우에는 방사상으로 배열된 카드식색점그림을 사용한다. 이것은 독서거리에서 중심시야 이상을 빨리 알 수 있는 방법으로 사용되며 가와모토식 암점계가 있다(그림 328).

| 그림 328 | 가와모토식 중심암점계

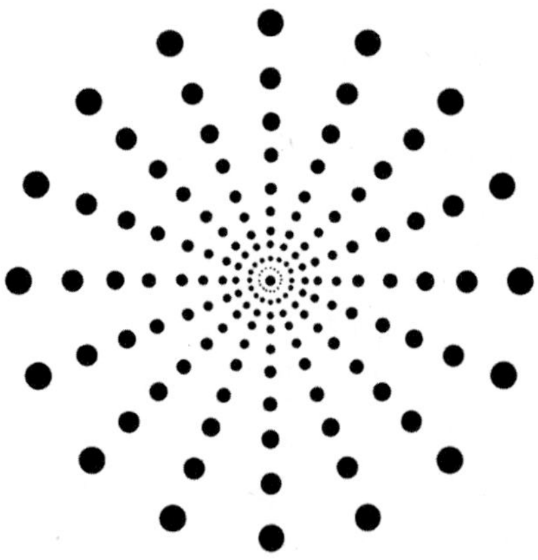

(4) 시야검사의 순서와 결과

시야의 이상을 검사하기 위해서는 미리 시력검사, 색각검사, 순응검사, 굴절검사, 기타 안과적 일반검사를 하여 피검안의 상태를 한번 더 살펴볼 필요가 있다. 대면법에 의한 검사, 주변시야계법, 평면시야계법의 순서로 시야검사를 하여 종합하면 정확한 결과를 평가할 수 있다.

03 각막곡률 측정

1. 각막곡률반경 측정

각막곡률반경측정기인 각막곡률계(ophthalmometer, keratometer)의 사용 목적은 각막 전면의 곡률 측정 및 관찰, 하드콘택트렌즈(HCL)의 베이스 커브(BC) 측정이나 소프트콘택트(SCL)의 피팅 평가에 사용되고 있다(표 33)

각막곡률계의 측정 범위는 각막 중심으로부터 직경 3 mm 전후이므로 각막곡률계의 측정값과 피팅에 의한 결정값이 항상 일치하지는 않는다.

또한 각막곡률계에 의한 난시 굴절력은 각막난시로 굴절검사에 의한 전난시와는 차이가 있다. 전난시와 각막난시가 일치하지 않는 부분을 잔여난시라고 하는데, 잔여난시는 수정체에서의 도난시가 압도적으로 많다.

부정난시의 관찰은 각막 표면의 정밀도의 확인이며 현재나 과거의 병력, 장애의 정도와 위치를 알 수 있다. 이러한 검사는 자각적 굴절검사의 평가, 콘택트렌즈에 대한 적응 및 비적응을 판단하기 위한 요소가 된다.

| 표 33 | 각막곡률계의 사용 목적

각막전면	각 경선방향의 곡률반경 및 굴절력 측정
	정난시의 굴절력 확인
	정난시의 축 측정
	부정난시 유무 관찰
	부정난시의 방향 관찰
C.L면	하드콘택트렌즈의 B.C의 측정
Fitting	소프트콘택트렌즈의 fitting 평가

2. 곡률반경 측정의 실제

- 접안경으로 보면 초점이 맞지 않은 상태의 마이어상(mire image)이 보인다.
- 본체상하조정손잡이를 조정하여 초점이 맞지 않은 마이어상을 십자시표의 중심에 오도록 한다(그림 329).

| 그림 329 | 각막중심 위치 조정

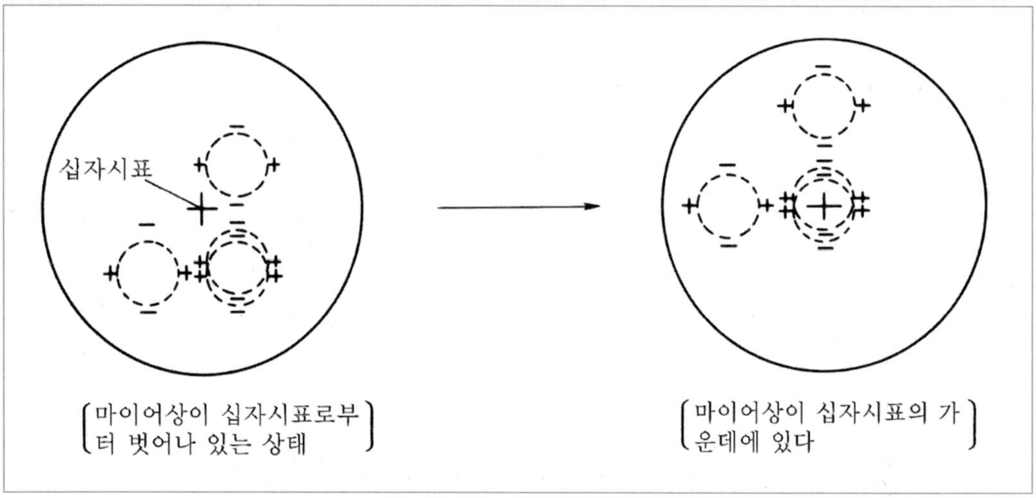

- 초점이 맞지 않은 마이어상을 초점조절손잡이로 조정하여 초점을 맞춘다(결상조정, 그림 330).
- 결상조정이 끝나면 십자시표가 들어있는 마이어상이 어느 위치에 있는가를 확인한다. 연장선 위에 있다면 직난시 또는 도난시이며 시계방향, 또는 반시계방향으로 확인된다면 사난시이다(그림 331).

| 그림 330 | 결상 조정

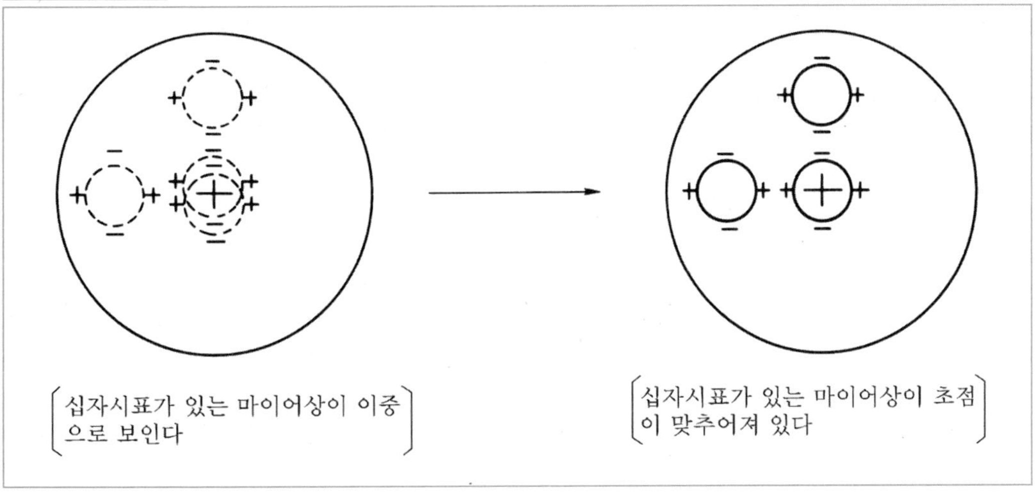

| 그림 331 | 난시축 조정

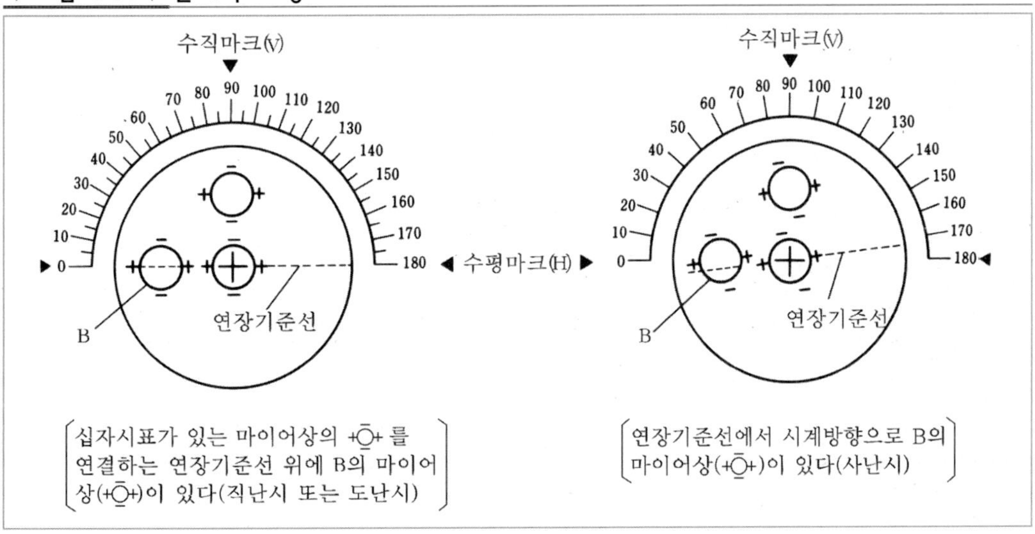

■ 사난시이면 본체회전손잡이를 돌려서 연장기준선 위에 B의 +Ō+가 위치될 때까지 조정한다. B의 +Ō+가 연장기준선에서 시계방향으로 있으면 본체를 반시계방향으로 회전시키고, 반시계방향으로 있으면 시계방향으로 회전시킨다(그림 332 및 333).

| 그림 332 | 난시축 조정(사난시)

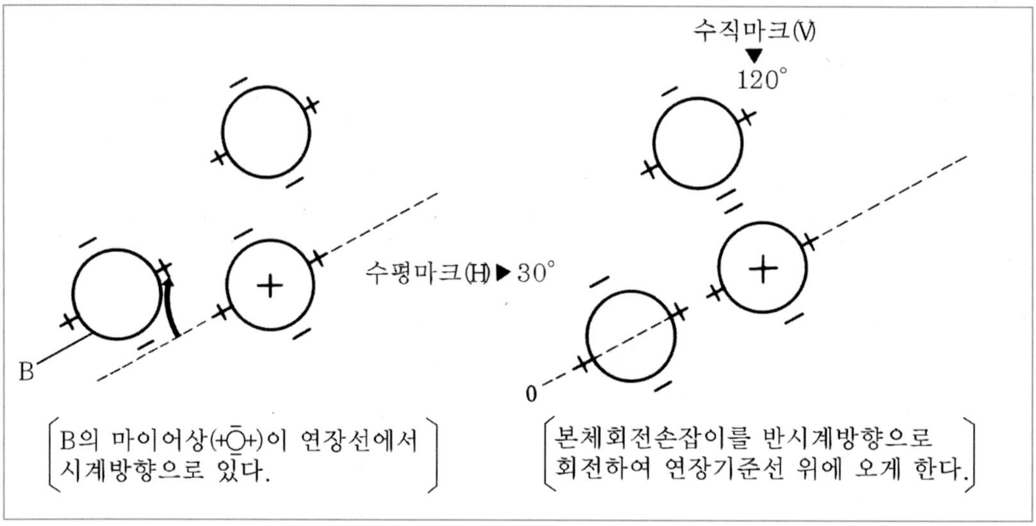

| 그림 333 | 난시축 조정(사난시)

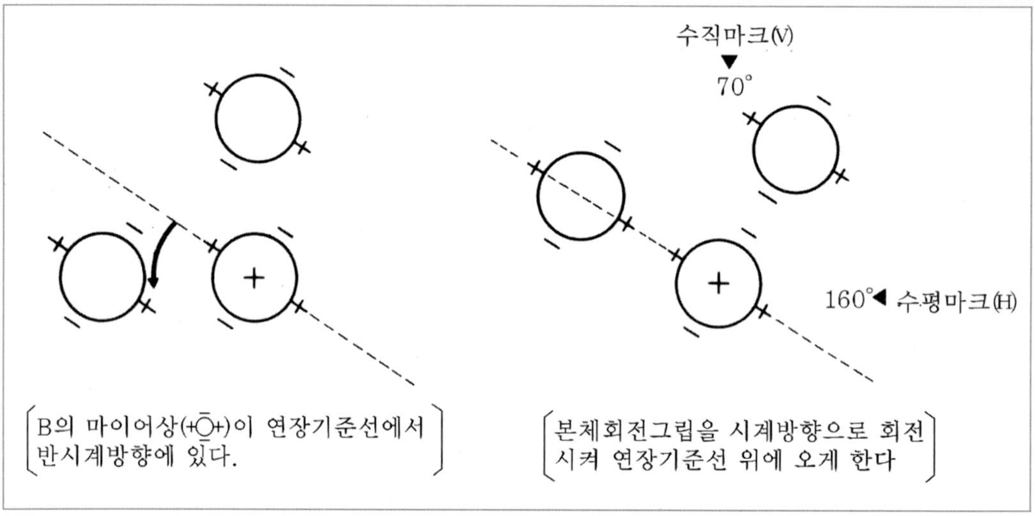

■ 난시축 결정 후 십자시표가 있는 마이어상의 (+)부호와 B의 마이어상에 있는 (+)부호를 수평곡률측정드럼으로 조정하여 합치시킨다(그림 334).

| 그림 334 | 수평경선의 합치를 위한 조정

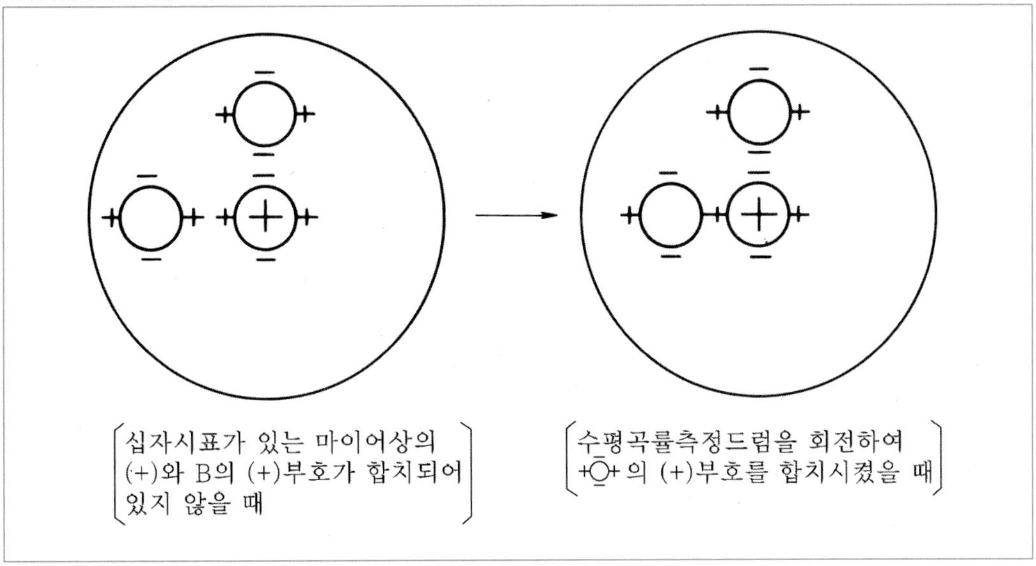

■ 수평곡률측정드럼으로 마이어의 (+)부호를 합치시킨 후 십자시표가 있는 마이어상의 (−)부호와 오른쪽 위에 있는 마이어상의 (−)부호를 수직곡률측정드럼을 돌려서 합치시킨다(그림 335).

| 그림 335 | 수직경선의 합치를 위한 조정

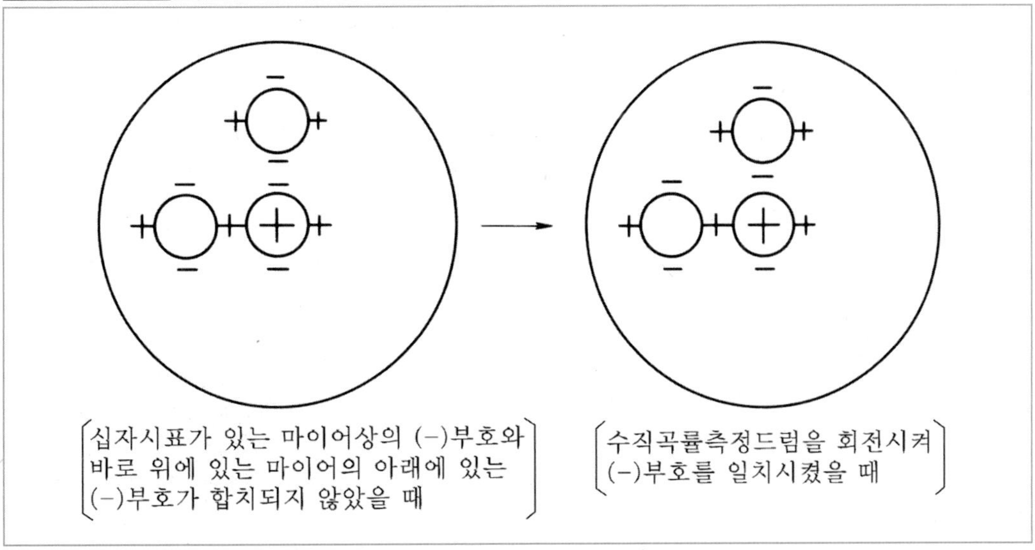

■측정을 완료한 후 수평곡률 및 수직곡률의 눈금과 난시축의 눈금을 읽는다.

3. 각막곡률계를 사용할 때 주의할 점

각막정점이 각막곡률계의 광축 위에 있기 때문에 육안으로 보이는 leveling pin(K)과 수평경선마크의 높이를 조정한 후, 접안부에서 본체를 회전시키면서 초점이 맞지 않은 이중상 상태의 마이어상을 찾아 정확한 마이어상의 위치를 결정한다. 각막측정부와 마이어 광선과의 거리는 항상 일정하게 만들어져 있으므로 각막측정부와 마이어 광선과의 거리가 선명하게 보여지는 결상거리를 지나치게 되면 이중상 상태가 심해지므로 마이어상을 확인할 수 없다(그림 336).

| 그림 336 | 각막곡률계의 결상 범위

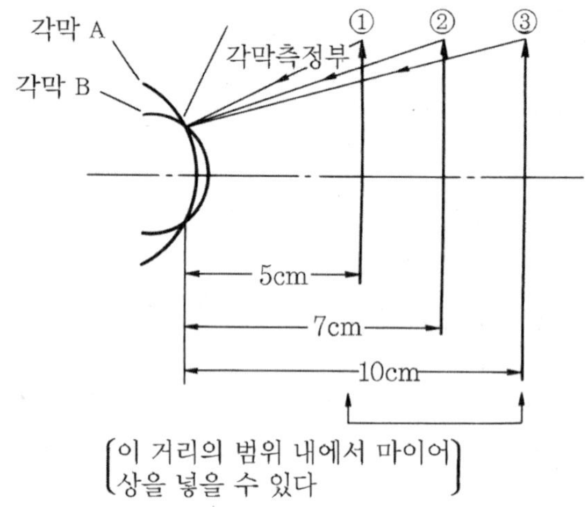

각막곡률계의 접안부에서 관찰된 마이어상은 각막과 같은 볼록면의 경우에는 도립상이, 콘택트렌즈의 베이스커브와 같은 오목면의 경우에는 정립상이 관찰된다(그림 337).

따라서 마이어상의 관찰에서 이상이 검출될 때, 볼록면 또는 오목면에 따라 이상 부위가 정반대로 된다. 다음은 각각의 점검사항을 분류해서 설명하였다.

| 그림 337 | 각막곡률계에 의한 각막과 C.L의 B.C면에서 반사상의 차이

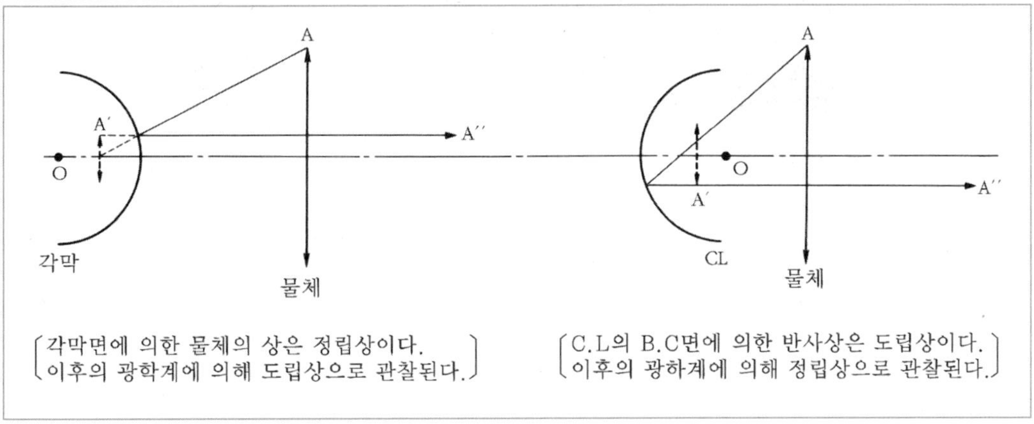

1) 눈꺼풀과 눈썹의 영향

검사 중에 마이어상이 완전한 상태로 관찰된다면 문제가 없지만, 부분적으로 얇아지거나 차단되어질 수 있다. 부분적으로 얇아지는 것은 눈썹의 영향이 가장 많으며, 일부 차단될 때에는 눈꺼풀이 영향을 주고 있는 경우가 많다(그림 339). 모두 윗눈꺼풀의 영향 때문이므로 손가락으로 가볍게 눈꺼풀을 잡아 위로 올려주면 완전한 마이어상을 관찰할 수 있다(그림 338).

| 그림 338 | 정상적인 마이어상

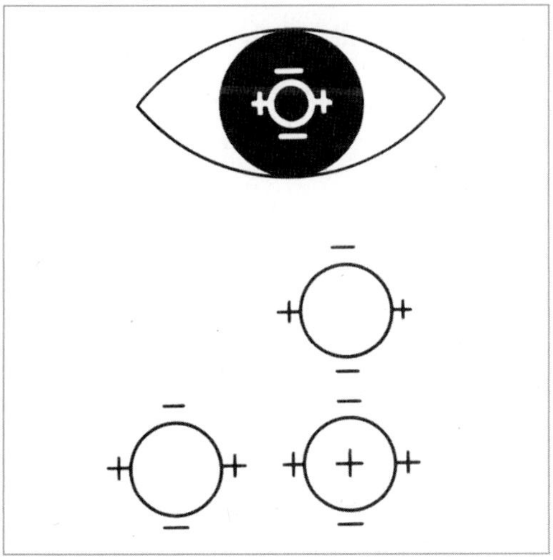

| 그림 339 | 윗눈꺼풀에 의한 마이어상의 차단

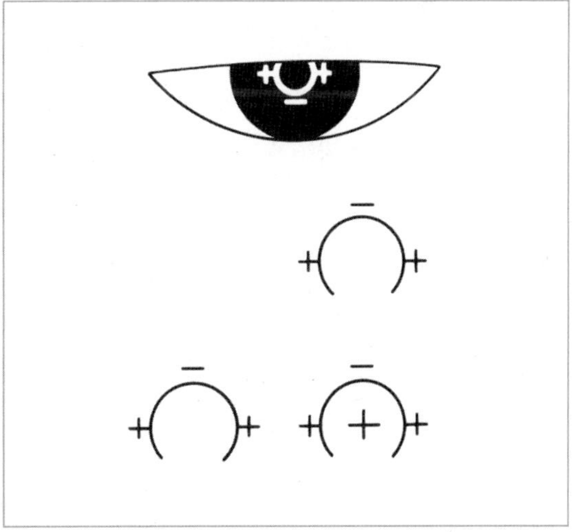

| 그림 340 | 강도의 정난시

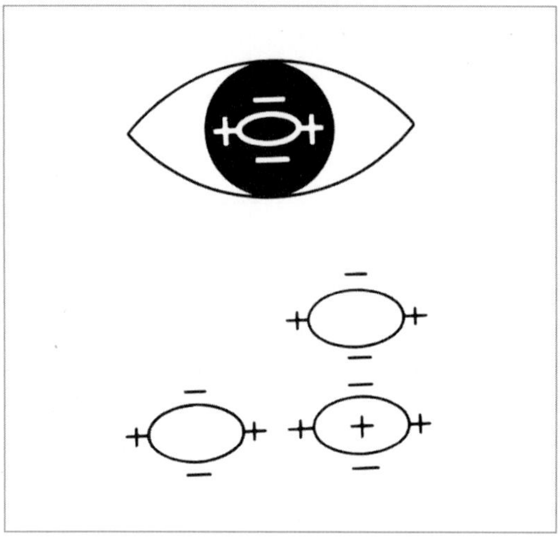

| 그림 341 | 앞방향의 부정난시

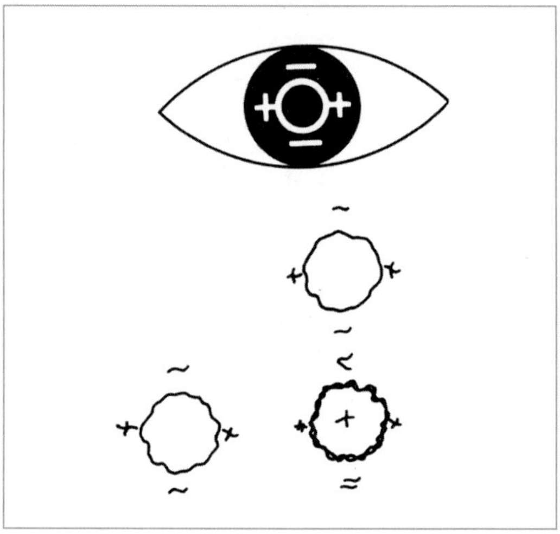

2) 강도의 정난시와 부정난시

약도의 정난시 마이어상은 육안으로 동그랗게 관찰되는데 강도의 정난시 경우에는 약주경선쪽으로 누운 타원형으로 관찰된다(그림 340). 정난시가 타원으로 관찰될 때의 각막난시는 2.00 D 이상인 경우가 많다. 또한 정난시와 부정난시의 구별을 할 때에는 결상된 마이어상의 (+), (−)부호가 하나로 겹쳐지면 정난시이고 하나로 겹쳐지지 않으면서 마이어상의 표면이 매끄럽지 못하고 요철이 있으면 부정난시이다(그림 341).

3) 콘택트렌즈 착용 유무에 따른 각막면에서의 반사광 방향

각막의 6시 방향에 발생한 상처를 관찰하면 마이어상 반사광의 흐트러짐은 12시 방향으로 나타난다(그림 342).

콘택트렌즈의 6시 방향에서 관찰되는 상처는 마이어상에서도 6시 방향에서 나타난다(그림 343).

| 그림 342 | 각막의 6시방향 부정난시

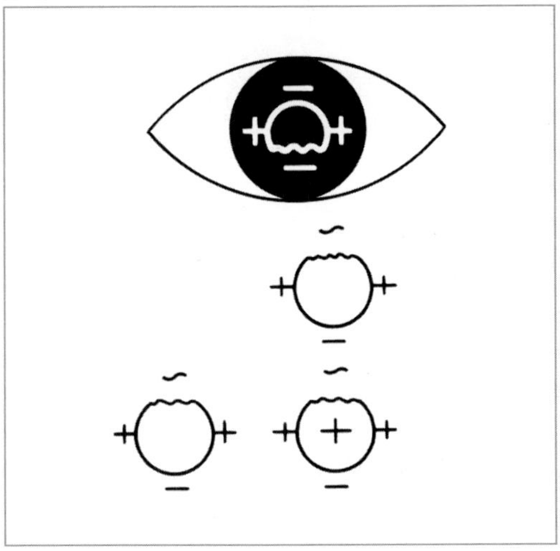

| 그림 343 | C.L의 6시방향 부정난시

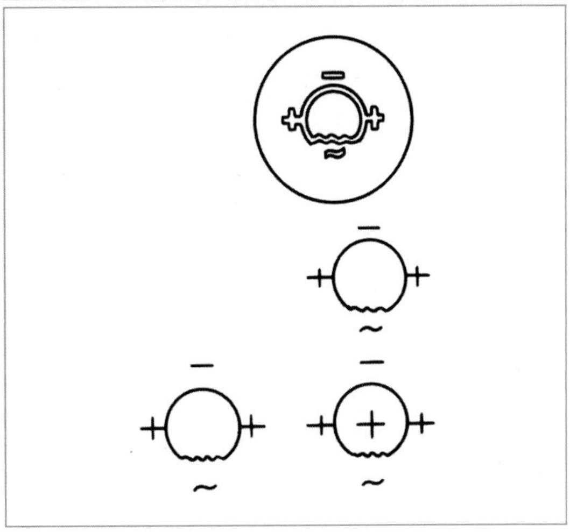

나가면서....

현재 우리가 시기능검사라고 하는 것은 표 34의 가장 위쪽에 제시되어 있는 굴절이상(근시·원시·난시)만의 문제를 취급하는 즉, 굴절력을 구하는 것이다. 그러나 그것은 한눈 굴절검사이기 때문에 그림 344에 나타난 것과 같이 시력에 영향을 미치는 시기능 시스템의 관점에서 볼 때 시기능검사의 일부분에 지나지 않는다.

시기능은 각각의 기능이 단독으로서가 아니라 많은 요소가 작용하여 두 눈의 시스템적인 움직임에 의하여 외계의 상을 선명한 상으로 지각하는 것이라고 설명할 수 있다. 따라서 눈알운동계, 초점조절기구, 안광학계, 시각정보처리계라는 종합시스템의 작용으로 생각해야 할 필요가 있다.

예를 들면, 눈앞의 주시 물체를 본다고 할 때, 정렬기구(눈알운동·눈모음 포함)로 두 눈의 시선을 주시점으로 향하게 하여 안광학계·조절계로 망막 위에 선명한 상을 결상시켜 그것을 시각정보처리계(시신경~시중추)에 인식시키는 것이다(그림 344).

| 표 34 | 시력장애의 원인

장애의 종류	원 인
굴절이상	근시, 원시, 난시
각막면의 만곡부정	부정난시(원추각막, 각막편운 등)
투광체의 혼탁	결막염의 분비물, 각막백반, 홍채염의 침출물, 앞방출혈, 앞방축농, 동공폐쇄, 백내장, 유리체혼탁, 유리체 출혈 등
망막 맥락막의 질환	중심성 망막맥락막염, 만성망맥락막염, 망막출혈, 망막박리, 망맥락막위축, 황색원반부(황반부)위축
시로 또는 중간뇌 이상	시신경염, 시신경위축, 두개저골절, 뇌종양, 뇌출혈
조절 장애	조절쇠약, 조절마비, 조절경련(특히 근거리를 볼 때)
안압 이상	녹내장
색각 이상	전색맹
기능 장애	히스테리, 외상성 신경증, 약시
눈알운동 이상	눈떨림(안진), 안근마비
안위 이상	사시, 사위

| 그림 344 | 시기능 시스템의 체계도

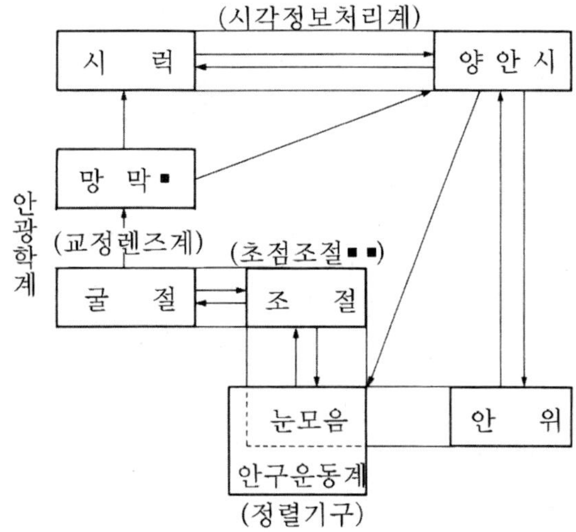

그림 345는 시력의 분류와 시력에 영향을 미치는 요소의 체계도이며 이 책의 처음부터 끝까지 설명한 모든 검사는 이 체계도의 요소를 인식하도록 구성되어 있다.

이 책의 표 35에 제시된 시기능분석 용지에서 사용하는 검사는 필수검사이며, 종합적인 시기능 검사의 지식을 부여하고 실기를 완벽하게 할 수 있도록 작성하였다.

| 그림 345 | 시력의 분류와 시력에 영향을 미치는 요소의 체계도

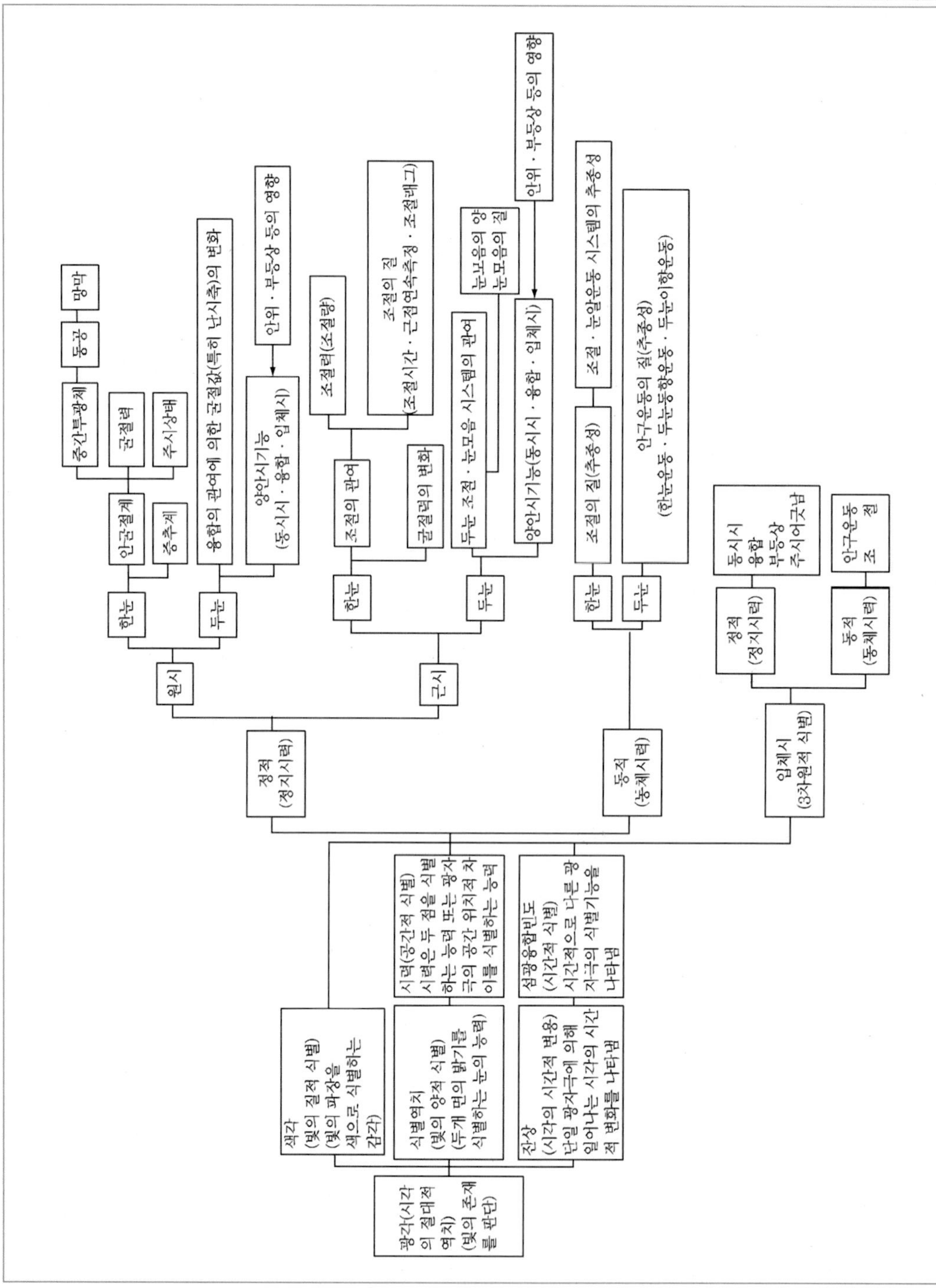

주 : ① 한눈에 기재되어 있는 공통내용은 두눈에서 생략함.
② 각각의 자세한 내용은 생략.

| 표 35 |　시기능분석 용지

검사일　　년　　월　　일

WCOO 시기능분석 용지(학교용)

피검사자 이름		나이		검사자명		CLASS	

1	주 소 (chief complain)	
2	문 진	1. 시력불량 (나안) [원시, 근시] (구안경) [원시, 근시]
		2. 안경력
		3. 가족력
		4. CL력(　　년전부터, HCL, SCL), 착용중지 :　　착용시간 :
		5. 안정피로
		6. 복시
		7. 눈물흘림
		8. 발적
		9. 어지러움
		10. 안통
		11. 안질환
		12. 두통
		13. 전신질환
		14. 복용약
		15. 날파리증(비문증)
		16. 기타
3	구 안 경	1 조제・가공년도

2 도수	GPD	S	C	Ax	ADD	P	Tint
R							
L							

4	전 안 부 검 사	

5 시 력 검 사

	나안 원용	나안 근용	구안경 원용	구안경 근용	근업거리
R					
L					
U					

6 예 비 검 사

		원시	근시			원시	근시
1	C.T.			8	억제 유무		
2	우 위 안	R	L	9	융합 유무		
3	눈모음근점		cm	10	입체시	4′ 3′ 2′ 1′ 30′	
4	시 야	R	L	11	K-reading R　L		
5	눈알운동 over 〈O〉 under 〈U〉	R	L	12	안저검사 R	R	L
6	P.D	R　L /	R　L /		L		
7	동공반응	직접반응(+, −), 간접반응(+, −), 근견반응(+, −)					

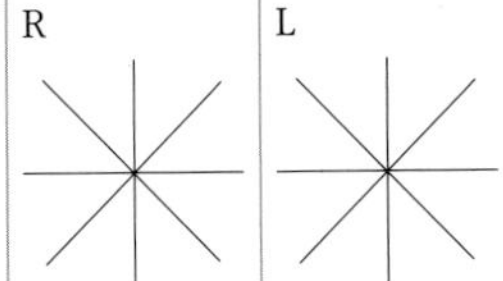

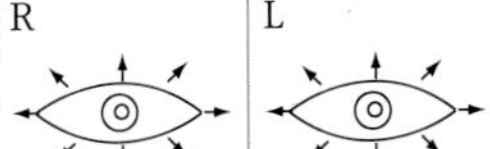

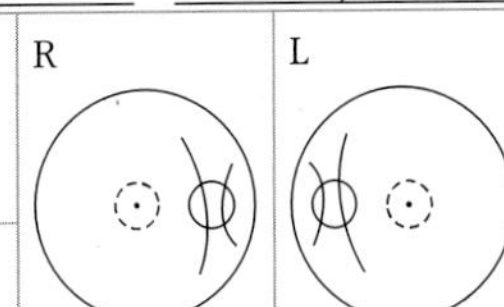

WCOO 시기능분석 용지(학교용)

7	굴절검사 (양안개방 굴절검사 포함)	1	타각적 검사	R		L	
		2	자각적 검사				

	VA	S	C	Ax	P	ADD(Acc lag)			
R						R		양	
L						L		안	

8	입 체 시	원거리	4′ 3′ 2′ 1′ 30″	근거리	

9	조절·눈모음기능								
	사 위	Dissociated	H(0~2BI)	V		H(0~6BI)	V		
	상대 눈모음능력		blur	break	recovery	blur	break	recovery	
		a. 눈벌림	BI	(5−9) /	(3−5) /	(11−15)	(19−23) /	(10−16) /	
		b. 눈모음	(7-11)	(15−23) /	(8−12) /	(14−20)	(18−24) /	(7−15) /	
		c.상하끌림	Base L	break	recovery	Base L	break	recovery	
			Up		/	Up		/	
			Down		/	Down		/	

3	상대 조절력	(+1.75~+2.25) 음성 : + D	(−1.75~−3.00) 양성 : − D

4	한눈 조절력	1	R D L D	누 눈 조절력	D	변동범위 −2<~<+2

5	조절범위	cm~ cm	평균조절력(55세이하) A=15−0.25×X=

6 AC/A 비 $\frac{(근거리사위)-(원거리사위)}{2.5}+\frac{PD(mm)}{10}=$ Δ/D

10	보 족 검 사	1	감각성사위(Associated Phoria by Pola chart or Pola test)
			① 십자 ② 시계 ③ ㄷ자 ④ 제 2시계 ⑤ 제 1입체시 ⑥ 제 2입체시 ⑦ 정밀입체시
			원거리
			근거리
		2	

공 식	[Sheard]	[Percival]
	H : 사위량 S : 여력	L : 절대값이 큰 상대눈모음능력 S : 절대값이 작은 상대눈모음능력
	$\Delta=\frac{2H-S}{3}=$	$\Delta=\frac{L-2S}{3}=$

11	처 방 방 침		프리즘 처방량	a. Sheard
				b. Percival

12 처 방 값			VA	PD	S	C	Ax	ADD	P	Tint
	원거리	R								
		L								
	근거리	R								
		L								

※ 주) 9의 1,2,3의 ( )안은 Morgan의 표준값이다.

국|문|색|인

[ㄴ]

[ㄷ]

[ㄹ]

[ㅁ]

[ㅂ]

[ㅅ]

[ㅈ]

[ㅊ]

[ㅋ]

[ㅌ]

[ㅍ]

[ㅎ]

영 | 문 | 색 | 인

[A]

[B]

[C]

[R]

[S]

[T]

[U]

[V]

[W]

[Y]

[Z]

양안시기능 검사
兩眼視機能檢查の基礎

2011년 1월 31일 초판 발행

저 자 · 和泉行男
공 역 · 엄정희 · 이혜정 · 김정희 · 김홍선 · 박혜정
성덕용 · 송윤영 · 신장철 · 황정희
발행자 · 윤 진 영
발행소 · 도서출판 대학서림

110-530
서울특별시 종로구 혜화동 78-2
전화 · (02) 766 – 1210, 745 – 1220
팩스 · (02) 744 – 1210
등록 · 1965. 1. 20
번호 · 1 – 88

http//www.daihaks.com

ISBN : 978-89-8016-848-4 93510

정가 28,000원